D1875638

Obst & Gemüse als Medizin

Klaus Oberbeil
Dr. med. Christiane Lentz

Obst & Gemüse als Medizin

Nahrung, die heilt

SÜDWEST

Inhalt

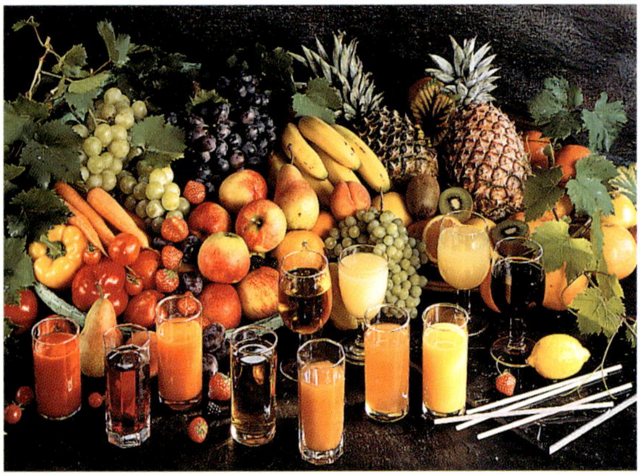

Die Natur produziert die beste Medizin.

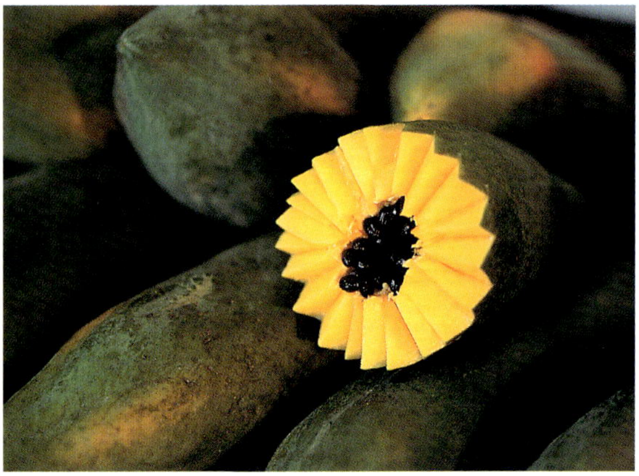

Frische Papayas liefern wichtige Biostoffe.

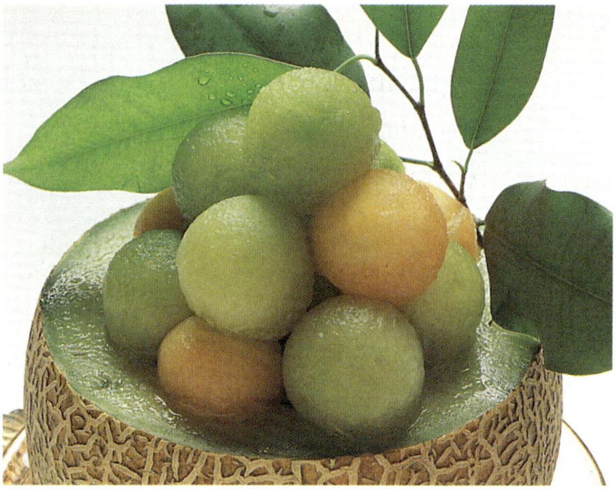

Melonen – erfrischend köstlich und heilend.

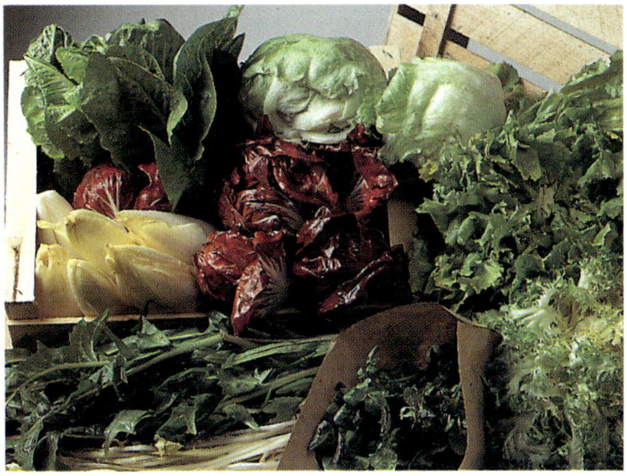

Die Auswahl an Salaten ist vielfältig.

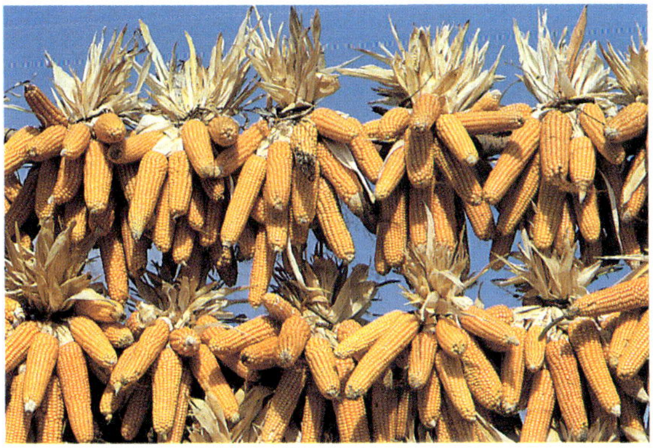

Mais – viel zu schade als Viehfutter.

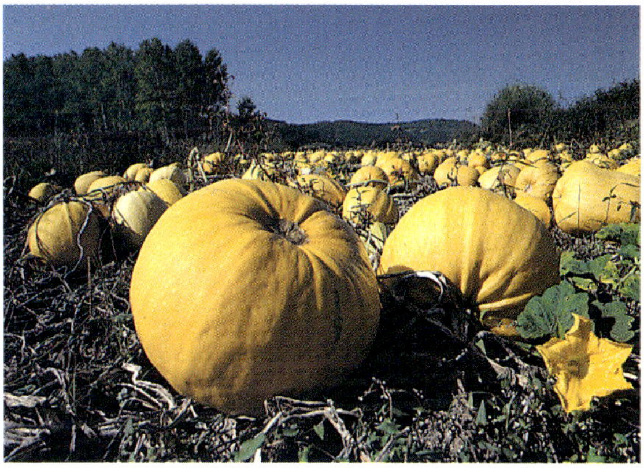

Kürbis – das riesige Freilandgewächs.

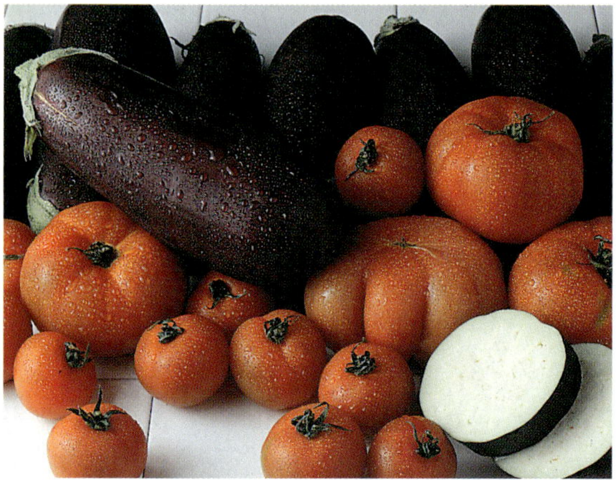

Tomaten mit Auberginen kombiniert – einfach köstlich.

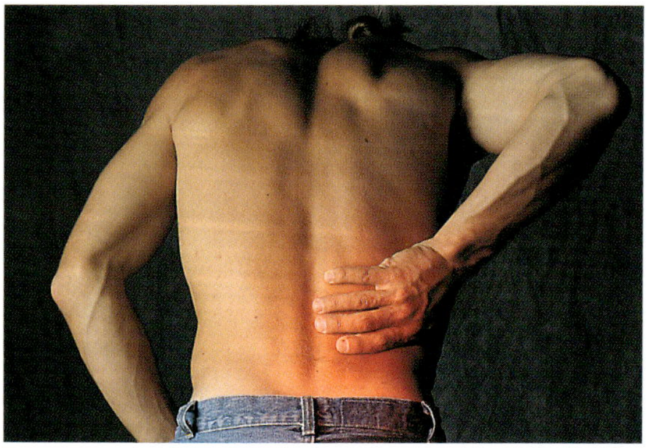

Die Natur bietet Hilfe auch für schmerzende Rücken.

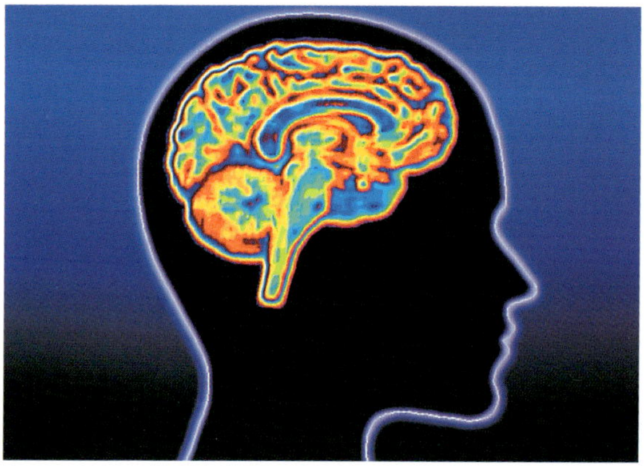

Das Gehirn benötigt Biostoffe aus Obst und Gemüse.

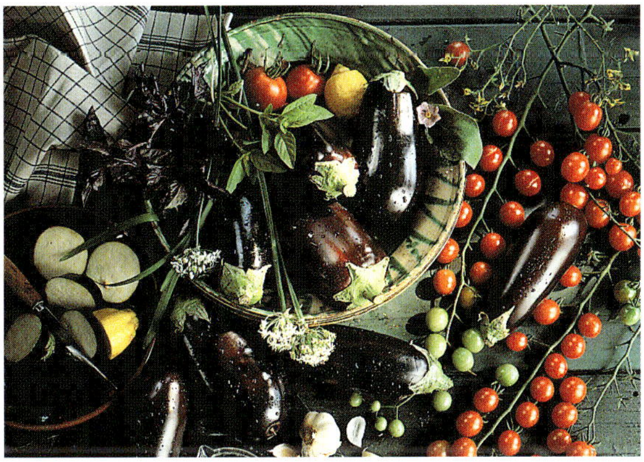

Am besten nur frisches Gemüse verwenden.

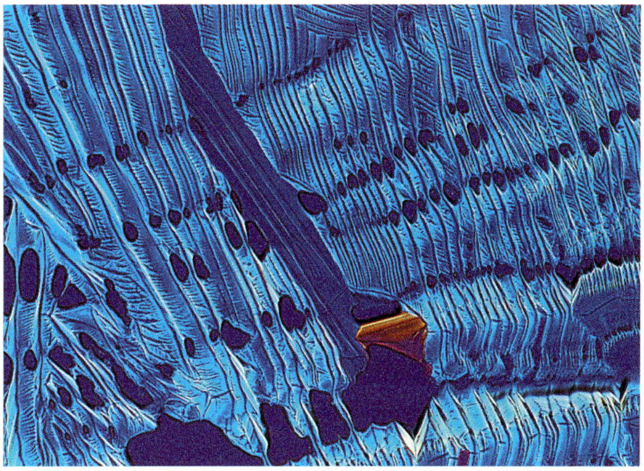

Kalzium ist wichtig für Knochen und Zähne.

Einleitung

Glauben Sie immer noch, Arzneimittel gebe es nur in der Apotheke? Dann ist Ihnen entgangen, was Biochemiker in den letzten Jahren mittels modernster Technik feststellten: In Obst und Gemüse sind unzählige heilende Stoffe enthalten, die in unterschiedlichster Zusammenstellung gegen nahezu jede Krankheit Hilfe bieten. Was Pflanzen in einem mehrere Millionen Jahre dauernden Prozeß an Wirkstoffen entwickelt haben, um selbst zu überleben, hilft dem Menschen, der diese Pflanzen verzehrt.

Dabei bräuchte diese Erkenntnis gar nicht so neu sein, wie sie ist. Schließlich ist der Mensch von der Natur dazu ausgestattet, sich in erster Linie von Pflanzen und erst in zweiter Linie von Fleisch zu ernähren. Im Gegensatz zu verschiedenen Tieren etwa ist er nicht in der Lage, das lebenswichtige Vitamin C im eigenen Körper herzustellen – er ist darauf angewiesen, es mit der Nahrung aufzunehmen. Nur Obst und Gemüse liefern ihm Vitamine, Mineralien und viele andere lebenswichtige Nährstoffe.

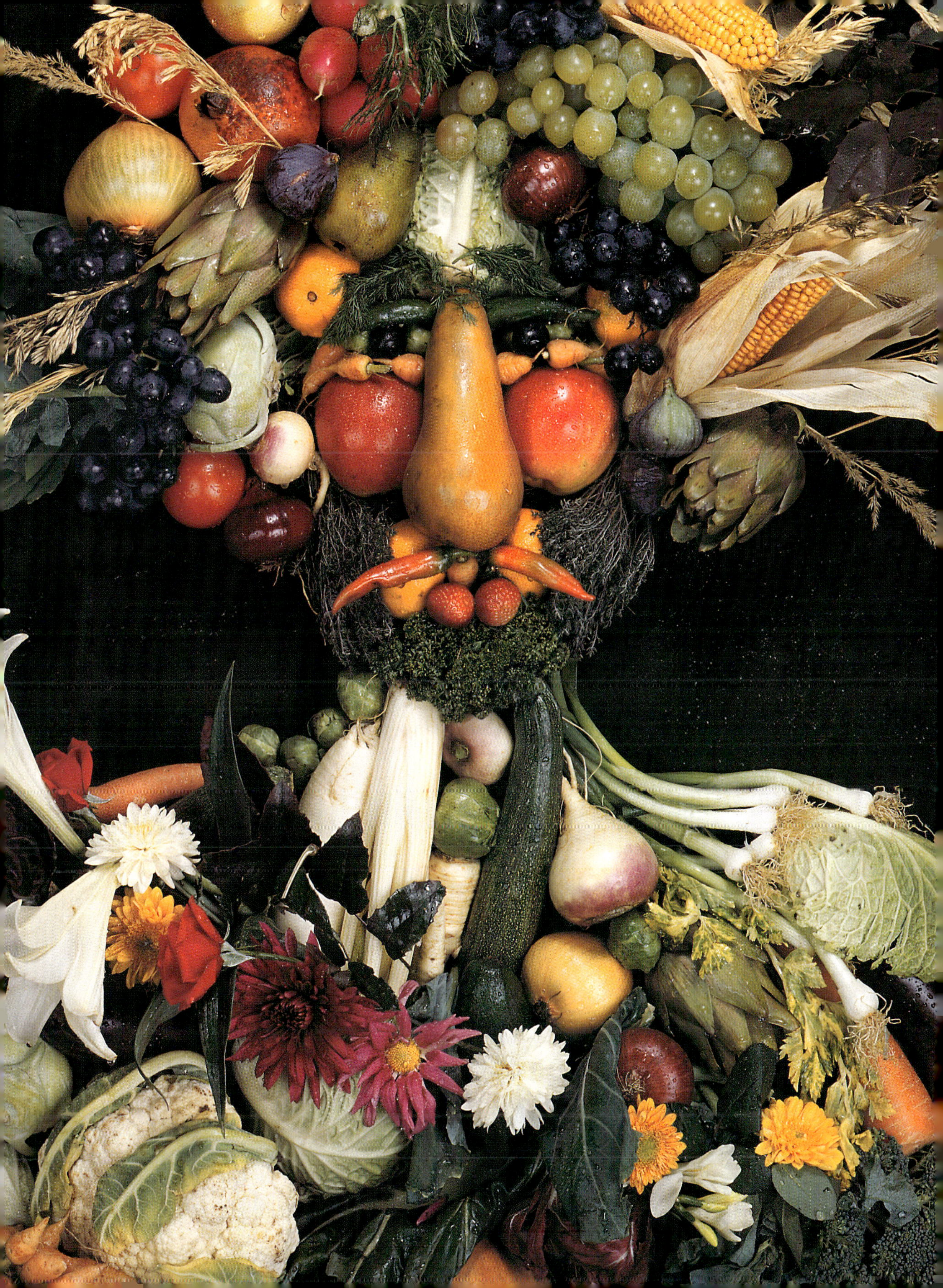

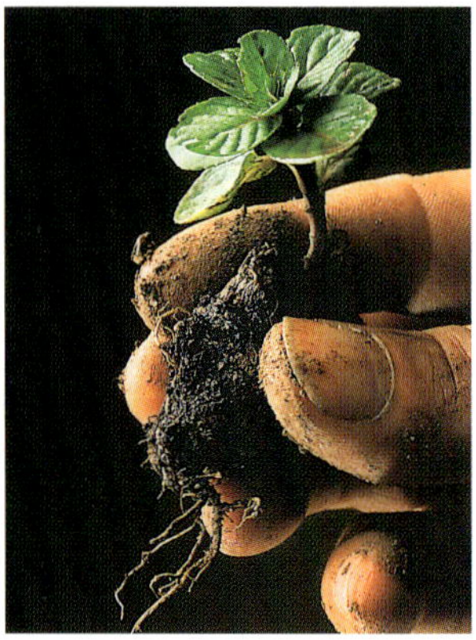

Fast alles, was in der Natur wächst, stellt dem Menschen heilende, vorbeugende und nährende Biostoffe zur Verfügung.

Arznei aus der Natur

Wirkstoffe in jeder Pflanze

Viele Menschen glauben, daß Arzneimittel nur von Pharmafirmen hergestellt und vorwiegend in Apotheken verkauft werden. Wenn Tiere denken könnten, würden sie über einen solchen Unsinn nur nachsichtig schmunzelnd den Kopf schütteln. Sie wissen nämlich längst, daß die ganze Pflanzennatur nichts anderes ist als die allerbeste Apotheke. Selbst das scheinbar kümmerlichste Pflänzlein am Straßenrand enthält äußerst bioaktive Wirkstoffe, die sein Immunsystem stabil und seinen Stoffwechsel gesund erhalten. Nicht anders verhält es sich bei allen anderen rund 300 000 verschiedenen Arten von Landpflanzen – von der geheimnisvoll-üppigen Unterwasserflora ganz abgesehen, über die wir noch kaum etwas wissen. Alle Pflanzen entwickeln ihre eigenen Schutzstoffe: gegen freie Radikale, die z. B. durch Sonneneinstrahlung entstehen, gegen Bakterien und Viren mit ihrem Appetit auf Pflanzenzellen, gegen größere Tiere wie Mäuse oder Vögel. Und sie produzieren Flavonoide, die die spezielle Aufgabe haben, Proteine, Enzyme oder Vitamine in Wurzel, Schaft, Blatt oder Blüte vor innerer Zerstörung zu bewahren.

Natürliche Auslese

Um im jahrmillionenlangen Überlebenskampf bestehen zu können, haben die heute auf der Erde vorkommenden Pflanzen im Lauf ihrer Entwicklung eine Fülle von Stoffen herausgebildet, die sie gegen feindliche Viren und Bakterien unempfindlich machten. Pflanzen, die dazu nicht oder nur ungenügend in der Lage waren, verschwanden wieder vom Erdboden. Wenn wir heute Obst und Gemüse auf den Tisch bringen, profitieren wir von einer unvorstellbar langen »Testreihe für Arzneimittel«.

Üppige Fülle

Weil die Natur eine nahezu unendliche Formenvielfalt hervorbringt, gibt es auch unermeßlich viele unterschiedliche pflanzliche Wirkstoffe. Zellbiologen gehen davon aus, daß es mehr als 20 Millionen verschiedene Substanzen sind. Die wirken aber niemals ganz allein (wie die meisten der chemischen Wirkstoffe), sondern praktisch immer im interaktiven Verbund untereinander. Auf diese Weise entstehen auf der Erde (von der Sonne stimuliert und im permanenten Wachstum der Pflanzenwelt) mehr als 300 Milliarden unterschiedliche Wirkstoffmechanismen. Ein Beispiel: Wissenschaftler kennen heute allein rund 3000 verschiedene Karotene bzw. deren chemische Abkömmlinge. Sie wirken alle einzeln, aber auch in nahezu unendlicher Kombination untereinander sowie gemeinsam mit anderen Pflanzenstoffen.

Alles für die Arterhaltung

Im Prinzip dienen diese Wirkstoffe nur einer Bestimmung: den Pflanzenkern bzw. -samen zu schützen, so daß die darin enthaltenen Chromosomen und Gene (die die Erbinformation enthalten) in stets neue Generationen weitergetragen werden. Je weiter ausgereift demnach Samen sind, desto potenter reift auch die geballte Ladung der Pflanzenschutzstoffe heran. Zwangsläufig enthalten saftige Früchte oder reifes Gemüse die höchsten Konzentrationen an arzneiähnlichen Sub-

stanzen – und zwar nicht nur in Knolle oder Frucht, sondern im gesamten Pflanzengebilde. Und: Je erbarmungsloser die nachbarschaftliche Flora um Sonnenstrahlen und Bodenwasser ringt, desto mehr Abwehrkräfte entwickeln Blumen, Sträucher oder Bäume auch gegen ihre Pflanzenkonkurrenten.
Seit Mitte der neunziger Jahre haben Biochemie und Molekularbiologie, Gen- und Zellforschung Mikroskope und andere Meßinstrumente hervorgebracht, mit deren Hilfe man quasi wie durch eine große Lupe mitten in Pflanzenzellen hineingucken kann. Und was entdecken die Wissenschaftler da? Zu ihrer Überraschung und Begeisterung? Lauter winzigkleine, molekülgroße »Apotheken«, in denen Pflanzen ihre Gesundstoffe produzieren. Nun kommt man also gewissermaßen der Natur auf die Schliche und auf die Fährte und entdeckt, wie sie es anstellt: nämlich weit besser als der Mensch. Staunend, bewegt und anerkennend räumen die Forscher ein: Die Natur ist doch der mit Abstand beste Arzneimittellieferant, den man sich vorstellen kann.

Der Mensch – ein Stück Natur

Wir Menschen sind überhaupt nichts anderes als ein Stück Natur, das in unseren Bauch (über die Ernährung) und in unsere rund 70 Billionen Körperzellen hineingewachsen ist. Genau so, wie die Natur aus dem Erdreich über die Wurzeln in den Stamm, die Äste, Zweige und Blätter eines Baumes hineinwächst und diesen selbst zu ihrem Teil macht. Auch alle Tiere sind so gesehen nur ein Stück Natur. So ist es kein Wunder, daß pflanzliche Kost über viele hundert Millionen Jahre Evolution hinweg unseren Stoffwechsel bestimmt und auch beherrscht: Obst und Gemüse sind gleichzeitig Nahrung und Medizin.

Natürliche Selbsthilfe

Wenn Tiere krank werden oder sich ungesund fühlen, wandern sie oft meilenweit auf der Suche nach bestimmten Pflanzen, die spezielle heilende Wirkstoffe enthalten. Wenn etwa ein Feldhase von einem Fuchs gehetzt wird und diesem am Ende entkommt, sucht er nach kalziumhaltigen Kräutern (dieses Mineral ist der beste natürliche Beruhigungsstoff). Bevor Hirsche auf die Brunft gehen, fressen sie säckeweise Brennesseln und anderes scharfes Futter in sich hinein, um sich für die kräftezehrenden Tage der Fortpflanzung zu rüsten. Andererseits: Wenn sich eine aggressive Mücke einer überreifen Fruchtpflanze nähert, produziert diese innerhalb von Zehntelsekunden übelriechende, abschrekkende Substanzen.

Von der Natur lernen

Seit die Forschung mit Hilfe hochkomplizierter technischer Apparate den biochemischen Ablauf im menschlichen Körper besser versteht, erfährt man auch immer mehr über die Art und Weise, wie sich Pflanzen und Tiere selbst zu heilen verstehen. Der ganze technische Fortschritt der Medizin und der Molekularbiologie trägt so dazu bei, uns der Natur wieder ein Stückchen näherzubringen. Er belegt wissenschaftlich und experimentell, was andere Kulturen durch bloße Beobachtung und Nachahmung herausfanden: daß Krankheiten etwas Natürliches sind, und daß sie durch natürliche Heilmittel behandelt werden können.

Heilende Stoffe

All diese Beispiele machen eines klar: Die gesamte Natur ist nichts anderes als ein mächtiger Gesundheitsapparat, wo einer vom anderen profitiert. Diese Erkenntnis macht immer mehr chemische Arzneimittel überflüssig und ersetzt sie durch Obst und Gemüse. Kostengünstig, rezeptfrei und völlig ohne Risiken und Nebenwirkungen!
Dieser Gesundheitsdienst funktioniert mit einer Fülle von Wirkstoffen, die in sechs Klassen zu unterteilen sind: Vitamine, Eiweiß, Kohlenhydrate, Mineralstoffe, Fett und Wasser.
Und es gibt so viele unterschiedliche chemische Substanzen dieser Art, daß sie praktisch gegen jedes menschliche Gebrechen ein Heilmittel bereitstellen.

Vitamine im Eigenbau
Verschiedene Vitamine entstehen erst in unserem Körper – zusammengebaut aus sogenannten Provitaminen. Ein Beispiel: Vitamin A wird aus Karotenen gebildet. Von ihnen gibt es rund 600 verschiedene, 60 davon sind so beschaffen, daß der Stoffwechsel das vor allem für Schleimhäute und Immunabwehr wichtige Vitamin A daraus herstellen kann.

Vitamine

Diese hochaktiven Substanzen werden in Pflanzenteilen synthetisiert, sie gelangen mit der Nahrung in unseren Darm und von da übers Blut zu den Körperzellen, wo sie an unzähligen chemischen Stoffwechselreaktionen beteiligt sind.
Wir Menschen können – im Gegensatz zu vielen Tieren – in unserem Organismus nur sehr wenige Vitamine in geringen Mengen herstellen, müssen diese lebensnotwendigen Moleküle also unbedingt Tag für Tag mit der Nahrung zu uns nehmen. Es gibt rund 20 verschiedene Hauptgattungen von Vitaminen mit rund 200 sogenannten Derivaten, das sind chemische Abkömmlinge. Man unterscheidet fettlösliche (A, D, E, K) und wasserlösliche Vitamine.

Lieber Avocado als Schnitzel
Obst und Gemüse sind dem Fleisch als Eiweißlieferant deutlich überlegen. So spendet beispielsweise eine halbe Avocado dem Organismus viermal soviel bioverwertbares Eiweiß wie ein noch so großes Schweineschnitzel.

Eiweiß

Viele Menschen glauben irrtümlich, daß Fleisch der beste Eiweißlieferant sei. Das Gegenteil ist richtig: Pflanzliche Lebensmittel wie Obst und Gemüse sind enorm reiche Proteinspender. Ihr Vorteil: Sie enthalten die acht essentiellen, also lebensnotwendigen Aminosäuren (das sind Eiweißbausteine) Phenylalanin, Methionin, Threonin, Tryptophan, Valin, Leuzin, Isoleuzin und Lysin in hoher Konzentration. Und was ganz entscheidend ist: Alle diese jugend- und gesundheitsspendenden Eiweißbausteine sind in Obst und Gemüse in der für unseren Stoffwechsel optimalen Ausgewogenheit enthalten.

Kohlenhydrate

Pflanzliche Lebensmittel wie Obst und Gemüse stellen mit Hilfe des Sonnenlichts in ihren Zellen die Kohlenhydrate her. Dementsprechend enthalten Fleisch, Fisch oder Geflügel nur wenig von diesen Nährstoffen. Die kleinste Einheit der Kohlenhydrate ist die Glukose, neben

Vitamin C (mit dem das Glukosemolekül übrigens eng verwandt ist) der bedeutendste Nährstoff in der gesamten Natur. Kohlenhydrate bzw. Glukose in Obst und Gemüse halten uns fit und leistungsstark, sorgen (als allerwichtigste Nervennahrung) für mentale Stärke, Konzentrationsfähigkeit und Optimismus.

Mineralien

Mineralstoffe sind anorganische, im Prinzip tote Metalle und andere Substanzen, die Pflanzen mit dem Regenwasser aufsaugen und für ihren Zellstoffwechsel nutzbar machen. Wenn solche Mineralien oder Spurenelemente bzw. deren Salze mit Vitaminen in Verbindung kommen oder auch ionisiert (in positiv oder negativ geladene Atomteilchen zerlegt) werden, werden sie plötzlich springlebendig und entwickeln eine enorme Stoffwechseldynamik. Obst und Gemüse sind nicht nur die besten Vitamin-, sondern auch die großzügigsten Mineralienspender der Natur. Diese beiden Grundnährstoffe bilden seit Jahrmilliarden die Basis allen Lebens auf der Erde.

Fettsäuren in der Schale

Obst und Gemüse sind enorm reich an wichtigen Fettsäuren, die bei wäßrigen Fruchtsorten wie Beeren, Äpfeln oder Birnen zumeist in der Schale stecken. Dort isolieren sie das Fruchtfleisch gegen Verdunstung. Die alte Behauptung unserer Großeltern, daß das Beste vom Apfel in der Schale stecke, hatte also durchaus ihre Berechtigung.

Fett

Wissenschaftler sprechen von Fettsäuren, wenn sie vom Fett im Stoffwechsel reden. Davon gibt es Tausende verschiedene. Sie sind für den Aufbau der ölig-feuchten Schutzhäutchen aller unserer Körperzellen wichtig – und damit lebensnotwendig für unsere Gesundheit und unser Glück. Darüber hinaus spielen Fettsäuren eine bedeutende Rolle als genetisch bedingte Lebensspender, Hormonproduzenten, Transportvehikel, z. B. für die Vitamine A, E und D, oder als Energielieferanten für die Mitochondrien (Brennkammern) der Körperzellen.

Wasser

Wir Menschen bestehen bis zu zwei Dritteln aus Wasser, das sich innerhalb der Zellen, aber auch im sogenannten extrazellulären Raum zwischen den vielen Billionen Körperzellen anreichert. Kleinkinder enthalten chemisch gesehen mehr Wasser, alte Menschen weniger – äußerliches Zeichen ist die runzlige, ausgetrocknete Haut. Wasser ist quasi die Nährlösung für sämtliche Nährstofftransporte und Biosynthesen; und ein Mensch, der nichts trinkt, stirbt innerhalb weniger Tage. Dabei ist Wasser nicht gleich Wasser. Ionisierte (in Atomteilchen gespaltene) Mineralstoffe und Spurenelemente bzw. deren Salze machen Wasser nährstoffreich und unentbehrlich für den gesamten Stoffwechsel. Deshalb ist das Wasser in Obst und Gemüse in seiner vollendeten physiologischen Ausgewogenheit die allerwichtigste Gesundheitsquelle für Körper und Psyche.

Mehr trinken!

Vor allem ältere Menschen trinken oft viel zuwenig! Nach den Empfehlungen von Ärzten und Lebensmittelbiologen sollte man täglich mindestens zweieinhalb Liter Flüssigkeit zu sich nehmen. Wer genügend Obst ißt, kann die Trinkmenge auch mal reduzieren.

Heilendes Obst

Seit Jahrhunderten weiß der Mensch den besonderen Nährwert von frischem Obst zu schätzen. So bringt man auch schon kleinen Kindern bei, statt einem Hamburger oder einem Eis lieber einen Apfel oder eine Banane gegen den kleinen Hunger zu essen.

Denn Früchte sind nicht nur gesünder als der Snack aus dem Schnellimbiß, sie erhöhen auch die Fitneß, wirken optimal auf den Stoffwechsel und sind erstklassige Energielieferanten. Kaum ein anderes natürliches Nahrungsmittel besitzt obendrein eine derartig reichhaltige Zusammensetzung an lebenswichtigen Vitaminen. Und wer regelmäßig Obst ißt, weiß auch, daß er sich nach einem Stück Melone, einer Orange oder einer Scheibe Ananas erfrischt und unbeschwert fühlt. Die wertvollen Inhaltsstoffe von frischen Früchten halten unser körpereigenes Immunsystem auf natürliche Weise in Form. Außerdem stecken im Obst viele Ballaststoffe, die nicht nur die Funktionen von Magen und Darm, sondern auch das Körpergewicht auf sanfte Art regulieren.

Je frischer die Früchte und je natürlicher gewachsen, desto besser ihre Wirkung auf den menschlichen Organismus.

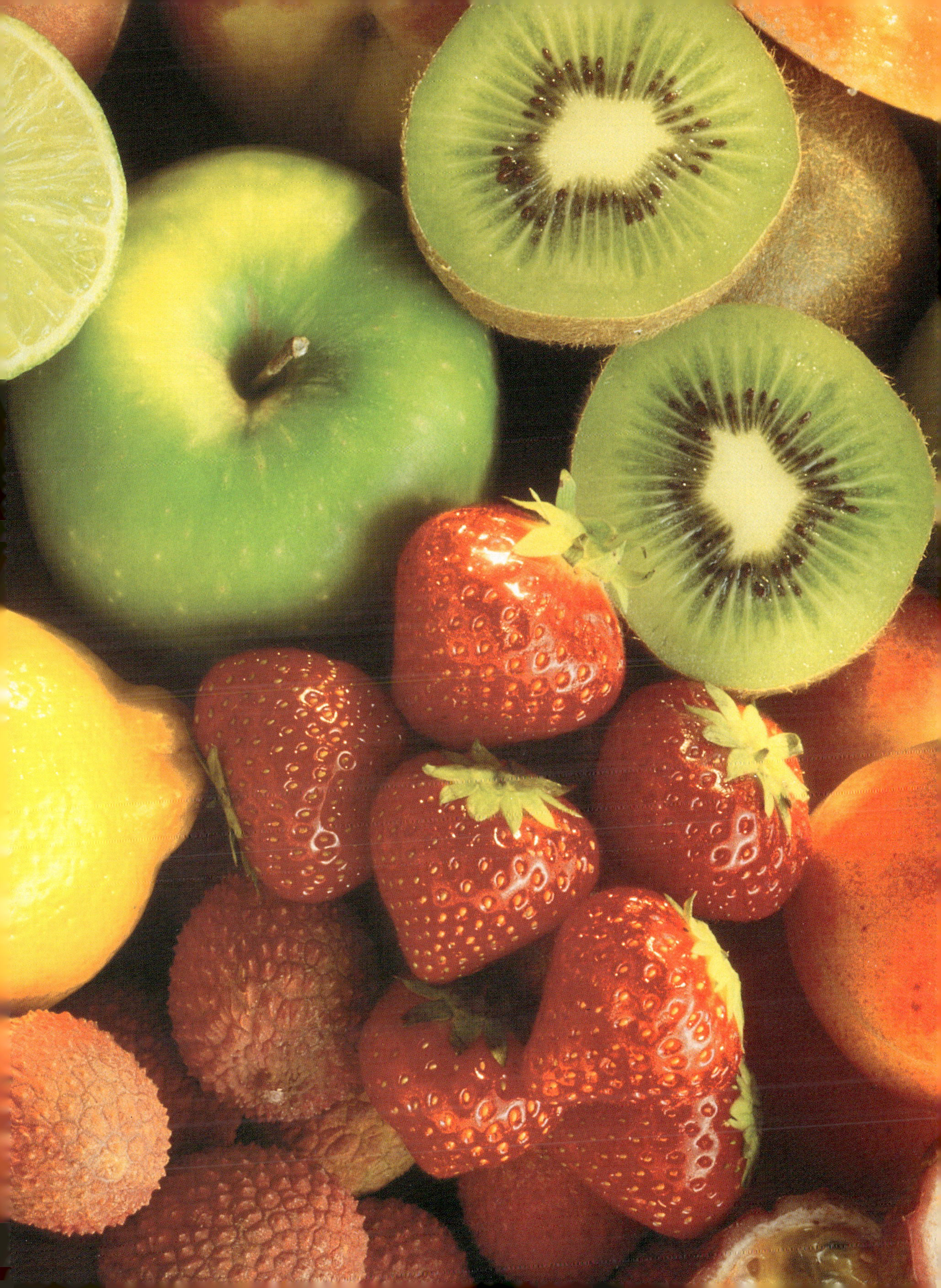

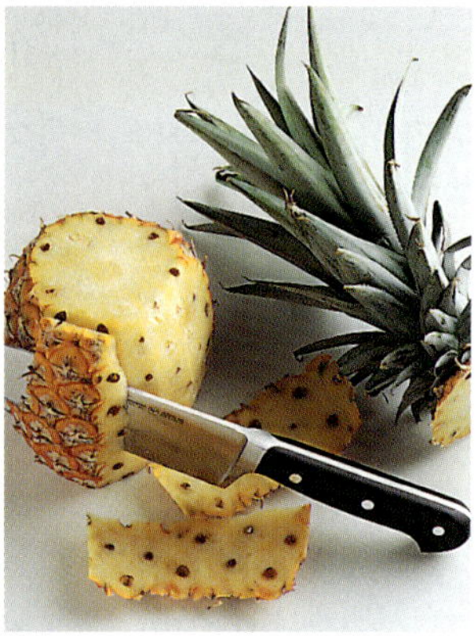

Die Ananas mit ihrem hohen Enzymgehalt ist ein perfekter Helfer im körpereigenen Eiweißhaushalt.

Ananas

Beschreibung

In der Mitte der kräftigen Stauden stehen bis zu drei Kilogramm schwere Früchte mit ihrer typischen, schuppenartigen Schale. Das gelbe Fruchtfleisch hat einen charakteristischen aromatischen Geschmack, der Sie von Ferien in exotischen Ländern träumen läßt.

Herkunft

Die Ananas wuchs ursprünglich nur in Südamerika, Brasilien und Paraguay. Weil sie bei jung und alt so beliebt ist, wird Ananas inzwischen auch in Mexiko, Puerto Rico, auf Hawaii und den Philippinen, in Thailand, Afrika und Australien angebaut – fast überall, wo die Sonne ganzjährig scheint und subtropische Regengüsse niedergehen.

Wirkstoffe

Die Ananas enthält – abgesehen von Biotin, Vitamin B12 und Vitamin E – sämtliche Vitamine sowie 16 verschiedene Mineralstoffe und Spurenelemente. Was sie aber zu einem der besten natürlichen Heilmittel macht, ist ihr extrem hoher Gehalt an Bromelain.
Das proteolytische (eiweißspaltende) Enzym Bromelain hilft Ihrer Gesundheit auf zweierlei Weise:

- Bromelain zerstört im Darm harte Bakterieneiweißpanzer und macht Würmern den Garaus.
- Außerdem spaltet es Eiweiß in der Nahrung in Aminosäuren auf.

Die Aminosäuren schlüpfen problemlos durch die Darmwand ins Blut. Auf ihrer Reise durch das Labyrinth der menschlichen Gefäße nehmen sie noch zahlreiche Spurenelemente wie Eisen, Zink oder Kupfer mit. Bromelain durchdringt auch die Haut: Mit Ananassaft getränkte Wattebäuschchen auf den Altersflecken am Handrücken hellen diese Pigmentansammlungen auf oder lassen sie sogar ganz verschwinden.

Heilen mit Ananas

- **Hebt den Eiweißstatus im ganzen Körper**
- **Entlastet die Bauchspeicheldrüse**
- **Entwässert, baut Ödeme (Gewebewassersucht) ab**
- **Hilft bei Darmstörungen und Durchfall**
- **Hilft bei Sonnenstichbeschwerden**
- **Läßt Altersflecken schwinden**

Vielseitig und attraktiv

Die hübscheste Variante, Ananas auf den Tisch zu bringen, ist die folgende: Man trennt den »Hut« mit den Blättern ab, höhlt die Frucht aus und füllt sie mit Obstsalat aus dem gewürfelten Fruchtfleisch oder einem Ananassorbet. Sie können Ananas auch zu Gelee oder Marmelade einkochen; flambierte Ananasringe sind ein beliebtes Dessert. Bei vielen süß-sauren Gemüsegerichten sind Ananasstückchen das Tüpfelchen auf dem i. Ananassaft ist in vielen Cocktails und Drinks unverzichtbarer Bestandteil.

Bromelain – das Enzymwunder

- Genaugenommen ist Bromelain ein Gemisch aus drei eiweißspaltenden Enzymen: Bromelain, Ananase und Extranase. Die Ananas kann demnach einer der wichtigsten Verbündeten der Eiweißverwertung im Körper sein.
- Darüber hinaus erweist sich Bromelain als Naturwunder mit weiteren Eigenschaften: Das Enzym hemmt die Blutgerinnung und verbessert damit die Durchblutung. Es senkt den Blutdruck und trägt zum Abbau von Ablagerungen an den Gefäßinnenwänden (Ursache von Arteriosklerose) bei.
- Das Ananasenzym Bromelain wirkt außerdem auch noch entzündungshemmend. Es entspannt Muskeln, hemmt lokale Muskelspasmen, wie z. B. Menstruationskrämpfe, indem es die Synthese bestimmter Gewebshormone (wissenschaftlich: Prostaglandine vom Typ 2) blockiert.

Einkauf

Aus dem Regal nehmen sollten Sie nur reife Ananasfrüchte. Sie erkennen sie daran, daß sich die harten, aufgewölbten Schuppen leicht abzupfen lassen. Grüne Ananas sind unreif, dunkle Früchte sind qualitativ wertvoller.
Ananasfrüchte sind empfindlich – sie dürfen nicht zu kühl aufbewahrt werden. Den Kühlschrank mögen sie überhaupt nicht.
Diese exotischen, sonnenverwöhnten Früchte wollen auch nicht in Scheiben geschnitten, zusammen mit Zuckerwasser in Dosen eingesperrt und monatelang gelagert werden. Dabei verlieren sie bis zu 60 Prozent ihrer Vitamine – und auch die heilsamen Bromelainmoleküle zersetzen sich.

Verarbeitung

Die frische Ananas in fingerdicke Scheiben schneiden und anschließend schälen. Sie können Ananas mit Obstmesser und kleiner Gabel essen, wobei Sie das holzige Innere übriglassen. Wer Ananas hübsch dekorieren möchte, kann die Frucht auch in Längsviertel teilen und das harte Innere herauslösen. Danach das Fruchtfleisch schälen und nach Belieben zerkleinern und anrichten.

Warnhinweis

Unreife Ananasfrüchte sind extrem säurehaltig, so daß sie selbst Zähne schädigen können. Wer unter Magenschleimhautreizungen oder gar Magengeschwüren leidet, sollte auch auf die säureärmeren, reifen Früchte verzichten. Auch bei einer Schwangerschaft ist der Genuß von Ananasfrüchten und -säften nicht angezeigt.

Gesundheitsrezept

ANANASQUARK

Zutaten für 4–6 Personen

250 g Magerquark
1/2 Ananas
1/4 l Sahne
4 EL Honig
1 EL Rosinen
1 EL Zitronensaft

Zubereitung

Den Magerquark mit Rosinen, Honig, Zitronensaft verrühren. Ananas in fingerdicke Scheiben schneiden, schälen und entholzen. Danach in kleine Würfel schneiden. Sahne steif schlagen und mit Ananasstückchen unter den Quark mischen. In Schälchen füllen.

Vielseitiges Heilmittel

In der Naturmedizin wird frischgepreßter Ananassaft auch bei Fieberkrankheiten und Beschwerden bei Seekrankheit eingesetzt. In ihren karibischen Herkunftsländern schätzt man die Ananas zudem als Aphrodisiakum.

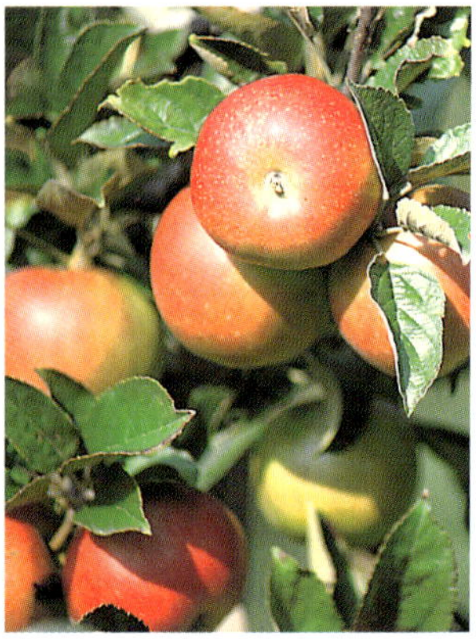

Eine der ballaststoffreichsten Früchte ist der zu allen Jahreszeiten und in vielen Sorten erhältliche Apfel.

Apfel

Beschreibung

Der Apfel hat zahlreiche symbolische Bedeutungen: von Evas Apfel der Versuchung im Paradies über den mittelalterlichen Reichsapfel bis zum Namen einer Computerfirma und zum Test für gesundes Zahnfleisch im Werbespot. Besonders wichtig jedoch: Der Apfel versorgt die Menschen mit köstlichen Vitaminen und anderen Nährstoffen.

Herkunft

Urheimat des Apfels ist Mittelasien. Von dort verbreiteten sich Baum und Früchte im Laufe vieler Jahrhunderte bis nach Europa und in alle Kontinente. Die Gene in den Apfelkernen, die Träger der Erbinformation, veränderten sich bei dieser Entwicklung, paßten das Obst den klimatischen Bedingungen an. So entstanden Hunderte von Sorten. Allein in Deutschland sind mehr als 20 Sorten im Handel.

Wirkstoffe

Äpfel enthalten kaum Eiweiß, viel Wasser, wenig Kohlenhydrate, unbedeutende Mengen an Fettsäuren in der Schale, dafür einen köstlichen Reichtum an Vitaminen und Spurenelementen. Wenn der Apfel am Baum heranwächst, reichern sich in ihm hohe Konzentrationen von Vitamin C an. Dieser Biostoff fühlt sich im Apfel besonders wohl, weil ihn die Bioflavonoide und andere Pflanzenschutzstoffe vor vorzeitiger Oxidation schützen. So wird jeder Apfel im menschlichen Darm zum Kombipräparat gegen allerlei Wehwehchen.

Der Apfel ist Omas Liebling: Schon unsere Ahnen kultivierten ihn, weil er eine wahre Pektinbombe ist. Äpfel bestehen bis zu 30 Prozent aus diesem wirksamen Faser- bzw. Ballaststoff, der den Cholesterin- bzw. Blutfettspiegel senkt sowie Giftstoffe wie Blei und Quecksilber bindet. Sogenannte Malic- bzw. Tartarinsäuren im Apfel hemmen schädliche Fermentbildungen und Bakterienansiedlungen im Darm.

Immer wieder Apfel

Der Apfelbaum ist weltweit der meistverbreitete Obstbaum. Den Apfel kann man für eine Vielzahl von Gerichten und Getränken verwenden, wenn man ihn nicht gleich als Zwischenmahlzeit roh verzehrt. Obwohl man im Supermarkt oder am Obststand immer noch unter verschiedenen Sorten wählen kann, findet man heute nicht mehr die gleiche Artenvielfalt wie früher – einige Sorten, die z. B. traditionell zur Mostherstellung genutzt wurden, sind inzwischen ausgestorben.

Heilen mit Äpfeln

- **Senken Blutdruck, Cholesterin- und Blutfettwerte**
- **Kräftigen Immunsystem, Herz und Kreislauf**
- **Stabilisieren den Blutzuckerspiegel**
- **Kräftigen die Gefäße, vor allem schwache Venen**
- **Reinigen den Darm**
- **Kräftigen das Zahnfleisch**

Einkauf

Handelsübliche Sorten wie Cox Orange, Boskop, Golden Delicious oder Granny Smith sind durchwegs empfehlenswert. Leider mit einer Einschränkung: Insbesondere Kernobst aus südeuropäischen Staaten wird oft während der gesamten Wachstums- und Reifezeit mit Pflanzenschutzmitteln (Pestiziden, Insektiziden, Herbiziden), Wachstumsreglern, schädlichen Düngemitteln usw. besprüht bzw. anderweitig behandelt. Vor und nach dem Transport werden Äpfel mit raffiniertesten Kosmetikmitteln wie Schellack, Wachs, Benzoe- und anderen Harzen verschönt. Die Früchte saugen diese Lebensmittelgifte in Schale und Fruchtfleisch auf. Deshalb sollten Sie lieber auf Importware verzichten und auf die inländischen Äpfel aus biologischem bzw. integriertem Anbau zurückgreifen. Diese sind frei von Schadstoffen. Sie können sie getrost mit der an Nährstoffen überreichen Schale essen.

Biobombe Apfel

- Zwei Äpfel pro Tag, roh gegessen oder z. B. im Müsli verarbeitet, sind der beste Freund Ihres Stoffwechsels.
- Äpfel zählen zu den besten natürlichen Jungkuren. Schale und Fruchtfleisch, die im Obst die Kernsubstanz schützen, entfalten im menschlichen Organismus vorbeugende, heilende Kräfte.
- Besonders reich an Nährstoffen ist die Schale. Sie enthält u. a. wertvolle ungesättigte Fettsäuren, Magnesium, Karotene und Eisen.
- Äpfel sind reich an Kalium. Dies ist unerläßlich für den Wasserhaushalt, für Nervenreizübertragung, Nierenfunktion und Muskeltätigkeit.

Verarbeitung

Äpfel sollten Sie kühl lagern, z. B. im Keller, und am besten als Rohkost zubereiten. Beim Erhitzen von Äpfeln, z. B. als Bratäpfel, gehen bis zu 70 Prozent des wertvollen Vitamin C verloren.

Warnhinweis

Die oft verlockend prächtigen importierten Äpfel in Supermarktregalen können wegen darin enthaltener Gift- und Schadstoffe Allergien, schmerzhafte Mundbläschen, Hauterscheinungen und Verdauungsstörungen hervorrufen. Darüber hinaus reichern sich diese Lebensmittelgifte im Gewebe, z. B. in der Leber, an. Besonders betroffen sind Kinder in der Wachstumsphase. Wegen der häufig im Ausland verwendeten Spritzbehandlung der Schalen müssen die Früchte mit heißem und kaltem Wasser gründlich gewaschen werden.

Gesundheitsrezept

APFELJOGHURT

Zutaten für 6 Personen

4 Bioäpfel
2 Becher Biojoghurt
2 TL Rosinen
2 TL Orangensaft

Zubereitung

Äpfel samt Schale in sehr kleine Stücke zerteilen, vorher Kerne entfernen. Mit Joghurt, den gut gewaschenen Rosinen und dem Orangensaft vermengen.

Kontrollierter integrierter Anbau in Deutschland

Beim integrierten Anbau verpflichtet sich der Obstbauer, strenge Anbaurichtlinien einzuhalten, was von unabhängigen Stellen überwacht wird. Äpfel werden auf diese Weise umweltschonend kultiviert (u. a. mit natürlicher Schädlingsbekämpfung) und damit ein hoher Nährstoffgehalt und minimale Schadstoffbelastung gewährleistet.

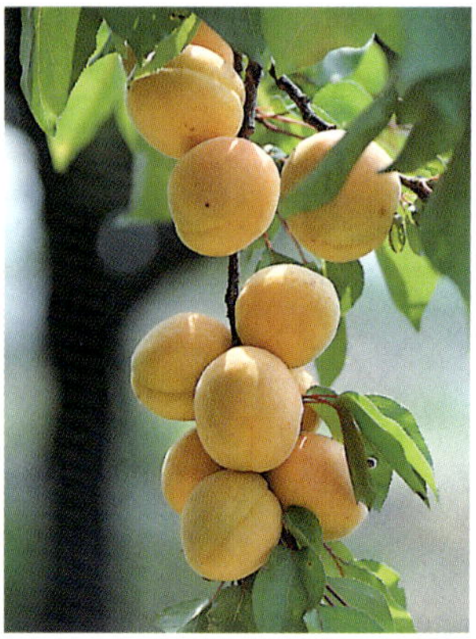

Die Aprikose: Das Steinobst mit der samtigen Haut gehört zur Gattung der Rosengewächse.

Aprikose

Beschreibung

Die Hunzas im gebirgigen Karakorum in Pakistan werden im Durchschnitt zehn Jahre älter als die Mitteleuropäer. Dies ist auf ihren hohen Aprikosenkonsum zurückzuführen. Grund des erfreulichen Verjüngungseffekts ist der enorm hohe Anteil an immunstärkenden Karotenen, den Vorstufen für Vitamin A. Dafür sorgen besonders hohe Konzentrationen an Pflanzenfarbstoffen, die sich während des Reifeprozesses in Schale und Fruchtfleisch der Aprikosen einlagern.

Herkunft

Aprikosenbäume lieben es warm. Deswegen gibt es die meisten in Südchina, Südeuropa, Kalifornien, Nordafrika oder Australien. In Deutschland ist der Aprikosenanbau stets durch das Klima bedroht: Frühe Blüte und späte Frühjahrsfröste gefährden die ganze Ernte.

Wirkstoffe

Bereits drei Aprikosen enthalten Karotene in der Quantität von rund 2500 Internationalen Einheiten (IE) Vitamin A – der Hälfte des Tagesbedarfs eines Erwachsenen. Außerdem bieten Aprikosen überdurchschnittlich viel Niazin (für Nerven, Spannkraft), Folsäure (für Blutbildung, Zellwachstum), Pantothensäure (Vitamin B5, für Vitalität, Fettabbau, schönes Haar) und Vitamin C (für das Immunsystem).
Die appetitlichen, samtigen Früchte enthalten relativ wenig Wasser, den Karotenen bzw. Anthozyanen (Pflanzenfarbstoffen) verdanken sie ihr hübsches gelbrotes Aussehen. Aprikosen wirken schützend auf die Lungenschleimhäute von starken Rauchern. Karotene schirmen Fruchtfleisch und Schale vor schädlichen freien Radikalen ab.

Warum nicht auch mal warm gegessen?

Mit Aprikosen können Sie Ihren Speiseplan auf vielfältige Art verfeinern. Die Früchte werden meist als Zwischenmahlzeit oder zum Dessert verzehrt – sie versehen aber auch Hauptmahlzeiten wie Kichererbsen- oder Bohnencurrys mit einer orientalischen Note. Aprikosensauce kann gut statt Apfelmus – etwa zu gebackenem Camembert oder zum bayerischen Reiberdatschi (Kartoffelpuffer) – gereicht werden.

Heilen mit Aprikosen

- **Stoppen den Alterungsprozeß, wirken verjüngend**
- **Verbessern die Stimmungslage**
- **Helfen bei Müdigkeit, Konzentrationsschwäche**
- **Panzern Zellen gegen Immungifte und freie Radikale**
- **Kräftigen Schleimhäute, Haut, Haare, Nägel**
- **Kurbeln die Zellbildung an**
- **Verbessern das Blutbild**
- **Helfen bei Trockenheit in Hals und Rachen**
- **Lindern Asthmabeschwerden**

Einkauf

Aprikosen sollten Sie nur in der Saison (von Mai bis August) frisch kaufen. Vollreife oder überreife Früchte lassen Sie lieber im Regal liegen, denn sie verderben schnell. Greifen Sie lieber zu etwas festeren, halb- oder dreiviertelreifen Aprikosen.
Konservenaprikosen (Dosenware) sind arm an Vitaminen. Zu reife Aprikosen schmecken mehlig, zu früh gepflückte haben kaum Aroma. Trockenobst (Dörraprikosen) sind der ideale Snack gegen den kleinen Hunger (ungeschwefelte Früchte im Bioladen kaufen).

Aprikosen – unwiderstehliche Schönheiten

- Wenn diese Früchte in der Schale liegen, apricotfarben, weich, zart, mit der typischen Einschnittnaht, machen sie aus jedem Familienmitglied einen Früchtenarr. Aprikosen sind also die ideale »Einstiegsfrucht« z. B. für Kinder und Jugendliche, denen Obst und Vitamine ein Greuel sind.
- Kaum eine andere Frucht macht Wissenschaftler so neugierig: Drei Viertel der rund 200 enthaltenen Wirk- und Inhaltsstoffe (z. B. Bioflavonoide) sind in ihrer Wirkung noch nicht ausreichend erforscht.
- Die Wirkstoffkombination von Folsäure mit dem Reichtum an Kupfer und Kobalt macht Aprikosen zum idealen Obst für blasse, blutarme Menschen.

Verarbeitung

Aprikosen sollten Sie gut waschen, denn auch diese Früchte werden leider in Südländern mit Giften bespritzt, die vorwiegend in der Schale sitzen. Waschen Sie die Früchte mehrfach und gründlich mit heißem und kaltem Wasser.
Sie können Aprikosen auch enthäuten: Dazu die Früchte fünf Sekunden lang in kochendes Wasser geben; nach dem Erkalten können Sie die Schale einfach abziehen. Beim Enthäuten verlieren die Früchte jedoch viel Vitamin C und Folsäure. Ideal ist Bioobst, samt Schale in Obstsalaten oder pur gegessen.

Warnhinweis

Die Kerne der Aprikosen sind wegen ihres Gehalts an Amygdalin (Steinobstglykosid, blausäurehaltig) giftig. Vorsicht: Keinesfalls Kinder mit Kernen spielen lassen! Es besteht Vergiftungsgefahr!
Schwangere Frauen sollten wegen des hohen Kupfergehalts nicht übermäßig viele Aprikosen essen. Das Obst kann Durchfälle bei entsprechender Veranlagung verstärken und bei übermäßigem Verzehr schwächend wirken.

Gesundheitsrezept

APRIKOSENKALTSCHALE

Zutaten für 2–4 Personen

8 Bioaprikosen
1 Becher Joghurt
1 Becher Sahne
2 EL Honig
1 Prise Ingwer

Zubereitung

Bioaprikosen waschen, samt Schale in kleine Stückchen schneiden. Mit Joghurt und Honig vermengen. Sahne steif schlagen, daruntergeben. In Schalen gießen, im Kühlschrank gut abkühlen lassen. Mit einer Prise frisch gehacktem Ingwer bestreuen.

Natürliches Gleichgewicht

Bevorzugen Sie beim Einkauf von frischem Obst immer die Früchte der Saison. Damit gehen Sie sicher, daß der Vitamingehalt optimal ist. Denn typisches Sommerobst, das im Winter beim Händler liegt, hat bereits eine lange Lagerung hinter sich oder stammt aus dem Glashaus. Beides wirkt negativ auf die gesunden Bestandteile der Früchte.

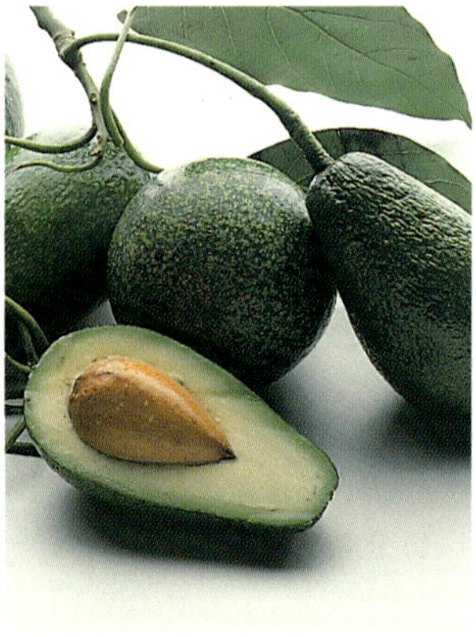

Eine gesunde Exotin, die oft fälschlicherweise zum Gemüse gezählt wird, ist die Avocado.

Ungezählte Möglichkeiten

Mit Avocado kann man schon zum Frühstück beginnen – etwa mit einem Toast mit Avocadocreme oder einem Obstsalat mit Avocadostückchen. Avocados bilden die Grundlage zu kalten oder warmen Suppen; sie können zu Rohkost oder Pellkartoffeln gereicht werden. Halbierte und entkernte Avocados können mit pikanten Saucen oder Vinaigrette gefüllt werden; sie können roh oder überbacken verzehrt werden.

Avocado

Beschreibung

Der Reichtum an hochwertigen Fettsäuren macht diese Süd- und Steinfrucht zum Favoriten eines gesunden und leckeren Speiseplans. Aber die Avocado bietet noch mehr: eine spezielle Zuckerart, die chronisch Müde vital und Übergewichtige schlank macht.

Herkunft

Ihre Heimat hat die Avocado in Mittelamerika. Heute werden Avocados in warmen und heißen Regionen wie Brasilien, Israel, Mexiko, den Südstaaten der USA, in Afrika, Griechenland oder Spanien angebaut.

Wirkstoffe

Die Avocado bietet den höchsten natürlichen Fettgehalt aller Früchte: rund 10 bis 15 Prozent. Drei Viertel dieses Fettanteils liegen in Form mehrfach ungesättigter Fettsäuren vor. Damit ist die Avocado ein ideales Lebensmittel für alle, die auf tierisches Fett in der Nahrung verzichten müssen oder wollen.

Die Avocado besitzt einen bedeutenden therapeutischen Nutzen durch die hohe Konzentration an Mannoheptulose, einer speziellen Zucker- bzw. Kohlenhydratart. Der Blutzuckerspiegel wird dabei nicht angehoben, sondern gesenkt. Dadurch werden Nerven- und Gehirnzellen, die ausschließlich Glukose als Energienahrung akzeptieren, besser versorgt. Die Folge: Sie fühlen sich fit, frischer und geistig wacher. Übergewichtige haben häufig einen erhöhten Insulinspiegel. Das Hormon Insulin blockiert die Verbrennung von Fettzellen. Die Avocadowirkstoffe steuern dem entgegen, senken den Insulinspiegel, so daß Speckpolster leichter schmelzen. Darüber hinaus enthält die Avocado Eiweiß, Vitamine und Mineralstoffe in hochwertiger Zusammensetzung. Avocado bietet viel Lezithin (wichtig für die Nerven) und Kupfer (unerläßlich für die Produktion roter Blutkörperchen).

Heilen mit Avocados

- **Helfen beim Abspecken**
- **Machen Sie geistig frisch, wach und konzentrationsstark**
- **Mildern Menstruationsbeschwerden**
- **Vermehren die Magensäure für bessere Eiweißverwertung**
- **Kurbeln die Produktion roter Blutkörperchen an**
- **Ideale Eiweißlieferanten für stillende Mütter**

Einkauf

Avocados können Sie das ganze Jahr über kaufen, die Farben reichen je nach Sorte von hell- bis schwarzgrün. Noch harte Früchte reifen gut nach. Zum Verzehr geeignet ist die Avocado, wenn sie auf Fingerdruck leicht nachgibt. Dann allerdings sollte sie rasch auf den Tisch, weil sie schnell verdirbt. Avocados eignen sich ganz vorzüglich für Salate und Vorspeisen aller Art oder auch als schmackhaft-bekömmlicher Brotaufstrich.

Bravo Avocado

- Die birnenförmige, rund 300 Gramm schwere Südfrucht ersetzt mit ihrem gesunden, butterweichen, gelbgrünen Fruchtfleisch zahlreiche andere, weniger bekömmliche fetthaltige Lebensmittel.
- Avocados liefern dem Stoffwechsel das beste Eiweiß, das feinste Fett, die gesündesten Kohlenhydrate.
- Ideale Grundlage für Zwischengerichte, z. B. als Avocadomus mit Weißbrot.
- Die Avocado liefert besonders viel Vitamin B6. Menschen, die viel Fleisch essen, haben einen erhöhten Vitamin-B6-Bedarf.
- Schließlich treibt aus dem Avocadokern noch eine schöne Zimmerpflanze.

Verarbeitung

Die Frucht längs aufschneiden, den dicken Kern herausschneiden, das Fruchtfleisch herauslösen. Sofort mit Zitronensaft beträufeln, weil die hochwertigen Fettsäuren unter Lichteinwirkung innerhalb weniger Minuten oxidieren. Freie Radikale zerstören dabei die empfindlichen Fettsäuren, das Fruchtfleisch verfärbt sich zu einem unansehnlichen Braun, verliert viel von seinen gesunden Wirkstoffen.
Das Avocadofleisch schmeckt besonders gut zu Fisch und Krabben, wird am besten lediglich mit Salz und Pfeffer gewürzt, damit der feine, unvergleichliche Eigengeschmack nicht verlorengeht.
Die Avocado bietet Ihnen noch einen ganz speziellen Genuß – eine anspruchslose Zimmer- und Zierpflanze. Legen Sie dazu den Kern in ein Glas Wasser, und stellen Sie das Glas ans Fensterbrett oder in den Wintergarten. Das Wasser ab und zu wechseln. Wenn Sie Glück haben, treibt nach einiger Zeit ein grüner Trieb aus dem festen Kern. Dann den Kern in einem Blumentopf mit Erde bedecken und an einer sonnigen Stelle plazieren. Die Avocadopflanze wird bald bis zu Ihrer Zimmerdecke reichen.

Warnhinweis

Keiner.

Gesundheitsrezept

AVOCADO PUR

Zutaten für 2 Personen

1 Avocado
1 EL Zitronensaft
Salz, Pfeffer
Baguette

Zubereitung

Avocadofleisch auslösen, mit der Gabel fein zerdrücken und mit Zitronensaft beträufeln. Mit Salz und Pfeffer leicht würzen. Mit Baguettescheiben anrichten.

Pflegendes Kosmetikum

Wer regelmäßig Avocados ißt oder sich hin und wieder ein Maske aus der zerdrückten Frucht gönnt, tut seiner Haut etwas besonders Gutes. Das Vitamin E der Frucht wirkt von innen auf das Bindegewebe und wehrt freie Radikale ab. Eine fetthaltige Avocadomaske hingegen wirkt besonders bei trockener und schuppiger Haut Wunder und macht sie wieder weich und faltenfrei.

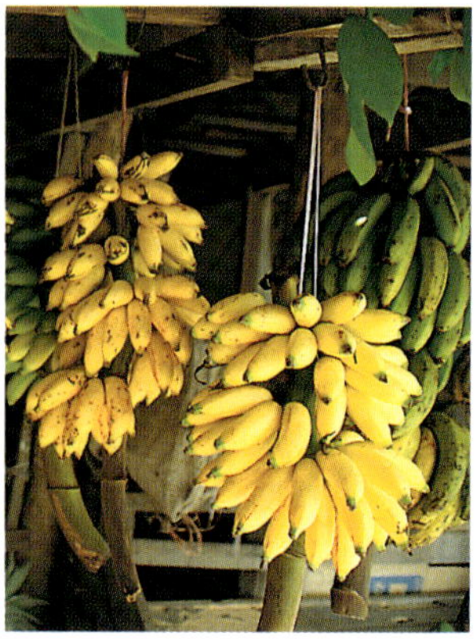

Bananen, Sattmacher mit hohem Kaliumgehalt und köstliches Zwischengericht für Kleine und Große.

Banane

Beschreibung

Was täte so manche Mutter, wenn es keine Bananen gäbe – diese ruck, zuck geschälte Zwischenmahlzeit für ewig hungrige Kinder? Aber auch für Assistentinnen unter Leistungsdruck oder termingeplagte Manager gibt es nichts Besseres als die gelbe Frucht der Bananenstaude.

Herkunft

Wie so viele andere köstliche Früchte stammt auch die Banane ursprünglich aus dem Fernen Osten. Freilich fanden unsere menschlichen Urahnen schon vor vielen Jahren heraus, daß sich die Banane auch in Afrika, Südamerika und in jeder warmen und feuchten Region gut anbauen läßt. Also gingen Bananenstauden auf Reisen.
Bis die Bananenstaude heranwächst, dauert es ein bis eineinhalb Jahre. Dann trägt sie bis zu 200 Früchte. Geerntet werden die Bananen unreif, um in Kühlschiffen bei stabiler Temperatur von etwas über 13 °C verschifft zu werden. Nach der Endreife gelangen sie dann in den Handel – und in unsere Obstschalen.

Wirkstoffe

Die Banane ist reich an Kohlenhydraten und sättigt deshalb gut. Therapeutisch nutzbarer Wirkstoff ist Kalium, im Stoffwechsel der Gegenspieler von Natrium. Während Natrium Wasser bindet und den Blutdruck erhöht, bewirkt Kalium das Gegenteil. Zusammen mit Natrium transportiert Kalium wichtige Nährstoffe in alle 70 Billionen Körperzellen. Bei Kaliummangel bzw. Natriumüberschuß – z. B. durch zu salzreiche Kost – bricht dieser Zellmechanismus zusammen. Die Folgen: Nervosität, Müdigkeit, Muskelbeschwerden, Verdauungsstörungen, Herzprobleme u. v. m. Bananen sind außerdem enorm reich an Vitamin A, Vitamin C sowie an B-Vitaminen. Dies macht sie denn auch zum idealen Snack bzw. Zwischengericht.

In Afrika noch besser!

Leider werden bei uns nur wenige Bananensorten im Handel geführt; um die kleinen grünlichen Bananen, nach Zitrone schmeckend, oder die dicken mit dem rötlichen Fruchtfleisch und Orangengeschmack zu probieren, müssen Sie in die Tropen, vor allem nach Afrika reisen. Dort wird man Ihnen auch Kochbananen als Grundlage einer Hauptmahlzeit anbieten – oder frisch gebrautes Bananenbier.

Heilen mit Bananen

- **Wirken vorbeugend und heilend bei zu hohem Blutdruck**
- **Entwässern den Körper und senken das Gewicht**
- **Wirken entgiftend**
- **Heilen entzündete Magenschleimhäute**
- **Senken den Cholesterinspiegel, kräftigen das Immunsystem**
- **Helfen bei Schlafstörungen und beruhigen die Nerven**

Einkauf

Wichtig ist der geübte Blick für Früchte im passenden Reifezustand bzw. auch die Routine beim Lagern zu Hause und beim langsamen Nach- und Ausreifenlassen. Intensiv gelbe Bananen mit ersten braunen Flecken können schnell faulen, grüngelben Bananen fehlen die Süße und der typische Eigengeschmack. Zu empfehlen ist der Einkauf von Bananen im Bioläden. Die dort erhältlichen Früchte sind zwar meist deutlich kleiner, dünnhäutiger und äußerlich unansehnlicher (dabei auch noch teurer). Sie sind aber nicht oder kaum mit Pestiziden, Insektiziden und vielen anderen Gift- und Schadstoffen behandelt.

Banane – die praktische Frucht mit Reißverschluß

- Ruck, zuck geschält und schnell verzehrt, eignen sich Bananen für Schulkinder, Rad- und Autofahrer, Büromenschen und sogar als schnell zerquetschte Babykost.
- Viele Menschen decken mit Bananen ihr Defizit an zahlreichen Vitaminen.
- Bananen sättigen schnell und versorgen Sie dabei mit zahlreichen Nährstoffen.

Verarbeitung

Nach dem Schälen müssen Bananen rasch verzehrt werden, weil sich das Fruchtfleisch sonst bräunlich verfärbt und Vitamine bzw. auch bestimmte Fettsäuren abgebaut werden. Bananen eignen sich ausgezeichnet für Desserts, Cremes, selbstgemachte Brotaufstriche oder Mixgetränke wie Bananenmilch.

Warnhinweis

In den perfekt gelben Bananen im Supermarktregal lauern auch Gefahren: Gifte und Schadstoffe. Unter internationalem Konkurrenz- und Produktionsdruck werden Bananenstauden in Herkunftsländern gespritzt und chemisch behandelt. Zum Einsatz kommen dabei Dutzende unterschiedlicher Gifte wie Schädlingsbekämpfungsmittel, Unkrautvertilgungsmittel, Düngemittel, Wachstumshelfer usw.
Gerade bei den Bananen mit ihrer besonders langen Reifezeit von bis zu 20 Monaten wirkt sich dies verhängnisvoll aus. Bereits in den unreifen grünen Früchten sind Schale und Fruchtfleisch oft vollgesogen mit Schadstoffen.
Wer viele Bananen verzehrt, sollte deshalb öfter oder generell im Bioladen einkaufen. Dies insbesondere, wenn Kinder oder Heranwachsende aus Hunger häufig zu Bananen greifen. Es ist aber immer noch besser, Bananen aus dem Supermarkt zu essen, als auf diese leckere Südfrucht ganz zu verzichten.

Gesundheitsrezept

BANANENDESSERT

Zutaten für 3–4 Personen

3 Biobananen
1/2 Becher Sahne
1/2 Becher Joghurt
1 EL Honig
1 EL Rosinen

Zubereitung

Bananen schälen, mit der Gabel zerquetschen und mit dem Joghurt verrühren. Honig untermischen. Sahne steif schlagen und darunter geben. In Schälchen füllen und mit Rosinen dekorieren.

Den Zellhaushalt versorgen

Der Mineralstoff Kalium sorgt dafür, daß unsere Körperzellen mit genügend Flüssigkeit gefüllt sind und so an unserer Gesundheit arbeiten können. Zuwenig Kalium führt häufig zu Herzbeschwerden, Schwächezuständen, Müdigkeit oder Überreiztheit. Gerade Menschen, die gerne salzhaltig essen, sollten für eine ausreichende Kaliumzufuhr sorgen, da sonst das Natrium-Kalium-Gleichgewicht im Körper aus den Fugen gerät.

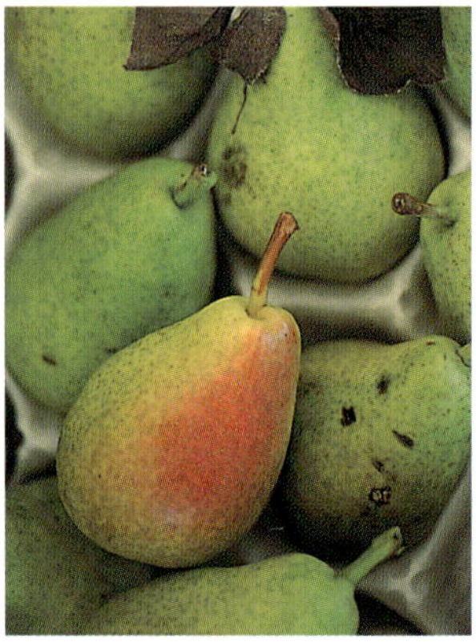

Birnen sind in vielen Gärten heimisch und werden vor allem als leicht verdauliche Dessertspeise geschätzt.

Birne

Beschreibung

Beliebt ist dieses Kernobst vor allem bei Kindern, weil es so saftig, schmackhaft und oft honigsüß ist – ganz im Gegensatz zu so manchem sauren Apfel. Daß in der Birne vorbeugende und heilende Wirkstoffe gegen Befindlichkeitsstörungen und Beschwerden stecken, wissen nicht viele Birnenliebhaber.

Herkunft

Die Birne stammt ursprünglich aus Asien, dem Herkunftsland zahlreicher Obst- und Gemüsesorten. Die Birne mag es mild und warm, aber nicht zu heiß. Deshalb gedeiht sie im ausgeglichenen Klima Mitteleuropas am besten. Bald wurde die Birne zur typischen und beliebtesten Gartenfrucht. Spätfröste während der Blütezeit im Frühjahr schaden ihr; das Obst kann dann hart, holzig und säuerlich sein.
Geerntete Birnen sind nicht ganzjährig lagerfähig, deshalb wird das beliebte Familienobst zunehmend aus südlicheren europäischen Ländern importiert, vor allem aus Spanien, Portugal, Italien und Südfrankreich. Dementsprechend vielfältig sind auch die Sorten: Zwischen Williams Christ und Kaiser Alexander finden Sie in den Regalen von Märkten, Obstgeschäften und Supermärkten eine reiche Auswahl.

Wirkstoffe

Der therapeutische Nutzen der Birne liegt in erster Linie in ihrem hohen Wasseranteil. Die kurze Verweildauer im Magen bringt die gelösten Nährstoffe besonders rasch in den Darm. Die Birne wirkt dadurch darmreinigend, sie beseitigt Verstopfungen und andere Verdauungsunregelmäßigkeiten. Für Menschen mit erhöhtem Flüssigkeitsbedarf ist der Genuß von Birnen wesentlich gesünder als das von Ärzten häufig empfohlene und doch oft nicht durchführbare In-sich-Hineinschütten von mehreren Litern Mineral- oder Tafelwasser pro Tag.

Heilen mit Birnen

- **Entschlacken den Darm**
- **Beseitigen Verdauungsstörungen**
- **Regeln den Wasserhaushalt im Körper**
- **Wirken entgiftend im Körper**
- **Sind hilfreich bei Nieren- und Blasenproblemen**
- **Wirken blutbildend und wachstumsfördernd**

Ideale Ergänzung

In Europa werden etwa dreimal so viele Äpfel verzehrt wie Birnen, dabei kann man mit Birnen genauso viele köstliche Gerichte bereiten. Sie sind ebenfalls eine ideale Ergänzung zu Käsesorten wie Appenzeller, Camembert oder Roquefort, ein feiner Bestandteil von Obst- oder Rohkostsalaten, die Grundlage von berühmten Nachspeisen wie Birne Hélène oder Punschbirne, und sie können zu einem gesunden Saft gepreßt, zu Most weitervergoren und zu einem edlen Obstbrand destilliert werden.

Die in Fruchtfleisch und Schale der Birne eingelagerten Vitamine, Eiweißbausteine oder Mineralien befinden sich in fein abgestimmter Balance, wie sie im Stoffwechsel physiologisch optimal verwertet werden. Dies gilt insbesondere für Gegenspieler unter Biostoffen, z. B. Kalium und Natrium, Kupfer und Zink, Kalzium und Phosphor. Diese Eigenschaften machen die Birne zu einem der besten Lebensmittel für die Chelattherapie, bei der Schwermetalle und Giftstoffe wie Blei, Quecksilber, Kadmium oder Konservierungszusätze in Lebensmitteln gebunden, neutralisiert und aus dem Körper ausgeschieden werden. Birnen sind sehr reich an Folsäure (wichtig für Wachstum, Blutbildung), Kalium (wirkt entwässernd) und Vitamin C (für das Immunsystem). Eine 180 Gramm schwere Birne liefert 100 Kilokalorien, 25 Gramm Kohlenhydrate sowie 2,5 Gramm Ballaststoffe (für Verdauung). Birnen sind ideal für den kleinen Hunger zwischendurch.

Kinder lieben Birnen

- Äpfel bleiben in der Obstschale viel häufiger liegen als süße, saftige Birnen. Weil Birnen reich an wachstums- und blutbildenden Inhaltsstoffen sind und im höchsten Maße darmregulierend wirken, sollten sie im Früchteangebot zu Hause nie fehlen.
- Ihr aromatischer Eigengeschmack macht die Birne zum idealen Obst für Salate, Desserts, Kompotte, Müslis, Füllungen, Säfte.

Einkauf

Vorsicht bei überreifen, gelben Früchten, die bereits braune Flecken aufweisen. Sie verderben schnell und verlieren bereits Vitamine. Die in den Schalen konzentrierten hochwertigen Fettsäuren sind teilweise oxidiert (zerstört). Die kurze Lagerfähigkeit und rasche Verderblichkeit sind Ursache für den starken Einsatz von Pestiziden, Schimmelpilzbremsern oder Polierwachsen. Deshalb sollten Sie möglichst erst nach einheimischen Birnen suchen, am besten im Bioladen.

Verarbeitung

Birnen gut mit heißem und kaltem Wasser waschen, aufschneiden, Kerne entfernen. Die Schale ist äußerst nahrhaft, deshalb nach Möglichkeit im Bioangebot kaufen. Nicht zu lange lagern und nicht erhitzen, weil sonst wichtige Vitamine verlorengehen.

Warnhinweis

Bei Durchfall sollten Sie Birnen nicht im Übermaß verzehren. Frauen in der Schwangerschaft sollten ebenfalls nicht zu viele Birnen essen, weil das Baby sonst möglicherweise mit bestimmten Nährstoffen unterversorgt ist.

Gesundheitsrezept

BIRNENSCHMAUS

Zutaten für 2–4 Personen

4 süße Birnen
2 EL Zitronensaft
2 EL Honig

Zubereitung

Birnen waschen, teilen, Kerne entfernen, danach reiben, Zitronensaft und Honig untermischen. In Schälchen füllen.

Mehr Spaß mit Birnen

Viele Menschen leiden an Folsäuremangel. Dabei ist dieses B-Vitamin unentbehrlich für den Bau unserer körpereigenen Glückshormone. Wer hin und wieder eine Birne ißt, kann seinen inneren Gute-Laune-Faktor positiv beeinflussen. Allerdings sollte man darauf achten, daß das Obst nicht zuviel Licht, zu großer Wärme und zu langer Lagerung bei Zimmertemperatur ausgesetzt ist. Die empfindliche Folsäure verflüchtigt sich ansonsten.

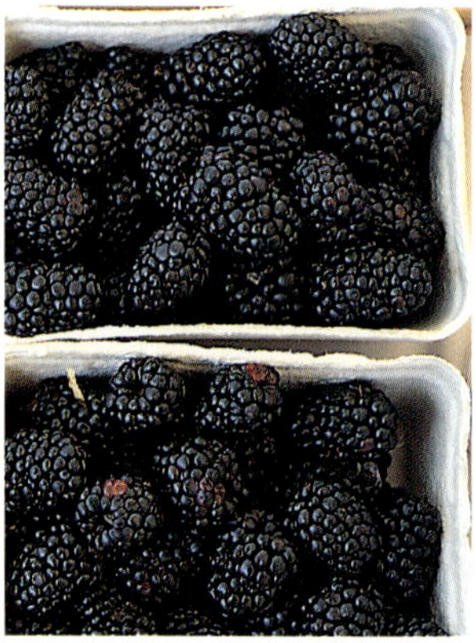

Die vor allem wild wachsende Beerenköstlichkeit besitzt einen extrem hohen Anteil an Vitamin C.

Brombeere

Beschreibung

Sie ist schon etwas Besonderes, diese dunkelrote bis schwarze Beere aus der Gattung der Rosengewächse. Stauden und Sträucher sind mit Stacheln oder Drüsenborsten bewehrt. In den zunächst weißen bis rosa Beeren sammeln sich bis zur Reife pflanzliche Farbstoffe mit extrem hohem Gehalt an Flavonoiden und anderen heilsamen Pflanzenstoffen.

Herkunft

Zu Hause ist die Brombeere in Asien und Nordamerika, doch seit vielen Jahrhunderten hat sie auch die mitteleuropäischen Wälder erobert. Der Bayerische Wald ist Hauptlieferant der beliebten Beere, die meist vom August an gesammelt wird. Die Sträucher lieben geschützte Plätze am Waldrand und Wegrand, an Zäunen, Hecken oder in Hainen. Kultivierte Früchte eignen sich für den Gartenanbau. Brombeeren werden wegen ihrer wachsenden Beliebtheit auch in Plantagen gezüchtet.

Wirkstoffe

Nicht nur das Fruchtfleisch der Brombeere, sondern auch die behaarten Blätter stecken voller Heilkräfte. Saft und Fleisch der reifen Beere sind wahre Bomben an Karotenen, die die empfindsamen Samen vor freien Radikalen schützen. Brombeeren kräftigen somit – nicht zuletzt wegen ihres hohen Vitamin-C-Anteils – das Immunsystem. Die Bioflavonoide konzentrieren sich im Fruchtfleisch: Sie sind dort zehnmal höher als im gepreßten Saft. Sie schützen u. a. Vitamin C sowie das wichtige Streßhormon Adrenalin vor Oxidation durch kupferhaltige Enzyme. Gleichzeitig binden sie Kupfer. Zu hohe Kupferkonzentrationen können zu nervöser Unruhe und psychischen Beschwerden führen. Die Wirkstoffe der Brombeere kräftigen das Bindegewebe und die Gefäßwände und beugen somit Alterungsprozessen, Venenleiden und Hämorrhoiden vor.

Brombeerblättertee

Brombeerblätter enthalten ätherische Öle, Gerbstoffe und Säuren. Brombeerblättertee wirkt entzündungshemmend auf die Schleimhäute des Mund-Rachen-Raums.

Farbe in den Obstsalat

Brombeeren sind bei uns eine Frucht des Spätsommers, im Mittelmeerraum sind sie schon etwas früher reif. Sie passen, frisch oder getrocknet, sehr gut ins Müsli oder in Obstsalate. Sie haben ihren festen Platz in roter Grütze und, mit anderen Obstsorten, als Tortenbelag.

Heilen mit Brombeeren

- **Kräftigen das Immunsystem**
- **Helfen bei Venenleiden, Krampfadern und Hämorrhoiden**
- **Wirken entzündungshemmend auf Schleimhäute**
- **Helfen bei Nervosität und stärken gegen Streß**
- **Festigen das Bindegewebe**
- **Wirken anregend auf die Drüsentätigkeit**

Einkauf

Ideal ist der Direkteinkauf bei einem der vielen kleinen Anbau- und Sammelbetriebe in den deutschen Mittelgebirgen. Brombeeren in Bioläden und beim Biobauern sind meist nicht billig, bieten aber die beste Qualität und sind überdies aromatischer. Importe aus Tschechien, Rumänien, Ungarn können schadstoffbehandelt und damit belastet sein. Empfehlenswert ist auch tiefgefrorene Ware, die Sie das ganze Jahr über kaufen können. Schalen-, Korb- oder Steigenobst ist nicht allzu lange haltbar, sollte schnell verarbeitet oder verzehrt werden.

Wildfrucht Brombeere

- Die Brombeere ist eigenwillig: Selbst als Gartenpflanze wächst sie lieber außerhalb anstatt innerhalb des Zauns – gerade so, als wollte sie ihre Freiheit und Individualität bewahren.
- Reife Brombeeren sind bei Wildtieren wegen ihrer hohen Konzentrationen an Karotenen und Pflanzenschutzstoffen sehr beliebt. Käfer, Raupen und Insekten steuern die verlockenden dunkelroten und schwarzen Früchte an, um ihren Eigenbedarf an Vitaminen und Spurenelementen zu decken. Um sich gegen derlei Invasionen zu wehren, sind Blätter und Frucht denn auch mit Stacheln und feinsten Abwehrborsten »bewaffnet«.

Verarbeitung

Sie können Brombeeren daheim nicht lange lagern, denn diese Früchte schimmeln in kurzer Zeit – es sei denn, sie sind intensiv mit chemischen Schimmel- und Pilzschutzmitteln besprüht oder anderweitig behandelt. Importierte Ware ist häufig zusätzlich verschont. Brombeeren mit langen Transportwegen sind oft gehörige Giftlieferanten; diese Früchte sollten deshalb nur sporadisch auf den Tisch.
Wenn Sie nicht selbst einen Spaziergang mit dem Sammeln von wild gewachsenen Brombeeren verbinden können, dann kaufen Sie am besten beim Biobauern, im Bioladen oder bei kleinen Züchtern und Sammlern in Mittelgebirgen. Dieses Obst ist wegen der hohen Lohnkosten beim Sammeln freilich nicht billig.
Brombeeren eignen sich vorzüglich für Marmeladen, Gelees, Säfte, Desserts, Obstsalate usw. sowie für Obstkuchen und -backwerk. Vor der Zubereitung sorgfältig waschen oder spülen.

Warnhinweis

Vorsicht bei Brombeerimportware aus dem Supermarkt. Diese Beeren sind oft mit Insektiziden, Pestiziden, Herbiziden und anderen Schadstoffen belastet sowie mit Wachsen oder Harzen transport- und handelsfähig gemacht.

Gesundheitsrezept

BROMBEERQUARK

Zutaten für 2–4 Personen

400 g Brombeeren
250 g Magerquark
1/2 Becher Sahne
1 EL Honig

Zubereitung

Brombeeren waschen. Sahne steif schlagen und mit dem Honig vorsichtig unter den Magerquark heben. Mit Brombeeren vermengen, in Schälchen geben.

Bei Husten und Heiserkeit

Neben den Brombeerblättern als Tee findet auch der Brombeersaft in der Naturheilkunde arzneiliche Anwendung. Besonders wirksam ist der Saft bei Heiserkeit. Zu diesem Zweck wärmt man den frischgepreßten Saft (oder aus dem Reformhaus) an, gurgelt mit ihm und trinkt ihn nach und nach schluckweise aus. So wird die überanstrengte Stimme gepflegt und dem Organismus zusätzlich erfrischende und belebende Fruchtsäuren zugeführt.

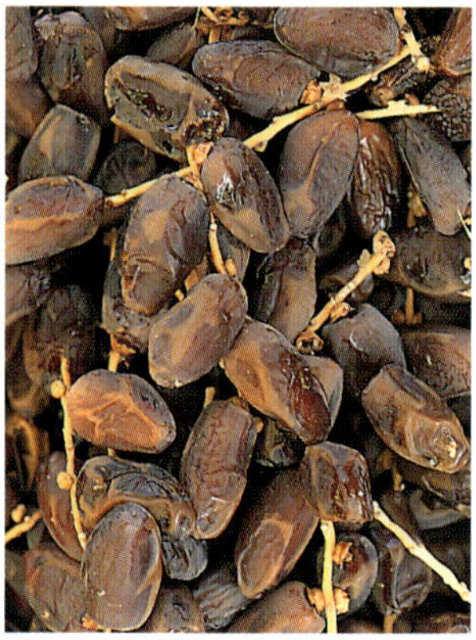

Eine sanft wirkende Verdauungshilfe ist die aus Arabien stammende Dattel.

Nicht nur zu Weihnachten

Von der Dattel, die vor allem die Phöniker im Mittelmeerraum heimisch machten, berichteten schon Homer und andere antike Schriftsteller. Dennoch werden nur wenige von uns schon frische Datteln probiert haben. Datteln scheinen untrennbar mit Weihnachten verknüpft, und sie wachsen anscheinend in mit Zellophan eingepackten, vor Süßigkeit klebrigen Pappschachteln. Dabei sind frische Datteln eine Köstlichkeit, die man sogar getrost in die Hosentasche schieben kann, ohne sie zu zerquetschen. Datteln passen besonders gut zu Quark oder Joghurt, mit etwas Honig und frisch gerösteten Nüssen oder Mandeln.

Dattel

Beschreibung

In Europa wissen nur sehr wenige, daß diese Frucht der Dattelpalme Beschwerden vorbeugt und Krankheiten heilt. In den Ländern des Nahen Ostens aber, wie dem ehemaligen Persien, Irak, dem heutigen Israel oder Syrien, gilt die Dattel als Heilmittel der Araber, Beduinen und Ureinwohner subtropischer Trockengebiete.

Herkunft

Die Dattelpalme ist in Nordafrika und Vorderasien zu Hause und kann bis zu 30 Meter hoch werden. Dattelpalmen mögen es warm bis heiß, sie vertragen auch sengende Hitze. Während der Reifezeit werden die bis zu fünf Zentimeter langen Früchte immer saftiger. Um sich vor Ausdörrung zu schützen, reichern sie klebrige honigartige und sehr zuckerhaltige Säfte an. Eine Dattelpalme liefert im Jahr bis zu 100 Kilogramm nährstoffreiche Datteln. Trockendatteln sind ein wichtiger Exportartikel arabischer Länder. Sie werden bei uns im Winter angeboten.

Wirkstoffe

Wegen ihres hohen Gehalts an Zucker und Kohlenhydraten sind kalorienreiche Datteln bevorzugte Beduinenkost auf langen strapaziösen Karawanen. Diesen Brennwert können auch Sie nutzen: Eine einzige Dattel liefert bei sitzender Tätigkeit ausreichend Energie für 15 Minuten. Kohlenhydrate und schnell löslicher Zucker vermitteln Nerven und Gehirn spontan und nachhaltig Energie und Frische.
Datteln enthalten alle Vitamine außer Vitamin E und Biotin. Bemerkenswert ist die hohe Konzentration von Pantothensäure (Vitamin B5). Dieser typische Fitneßnährstoff kurbelt die Energieproduktion an, macht wach, vital und konzentrationsstark. Darüber hinaus enthalten Datteln viel Kalzium (für Knochen, Zähne), Kupfer (für Blutbildung und Hautbräune) sowie Eisen (für rote Blutkörperchen) und Kalium (wirkt entwässernd, blutdrucksenkend).

Heilen mit Datteln

- **Sorgen für mentale Frische und fördern die Konzentration**
- **Kurbeln den Energiestoffwechsel in allen Körperzellen an**
- **Sind ideale Lieferanten von Vitamin B5**
- **Stimulieren die Blutbildung und den Zellstoffwechsel**
- **Fördern das Einschlafen und erholsamen Schlaf**

Die Dattel hat noch eine weitere, wenig bekannte Eigenschaft: Sie wirkt schlafstimulierend und gilt bei Arabern als natürliches und wirksames Einschlafmittel.
Die Ursache: Neben Feigen sind Datteln überdurchschnittlich reich an Tryptophan, einer Aminosäure (Eiweißbaustein), die in sogenannten Raphekernen des Gehirns in den Nervenreizstoff Serotonin und in der Zirbeldrüse zum Schlafhormon Melatonin umgebaut wird.
Heilkundige in Nomadenstämmen empfehlen: Kurz vorm Schlafengehen fünf süße Datteln essen.

Datteln – der ideale Snack für zwischendurch

- Keine andere Frucht eignet sich besser als Zwischengericht gegen den kleinen Hunger als die Datteln. Vergleichbar sind lediglich Nüsse, Samen und Kerne, denen jedoch die aktivierende Spontanwirkung auf Konzentrationsfähigkeit und Nervenkraft fehlt. Bei typischem Leistungsabfall und Müdigkeit, z. B. am späten Vormittag oder Nachmittag, wirken Datteln wie eine erfrischende Droge.
- Wer unter Schlafstörungen leidet und kein Vertrauen mehr in die vielen Tabletten auf seinem Nachttisch hat, sollte es probeweise mit Datteln versuchen: fünf Datteln kurz vorm Zähneputzen und Zubettgehen. Daß Süßes schlaffördernd wirkt, wußten schon die alten Chinesen (»Süße den Tee, wenn du einschlafen willst!«). Denn so wird die Produktion des Schlafhormons Melatonin angeregt, das schnell zu erholsamem Schlaf führt.

Einkauf

Datteln gibt es im Supermarkt ebenso wie in Reformhäusern und Bioläden. Trockendatteln bleiben lange lagerfähig, der harte längliche Kern ist von süßem, rötlichbraunem Fruchtfleisch umgeben. Es gibt zahlreiche Sorten aus verschiedenen Herkunftsländern, und die Früchte unterscheiden sich in Geschmack und Konsistenz nur geringfügig. Wählen Sie Ihre persönliche Lieblingssorte.

Verarbeitung

Datteln sind beileibe nicht nur zum Naschen da: Sie eignen sich zum Süßen für zahlreiche Gerichte, z. B. Obstsalate, Pfannkuchen oder Gebäck. Dattelstückchen lassen sich ideal in Müsli, Pudding oder in den Obstsalat mischen.

Warnhinweis

Datteln sollten nicht zur dominierenden Zwischenmahlzeit werden. 100 Gramm enthalten schließlich rund 300 Kilokalorien.

Gesundheitsrezept

BEDUINENSPEISE

Zutaten für 2 Personen

2 Tassen Hirse
1 Apfel
10–15 Datteln
1 EL Öl
6 Tassen Wasser

Zubereitung

Hirse waschen, abtropfen lassen, mit etwas Öl im Topf anrösten. Datteln entkernen, zerkleinern und dazugeben. Äpfel in kleine Stücke schneiden und ebenfalls beigeben. Mit Wasser auffüllen und zum Kochen bringen. Herd abschalten, Topf zudecken und etwa 20 Minuten quellen lassen. Anschließend warm servieren.

Mentale Fitneß stärken

Datteln sind relativ kalorienreich, weshalb man sie in Maßen zu sich nehmen oder den Energieschub durch ausreichende Bewegung ausgleichen sollte. Als kleine Zwischenmahlzeit sind sie allerdings die ideale Unterstützung für »Geistesarbeiter«, Studenten und Schulkinder.

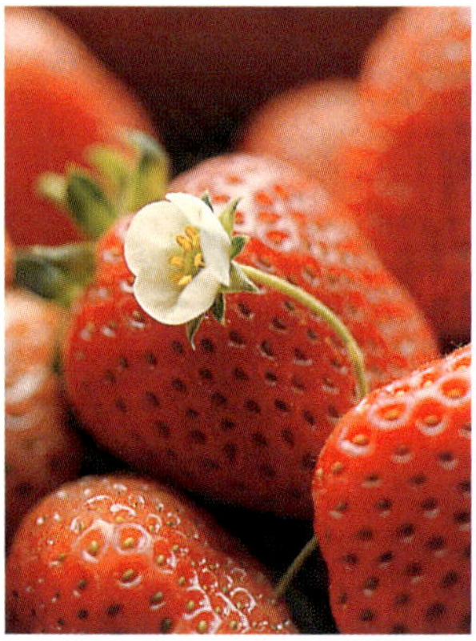

Frisch vom Feld schmecken Erdbeeren nicht nur am besten, sie beinhalten zudem wichtige entgiftende Vitamine.

Erdbeere

Beschreibung

Der unvergleichliche Geschmack hat die Erdbeere zum Favoriten nicht nur der Kinder gemacht. Im Frühjahr, in der Erbeerzeit, läuft auch Erwachsenen das Wasser im Mund zusammen – angesichts der roten, verlockend prallen und saftigen Früchte. Sie machen Kuchen und Torten zur Gaumenfreude, liefern allerfeinste Marmeladen – und lassen sich so zuckersüß mit den Lippen vom kurzen grünen Stiel zupfen.

Herkunft

Die Erdbeere (Fragaria) gehört zur Gruppe der Rosengewächse und ist in Europa heimisch. Neben der wilden Walderdbeere gibt es zahlreiche gezüchtete Sorten mit großen Früchten wie die Gartenerdbeere.

Wirkstoffe

Am Ende der Reifezeit saugt die Erdbeere gierig Anthozyanine in sich hinein, rote karotenreiche Farbstoffe, die die empfindliche Frucht vor Zerstörung durch zellschädigende Substanzen und Bakterien schützen. Bestimmte Katechine (Gerbstoffe) wirken entzündungshemmend und antibakteriell – sowohl in der Erdbeere als auch im menschlichen Stoffwechsel. Diese Katechine binden giftige Schwermetalle im Darm, helfen gegen Verdauungsstörungen wie Blähungen und Durchfall. Erdbeeren sind außergewöhnlich reich an Folsäure (wichtig für Blutbildung, Zellwachstum), Vitamin C (fürs Immunsystem) und Kalium (wirkt entwässernd, blutdrucksenkend). Keine andere einheimische Frucht ist so reich an Mangan, diesem Supermineral, das im gesamten Stoffwechsel tüchtig mithilft, Knochen und Blut produziert, Nerven und Gehirn nährt, für die Libido sorgt, Haare und Haut mit Farbpigmenten versorgt und nicht zuletzt die Produktion von Schilddrüsenhormonen anregt. Selbst die Blätter und Wurzeln der Erdbeere enthalten Wirkstoffe, die pharmakologisch genutzt werden.

Heilen mit Erdbeeren

- **Entgiften den Darm, lindern Verdauungsstörungen**
- **Kräftigen das Immunsystem und den Stoffwechsel**
- **Wirken blutbildend und fördern das Zellwachstum**
- **Wirken entwässernd und blutdrucksenkend**
- **Kräftigen Knochen, Haare und Haut**
- **Sorgen für mehr sexuelle Lust**

Sommerzeit, Erdbeerzeit

Auch wenn sie zu fast 90 Prozent aus Wasser bestehen: Erdbeeren sind ein gesundes Obst, zu dem nicht einmal Kinder gezwungen werden müssen. Wer die Früchte auf einer Erdbeerplantage in Großstadtnähe selbst pflücken möchte, sollte vor allem die kleineren, aromatischeren Beeren auswählen. Noch intensiver schmecken natürlich die wild wachsenden Walderdbeeren, nicht umsonst tauchen sie bei den meisten Desserts der Haute Cuisine zumindest als Garnierung auf. Erdbeeren passen in jeden Obstsalat und ausgezeichnet zu Quark oder Frischkäse.

Einkauf

Vorsicht bei importierten Erdbeeren: Diese werden häufig von der Saat über Wachstum, Transport und Lagerung mit Pestiziden, Herbiziden, Insektiziden, Wachstumsreglern, Düngemitteln, Harzen, Wachsen usw. zur leuchtendroten Riesenfrucht hochgezüchtet.
Viele Menschen reagieren auf diese Art von Erdbeeren mit Lippenbläschen und anderen allergischen Symptomen; das liegt an diesen Giftstoffen. Auch tiefgefrorene Erdbeeren sind oft erheblich belastet. Am bestem sollten Sie die Früchte beim Biobauern selbst pflücken oder im Bioladen kaufen.
Nicht gerade billig sind die kleinen, hocharomatischen Walderdbeeren. Ihre Reifezeit ist nur kurz, das Sammeln sehr zeitintensiv, also ist auch der Preis hoch.

Alles freut sich auf die Erdbeerzeit

- Wenn Ende März die ersten roten Erdbeeren aus den Glashäusern der Frühkulturen in den Handel kommen, freuen sich viele Menschen: Die erdbeerlose Zeit ist vorbei! Das ganze Frühjahr über leuchtet es rot in den Regalen der Obstgeschäfte, ehe im Juni und Juli die Freilufternte einsetzt.
- Erdbeeren sind ideal für eine Reinigungs- und Entschlackungskur, zu der niemand in der Familie gezwungen werden muß, weil jeder sie gern freiwillig mitmacht.
- Erdbeeren sind im wahrsten Sinne lebensspendend und vitalisierend: Das genetische Stoffwechselprogramm der Menschen ist seit Millionen Jahren auf diesen Aktivschub im Frühjahr eingerichtet – mehr Sonne, mehr Fruchtvitamine, mehr Spurenelemente.

Verarbeitung

Reife Erdbeeren sollten nicht zu lange gelagert werden. Vor dem Zubereiten sollten Sie die Früchte gut waschen, denn die Schalen sind vor allem bei Importware meist stark chemisch behandelt. Die grünen Stiele entfernen, Beeren vierteln oder als ganze Frucht verarbeiten.

Warnhinweis

Es gibt Menschen, die auf den Genuß von Erdbeeren allergisch reagieren, z. B. mit Mund- und Lippenbläschen. Davon betroffene Personen sollten versuchsweise auf Bioware umsteigen.
Bleibt die allergische Reaktion jedoch bestehen, liegt die Unverträglichkeit in der hohen Konzentration von Gerbstoffen. Ausländische Körbchenware sollten Sie besonders gut waschen, um Gift- und Schadstoffe auszuschwemmen.

Gesundheitsrezept

ERDBEERJOGHURT

Zutaten für 2–4 Personen

300 g Erdbeeren
1 Becher Biojoghurt

Zubereitung

Erdbeeren gut waschen und vierteln. Mit Biojoghurt vermischen und nach Wunsch mit Honig nachsüßen. In Schälchen verteilen.

Hilfe für Enzyme

Ohne ausreichend Mangan können die für den Stoffwechsel unentbehrlichen Enzyme nicht richtig arbeiten. Bei Mangelerscheinungen kann es daher zu Müdigkeit, Gelenkschmerzen und nervösen Reizzuständen oder streßbedingten Beschwerden wie Ohrgeräuschen kommen. Grund genug, dem Körper gerade im Sommer zur Erntezeit mit ein paar Erdbeeren auch das Spurenelement Mangan zuzuführen.

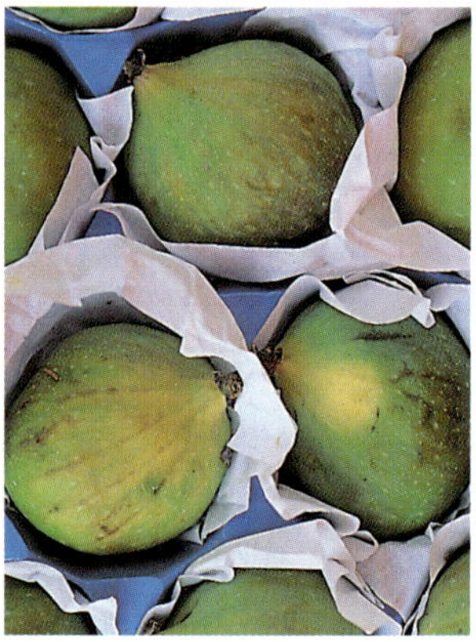

Die Feige gilt als eine der ältesten Heilfrüchte im Orient.

Mehr als nur Alibi für Alkohol

Vieles, was für die Dattel gesagt wurde, gilt auch für die Feige. Auch sie ist frisch, konserviert oder getrocknet erhältlich. Feigen aus dem Glas oder der Dose sind meist sehr süß und lassen sich anscheinend mühelos mit Alkohol assoziieren: mit Rum flambierte Feigen sind ein ebenso einfaches Dessert wie Wodka-Feige ein beliebtes Modegetränk. Getrockneten Feigen begegnet man zusammen mit Datteln unterm Weihnachtsbaum, sie lassen sich jedoch auch in Früchtebrot oder in Müsli verwenden. Frische Feigen sind besonders lecker mit Joghurt, Quark oder Frischkäse.

Feige

Beschreibung

Wie ein Gruß aus 1001 Nacht – frische Feigen schmecken so orientalisch honigsüß, ihr Fleisch ist so weich, daß es auf der Zunge zergeht. Feigen sind typische Kennerfrüchte und nicht in jedem Haushalt populär. Dabei strotzen sie – auch getrocknet – von heilsamen Nährstoffen und zählen zu den gesündesten Snacks oder Zwischenmahlzeiten. Eine einzige Feige pro Stunde vertreibt den Hunger über den ganzen Vor- oder Nachmittag, füttert Nerven und Gehirn mit Vitalkraft – und hilft Ihnen auch noch beim Abspecken.

Herkunft

Die Feige, Frucht des Feigenbaums, stammt aus dem Orient, wird aber inzwischen auch in warmen europäischen Ländern angebaut: in Spanien, Portugal, Griechenland, der Türkei, auf Zypern, in Süditalien oder Südfrankreich. Der Konsument profitiert von dieser Vielfalt: Nahezu das ganze Jahr über gibt es diese leckeren Früchte zu kaufen.

Wirkstoffe

Feigen gehören zu den ältesten Heilfrüchten. Schon die ägyptischen Heilkundigen empfahlen 1500 v. Chr. Feigen zur Vorbeugung gegen Krankheiten. Zu den wirksamen Inhaltsstoffen zählen verdauungsfördernde Enzyme, bakterientötende Substanzen, Ballaststoffe und eine ausgewogene Kombination aus elf Vitaminen, 14 Mineralstoffen und 14 Aminosäuren (Eiweißbausteinen).

Eine 15 Gramm schwere Feige besitzt zehn Kilokalorien, sättigt aber trotz ihres niedrigen Brennwerts. Ihre Zuckeranteile (Glukose, Fruktose) beleben Nerven und Gehirn. Für viele Menschen mit niedrigem Blutzuckerspiegel, die süchtig nach Süßem sind, sind Feigen die bessere Alternative als Pralinen. Feigen heben schnell den Glukosespiegel, befreien von Nervosität, machen dabei aber nicht dick.

Heilen mit Feigen

- **Regulieren die Verdauung (z. B. bei Verstopfung)**
- **Helfen bei Müdigkeit, Leistungsschwäche, Antriebsarmut**
- **Stärken die Konzentrationsfähigkeit**
- **Verbessern die Stimmungslage, befreien von Nervosität**
- **Lindern Beschwerden während der Menstruation**
- **Helfen beim Abspecken**

Einkauf

Feigen gibt es – je nach Herkunftsland – in unterschiedlichen Farben (von grün über rotbraun bis violett) und Formen (werden beim Trocknen meist flach und hellbraun). Feigen sind allesamt aromatisch und honigsüß, weich und angenehm im Verzehr. Leider sind Feigen oft chemisch behandelt (z. B. begast). Kaufen Sie vorzugsweise im Bioladen oder im Reformhaus.

Feigen – die leckere Alternative für Süßigkeiten

- Die fleischige, süße Feige ist die beste Alternative zu Pralinen, Schokolade, Plätzchen, Kuchen, Riegeln und anderen Verlockungen mit Zucker. Feigen sind genauso süß und schmecken ebenso gut – sind dabei aber weitaus bekömmlicher und machen nicht dick.
- Feigen besitzen die höchsten alkalischen (basischen) Werte aller Lebensmittel. Sie eignen sich deshalb hervorragend zur Neutralisation von sauren Lebensmitteln, z. B. für alle Menschen, die säurereich am Imbißstand oder in der Kantine essen (müssen). Besonders säurereiche Kost ist Fleisch, Wurst, helle Teigwaren und Süßes.
- Ihr hoher schleimbildender Gehalt macht Feigen zu einem milden und weitaus besseren Laxativum (Abführmittel) als Arzneimittel aus der Apotheke.
- Die vielen Samenkörnchen in den Feigen wirken als Ballaststoffe im Darm. Mit ein paar Feigen täglich tun Sie mehr für eine gesunde Darmflora als mit jedem anderen Lebensmittel oder mit Pillen aus der Apotheke.
- Zwei besondere Heiltips mit Feigen stammen aus Asien: Milch aus unreifen Feigenfrüchten vertreibt Warzen. Zahnschmerzen vergehen, wenn frisches Feigenfleisch ins Zahnfleisch einmassiert wird.

Verarbeitung

Feigen sollten Sie schnell essen und nicht zu lange lagern. Frische Feigen halten sich bei entsprechender Luftfeuchtigkeit und niedrigen Temperaturen (knapp über null °C) etwa zwei Wochen lang, Trockenfeigen sogar mehrere Monate lang.
Achtung: Trockenfeigen können von Milben befallen werden. Deshalb sollten Sie gelagerte Feigen genau kontrollieren oder ebenfalls rasch verarbeiten oder essen.

Warnhinweis

Keiner.

Gesundheitsrezept

FEIGENZAUBER

Zutaten für 3–4 Personen

200 g Feigen
1/2 l Wasser
3 EL Honig
1 EL Zitronensaft
1/2 Becher Sahne

Zubereitung

Wasser mit Honig und Zitronensaft gut vermischen. Feigen kleinschneiden und darin 15 Minuten lang dünsten. In kleine Schälchen geben. Sahne steif schlagen und als kleine Häubchen auf die Feigenspeise geben.

Kalorienarm und vielseitig

Der aus dem arabischen Raum stammende Feigenbaum gedeiht im Freien mittlerweile auch in den gemäßigteren Klimazonen Frankreichs und Südtirols. Sein Fruchtbestand kann zwei- bis dreimal pro Jahr geerntet werden. Der weißliche Belag, der oft auf getrockneten Feigen zu sehen ist, ist kristallisierte Glukose, die der Frucht eine besondere Süße gibt. Die meisten Feigenarten enthalten in ihrem Milchsaft Kautschuk, der oft beim Ernten als leicht klebrige Flüssigkeit austritt.

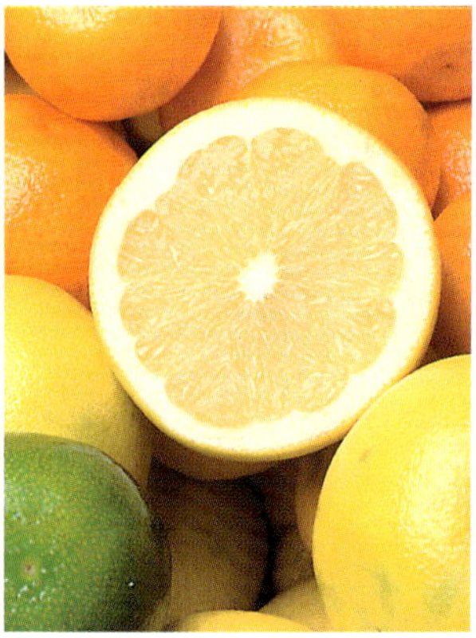

Die saure Grapefruit ist eine vitaminreiche Frühstücksergänzung.

Grapefruit

Beschreibung

Die Grapefruit – diese große, gelbe und saftige Südfrucht – wird auch als Pampelmuse bezeichnet. Beliebt ist die Frucht zum Auspressen des Safts oder als feinsäuerliche, herb-bittere Zutat zu Obstsalaten oder Desserts. Grapefruits lassen sich gut lagern und problemlos zum gesunden Saft auspressen.

Herkunft

Der Grapefruitbaum ist in den subtropischen Ländern Mittelamerikas zu Hause. Die große Beliebtheit und der hohe Bedarf dieser Südfrucht führten bald zu einem Anbau in anderen Ländern, z. B. in Israel, Griechenland, Spanien oder Südafrika. Es gibt gelbfleischige Sorten wie Duncan oder Royal, rotfleischige wie Star Ruby oder rosafarbene wie Red Blush. Die meisten im Handel befindlichen Sorten sind kernarm oder haben gar keine Kerne.

Wirkstoffe

Grapefruits sind wahre Bomben an heilsamen und vorbeugenden Inhaltsstoffen – besonders an Vitamin C, dem besten Verbündeten des Immunsystems und Biokatalysator. Eine Grapefruit enthält den Tagesbedarf eines Menschen, der keinem übermäßigen Streß ausgesetzt ist. Das Fruchtfleisch der Grapefruit ist reich an Bioflavonoiden (Pflanzenschutzstoffen), die die Wirksamkeit von Vitamin C bis zum 20fachen erhöhen und einen potenten Heilfaktor für die Gefäße darstellen. Die empfindlichen Vitamin-C-Moleküle würden ohne diese Schutzstoffe in der Frucht schnell oxidieren. Schon im Fruchtfleisch schützen diese Substanzen das feine Kapillargefäßsystem. Die Grapefruit enthält viel Folsäure. Dieses B-Vitamin wird dringend für das Zellwachstum gebraucht: Grapefruits sind deshalb besonders wichtig für Kinder und Heranwachsende.

Sauer macht lustig

Grapefruitsaft ist ein idealer Vitaminspender und schon deswegen in vielen Mixgetränken enthalten. Die frische Grapefruit ist vielen Menschen zu sauer, weswegen sie oft mit Zucker gepudert, mit Honig versüßt oder süß überbacken serviert wird. Dabei könnte man auch zur Grapefruit Rosé, zur rosafarbenen bis roten Variante, greifen, die deutlich süßer ist. Eine optisch ansprechende Idee ist es, Grapefruithälften als Vorspeise zu servieren: Das Fruchtfleisch wird herausgelöst, kleingehackt, nach Gusto mit anderen Früchten oder Zutaten vermischt und in die Schale zurückgefüllt.

Heilen mit Grapefruits

- **Helfen bei Venenleiden, Krampfadern, Hämorrhoiden**
- **Kräftigen das Immunsystem, stärken die Hormonproduktion**
- **Beugen Infektionen und Erkältungen vor**
- **Wirken darmreinigend und stabilisieren die Darmflora**
- **Aktivieren den Zellstoffwechsel und das Zellwachstum**
- **Helfen bei Maßnahmen zur Gewichtsreduktion**

Einkauf

Wie alle Zitrusfrüchte sind auch Grapefruits aus Nordafrika oder südeuropäischen Ländern oft schadstoffbelastet. Das Obst gelangt oft unreif, im noch grünen Zustand, zum Großhändler, wo es im Reiferaum mit Äthylengas besprüht wird. So reift es in drei Tagen schneller als in zwei Wochen an der Sonne. Mit Hilfe von Reifereglern können Lagerung und Vertriebsdatum genau vorkalkuliert werden.
Der Nachteil: Dem Obst fehlt viel von seiner wundervollen Süße, weil die natürliche Fruchtzuckerbiosynthese mit der künstlich beschleunigten Reifung nicht mithalten kann. Außerdem dringen chemische Insektenvernichtungs- und Düngemittel durch die Schale ins Fruchtfleisch. Erfreulich ist, daß auch Bioläden Grapefruits inzwischen in ihr Angebot aufgenommen haben. Sie bieten unbehandeltes Obst an. Dies ist zwar etwas teurer, aber auf jeden Fall empfehlenswerter als Ware aus dem Supermarkt.

Grapefruit – saurer Saft in gelber Schale

- Durch ihren hohen Wassergehalt bietet sich die Grapefruit als ideales Obst zum Saftpressen an. Wenn beim Entsaften auch ein Teil der Bioflavonoide verlorengeht – die Vitamine bleiben trotzdem erhalten.
- Statt teure, aus Konzentraten hergestellte Fruchtsäfte zu kaufen, die nach langer Lagerung und dem Transport nur noch einen Bruchteil der auf dem Etikett angegebenen Nährstoffe enthalten, sollten Sie lieber Grapefruits in der Obstschale oder neben der Saftpresse liegen haben.
- Grapefruits sind ideale Früchte für Haushalte mit Kindern und Jugendlichen. Das in Saft und Fruchtfleisch enthaltene Vitamin Folsäure ist wichtigste Wachstumshilfe und Blutbildner für Heranwachsende.

Verarbeitung

Grapefruits sind vielseitig zu Säften, Obstsalaten, Desserts, als Beigabe zu Fleisch- oder Fischgerichten zu verwenden. Die in der Grapefruit konzentrierten Vitamine C und Folsäure sind extrem hitze- und lichtempfindlich. Beim Erhitzen werden bis zu 90 Prozent dieser Biostoffe zerstört! Bei längerer Lagerung sollten Sie die Früchte dunkel aufbewahren und erst kurz vor dem Verzehr zubereiten.

Warnhinweis

Übermäßiger Verzehr von Saft- oder Fruchtfleisch der Grapefruit kann bei entsprechend disponierten Personen zu Sodbrennen oder saurem Aufstoßen führen.

Gesundheitsrezept

GRAPEFRUITJOGHURT

Zutaten für 2–4 Personen

1 mittelgroße Grapefruit
1 Becher Biojoghurt
2 EL Honig

Zubereitung

Grapefruit sauber schälen, in die einzelnen Fruchtscheiben aufteilen, ggf. häuten und in kleine Stücke schneiden. Biojoghurt und Honig vermengen und unter die Grapefruitstückchen mischen. In Schälchen abfüllen.

Der Saft macht's

Obwohl die Wirkstoffe der Grapefruit geradezu ideal für Kinder in der Wachstumsphase sind, mögen die wenigsten die Frucht, weil sie ihnen zu sauer ist. In diesem Fall kann man vorsichtig nachsüßen oder die Frucht einfacherweise auspressen. Denn auch im Saft sind noch die meisten Nährstoffe enthalten. Wem das noch immer zu sauer ist, dem sei eine Mischung aus süßerem Orangen- und Grapefruitsaft empfohlen.

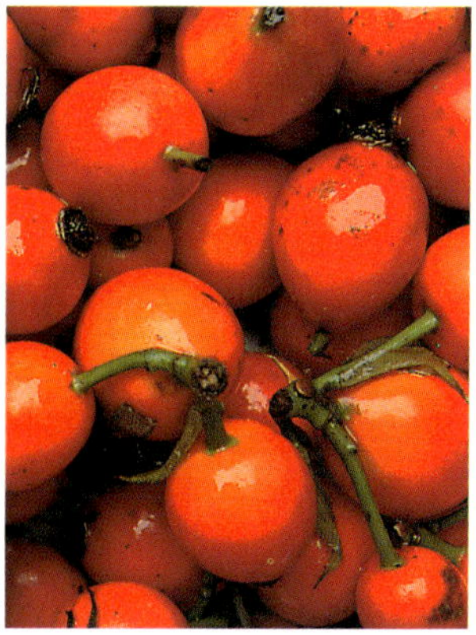

Frisch ist die Hagebutte eines der besten Mittel für den natürlichen Immunschutz.

Hagebutte

Beschreibung

Diese herrliche Wildfrucht entstammt der Familie der Heckenrosen – daran erinnern noch die stacheligen, Juckreiz verursachenden Nüßchen (»Kerne«, Samen). Die robuste Hagebutte wächst mit Vorliebe dort, wo die Natur üppig wuchert und Pflanzen sich gegenseitig schützen. Darum ist sie vollgepumpt mit Vitamin C und Lykopenen.

Herkunft

Diese fruchttragende Art der Heckenrosen stammt aus Vorderasien bzw. den südlichen europäischen Ländern. Bereits bei den alten Griechen galten Hagebutten als natürliches Heilmittel und als »Götterfrucht«. Die Hagebutte wächst an Hecken, Wald- oder Wegrändern, im Gebüsch oder Unterholz. Wenn Hagebutten im Herbst vollreif und rot leuchten, werden sie gesammelt.

Wirkstoffe

Außer Sanddorn enthält keine andere Frucht so viel Vitamin C wie die Hagebutten. Besonders wichtig ist dabei die bioaktive Zusammensetzung mit anderen Heilstoffen, wie z. B. Lykopen (Art der Karotene, Vorstufe von Vitamin A). Diese hochwirksame Immunschutzsubstanz wird aus den harten Zellwänden von Gemüse (z. B. von Tomaten) selbst bei gutem Kauen kaum herausgelöst. Lykopene sind fettlöslich und damit im Organismus gut zu verwerten. Das daraus entstehende Vitamin A schützt die Zellen vor freien Radikalen und bildet für die Schleimhäute die beste Abwehr gegen Infektionen durch Viren und Bakterien. Hagebutten enthalten ein weiteres wichtiges Antioxidanz (Immunsubstanz gegen freie Radikale): Vitamin E. Außerdem das Nervenvitamin B1(für Konzentrationsfähigkeit), den Pflanzenschutzstoff Rutin (wichtig für gesunde Gefäße), Kalzium (für Knochen, Zähne) und Eisen (für Blutbildung, Sauerstoffversorgung der Zellen).

Heilen mit Hagebutten

- **Beugen Infektionen und Erkältungen vor**
- **Festigen Gefäße, helfen bei Venenleiden und Krampfadern**
- **Helfen bei Zahnfleischbluten und Parodontose**
- **Verbessern die Sauerstoffversorgung der Körperzellen**
- **Sorgen für gute Nerven und Konzentrationsfähigkeit**
- **Stimulieren Libido und Potenz**

Juckpulver? Potenzmittel!

Aus Kindertagen kennt wohl noch jeder die Hagebutte als leicht greifbares »Juckpulver« vom Straßenrand. Man mußte nur die roten Beeren mit dem Daumennagel aufritzen und die haarigen Kerne dem nächsten Kind unter den Hemdkragen schmuggeln – schon konnte der Veitstanz beginnen. Für Erwachsene dürfte ein anderer Aspekt der Hagebutten interessanter sein: Sie stimulieren Libido und Potenz. Hagebutten regen die Drüsenproduktion in den Hormonregelkreisen an – von der Hirnanhangsdrüse über die Schilddrüse bis zu den Nebennieren.

Die Kombination aus Kalzium, Rutin und Vitamin C macht Hagebutten zum besten natürlichen Medikament gegen Parodontose und Zahnfleischerkrankungen wie z. B. Zahnfleischbluten. Mit genug Vitamin C in Ihrem Organismus hat Ihr Zahnarzt weitaus weniger zu tun – und Sie erhalten sich den festen Biß bis ins hohe Alter.

Einkauf

Frisch geerntete Hagebutten erhalten Sie im Herbst und im Spätherbst. Getrocknete Hagebutten – meist aus osteuropäischen Ländern eingeführt – sind das ganze Jahr über zu kaufen.

Hagebutten – ein Stück Wildnis

- Hagebutten sind typische Wildfrüchte, nicht kultiviert wie Garten- oder Treibhausobst, sondern das ganze Jahr über Wind und Wetter ausgesetzt, im Kampf mit anderen Wildpflanzen um jeden Zentimeter Boden und jeden Sonnenstrahl. Um da bestehen zu können, muß die Hagebutte schon besonders stark mit schützenden Biostoffen vollgepackt sein.
- Der enorme Reichtum an Vitaminen und anderen Nähr- und Heilstoffen versorgt Samen und Nüßchen der Hagebutte mit Lebensenergie – damit später am Waldrand oder an der Hecke aus den Samen neue Hagebuttenpflanzen treiben. Diesen Bioreichtum bietet die Hagebutte mit ihren Früchten auch Menschen für eine gesunde Ernährung.
- Die hochwirksamen Biostoffe der Hagebutte stimulieren die Drüsenproduktion und damit die Hormonkreisläufe. Mit Hagebutten können Sie Libido und Potenz steigern – und damit auf ganz natürliche Weise wieder neuen Schwung in Ihr Liebesleben bringen.

Verarbeitung

Hagebutten mit kaltem Wasser waschen, die Blüten und Stiele abtrennen, die Früchte aufschneiden und alle Kerne sorgfältig entfernen. Die Fruchtteile mit wenig Wasser etwa 15 Minuten lang kochen, sodann durchsieben.
Das auf diese Weise gewonnene Hagebuttenmark können Sie zu Marmeladen, Saft oder Desserts verarbeiten. Die getrockneten Kerne können Sie für Tees verwenden.

Warnhinweis

Die feinen Samenstacheln der Hagebutte können Juckreiz auslösen. Sie sollten die Kerne sorgfältig entfernen, denn die darin enthaltenen Gerbstoffe können Verdauungsstörungen verursachen.

Gesundheitsrezept

HAGEBUTTEN-KONFITÜRE

Zutaten

1000 g Hagebutten
500 g Gelierzucker

Zubereitung

Hagebutten wie unter »Verarbeitung« beschrieben vorbereiten, kochen und durchseihen. Das Mark abkühlen lassen, danach mit Gelierzucker sorgfältig vermengen und erneut etwa 5 Minuten lang kochen lassen. Anschließend in Gläser abfüllen und gut abschließen.

Erkältungen vorbeugen

Besonders zu Erkältungszeiten tut Hagebuttentee besonders gute Dienste. Wer die getrockneten Hagebutten (mit Kernen) zu gleichen Teilen mit Lindenblüten mischt, schützt sein Immunsystem gleich doppelt. Beide Heilpflanzen sind als Tee besonders wirksam. Gerade zu Übergangszeiten, wenn Grippe- und andere Erkältungserreger sich häufen, sollte man ihn regelmäßig zu sich nehmen. Dazu 2 TL der Mischung mit 1/4 l kaltem Wasser übergießen und dies 5 Minuten lang aufkochen.

Heidelbeere

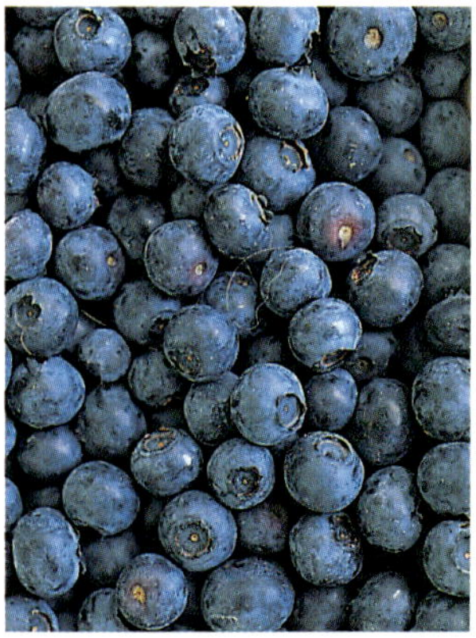

Eine Delikatesse unter den Beerenfrüchten sind die karotenhaltigen Heidelbeeren.

Verräterische blaue Zunge

Wer ein Freund der Heidelbeere oder Blaubeere ist, kann dies schlecht verleugnen. Kaum ein anderes Obst oder Gemüse färbt die Zunge des Genießers so intensiv. Heidelbeeren eignen sich gut als Bestandteil eines Obstsalates oder einer Kaltschale, für sich alleine geben sie eine delikate Füllung für Pfannkuchen oder Crêpes. Eine weitere Delikatesse sind Torten oder Obstkuchen mit Heidelbeeren, z. B. die kleinen französischen »tartes aux myrtilles«. Mit der Blaubeere verwandt ist die Preiselbeere, die vor allem zu Wild und gebackenem Camembert paßt.

Beschreibung

Heidelbeeren sind auch unter den Namen Blaubeeren, Schwarzbeeren oder Waldbeeren bekannt – die kleinen, prallen, dunkelblauen Fruchtperlen im niedrigen Unterholz der Wälder. Sie sind eine Leckerei als Mus in Pfannkuchen oder mit Sahne in der Dessertschale. Nach dem Mahl sind Mund und Zähne tiefrot bis schwarzblau gefärbt von der intensiven Wirkung der Anthozyane (Pflanzenfarbstoffe).

Herkunft

Dieser niedrige Fruchtstrauch stammt ursprünglich auch aus Vorderasien bzw. Südeuropa, der Heimat vieler Obst- und Gemüsesorten. Heidelbeeren sind anspruchslos, wachsen und gedeihen auch auf mageren Böden, meiden aber die kultivierten Gärten. Sie sind ähnlich wie Schlehen, Sanddorn oder Hagebutten typische Wildfrüchte. Einheimische und qualitativ sehr gute Früchte stammen aus dem Bayerischen Wald und der Oberpfalz sowie aus dem benachbarten Tschechien. Aus Ungarn, Polen, Frankreich und Skandinavien werden erhebliche Mengen importiert.

Wirkstoffe

Heidelbeeren sind besonders reich an Karotenen, die das Immunsystem und die Körperzellen gegen Bakterien und freie Radikale panzern. Ebenso bedeutend sind die Konzentrationen an Vitamin C (gegen Infektionen und Erkältungen). Außerdem enthalten Heidelbeeren viel Tannin (Gerbstoff), das schleimhautbildend wirkt, Entzündungen vorbeugt und hemmt sowie Bakterien abtötet. Heidelbeeren können den kleinen Hunger stillen, 100 Gramm liefern rund 60 Kilokalorien. Die Frucht hilft auch beim Abspecken.

Heilen mit Heidelbeeren

- **Helfen bei Durchfall und lindern Darmstörungen**
- **Erhöhen die Urinmenge, wirken entwässernd**
- **Senken den Cholesterin- und Blutfettspiegel**
- **Beugen Infektionen vor**
- **Kräftigen das Immunsystem**
- **Schützen die Körperzellen gegen freie Radikale**
- **Fördern die Schleimhautbildung**
- **Unterstützen Maßnahmen zur Gewichtsabnahme**

Einkauf

Heidelbeerzeit ist im Sommer. Die besten Früchte kommen aus nicht zu heißen, jedoch sonnigen Gegenden, wie z. B. aus Skandinavien mit seinen langen Tagen. Empfehlenswert sind deutsche Heidelbeeren aus der Oberpfalz und dem Bayerischen Wald, aber auch aus anderen Wald- oder Mittelgebirgsregionen wie Harz oder Fichtelgebirge. Preiswert sind – wegen der niedrigeren Lohnkosten beim Sammeln – Importe aus Oststaaten wie Tschechien oder Polen. Ein besonderer Familienspaß ist das gemeinsame Heidelbeersuchen im Wald während der Reifezeit. Heidelbeeren gibt es auch tiefgefroren. Ganz frische Beeren erkennen Sie am weißlichen Schimmer der Früchte.

Heidelbeerzauber

- Alle ursprünglichen und nicht immer verfügbaren Saison- und Wildfrüchte sind etwas Besonderes, wenn sie zu einer bestimmten Jahreszeit im Handel auftauchen. Dann dominieren sie kurzfristig den Speiseplan. Der Heidelbeerspaß beginnt mit köstlichen Fruchtdesserts, selbstgemachten Konfitüren, Pfannkuchen, Torten, Auflauf, Gelees, Säften oder Joghurts mit den leckeren schwarzen Beeren.
- Die blaue »Tinte« in Heidelbeeren ist der Pflanzenfarbstoff Anthozyan, der die Pflanzenzellen und auch die menschlichen Zellen schützt. Blaubeerbiostoffe gelangen rasch ins Blut, wirken vitalisierend und verjüngend.
- Heidelbeeren sind die leckerste »Medizin« gegen Streß. Je mehr Streß Sie haben, desto mehr Heidelbeeren sollten Sie verzehren. Auch Tiere im Wald suchen bei massivem Streß, z. B. in der Brunftzeit, nährstoffreiche Beeren und Kräuter. Die hochwirksamen Biostoffe der Heidelbeeren beruhigen Ihre Nerven.

Verarbeitung

Heidelbeeren halten sich nicht allzu lange, sie sollten rasch verarbeitet und verzehrt werden. Wenn die Beeren nicht mehr trocken und fest, sondern naß, saftig und weich sind, beginnen sie schnell zu welken. Heidelbeeren sollten Sie erst verlesen (sortieren), dann sorgfältig waschen und gut abtropfen lassen. Danach je nach Ihrer Lust und Laune verarbeiten. Zur Saftzubereitung werden die gewaschenen Heidelbeeren ganz einfach in die Saftzentrifuge gegeben. Beeren, die nicht zum schnellen Verzehr bestimmt sind, lassen sich gut einfrieren.

Warnhinweis

Selbstgesammelte Heidelbeeren gut waschen: Sie können mit dem Fuchsbandwurm infiziert sein.

Gesundheitsrezept

HEIDELBEERMARMELADE

Zutaten

500 g Heidelbeeren
500 g Gelierzucker

Zubereitung

Heidelbeeren sorgfältig verlesen, waschen und gut abtropfen lassen. Danach zerdrücken, mit dem Gelierzucker vermengen und in einem Topf 5 Minuten lang kochen lassen. Danach in Gläser abfüllen.

Innerlich und äußerlich anwendbar

Medizinisch sind die Blätter und Früchte der Heidelbeere verwendbar. Dazu streift man die jungen Blätter bei der Ernte von den Zweigen und legt sie anschließend im Schatten aus, um sie dort trocknen zu lassen. Den Tee aus den Heidelbeerblättern kann man innerlich bei Durchfallerkrankungen oder Magenbeschwerden anwenden; äußerlich wirkt er bei Hautkrankheiten, wie etwa Schuppenflechte. 2 TL Blätter mit 1/4 l kochendem Wasser übergießen. Anschließend 10 Minuten ziehen lassen und nach Wunsch verwenden.

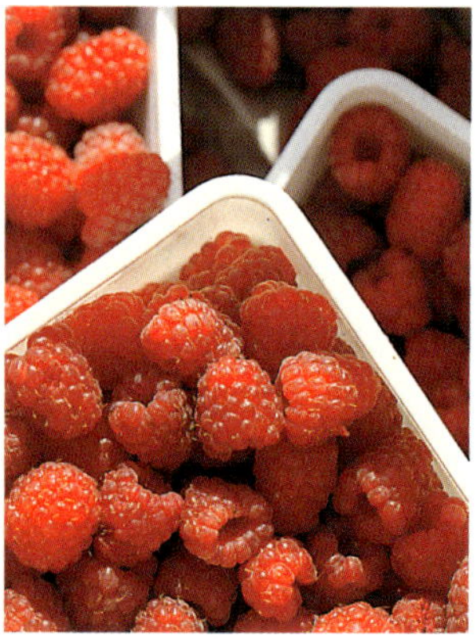

Himbeersträucher mit ihren Vitamin-A-haltigen Früchten wachsen häufig auch wild am Wegesrand.

Die süßeste unserer Beeren

Die Himbeere schmeckt wie die Walderdbeere oder die Brombeere am besten direkt nach dem Pflücken und Säubern. Auch wenn man sie weiterverarbeiten will, etwa zu einer Sauce, einem Sorbet oder zu Himbeereis, muß man die Früchte nicht kochen – es genügt, sie durch ein Sieb zu drücken. Wie bei anderen Beeren hebt man ihren Geschmack durch Zugabe von Sahne, Joghurt oder Quark hervor. Sie verfeinern Milchreis, können aber auch Kartoffelsalat eine exotische Note verleihen.

Himbeere

Beschreibung

Diese leckere Gartenfrucht ist Standard vieler Gärten und Küchen, fast so heimisch wie Äpfel, Birnen oder Pflaumen. Die Himbeere hat einen feinen, delikat-säuerlichen Eigengeschmack: Aus Himbeeren lassen sich köstliche Marmeladen, Fruchtschalen und Eis zubereiten.

Herkunft

Die Himbeere, die rote »Schwester« der Brombeere, ist ursprünglich in Südosteuropa heimisch. Inzwischen wachsen Himbeeren auch hierzulande, an Hecken und Wegrändern, in Hainen und als kultivierte Gartenfrüchte. Die Triebe dieses niedrigen Halbstrauchs verholzen schnell. Aus der Wurzel wachsen jährlich neue Triebe.
Es gibt zahlreiche Sorten Himbeeren und verschiedene Reife- und Erntezeiten (zwischen Juni und September). Besonders fein sind Waldhimbeeren, die Sie zur Erntezeit von Sammel- oder Erntebetrieben kaufen können. Sie sind wegen der hohen Pflückkosten nicht billig.

Wirkstoffe

Vitamin A in Himbeeren ist ein natürliches Mittel gegen Augen- und Sehbeschwerden. Himbeeren wurden in der chinesischen Naturmedizin bei mangelnder Sehschärfe und Nachtblindheit verwendet. Vitamin A ist Teil des Sehpurpurs Rhodopsin. Eine hohe Konzentration von Rutin festigt die Gefäße im Auge und verbessert die Nährstoffzufuhr.
Himbeeren sind enorm reich an Vitamin C. Dieses Immunvitamin arbeitet eng mit Rutin zusammen, hemmt und bremst Blutungen im ganzen Körper, z. B. Nasen- und Zahnfleischbluten.
In der asiatischen Medizin gelten Himbeeren als Mittel gegen zu starke Blutungen während der Monatsregel.
Himbeeren wirken entwässernd und darmreinigend, sie helfen bei Nieren- und Blasenbeschwerden, und sie beseitigen Verstopfungen.

Heilen mit Himbeeren

- **Helfen bei Sehschwäche, Nachtblindheit und Augenleiden**
- **Bringen Glanz und Fülle ins Haar**
- **Machen die Haut weich und geschmeidig**
- **Helfen bei Nasen- und Zahnfleischbluten**
- **Lindern Nieren- und Blasenbeschwerden**
- **Helfen bei starken Blutungen während der Menstruation**

Einkauf

Während der Saison gibt es sowohl einheimische Himbeeren als auch Importware. Importierte Himbeeren stammen vorwiegend aus osteuropäischen Ländern wie Polen, Tschechien, Ungarn, wo die Pflückkosten noch niedriger sind. Die hohen Lohnkosten beim Sammeln machen die aromatischen kleinen Beeren zu einer der teuersten Obstsorten. Einen zusätzlichen Preisaufschlag müssen Sie bei Himbeeren im Bioladen oder beim Biobauern berappen.

Unvergleichliches Aroma

- Die Nuancenvielfalt beim Geschmack der zahlreichen Obstsorten ist erstaunlich groß. Aber ganz unvergleichlich ist das feine Aroma der Himbeere, das sie sich aus einer speziellen Zusammensetzung der Inhaltsstoffe aufbaut.
- Himbeeren zergehen weich, samtig und saftig auf der Zunge, jede einzelne ist ein Genuß. Fast sind sie zu schade – könnte man sagen –, um zu Marmelade gemacht zu werden. Aber gerade diese trägt das köstliche Aroma in den Winter hinein – und erinnert Sie an Sommertage, an denen die Familie im Wald Himbeeren sammelte.

Ihre persönliche Himbeerkur

- Himbeeren enthalten sehr viel Biotin. Dieses Schönheitsvitamin aus dem Vitamin-B-Komplex transportiert Schwefel, der für Glanz und Fülle des Haares ebenso wichtig ist wie für eine geschmeidige Haut.
- Zwar stellt der Mensch selbst im Darm Biotin her – aber nur bei gesunder Darmflora. Bei Mangelernährung trocknen die Darmschleimhäute aus – es wird kein oder zuwenig Biotin produziert.
- Eine Himbeerkur kann Ihre Haut und Ihr Haar verschönen. Dazu sollten Sie einige Tage lang einmal täglich ein Himbeergericht zu sich nehmen. Nebenstehend finden Sie einen ersten Rezeptvorschlag.

Verarbeitung

Himbeeren können Sie nicht lange lagern, denn sie sind sehr verletzlich und schimmeln leicht. Sie sind außerdem sehr druckempfindlich und werden selbst in leichten Körbchen rasch matschig. Zu Hause sollten Sie Himbeeren sorgfältig verlesen und nur bei Verunreinigung waschen. Dann nach Belieben verarbeiten.

Warnhinweis

Keiner.

Gesundheitsrezept

HIMBEERJOGHURT

Zutaten für 2–4 Personen

250 g Himbeeren
1 Becher Biojoghurt
1 EL Zitronensaft

Zubereitung

Himbeeren sorgfältig verlesen und nur bei Bedarf waschen. Biojoghurt und Zitronensaft vermischen, Himbeeren darunterrühren. In Schälchen füllen.

Körperliche Sünden ausgleichen

Himbeersaft ist ein leckeres Erfrischungsgetränk für den Sommer und genauso gesund wie die importierten Zitrusfrüchte. Die Beeren sind reich an Biotin, dem Vitamin, das auf natürliche Weise für das gute Aussehen von Haut und Haaren sorgt. Wer beispielsweise auf einer Party einmal über die Stränge geschlagen oder eine Antibiotikakur hinter sich hat, sollte seinen Biotinvorrat z. B. mit Hilfe von Himbeeren wieder auffüllen.

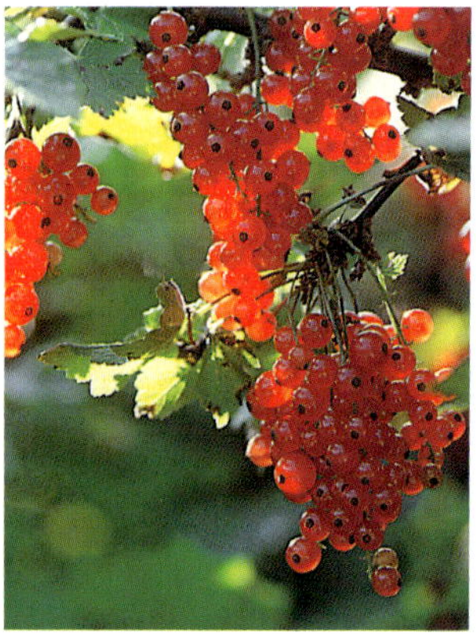

Kultivierter Bewohner vieler heimischer Gärten und wichtiger Vitamin-C-Lieferant ist die Johannisbeere.

Johannisbeere

Beschreibung

Jede Johannisbeere gleicht einer kleinen Multivitaminpille – so unglaublich viel Vitamin C enthalten Fruchtfleisch und Saft. Auch andere lebensnotwendige Nährstoffe sammeln sich in hoher Konzentration in der Johannisbeere. Selbst im reifen Zustand zählt die Johannisbeere zu den sauersten Obstsorten – das spricht aber nur für sie.

Herkunft

Die rote Johannisbeere ist eine einheimische Frucht, aus deren Fruchtknoten eine mehrsamige Beere sprießt. Ursprünglich in freier Natur wachsend, hat sie sich gut in den Gärten kultivieren lassen. Die schwarze Johannisbeere hingegen stammt aus dem nördlichen Asien.

Wirkstoffe

In jeder Johannisbeere stecken zwei Milligramm Vitamin C: 35 bis 40 solcher Beeren decken Ihren Tagesbedarf (laut Deutscher Gesellschaft für Ernährung). Im Gegensatz zu den Tieren, die Vitamin C selbst herstellen, sind Menschen auf Zufuhr dieses Vitamins von außen angewiesen. Vitamin C wirkt in sämtlichen 70 Billionen Körperzellen als Biokatalysator für Enzymprozesse.

Die Farbstoffe der Beeren enthalten Karotene, aus denen der Stoffwechsel Vitamin A macht – den zweiten wichtigen Immunstoff. Vitamin A schützt nicht nur die Schleimhaut, sondern stimuliert auch den Zellstoffwechsel – eine natürliche Erfrischung und Vitalisierung. Johannisbeeren enthalten viel Niazin (Vitamin B3, wichtig für Nerven), Pantothensäure (Vitamin B5, für Zellatmung, schönes Haar) und Kalium (wirkt entwässernd, Nährstofftransfer). Besonders hoch ist der Kalziumanteil (bestes Beruhigungsmittel). Johannisbeeren enthalten viel Eisen (für Blutbildung) sowie die Mineralstoffe Magnesium und Mangan (für Herzfunktion, Stimmung, Konzentration).

Frisch vom Strauch

Ihren Namen hat die Johannisbeere vom christlichen Kalender: Um den Johannistag herum kann man die ersten reifen Beeren abpflücken. In unseren Gärten wachsen rote, weiße und schwarze Johannisbeeren oder Ribiseln. Nicht jedermann ißt Johannisbeeren mit Genuß frisch vom Strauch – vielen ist diese Frucht einfach zu sauer. Deshalb wohl werden sie gerne mit anderen, süßeren Beeren und Früchten gemischt und in Obstsalaten oder als Kompott serviert.

Heilen mit Johannisbeeren

- **Stärken das Immunsystem und die Hormonproduktion**
- **Aktivieren den Zellstoffwechsel und die Blutbildung**
- **Panzern Zellen gegen freie Radikale**
- **Schützen die Schleimhäute**
- **Beruhigen die Nerven und verbessern die Stimmung**
- **Unterstützen Herzfunktion und Muskeltätigkeit**

Einkauf

Weiße Johannisbeeren sind sehr selten: Diese charakteristischen und teuren Liebhaberfrüchte sind süßer als die roten Johannisbeeren. Die schwarzen, hartschaligen Beeren haben ein intensives würziges Aroma und werden z. B. für Marmeladen und Heilsäfte verwendet – oder auch für die Zubereitung des französischen Cassis-Likörs.
Geerntet wird von Juni bis September. Der Handel bietet Johannisbeeren in Steigen und Körbchen an. Insgesamt gibt es ständig Neuzüchtungen aus verschiedenen europäischen Ländern, inzwischen mehr als 50 Sorten mit Unterschieden in Farbe, Säuregehalt und Aroma.

Saure Superarznei

- Manche verziehen schon das Gesicht, wenn sie mit den Zähnen die roten Johannisbeeren vom Büschel abstreifen und kauen – so sauer sind rote Johannisbeeren. Sie sind nicht unbedingt jedermanns Sache, aber die Arzneimittel aus der Apotheke schmecken auch nicht immer süß.

- Auch wenn Sie sich zu Johannisbeeren zwingen müssen – der Verzehr lohnt sich: Das hochkonzentrierte Vitamin C wird »per Eilboten« über die Darmschleimhaut ins Blut und zu den Körperzellen verschickt, die rund um die Uhr einen steten Bedarf an diesem Biostoff haben, vor allem aber bei Streß. Die aktivierende, vitalisierende Wirkung von Johannisbeeren auf den Gesamtstoffwechsel innerhalb von 90 Minuten ist wissenschaftlich meßbar.

- Schon mit 35 bis 40 Johannisbeeren decken Sie den Tagesbedarf an Vitamin C (laut Empfehlung der Deutschen Gesellschaft für Ernährung). Auch die anderen Vitamin-C-Quellen sind nicht gerade süß, z. B. die Zitrone.

Verarbeitung

Johannisbeeren sollten Sie nicht zu lange lagern und möglichst rasch nach dem Einkauf zubereiten oder roh verzehren. Die Beeren werden gewaschen, von den dünnen Stielen gelöst und dann nach Ihrem Gusto verarbeitet. Beim Herstellen von Obstsalaten, Mischkonfitüren usw. mit anderen Obstsorten sollten Sie besonders süße Früchte verwenden, um den intensiven sauren Geschmack der Johannisbeeren auszugleichen.

Warnhinweis

Wenn Sie häufig unter Sodbrennen oder Refluxösophagitis (Speiseröhrenentzündung mit saurem Aufstoßen) leiden, dann sollten Sie so saures Obst wie Johannisbeeren nicht im Übermaß verzehren.

Gesundheitsrezept

JOHANNISBEERGRÜTZE

Zutaten für 2–4 Personen

500 g Johannisbeeren
70 g Zucker
50 g Sago
1/2 Becher Sahne

Zubereitung

Johannisbeeren waschen, von den Stielen lösen und entsaften. Wasser zugeben, bis 500 ml (1/2 l) erreicht sind. Zum Kochen bringen. Sago fein einrühren, bei mäßiger Hitze etwa 20 Minuten unter Rühren ausquellen lassen. In Schalen füllen, gut abkühlen lassen. Vor dem Servieren flüssige Sahne zugeben.

Keuchhusten lindern

Der Saft der schwarzen Johannisbeere weist gerade bei Keuchhusten gute Erfolge auf. Bei Heiserkeit oder überstrapazierter Stimme kann man zur Schmerzlinderung auch mit dem Saft gurgeln.

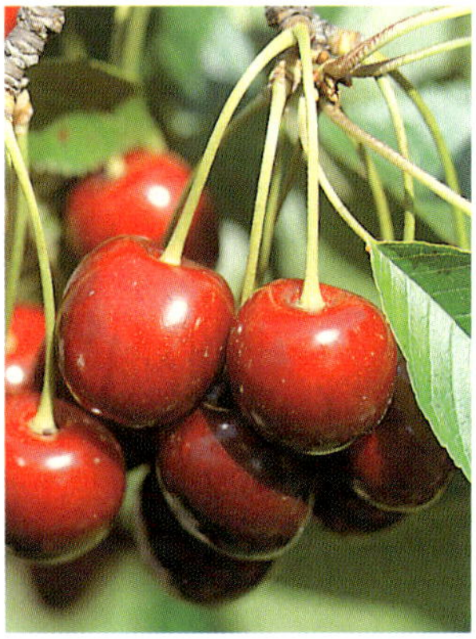

Kirschen – ideal zur Gewichtsreduktion und zur Erhaltung der Hautgesundheit.

Kirsche

Beschreibung

Das rote Steinobst ist bei Kindern sehr beliebt. Der Grund: Weil man Kirschkerne so herrlich ausspucken kann? Vielleicht. Kirschen haben zusätzlich ein ganz spezielles Fruchtaroma, das nahezu süchtig macht. Kirschen sind außerordentlich gesund, Saft und Fruchtfleisch sind prallvoll mit wertvollen Nährstoffen.

Herkunft

Ursprünglich aus Vorderasien und Südosteuropa, ist die Kirsche inzwischen so populär, daß sie weltweit angebaut wird. Kirschbäume werden kräftig und tragen reichlich Früchte. Aus der ursprünglichen Wildform gingen Dutzende unterschiedlicher Zuchtformen hervor.

Wirkstoffe

Kirschen (eine Woche lang 250 Gramm pro Tag) senken den Harnsäurespiegel und beugen Gicht vor. Anthozyane bzw. Anthozyanidine (Pflanzenfarbstoffe) in Kirschen bauen Bindegewebe neu auf, indem sie (zusammen mit Vitamin C und Zink) Eiweißbausteine zu Kollagenfasern in einem kräftig-elastischen Geflecht verknüpfen. Außerdem neutralisieren sie zellschädigende freie Radikale und vernichten schädliche Enzyme, die Bindegewebe anfressen und dadurch für welke, alte Haut verantwortlich sind. Anthozyane lindern Entzündungen, indem sie Hormone wie Histamin oder Prostaglandin vermindern. Gebündelt machen diese Eigenschaften die Kirsche zur idealen Naturmedizin gegen Entzündungen, Parodontose und Arthritis.
Kirschen enthalten sehr viel Vitamin C (für Immunsystem, mentale Frische) und Folsäure (wichtig für Gehirn und Nerven, Blutbildung und Wachstum). Kirschen bieten viel Kalzium (für Knochen, Zähne, Nervenfunktion), Eisen (für Blutbildung, Zellatmung) und Kalium (für Zellversorgung, wirkt entwässernd).

Heilen mit Kirschen

- **Schützen das Bindegewebe vor enzymatischem Abbau**
- **Wirken verjüngend, fördern eine schöne Haut**
- **Wirken entzündungshemmend**
- **Helfen bei Parodontose**
- **Lindern rheumatische Gelenkerkrankungen und Gicht**
- **Unterstützen Maßnahmen zur Gewichtsabnahme**

Ein Leben mit Kirschen

Die Frucht haben wir den Römern zu verdanken, die vor allem die Süßkirsche nach Germanien brachten – die Sauerkirsche folgte etwas später. Seitdem haben Generationen von Jungen und Mädchen das Klettern auf Bäume nur deswegen gelernt, weil sie zu den Kirschen (des Nachbarn) vordringen wollten. Viele Jahre später saßen sie dann möglicherweise am Sonntagnachmittag in einem Café und verzehrten zur Portion Kaffee eine voluminöse Schwarzwälder Kirschtorte. Die wichtigste Süßkirschenart ist die Herzkirsche, zu den Sauerkirschen gehören u. a. die Schattenmorelle und die Maraskakirsche.

Einkauf

Süß- oder Sauerkirschen reifen zwischen Juni und August und gelangen unmittelbar nach der Ernte in den Handel. Besonders süß und beliebt sind die dunklen Früchte. Reife Kirschen sind sehr empfindlich, weil die dünnen Schalen mit saftigem Fruchtfleisch vollgepumpt sind. Bereits ein starker Regenguß kann Kirschen platzen lassen.
Zugreifen sollten Sie bevorzugt bei heimischer Ware, die weitgehend schadstofffrei ist. Am besten kaufen Sie sie im Bioladen oder direkt beim Obstbauern. Importware wächst häufig auf verseuchten Böden, die jahrelang mit Chemiegiften gegen Unkraut, Insekten u. a. Schädlinge mit Dünge- und Spritzmitteln belastet wurden. Importobst wird manchmal mit Schellack, Wachsen oder Harzen kosmetisch verschönt und poliert, mit Pilz- und Schimmelhemmern besprüht.

Kirschen – Liebesgabe der Natur

- Wo immer Kirschen in der Erntezeit auftauchen – sie lassen den Konsumenten das Wasser im Mund zusammenlaufen: auf Kuchen und in Torten, in Desserts, Speiseeis, Fruchtjoghurts, Säften oder ganz einfach pur vom Stiel gezupft.
- Finden Sie Ihr ganz persönliches Lieblingsrezept für Kirschen: mit Quark, Joghurt, zu Pfannkuchen, als Kuchen, als Eis oder als besonders leckerer Kirschauflauf. Oder Sie kochen die Früchte als Vorrat für den vitaminarmen Winter ein.

Ihre persönliche Kirschkur

- Eine Kirschkur reguliert die Verdauung, beseitigt Verstopfungen und wirkt chelatierend (entgiftend). Essen Sie dazu eine Woche lang täglich ein halbes Pfund Kirchen – roh oder auch in Desserts oder anderen Zusammenstellungen.
- Die Biostoffe der Kirschen binden Schadstoffe, die dann ausgeschieden werden können. Kirschen helfen auch gut beim Abspecken, weil die Inhaltsstoffe der Kirschen Fettsubstanzen neutralisieren, die dann nicht mehr durch die Darmschleimhaut ins Blut gelangen können.

Verarbeitung

Kirschen gut waschen, abtropfen lassen und trocknen. Entsteinen. Rasch verarbeiten und verzehren, weil die Lagerfähigkeit begrenzt ist.

Warnhinweis

Kirschkerne enthalten Blausäure bzw. Substanzen, die im Darm durch Enzyme aufgespalten werden und sodann dieses Blausäuregift freisetzen. Aber ein oder zwei verschluckte Kirschkerne sind kein Problem – auch nicht bei Kindern.

Gesundheitsrezept

KIRSCHMIX

Zutaten für 2–4 Personen

250 g entsteinte Kirschen
1 Becher Sahnejoghurt
20 g Vanillepulver

Zubereitung

Kirschen waschen, abtropfen lassen, entsteinen und entstielen. Sahnejoghurt mit Vanillepulver verrühren, Kirschen daruntergeben. In Schälchen füllen.

Vielseitige Kirsche

Es gibt viele Möglichkeiten, Kirschen auf den Speiseplan zu bringen. Besonders beliebt sind alle Arten von Aufläufen mit Kirschen, aber auch in Milchreis oder in Kaiserschmarren schmecken die roten Früchte. Gekocht werden Kirschen auch für kalte Suppen, rote Grütze, Kompott, Kirschsauce und Marmelade. Heiß oder flambiert reicht man Kirschen gerne zu Eis oder Pudding.

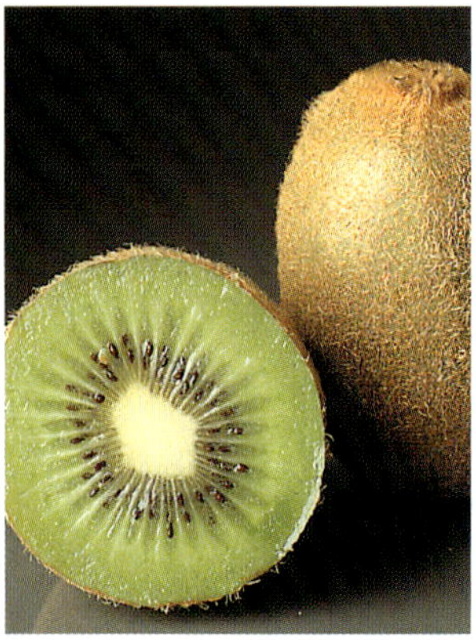

Außen stachlig, innen grün. Einer der bekanntesten Exportschlager Neuseelands ist die Kiwi.

Vom »Ende der Welt«

Auf der Nordinsel Neuseelands, in der Bay of Plenty, hat man der Kiwi ein monumentales Denkmal errichtet. Von den großen Plantagen dieser Gartenlandschaft aus hat sie ihren Siegeszug in aller Herren Länder angetreten. Zwar kam die Chinesische Stachelbeere schon 1906 nach Neuseeland, doch dauerte es bis in die späten sechziger Jahre, bis die Nachfrage nach der Vitaminbombe den Farmern diesen Boom einbrachte. Inzwischen haben die Neuseeländer ihre Monopolstellung im Kiwianbau aufgeben müssen, dadurch ist auch der Preis der Kiwis bei uns deutlich gesunken.

Kiwi

Beschreibung

In den siebziger Jahren wußten nur wenige, was »Kiwi« bedeutet. In den achtzigern galt die saftige Südfrucht als rare Exotin im Obstsalat der Kenner. Inzwischen ist die Kiwi eine der beliebtesten Ganzjahresfrüchte. Äußerlich unscheinbar entfaltet sie innen ihre grüne Saftpracht.

Herkunft

Die Kiwi stammt aus China und ist auch als Chinesische Stachelbeere bekannt. Der Kletterstrauch wanderte über Kontinente hinweg – zuerst nach Neuseeland und Australien, später nach Kalifornien, Chile, Israel und Südeuropa. Kiwis sind deshalb keine Saisonfrüchte mehr, sondern zu allen Jahreszeiten erhältlich. Die Kiwi läßt sich mit ihrer trockenen, behaarten Schale gut lagern und transportieren. Kiwis werden bei weitem nicht so stark chemisch behandelt wie anderes Obst.

Wirkstoffe

Kaum ein anderes Obst enthält mehr Vitamin C als die Kiwi – pro Gramm der Frucht nahezu ein Milligramm Vitamin. Eine einzige Kiwi kann den Tagesbedarf an Vitamin C decken. Dieser Biostoff ist ständig an Stoffwechselvorgängen in allen Körperzellen beteiligt, er ist unerläßlich für die Immunabwehr, gesundes Bindegewebe, für feste Venen und Arterien, für Hormonproduktion und Stimmungslage, Sehkraft, Streßbewältigung und Konzentrationsfähigkeit.

Im grünen Farbstoff der Kiwi steckt auch viel Magnesium. Gerade in Kombination mit Vitamin C stimuliert Magnesium dynamische Prozesse im Körper: Es bindet Nervenreizstoffe an Rezeptoren (Landeplätze auf der Membranhaut der Zellen) und sorgt für eine gesunde Herzfunktion. Außerdem aktiviert Magnesium sogenannte G-Proteine, die hormonell gesteuerte Signale des Gehirns in die Zellen tragen und so den Zellstoffwechsel steuern. Dies ist in Streßsituationen wichtig.

Heilen mit Kiwis

- **Beugen Infektionen vor und kräftigen das Immunsystem**
- **Beschleunigen den Stoffwechsel und die Hormonproduktion**
- **Tragen aktiv zum Knochenwachstum bei**
- **Helfen bei Zahnfleischbluten und Parodontose**
- **Stimulieren die Muskeltätigkeit, speziell im Herzmuskel**
- **Festigen Gefäße (Venen) und Bindegewebe**

Einkauf

Sie sollten die Kiwifrüchte einzeln abtasten und allzu weiche Früchte liegenlassen. Zu harte Früchte sind hingegen noch unreif: Sie haben wenig Saft und Süße. Wählen Sie mittelharte Früchte.
Oft gibt es Kiwis als Sonderangebot: Greifen Sie ruhig kräftig zu. Kiwis sind schneller verzehrt, als Sie denken.

Kiwi – die ideale Frucht fürs Büro

- Stecken Sie einige Kiwis in Ihre Handtasche oder in den Aktenkoffer, und Sie wissen mit Sicherheit: Die erste Pause und der erste Snack liefern Ihnen ausreichend Magnesium und Vitamin C, um mit dem kommenden Streß fertig zu werden. Sie brauchen die Kiwi nur aufzuschneiden und die beiden Hälften mit einem scharfkantigen Löffel auszulöffeln.
- Eine Kiwi pro Tag sollte für jeden einfach Pflicht sein: Nicht nur Manager und Politiker leiden unter Streß, auch von Hausfrauen, Müttern, Rentnern, Kindern, Schülern und Studenten wird jeden Tag viel verlangt.
- Insbesondere in den naßkalten Monaten von September bis April sind Kiwis die beste Vorbeugung gegen die drohenden Erkältungskrankheiten wie Husten, Schnupfen, Heiserkeit und grippale Infekte.
- Für Sport und Fitneß sind Kiwis ideale Energiequellen. Zwar liefert das darin enthaltene Vitamin C nicht unmittelbare Kraftreserven, aber es macht kraftspendende Stoffwechselvorgänge mit anderen Nährstoffen erst möglich. Vor allem die Muskelarbeit, speziell im Herzen, wird massiv unterstützt.
- Wenn Sie häufig Probleme mit schwachem Bindegewebe haben, sich den Knöchel verstauchen oder unter Zerrungen leiden, dann sind Kiwis mit ihrem extrem hohen Vitamin-C-Gehalt für Sie allererste Wahl zur Festigung des Bindegewebes.

Verarbeitung

Kiwis können frisch verzehrt werden, sie eignen sich aber ebenso für Obstsalate, Desserts, Fruchtschalen oder Kuchen. Pur werden Kiwis ganz einfach aus der Schale gelöffelt, ansonsten schälen Sie die Frucht und schneiden das Fruchtfleisch nach Belieben in Stücke.
Für die leckere Küche empfehlen sich Kiwis ganz besonders, findet sich doch sonst keine Frucht, die ein so leuchtendes Grün auf den Tisch bringt. Mit Kiwis können Sie prima Gerichte verzieren.

Warnhinweis

Manche Menschen reagieren allergisch auf Kiwis.

Gesundheitsrezept

KIWISHAKE

Zutaten für 2–4 Personen

4 Kiwis
1/4 l gekühlte Milch
4 Kugeln Vanilleeis
2 EL Honig

Zubereitung

Kiwis schälen, zusammen mit Milch, Honig und Vanilleeis mit dem Mixer pürieren. In Gläser füllen, mit Kiwischeiben und Minzblättern garnieren und als alkoholfreien Cocktail servieren.

Einfach aus der Schale

Wenn Sie die Frucht nicht als Zwischenmahlzeit einfach aus der braunen Schale löffeln wollen, dann ziehen Sie die Haut mit einem scharfen Messer ab und schneiden das Fruchtfleisch in Scheiben. Kiwischeiben verzieren Obst- oder Rohkostsalate sowie Käseplatten. Kiwis schmecken auch im Müsli und als Marmelade, auf Tortenböden und als Bestandteil von Mixgetränken.

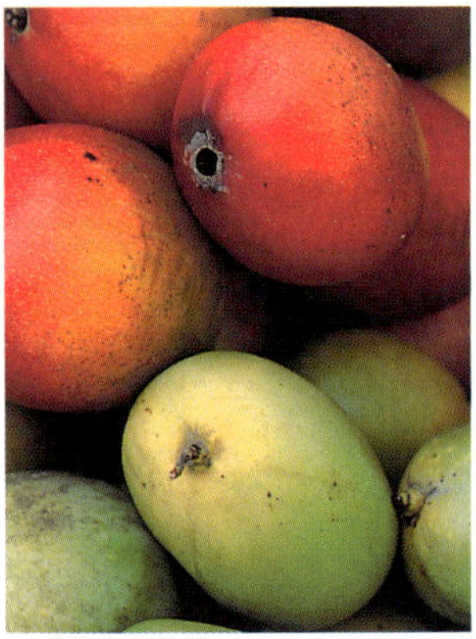

Die tropische Mangofrucht mit ihrem unverwechselbaren Aroma bringt den gesamten Stoffwechsel auf Trab.

Mango

Beschreibung

Bei dieser subtropischen Steinfrucht mit ihrem unvergleichlichen Aroma gerät man schnell ins Schwärmen: süß, saftig und aufregend lecker. Der Mangobaum kann 25 Meter hoch werden, er gräbt seine Wurzeln tief in den Boden und löst hier wichtige Mineralien. Viel Sonnenschein läßt die bis zu zwei Kilogramm schweren Früchte wachsen.

Herkunft

Der Mangobaum stammt aus Ostindien. Inzwischen wird das üppige Obst nahezu überall angebaut, wo es heiß und feucht ist: in Brasilien, Pakistan, Mexiko, Afrika oder auf Madagaskar. Mangos können klein wie ein Pfirsich oder groß wie eine Melone sein. Die Farbe schwankt zwischen Grün, Gelb, Orange und Rot. Auch im Geschmack bieten sich immer neue Nuancen. Im Handel werden frische Mangos ganzjährig aus Kenia, Mexiko oder Brasilien angeboten.

Wirkstoffe

Mangos enthalten viel Karotene, Vitamin E und Vitamin C. Vitamin E schützt die ölig-feuchten Membranhüllen der Körperzellen, Vitamin C stärkt das Zellinnere. Vitamin A ist Schutzstoff für die Schleimhäute. Außerdem fungiert Vitamin A als Transkriptionsfaktor der Gene (steuert die Befehlsübertragung der Gene) und stimuliert so den gesamten Stoffwechsel. Dies wirkt vitalisierend, befreiend, auch euphorisierend. Mangos sind sehr reich an B-Vitaminen, speziell an B6, das für die Eiweißsynthese unerläßlich ist. Ohne Vitamin B6 wird Eiweiß im Organismus zu schädlichem Müll. Das Fleisch der Mango enthält viel Niazin (Vitamin B3, für Zellatmung, Nerven, Schlaf) und Pantothensäure (Vitamin B5, für Energieproduktion, Haarfarbe, Streßabwehr).

Tropisches Farbwunder

So auffällig wie der Mangobaum, der zur gleichen Zeit verschiedenfarbige Blätter trägt, so unverwechselbar ist auch der Geschmack der Mangofrucht, die in Indien schon seit über 4000 Jahren angebaut wird. Wegen ihres großen, fest sitzenden Kerns sind Mangos nicht leicht zuzubereiten; manchmal hängt nach getaner Arbeit mehr Fleisch an Schale und Kern als auf appetitliche Weise z. B. in einem Obstsalat verwendet werden kann. Bei der Herstellung von Mangochutneys dagegen kommt es auf das Aussehen des Fruchtfleisches nicht an; gleiches gilt auch für Mangokompott, Marmelade oder Sahnepüree.

Heilen mit Mangos

- **Beugen Infektionen und Erkältungskrankheiten vor**
- **Halten die Schleimhäute gesund**
- **Wirken stimulierend und belebend auf die Gene im Zellkern**
- **Kurbeln die Eiweißbiosynthese im Körper an**
- **Beruhigen die Nerven, liefern Kraft in Streßsituationen**
- **Bringen Farbe in Haut und Haare**
- **Aktivieren die Hormone für Libido und Orgasmusfähigkeit**
- **Helfen bei Sehschwäche und Nachtblindheit**

Mangos bieten auch reichlich Mineralien und Spurenelemente: Kupfer (für gebräunte Haut, Zellenergie, Hormone), Magnesium (für Herz und Muskeln), Mangan (für Haut- und Haarpigmente, für Sexualdrüsen und Schilddrüse). Enorm ist der Kaliumreichtum dieser Frucht (wirkt entwässernd, entfettend) sowie ihr Zinkanteil (für Drüsen, Libido und Orgasmusfähigkeit, festes Bindegewebe, Sehkraft, kräftiges Haar).

Einkauf

Mangos sollen nicht zu fest und nicht zu weich sein. Prüfen Sie durch Abtasten die Härte. Die Farbe gibt Ihnen kaum Aufschluß über Aroma und Süße.

Mango – subtropischer Leckerbissen

- Mango ist die beste Einstiegsfrucht in die Zauberwelt subtropischer Obstsorten. Das leckere Fruchtfleisch verführt auch den letzten Obstmuffel. Schließen Sie die Augen, und träumen Sie von exotischen Ländern.
- Schon 200 Gramm frisches Fruchtfleisch der Mango stimulieren sehr rasch Ihren gesamten Stoffwechsel.
- Mango panzert Ihre Körperzellen gegen freie Radikale und andere zellschädigende Substanzen.
- Wenn Sie schlecht einschlafen können, dann hilft Ihnen die Mango: Mischen Sie etwas Mango und eine Banane in einen Becher Joghurt. Schon ein kleines Schälchen davon, am Abend gegessen, verhilft Ihnen zu einem sanften Schlummer.
- Das Vitamin C der Mango festigt Ihr Bindegewebe und das Zahnfleisch.
- Schließlich können Sie den Kern der Mango einpflanzen und erhalten einen hübschen Pflanzentrieb.

Verarbeitung

Die Schale der Mango wird nicht mitgegessen. Die Frucht wird aufgeschnitten, der Kern herausgelöst und das saftige Fleisch am besten mit einem Löffel herausgeschabt. Sie können Mangos aber auch schälen und das Fruchtfleisch in Stücke schneiden. Vorher sollten Sie die Frucht etwas kühlen, damit der von Fettsäuren stammende ölige Geschmack abgemildert wird. Mango eignet sich für Desserts, Säfte, Marmeladen, Kuchen oder als Beilage zu Reisgerichten.

Warnhinweis

Keiner.

Gesundheitsrezept

MANGOJOGHURT

Zutaten für 2–4 Personen

1 mittelgroße Mango (etwa 300 g)
1 Becher Biojoghurt
1 EL Zitronensaft

Zubereitung

Biojoghurt mit Zitronensaft vermischen. Mango schälen und entkernen, das Fruchtfleisch in Stücke schneiden und mit dem Joghurt vermengen. In Schälchen geben.

Streßerscheinungen vorbeugen

Mangofrüchte sind reich an Vitaminen der B-Gruppe, vor allem an B6. Wenn Vitamin B6 fehlt, kann es zu Kreislaufstörungen und Konzentrationsschwäche kommen. Gerade Streß ist ein Vitamin-B6-Räuber, weshalb man bei besonderer oder regelmäßiger Anspannung auf eine ausreichende Zufuhr dieses Vitamins achten sollte. Eine Mango roh oder als erfrischendes Dessert genossen, macht fit für neue Aufgaben.

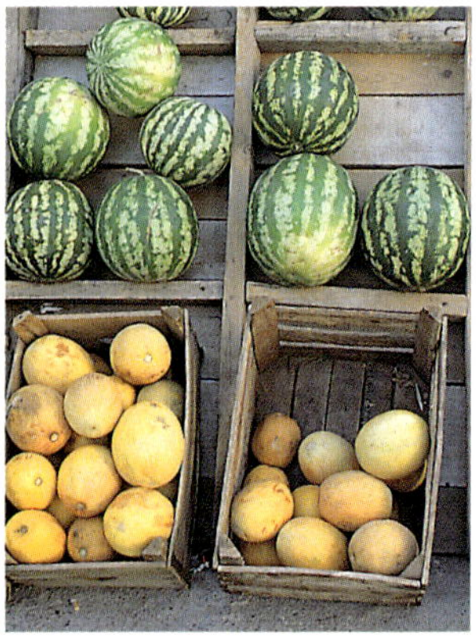

Wassermelonen löschen nicht nur den Durst, sondern wirken allgemein vitalisierend.

Melone

Beschreibung

Weil das saftige rote Fruchtfleisch einer Wassermelone fast nur nach Wasser schmeckt, glauben viele Menschen, Melonen seien gerade gut genug gegen den Durst, viel an Biostoffen könne da jedoch nicht enthalten sein. Ein gewaltiger Irrtum! Die zum Teil riesige Frucht enthält enorm viele Vitamine und Mineralien.

Herkunft

Die Melone wächst am liebsten in warmen, aber nicht zu heißen Regionen, z. B. in süd- und südosteuropäischen Ländern, in Israel und in Nordafrika. Die Melonen vom Obstladen um die Ecke stammen hauptsächlich aus dem Mittelmeerraum. Von Melonen gibt es zahlreiche Sorten: Honig-, Netz-, Wasser- oder Kantalupemelonen.

Wirkstoffe

Das gelbe bis intensiv rote Fruchtfleisch der Melone enthält viele Karotene, die im Stoffwechsel zum wichtigen Vitamin A umgebaut werden. Vitamin A stimuliert die menschlichen Gene und damit die Intelligenz. Karotene kurbeln den Bau der Konnexinmoleküle an. Aus diesen entstehen winzige Kanälchen, durch die die Nährstoffe aus dem Blut in die Gehirn- und Nervenzellen wechseln.

Melonen bieten außerordentlich viel Pyridoxin (Vitamin B6). Dieses Vitamin fungiert als Schere, mit der die Eiweißmoleküle in eine verwertbare Form zurechtgeschnitten werden. So sorgt Pyridoxin täglich für die Eiweißsynthese im Körper. Melonen enthalten auch sehr viel Niazin (Vitamin B3, für Zellatmung), Folsäure (für Wachstum, Blutbildung, schönes Haar), Eisen (für Blutbildung, Sauerstoffversorgung der Zellen) und Mangan (für Gehirn und Nerven, für guten Sex und Farbe im Haar). Gewaltig sind die Konzentrationen von Vitamin C in Melonen (wichtig für Immunsystem, Stimmungslage, Konzentration).

Kalorienarme Vor- und Nachspeise

Am größten werden die Wassermelonen, man ißt sie am besten leicht gekühlt. Für eine größere Gesellschaft kann man sie wie die Ananas halbieren, aushöhlen und als fertig zubereiteten Fruchtsalat in der Schale anrichten. Beim Erfinden von Frucht- oder Rohkostsalaten mit Melonen sind der Phantasie keine Grenzen gesetzt (frische Minze paßt fast immer dazu!). Die Kerne können übrigens geröstet und als Knabberei gereicht werden. Die gelbe Honigmelone wird in Italien gerne mit Parmaschinken als Vorspeise gereicht; sie schmeckt aber genauso gut zu Käse oder Rohkost.

Heilen mit Melonen

- **Wirken vitalisierend und verjüngend**
- **Verschönern Haut und Haar, kräftigen Knochen und Zähne**
- **Verbessern die Eiweißverwertung**
- **Kurbeln die Zellatmung an, stärken die Blutbildung**
- **Schützen die Schleimhäute im ganzen Körper**
- **Aktivieren die Sexualhormone und sorgen für mehr Libido**

Verjüngungskur durch Vitamin A

Schon zehn Minuten nach dem Verzehr einer Melone geschieht im Darm Aufregendes: Wie eine Millionenschar emsiger Heinzelmännchen wandeln Gallensalze und Enzyme die Karotene in Vitamin A um. Diese neuen Moleküle schlängeln sich behend durch die Darmwand und streben über das Blut zur Leber und den Zellen, um ihr Verjüngungswerk zu verrichten: in Knochen und Zähnen, Augen, Haut, Haaren und Nägeln. Besonders intensiv schützen die Vitamin-A-Moleküle die Schleimhäute im Körper gegen freie Radikale, Viren, Bakterien und anderen Bedrohungen.

Melonen gegen den Durst und für die Gesundheit

- Melonen sind ein Geschenk der Natur – saftig und durstlöschend wie Limonade und süß wie ein Schokoladenriegel, dabei aber viel gesünder als diese Industrieprodukte.
- Jede Melone ist ein kleines Stück Urlaub in traumhaften Melonenländern wie auf Sizilien, Kreta, Malaga, an der Côte d'Azur oder an den herrlichen Mittelmeerstränden Israels.
- Anstelle von Vitamin-C-Präparaten aus der Apotheke können Sie mit Melonen vor allem im Sommer Ihre persönliche Vitamin-C-Versorgung sicherstellen – lecker, durstlöschend und gesund. Und Melonen sind ideale Früchte für Kinder im Schwimmbad oder am Strand.

Einkauf

Wassermelonen können Sie hauptsächlich im Sommer kaufen. Importe sind selten, ebenso einheimische Treibhausmelonen. Wassermelonen sind groß und grün. Aufgeschnitten leuchtet das Fruchtfleisch herrlich rot. Diese Melonen sind vor allem gekühlt ein großartiger Durstlöscher im Sommer.
Das Fruchtfleisch der Zuckermelonen ist weicher und geschlossener. Dazu gehören die ovalen bis rundlichen Honigmelonen mit ihrem süßen Fruchtfleisch von Gelb über Orange bis Grün. Netzmelonen haben ihren Namen vom Muster auf ihrer Schale. Die tennisballrunden Kantalupemelonen oder israelische Ogenmelonen machen Sie endgültig zum Melonenfan.

Verarbeitung

Die Melone aufschneiden und in Stücke trennen. Melonen können Sie gekühlt einige Zeit lagern.

Warnhinweis

Keiner.

Gesundheitsrezept

MELONENSHAKE

Zutaten für 4 Personen

200 g Fruchtfleisch von Honigmelonen
1/2 l gekühlte Milch
4 Kugeln Vanilleeis

Zubereitung

Melonenfleisch kleinschneiden, mit Milch und Vanilleeis in einen Mixer geben und verquirlen. In Gläser geben, mit Strohhalm servieren.

Exotische Melonenarten

Interessante Melonenarten sind die Kantalupe-, die Charentais- und die Netzmelone. Halbieren Sie doch einmal eine dieser kleineren Melonen, entfernen Sie die Kerne und füllen die Melone mit Johannisbeersaft auf! Dieses erfrischende Dessert schließt nicht nur auf exotische Weise ein Menü ab, sondern regt nach dem Mahl die Lebensgeister wieder an.

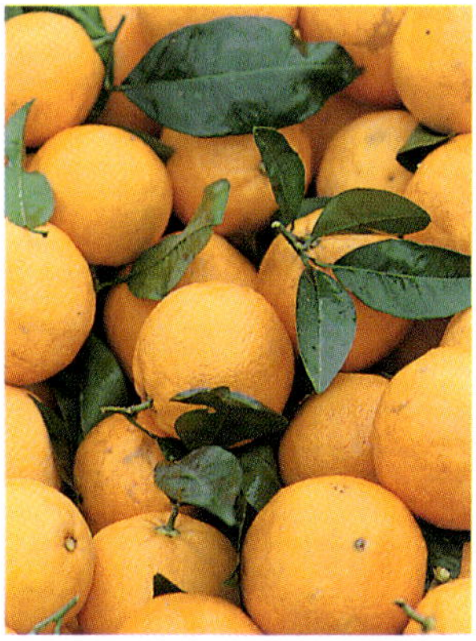

Die Vitamin-C-reichen Orangen schützen vor allem zur Winterzeit vor Grippe und Erkältungen.

Orange

Beschreibung

Was wären die naßkalten Monate ohne Orangen? Hierzulande sind Orangen (auch Apfelsinen genannt) ein typisches Winterobst, in den Herkunftsländern symbolisieren sie den Sommer. Die Orange ist die typische Südfrucht für die kühlen Klimazonen. Die allseits beliebten Früchte sind wundervoll süß und saftig.

Herkunft

Diese Zitrus- und Beerenfrucht des Orangenstrauches stammt aus den warmen Gegenden Asiens und aus Südchina. Ihr Siegeszug rund um den Globus war nicht aufzuhalten. Orangen gibt es als Sonnenfrucht auf allen klimatisch dafür günstigen Kontinenten. Auch der Export aus Südafrika, Australien oder den Mittelmeerländern läuft auf Hochtouren. Züchter haben zahlreiche Sorten hervorgebracht, wie die Blut-, Blond- oder Navelorangen. Leider sieht man der schönen Schale ihre Gift- und Schadstoffe nicht an. Orangen werden mitunter auf verseuchten Böden »totgespritzt«, damit den herrlichen Früchten nur ja keine Käfer, Insekten oder andere Schädlinge nahe kommen.

Wirkstoffe

Legendär ist der Reichtum der Orange an Vitamin C, ohne das es kein Leben gäbe. Vitamin C, der Hauptmotor des Zellebens, ist in jeder Sekunde an Billiarden chemischer Stoffwechselreaktionen beteiligt. Vitamin C macht vital, geistig rege und schlank, es aktiviert Drüsen und damit nicht zuletzt das Sexleben. Eine 180 Gramm schwere Orange enthält rund 70 Milligramm Vitamin C. Dies entspricht einem ganzen Tagesbedarf, wenn Sie nicht besonders unter Streß stehen. Orangen sind das ideale Obst für Kinder, Jugendliche und besonders auch für ältere Menschen.

Heilen mit Orangen

- **Kurbeln den Zellstoffwechsel an und vitalisieren**
- **Regen den Geist an, beseitigen Konzentrationsmängel**
- **Aktivieren alle Körperdrüsen, stärken Libido und Potenz**
- **Kräftigen das Immunsystem und die Blutbildung**
- **Verschönern das Haar und kräftigen das Bindegewebe**
- **Stoppen Zahnfleischbluten und beugen Nasenbluten vor**
- **Unterstützen Diäten zum Abspecken**

Mehr als nur Vorbeugung gegen Grippe

Nicht nur im Winter leuchten die Orangen oder Apfelsinen aus jeder Obstabteilung von Supermärkten und Tante-Emma-Läden; dabei sind sie doch erst im Zeitalter der großen Entdeckungsfahrten zu uns nach Europa gekommen. Orangensaft ist neben Apfelsaft der beliebteste Saft bei uns, auch wenn sich nur wenige die Mühe machen, ihn frisch zu pressen. Mühe kann auch die Weiterbehandlung der Apfelsinen bei besonders feinen Desserts machen: Für Souffléorangen und Orangen in Sirup müssen die Früchte vorsichtig ausgehöhlt werden.

Orangen enthalten viele B-Vitamine, darunter sehr reichlich das Schönheitsvitamin Biotin (für Haut und Haar). Außerdem enorm viel Pantothensäure (für Zellenergie, farbkräftiges Haar) und Folsäure (für Blutbildung, Wachstum, Magensäure).
Mit seinem hohen Anteil von rund 50 Milligramm Kalzium pro Orange ist jedes Orangenscheibchen Stärkungsfutter für Knochen und Zähne: Eine einzige Orange kann Zahnfleischbluten stoppen! Außerdem enthalten Orangen viel Magnesium (für Herz, Muskeltätigkeit), und sie gehören zu den besten Lieferanten des seltenen Spurenelements Selen, eines der tüchtigsten Helfer des Immunsystems.

Orangen gegen Müdigkeit und für Fitneß

- Chronische Müdigkeit entsteht oft durch Vitamin-C-Mangel. Gene im Zellkern drosseln dann den Stoffwechsel auf 70 Prozent oder noch weniger. Die Folge sind Leistungsschwäche und Konzentrationsmangel. Eine einzige Orange kann hier überraschend belebend wirken.
- Mit ihrem hohen Kaliumanteil wirken Orangen entwässernd und lipolytisch (fettfreisetzend auf Speckpolster).
- Drüsen wie Hypophyse (Hirnanhangsdrüse) oder Nebennierenmark haben die höchsten Vitamin-C-Konzentrationen im Körper. Darum ist eine gute Vitamin-C-Versorgung erstes Gebot.

Einkauf

Qualitätsnormen schreiben die Einteilung nach Güteklassen vor, z. B. nach Mindestsaftgehalt, Größe (Orangen mit weniger als 53 Millimeter Querdurchmesser sind nicht zugelassen). Schalen und Fruchtfleisch sind oft mit Pestiziden, Herbiziden, Insektiziden und chemischen Düngemitteln belastet. Deshalb sollten Sie am besten im Bioladen die teureren Orangen kaufen.

Verarbeitung

Die kräftige Schale schützt das Fruchtfleisch lange Zeit vor Austrocknung und Verlust der Nährstoffe. Deshalb sollten Sie aufgeschnittene Orangen nicht liegenlassen, sondern schnell verzehren, weil sonst viel Vitamin C durch Lichteinwirkung verlorengeht. Das Fruchtfleisch enthält viele Bioflavonoide (Pflanzenschutzstoffe), die das Vitamin C vor Oxidation schützen und seine Wirksamkeit bis zum 20fachen erhöhen. Es ist viel gesünder, Orangen samt Fruchtfleisch zu essen als nur den ausgepreßten Saft zu trinken.

Warnhinweis

Schalen enthalten Giftstoffe! Deshalb nicht raspeln und nicht essen.

Gesundheitsrezept

FITMACHER ORANGE

Zutaten für 2–4 Personen

4 Orangen
2 Kiwis
1/2 l Buttermilch

Zubereitung

Orangen und Kiwis schälen, Orangenkerne entfernen, Früchte in Stücke schneiden. Alles zusammen mit der Buttermilch in den Mixer geben, verquirlen, in Gläser füllen.

Orangen & Co.

Orangen passen sehr gut in Salat mit Chicorée oder Staudensellerie sowie zu Äpfeln, Kiwis, Bananen und Mandeln. Sie lassen sich zu einer leckeren Fruchtcreme oder in Fruchtquark verarbeiten. Vor allem Kumquats eignen sich zum Einlegen in Sirup oder als Pickles. Schließlich werden verschiedene Parfaits mit Orangen hergestellt – und die klassische Orangenmarmelade gewinnt immer mehr Freunde auch außerhalb Englands, des Herkunftslandes dieser Frühstückskreation.

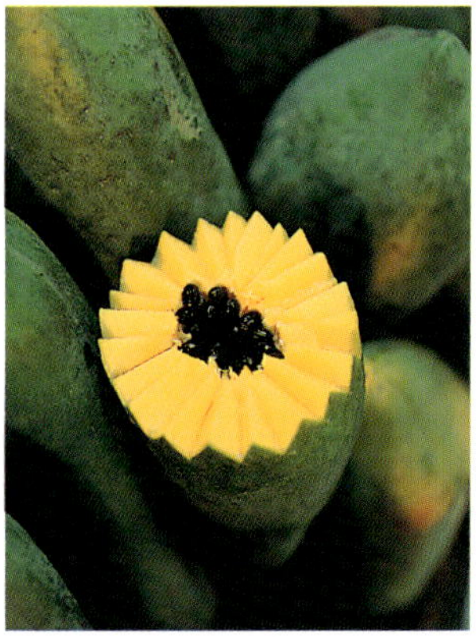

Eine Energiebombe aus den Tropen ist die Papaya mit ihrem einzigartigen Enzymmix, der ideal auf Herz und Kreislauf wirkt.

Papaya

Beschreibung

Diese süß-aromatische Süd- und Beerenfrucht zählt zu den Exoten aus warmen Ländern. Füher waren Papayas sehr selten, heute sind sie überall preiswert erhältlich. Per Luftfracht werden sie aus subtropischen Klimazonen eingeflogen. Wie die Ananas das Enzym Bromelain besitzt auch Papaya einen starken Eiweißspalter – das Papain.

Herkunft

Die länglich-ovale, gelbgrüne bis gelbe oder orangefarbene Papaya wächst bis zu 2,5 Kilogramm schwer an kräftigen Stauden. Papayas gedeihen in feuchtwarmen Gebieten Mittel- oder Südamerikas, aber auch in Afrika oder asiatischen Ländern wie Thailand, Indien, Indonesien. Aus Kenia, Thailand, Costa Rica, Senegal, Kolumbien oder Jamaika stammen die Früchte in den Regalen der Obsthändler. Der Lufttransport verteuert das Obst zwar etwas, vermeidet aber lange Transportzeiten wie bei so manchem Obst aus Sizilien oder Marokko. Der Vitaminverlust hält sich dabei in Grenzen.

Wirkstoffe

Papayaenzyme entstehen im Milchsaft und in unreifen Früchten und sind ein Gemisch mehrerer Enzyme: Papain, Chymopapain und Papayalysozym. Die dünnschalige Papaya braucht diese Enzyme zur Abwehr von Insekten in der Reifezeit. Ohne diese Killerenzyme wäre die Papaya im subtropischen Dschungelkampf nicht überlebensfähig. Manche Früchte wehren sich mit dicker Schale, wie Melone oder Ananas, die Papaya kämpft mit chemischen Waffen von innen heraus. Die Frucht ist darüber hinaus enorm reich an Provitamin A (für Schutz der Schleimhäute, Sehkraft, Zellvitalität), Pantothensäure (Vitamin B5, für Zellenergie, farbkräftiges Haar) und Vitamin C (für Immunsystem, positive Seelenlage).

Heilen mit Papayas

- **Verbessern den Eiweißstatus in allen Körperzellen**
- **Wirken vitalisierend, machen fit, frisch und stark**
- **Heilen Eiweißmangelkrankheiten**
- **Aktivieren die Muskelbildung, kräftigen Herz und Kreislauf**
- **Sorgen für die Hormone, für mehr Libido und Lebensfreude**
- **Stärken Immunsystem und Schleimhäute**

Lachsroter Fruchtgenuß

Die Frucht des Melonenbaums stammt zwar aus der Neuen Welt, wird aber inzwischen überall in den Tropen angebaut. Dort bekommt man im Urlaub oft eine Scheibe Papaya mit anderen Früchten zum Frühstück. Papaya läßt sich immer mit ein paar Spritzern Zitronensaft oder Limettensaft verfeinern; auf diese Weise oder zusammen mit etwas Hüttenkäse ergibt sie auch eine delikate Vorspeise. In Obstsalaten kann sie gut mit säuerlichen Früchten kombiniert werden, wie etwa Orangen, Grapefruits oder Johannisbeeren.

Wichtiger Eiweißstoffwechsel

Papayaenzyme sind eine echte Naturdroge. Papain spaltet Nahrungseiweiß in Aminosäuren (kleinste Eiweißbausteine) auf. Die Genforschung hat den zentralen Stellenwert des Eiweißstoffwechsels neu erkannt: Alles, was im Körper geschieht und was die körperliche und mentale Gesundheit bestimmt, geschieht durch Eiweiß. Alle anderen Nährstoffe, wie Fettsäuren, Vitamine, Spurenelemente usw. sind lediglich Hilfsmittel des Eiweißstoffwechsels.
Bei vielen Menschen ist jedoch der Eiweißstatus katastrophal: Ein Mangel an Magensäure (wichtig für Eiweißvorverdauung) und an proteolytischen (eiweißspaltenden) Enzymen der Bauchspeicheldrüse führt schon ab dem 35. Lebensjahr zu einer miserablen Eiweißverwertung. Die Folge: Unverdautes Eiweiß fault im Darm, dieser Eiweißmüll verursacht Verdauungsstörungen, Hautbeschwerden und Allergien. Und genau hier helfen die Enzyme der Papaya.

Ihre individuelle Kur mit Papayas

- Eine Woche lang täglich eine Papaya – und Ihre Körperzellen erhalten über das Blut eine große Menge an wertvollem und lebenswichtigem Eiweiß.
- So wie Regen aus einer vertrockneten Landschaft eine blühende Gegend macht, so beleben Papayaenzyme ausgetrocknete Körperzellen.
- Sie werden es schon am dritten Morgen in Ihrer Kur bemerken: Sie klettern viel frischer, vitaler und besser gelaunt aus Ihrem Bett als sonst.
- Wie Sie die Papayas zubereiten und essen, bleibt ganz Ihrer Phantasie überlassen.

Einkauf

Papayas gibt es das ganze Jahr über im Obsthandel.

Verarbeitung

Am besten schneiden Sie die Papaya einfach auf und löffeln das Fruchtfleisch heraus. Oder Sie entfernen die Schale und schneiden die Frucht in Stücke, z. B. für einen Obstsalat, für Desserts oder Säfte. Die vielen schwarzen Samenkerne sollten Sie nicht mitessen. Papayas können nicht zu lange gelagert werden. Am besten geht es noch im dunklen Gemüsefach des Kühlschranks. Nach dem Aufschneiden sollten Sie die Frucht schnell verzehren.

Warnhinweis

Keiner.

Gesundheitsrezept

PAPAYA ALS DESSERT

Zutaten für 4 Personen

2 mittelgroße Papayas
250 g Biojoghurt
2 EL Honig
1 EL Zitronensaft

Zubereitung

Papayas aufschneiden, entkernen und das Fruchtfleisch mit einem scharfkantigen Löffel herauslösen, danach in kleine Stücke schneiden. Honig und Zitronensaft unter den Biojoghurt mischen, Papayastücke darin vermengen. In Schälchen anrichten.

Gesunde Verdauung

Ißt man eine Papaya zum Dessert oder als Beilage, so sorgt man gleichzeitig dafür, daß auch die anderen Nahrungsbestandteile für den Körper verträglicher gemacht werden. Denn das Papain sorgt u. a. für die Bildung von Verdauungsenzymen.

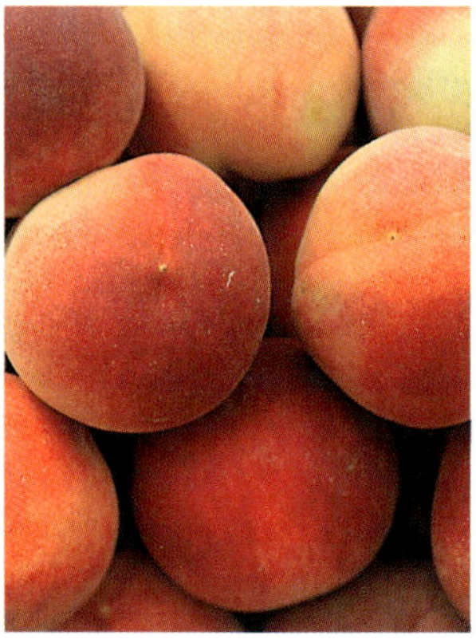

Der samtige Pfirsich mit seinem hohen Niazin- und Magnesiumgehalt kann binnen kurzem die Stimmungslage heben.

Pfirsich

Beschreibung

Bei einer Schönheitskonkurrenz aller Obstsorten wäre der Pfirsich ganz bestimmt auf dem ersten Platz. Er ist nicht nur schön, er fühlt sich auch weich und samtig an – so richtig zum Hineinbeißen. Es ist erstaunlich, wie viele Vitamin und Biostoffe der Pfirsich in sich trägt.

Herkunft

Der Pfirsich stammt aus China, ist heute aber in der Mittelmeerregion zu Hause. Das Obst wächst auch in anderen mildwarmen Regionen wie Südafrika, Neuseeland oder in den USA. Die meisten Pfirsiche werden aus Italien, Griechenland und Spanien importiert, im Winter aus Übersee. Es gibt Sorten mit gelbgrüner, gelber oder flammendroter Schale, alle samtartig behaart. Unbehaarte Pfirsiche heißen Nektarinen (leicht löslicher Kern) oder Brugnolen (schwer löslicher Kern).

Wirkstoffe

Gelb, Orange, Rot – die Farben deuten auf viele Karotene (Pflanzenfarbstoffe) in der Schale und im Fruchtfleisch hin. Der Pfirsich benötigt Karotene gegen Insekten, Bakterien, Pilze und andere natürliche Feinde. Die feinen Borsten machen den Insekten das Leben zusätzlich schwer. Xantophylle (gelbe Farbstoffe) schützen vor der massiven Lichteinwirkung durch die Sonne. Ohne Farbschutz entstünden aus Sonnenlicht zellschädigende freie Sauerstoffradikale. Wenn Karotene, Xantophylle und andere Pflanzenschutzstoffe in den menschlichen Stoffwechsel gelangen, verrichten sie weiterhin ihre gewohnten Zellschutzaufgaben. Dies macht den Pfirsich so wertvoll.
Der Pfirsich ist typisches Streßobst, panzert die Körperzellen, macht Sie dadurch fit, frisch und vital. Der hohe Anteil an Niazin (Vitamin B3) in Verbindung mit Magnesium, Selen und Zink verbessert Ihre Stimmungslage und befreit von ängstlicher Unruhe und Nervosität.

Heilen mit Pfirsichen

- **Kräftigen das Immunsystem, wehren freie Radikale ab**
- **Stärken Bindegewebe, Gefäße, Herz und Kreislauf**
- **Machen Sie widerstandsfähiger gegen Streß**
- **Helfen gegen nervöse Unruhe, Gereiztheit, Angstgefühle**
- **Beschleunigen die Darmpassage, lösen Verstopfungen**
- **Wirken entwässernd, helfen beim Abspecken**

Im ganzen Römischen Reich zu Hause

Auch der Pfirsich wurde erst von den Römern, die ihn ihrerseits durch die Perser kennengelernt hatten, in unsere Breiten gebracht. Schon damals wurden verschiedene Pfirsichsorten kultiviert; bis heute unterscheiden sie sich hauptsächlich darin, ob der Kern mehr oder weniger leicht herauszulösen ist. Früchte mit glatter Haut heißen Nektarinen. Bei allen Pfirsicharten kann man die Haut mitessen (nach dem Waschen), bei angestoßenen Exemplaren oder für feine Desserts sollte man die Früchte schälen.

Einkauf

Pfirsiche haben nicht immer die gleiche Qualität – sie entwickeln ihre typische aromatische Süße und ihren Saftreichtum erst in den letzten Reifetagen. Deshalb sollten Sie zu Inlandsware greifen, die noch am Baum gereift und frisch gepflückt ist. Importierte Pfirsiche werden oft in unreifem Zustand geerntet und künstlich nachgereift. Deshalb entwickeln sie weniger Vitamine; die Konzentrationen an wichtigen Spurenelementen wie Zink oder Selen sind jedoch annähernd gleich wie bei ausgereiften Früchten.

Pfirsiche, die im Umfeld vielbefahrener Straßen oder Autobahnen gedeihen, sind oft mit Schwermetallen belastet, Importware dafür mit chemischen Unkraut- und Insektenvernichtungsmitteln sowie mit Giftdünger und Antischimmelschadstoffen.

In jedem Fall sollten Sie die Pfirsiche daher gründlich mit heißem und kaltem Wasser waschen. Die besten, allerdings auch teuersten Pfirsiche gibt es beim Biobauern und im Bioladen.

Schönheit und Verjüngung durch Pfirsiche

- In der Natur gilt: Je schöner und farbenkräftiger, praller und voller eine Frucht ist, desto jünger ist sie. Alle jungen Gemüse und Reifefrüchte enthalten verjüngende Inhaltsstoffe wie Karotene, Nukleinsäuren und Vitamin C. Davon können Sie gar nicht genug essen. Schon Tage nach der Ernte beginnt – meist unter dem Einfluß freier Radikale – der Wirkstoffverfall. Alte, welkende Pfirsiche können auch keinen Alterungsprozeß mehr stoppen.
- Machen Sie also Ihre ganz persönliche Schönheits- und Verjüngungskur – mit leckeren Pfirsichen. Die können Sie pur essen oder in zahlreichen Dessertvarianten auf den Tisch bringen.

Verarbeitung

Pfirsiche sind nur kurze Zeit lagerfähig, daher sollten Sie sie schnell verzehren. Die Früchte gründlich waschen und besonders die Giftstoffe aus dem feinen Flaum herausspülen. Bei reichlichem Verzehr von Importware (z. B. durch Kinder) sollten Sie vielleicht die Schale abziehen. Dies geht ganz einfach, wenn Sie den Pfirsich zuvor kurz mit kochendem Wasser überbrühen.

Warnhinweis

Die Kerne der Pfirsiche enthalten Blausäure bzw. Substanzen, aus denen im Organismus Blausäure entsteht. Für kleine Kinder sollten Sie deshalb unbedingt die manchmal splitternden Pfirsichkerne sorgfältig entfernen.

Gesundheitsrezept

PFIRSICHQUARK

Zutaten für 4 Personen

4 frische, reife Pfirsiche
250 g Magerquark
1 EL Honig
1 EL Zitronensaft
1 Messerspitze Vanillepulver

Zubereitung

Pfirsiche mit kochendem Wasser überbrühen und enthäuten, in kleine Stücke schneiden. Magerquark mit Honig, Zitronensaft und Vanillepulver vermengen. Pfirsichstücke daruntergeben. In Schälchen füllen, im Kühlschrank kalt stellen.

Variationen des Pfirsichs

Pfirsiche passen in alle Obstsalate, ins Müsli, Kompott und in Milchreis; vor allem aber kann man herrliche Nachspeisen, wie Pfirsich Melba, daraus herstellen. Dafür werden die Pfirsichschnitze kurz in Zucker pochiert, geeist und nach dem jeweiligen Rezept weiterverarbeitet. Aus Pfirsichen können Sie auch Eis, ein Chutney oder Pickles herstellen. Pfirsichsaft mit Prosecco ist ein beliebter Aperitiv.

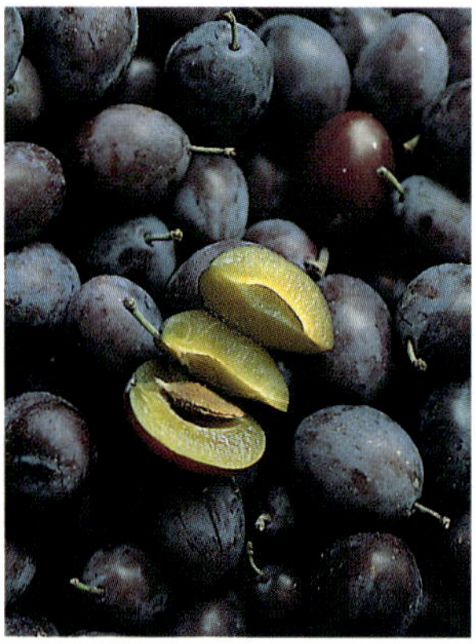

Gut für die Nerven und die geistige Belastbarkeit sind die auch als Verdauungshilfe geschätzten Pflaumen.

Pflaume

Beschreibung

Kinder gucken oft sehnsüchtig nach oben, zu den blauen Pflaumen (auch Zwetschen oder Zwetschgen) an den hohen Ästen des Pflaumenbaumes. Sie wissen: Da reift etwas ganz Leckeres heran. Die rundlich-ovalen Früchte sind im letzten Reifestadium so prall und drall, daß sie ihren herrlichen Saft harzartig austreiben. Dann muß rasch geerntet werden, denn sonst fällt das Steinobst ab und wird nahezu wertlos.

Herkunft

Pflaumen stammen aus dem Vorderen Orient und aus südeuropäischen Ländern. Sie wurden in Mitteleuropa bald heimisch und zum Stolz zahlreicher Kleingärtner und Obstbaumbesitzer. Je länger die blaue Steinfrucht am Baum bleibt, desto mehr Vitamine entwickelt sie.

Wirkstoffe

Bei einzelnen Vitaminen hat die Pflaume keine Rekorde zu melden. Aber das Gesamtangebot macht's! Außer Vitamin B12 und Biotin enthält diese Steinfrucht sämtliche B-Vitamine. Eine Pflaume ist eine Vitamin-B-Pille aus der preiswerten Apotheke Natur. Das Tolle an dieser Kombination: Isolierte B-Vitamine bewirken wenig. Erst in Gesellschaft »explodiert« ihre Stoffwechselpotenz. Pflaumen sind der beste Stimulator für den Kohlenhydratstoffwechsel, für gute Nerven, mentale Frische, Antriebs- und Leistungskraft, Streßfähigkeit.
Pflaumen enthalten außerdem die Spurenelemente Kupfer und Zink: Zuviel Kupfer bewirkt nervöse Unruhe, Gereiztheit und Depressionen. Hier helfen Pflaumen, die richtige Balance wiederzufinden. Beträchtlich ist der Anteil an mehrfach ungesättigten Fettsäuren in der ölhaltigen Schale. Sie verhindern ein Austrocknen der Zellmembranen und blockieren das Eindringen von Bakterien. Der hohe Anteil an Ballaststoffen entschlackt den Darm und hilft bei Verstopfung.

Pflaumen als Arznei

Die Pflaume wurde bereits in der gesamten antiken Welt kultiviert, als Heilmittel betrachtete man aber nur das Harz des Pflaumenbaums. Von den bekannteren Unterarten der Pflaume kam zuerst die Zwetsche zu uns, Mirabellen und Reneklоden folgten später. Vor allem die kleineren Früchte sollte man gleich roh verspeisen; die größeren eignen sich mehr für Kompott, Mus oder Marmelade. Getrocknete Pflaumen können ins Müsli geschnitten oder mit ein paar Nüssen als Wegzehrung z. B. auf eine Wanderung mitgeführt werden.

Heilen mit Pflaumen

- **Optimieren den Kohlenhydratstoffwechsel**
- **Helfen bei nervöser Unruhe und Konzentrationsproblemen**
- **Machen widerstandsfähiger gegen Streß**
- **Stärken den Membranschutz aller Körperzellen**
- **Reinigen den Darm und helfen bei Verstopfung**
- **Stärken Herz und Immunsystem**

Einkauf

Inlandsfrüchte im Spätsommer sind reicher an Fruktose (Fruchtzucker) und Vitaminen. Importware ist häufig behandelt mit Pestiziden, Insektiziden oder Herbiziden sowie anderen Reifehilfsmitteln. Nicht selten werden Pflaumen mit Harzen und Wachsen verschönt und poliert, damit sie im Supermarktregal recht verlockend glänzen. Und sie werden oft unausgereift geerntet. Dadurch faulen sie weniger schnell bei wochenlangem Lagern und Transport, entwickeln aber weniger Sonnenvitamine. Die besten Pflaumen gibt es beim Biobauern und im Bioladen.

Gesundkuren mit Pflaumen

- Pflaumen sind ideal, um mit ihrer Hilfe eine Diät durchzuführen. Auf natürliche und leichte Weise können Sie hier das eine oder andere Kilogramm Übergewicht verlieren.
- Die Früchte wirken entwässernd. (Füllige Menschen haben oft einen Liter und mehr Wasser im Körper eingelagert.)
- Pflaumen binden im Darm überflüssige Fettstoffe, die dann nicht mehr in die Speckpolster an Bauch, Hüften, Po und Oberschenkeln gelangen.
- Pflaumen unterbinden die dick machende Umwandlung von Kohlenhydraten in Triglyzeride (Fettmoleküle).
- Auch ohne Übergewicht können Sie die gesunden Pflaumen in Ihren täglichen Speiseplan gut einbauen. Ein ideales Beispiel für eine leckere und leichte Mahlzeit sind Vollwertpfannkuchen mit Pflaumenmus. Das gibt beispielsweise Schulkindern vor wichtigen Prüfungen und auch Erwachsenen vor einem anstrengenden Arbeitstag einen starken Kick.
- Eine einwöchige Pflaumenkur mit täglich 200 Gramm Pflaumen vertreibt nervöse Unruhe und depressive Verstimmungen.

Verarbeitung

Wachsartigen Reif sowie mögliche Gift- und Schadstoffe sollten Sie gründlich, möglichst zwischen Daumen und Zeigefinger, auswaschen und abrubbeln. Auch ein Küchen- oder Baumwolltuch leistet hier gute Hilfe. Waschen Sie mit heißem und kaltem Wasser.

Warnhinweis

Pflaumenkerne enthalten Inhaltsstoffe, die im Organismus durch Einwirkung von Enzymen giftige Blausäure freisetzen. Deshalb sollten Sie für Kinder die Kerne vorher entfernen. Ein oder zwei versehentlich verschluckte Steine sind jedoch kein Problem.

Gesundheitsrezept

PFLAUMENMUS

Zutaten

1 kg Pflaumen
600 g Zucker
Saft von 1 Zitrone
1 Nelke

Zubereitung

Pflaumen entkernen, zerquetschen, mit Zucker, Zitronensaft und Nelke im Topf mindestens 3 Stunden lang im Backofen erhitzen (185 °C). Eine feuchtigkeitsspendende Schale mit Wasser darunterstellen. Zwischendurch immer wieder umrühren. Danach abkühlen lassen.

Internationale Pflaume

Backpflaumen sind besonders in Frankreich beliebt, dort hält man jene aus Agen für die besten. In der bayerischen und österreichischen Küche sind die Pflaumen durch Zwetschendatschi (einen Pflaumenkuchen) und durch Powideldatscherl vertreten.

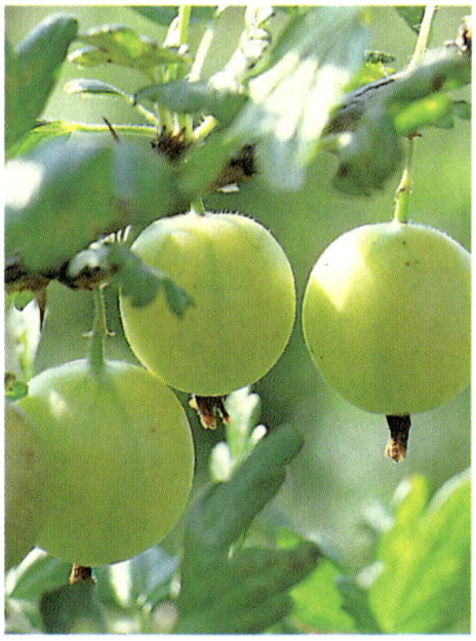

Die saure Stachelbeere unterstützt Entschlackungsprozesse und entwässert den Körper.

Die blasse Beere

Die Stachelbeere war schon lange als Wildpflanze bei uns heimisch, erst durch lange Kultivierung und die Züchtung größerer Beeren im Laufe der Neuzeit gewann sie an Bedeutung. Sie wird entweder roh verzehrt (bzw. in Obstsalate hineingemischt) oder mit etwas Wasser zu Püree gedünstet. Als Sauce kann man Stachelbeerpüree z. B. zu gegrillten Makrelen oder zu gebackenem Camembert reichen. Gedünstete Stachelbeeren lassen sich zu Quark, Frischkäse oder Joghurt servieren. Als Kompott schmecken Stachelbeeren besonders gut, wenn sie mit frischem Ingwer verfeinert wurden.

Stachelbeere

Beschreibung

Neben Rhabarber und Johannisbeeren zählen Stachelbeeren wohl zu den sauersten Naturprodukten – dagegen sind Zitronen der reinste Honig. Die behaarten Strauchbeeren an Trieben mit spitzen Dornen sind ein typisches Marmeladenobst, können aber genausogut pur gegessen werden, vor allem, wenn sie ihre gelbrote Reifefarbe erlangt haben.

Herkunft

Stachelbeeren stammen aus der Wiege vieler Obstsorten, dem Vorderen Orient, aus Südeuropa und den Mittelmeerländern. Die Reifezeit der Stachelbeere ist kurz, Importware nur kurze Zeit im Angebot. Heimische Stachelbeeren gibt es auf Märkten oder im Bioladen.

Wirkstoffe

Je weiter die Stachelbeere heranreift, desto fester schließt sich die harte Schale um die Samen. Stachelbeeren werden deshalb oft in noch grünem Zustand verwertet, wenn die Schale noch weicher ist. Das ist schade, denn seinen Wirkstoffreichtum entfaltet das Obst erst spät. Stachelbeeren sind reich an Silizium (für Bindegewebe, entgiftet Schwermetalle) und an Ballaststoffen (reinigen den Darm).
Das Fruchtfleisch der Stachelbeere enthält viel Provitamin A (schützt Schleimhäute, panzert Körperzellen), Pyridoxin (Vitamin B6, für Eiweißstoffwechsel, Nerven, Herz, Haarwuchs), Biotin (für gesunde Haut, fülliges Haar) und vor allem Vitamin C (für Immunsystem, Hirn- und Nerventätigkeit). Stachelbeeren ziehen auch viel Mangan und Magnesium aus dem Boden in ihr Fruchtfleisch (wichtig für Zellkraft, Muskeln, Herz), außerdem das harntreibende Kalium und Zink (für Bindegewebe, Hormonproduktion). Selbst die knackig-harte Schale ist reich an wertvollen, mehrfach ungesättigten Fettsäuren, die die im Fruchtfleisch enthaltenen Karotene besser verwertbar machen.

Heilen mit Stachelbeeren

- **Entgiften speziell das Gehirn von Schwermetallen**
- **Reinigen und entschlacken den Darm**
- **Wirken entwässernd und harntreibend**
- **Verbessern die Eiweißverwertung**
- **Fördern den Haarwuchs sowie die Bildung gesunder Haut**
- **Kräftigen die Gefäße und das Bindegewebe**

Einkauf

Stachelbeeren erhalten Sie selten in Supermärkten. Besser gehen Sie in einen großen Fruchtmarkt, ein spezielles Frucht- und Gemüsegeschäft (oft von Griechen oder Türken betrieben) oder gleich in den Bioladen.
Noch grüne, nicht ganz reife Stachelbeeren eignen sich wegen der weicheren Schalen besser für die Herstellung von Marmeladen. Allerdings: Sie könen auch die reifen und wirkstoffreichen Beeren kaufen und vor der Zubereitung aufschneiden oder anstechen.

Stachelbeeren für Arterien und Venen

- Das Spurenelement Silizium ist in tierischer Nahrung nicht so reich vertreten, Pflanzen nutzen es hingegen reichlich für robuste Gerüstteile wie Schalen oder für feste, steife Kapillaren, über die sie ihre Nahrungssäfte beziehen.
- Auch der menschliche Organismus verwendet Silizium, um feste und stabile Gefäße zu bauen und zu erhalten. Mit Stachelbeeren tun Sie also Ihren Gefäßen eine Wohltat.
- Gerade bei schwachen Arterien und Venen, bei Krampfadern und Besenreisern können Stachelbeeren helfend eingreifen. Eine einwöchige Stachelbeerkur kann Sie so vor weiteren Verschlimmerungen bewahren.
- Ihre persönliche Stachelbeerkur muß nicht sauer sein: Kaufen Sie die milderen gelben Stachelbeeren, und bereiten Sie einen Obstkuchen daraus zu.
- Für einen gesunden und leckeren Stachelbeerkuchen nehmen Sie 250 Gramm Mürbeteig, ein Kilogramm Stachelbeeren (putzen und vorkochen), verzieren den Kuchen mit Eischnee, Zucker (Ihr persönlicher Geschmack entscheidet) und feingeschnittenen Mandeln. Etwa 30 Minuten backen.

Verarbeitung

Blüten und Stielansätze werden abgetrennt, angefaulte Beeren entfernt, die Beeren gut mit heißem und kaltem Wasser gewaschen. Danach können Sie die Früchte für die Marmeladenherstellung mit dem Schneidstab zerkleinern, durch die Fruchtpresse pressen, durch den Fleischwolf drehen oder einfach so zerdrücken.
Für Obstsalate oder Desserts sollten Sie die Schalen mit verwenden, reifere Früchte halbieren oder vierteln.

Warnhinweis

Keiner.

Gesundheitsrezept

STACHELBEEREN ALS DESSERT

Zutaten für 2–4 Personen

200 g reife Stachelbeeren
200 g Biojoghurt
3 EL Honig
1 EL Rosinen

Zubereitung

Stachelbeeren putzen, waschen, vierteln. Biojoghurt mit Honig und Rosinen vermengen, Stachelbeerstücke daruntermischen. In Schälchen abfüllen.

Gefäßwände stärken

Da uns tierische Nahrung so gut wie gar nicht mit Silizium versorgt, müssen wir unseren (geringen) Tagesbedarf mit pflanzlicher Kost zu uns nehmen. Besonders wichtig ist das Spurenelement für stabile Zellwände und damit auch für ein straffes und gesundes Bindegewebe. Auch Gefäßerkrankungen kann langfristig durch eine ausreichende Siliziumaufnahme vorgebeugt werden.

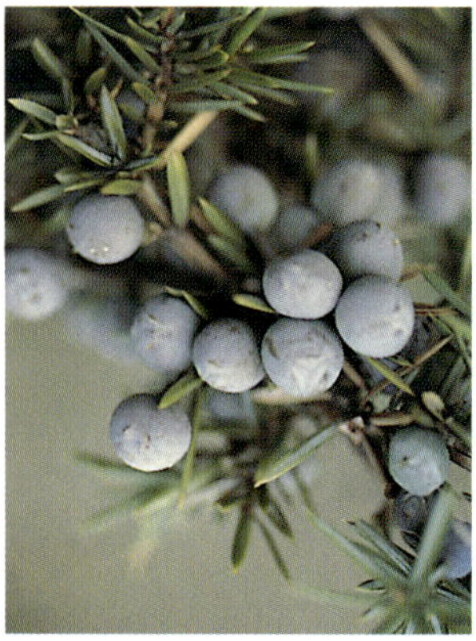

Die ätherischen Öle der Wacholderbeere wirken desinfizierend und heilsam bei Infektionen.

Wacholder

Beschreibung

Wenn im Herbst – meist im goldenen Oktober – Wacholderzeit ist, zieht es viele Sammler hinaus an sonnige Berghänge, auf Waldlichtungen und Heiden, in Haine und Moorgebiete. Nun gibt es die schwarzbraunen bis dunkelvioletten Beeren des Wacholderstrauches. Der süßaromatische Wacholder nutzt die Gunst der späten Stunde: Wenn andere Früchte längst geerntet und in Einmachgläsern eingeweckt sind, sammelt der Wacholder noch immer kostbare Inhaltsstoffe.

Herkunft

Wacholder zählt zu den Zypressengewächsen und ist in südlichen Ländern beheimatet: in Griechenland, Spanien, Südfrankreich und Italien (feinste Qualitäten stammen aus der Toskana). Die Sträucher wachsen jedoch auch in der Lüneburger Heide und in Moorgebieten und brauchen hier freilich im Herbst noch mal reichlich Sonne. Drei Jahre braucht die Beere bis zum Ausreifen, dann kann sie im Idealfall einen Zentimeter dick, kugelrund und sehr saftig sein.

Wirkstoffe

Der Wacholder besitzt ätherische Öle, die streng duften und schmekken. Auch zieht er schützende Harze in seine Schale. Diese Abwehrstoffe helfen gegen Infektionen, neutralisieren Gifte, töten Pilze, desinfizieren Schleimhäute und wirken harntreibend. In Nieren, Blase und den Harnwegen zerstören sie entzündungsverursachende Bakterien, lindern und heilen Nieren- und Blasenschwäche sowie Beschwerden beim Wasserlassen (z. B. Harntröpfeln oder Harninkontinenz). Seine dunkle Farbe bezieht Wacholder aus karotenreichen Schutzstoffen: Diese stärken die Schleimhäute, wirken gegen Sehschwäche und aktivieren die Gene in Zellkernen. Kaum eine andere Frucht schafft noch Ende Oktober einen solchen Frischeschub wie der Wacholder.

Von Schafen verschmäht

Die Wacholderbeere ist die Frucht des Heidewacholders, der in vielen Regionen Deutschlands wild wächst. Oft deutet das Vorkommen des Wacholderstrauchs inmitten einer gartenartigen Graslandschaft auf die (frühere) Nutzung der Landschaft für die Schafzucht hin, da die grasenden Schafherden alle anderen Baum- und Straucharten schon als Keimlinge abweideten und so am Aufkommen hinderten; nur den Geschmack der jungen Wacholdersträucher mögen sie nicht, weshalb diese weiterhin ungestört wachsen können.

Heilen mit Wacholderbeeren

- **Wirken entgiftend, töten Darmpilze, binden Fett im Darm**
- **Wirken wasser- und harntreibend, damit entschwemmend**
- **Heilen Entzündungen in Nieren, Blase und Harnwegen**
- **Aktivieren den Zellstoffwechsel, kurbeln Hormonbildung an**
- **Beugen Arteriosklerose, Falten- und Runzelbildung vor**
- **Kräftigen das Immunsystem, schützen die Schleimhäute**

Wacholder enthält sehr viel bioaktives Vitamin C. Das feine Fruchtfleisch steigert die Vitaminwirkung bis zum 20fachen. Die im Wacholder enthaltenen mehrfach ungesättigten Fettsäuren (in der Schale) stärken Zellwände, regen die Produktion von Steroidhormonen an (entzündungshemmendes Kortisol, Sexualhormone) und halten Cholesterin transportfähig. Dadurch wird dieser lebensnotwendige Fettstoff im Körper nicht ranzig. Die Folge: Im Bindegewebe bilden sich weniger krustenartige Ablagerungen aus ranzigem Cholesterin, unverwertbarem Kalzium und totem Eiweiß (Falten, Runzeln, Krähenfüße), die Tendenz zu arteriosklerotischen Ablagerungen in den Gefäßen (Gefahr der Arteriosklerose) nimmt ab.

Würziger Wacholder

- Wem Lebensmittel wie Sauerkraut, Blumenkohl oder andere Kohlsorten für sich allein viel zu langweilig sind, der kann mit Wacholderbeeren Abhilfe schaffen. Einfach mitgekocht sind sie allerfeinstes Würzmittel.
- Wacholderbeeren als Zugabe zu Mischmarmeladen liefern ein tolles Aroma und lassen die Familie den ganzen Winter über vom herrlich sonnigen Sammelerlebnis träumen.
- Wacholderbeeren sind eine delikate Beilage für Sauerbraten und Fischgerichte sowie zu Wild und anderen dunklen Saucen für Fleischgerichte.

Einkauf

Importierten Wacholder gibt es schon im September, ab Oktober kommen dann die begehrten heimischen Früchte. Das Sammeln, häufig eine mühselige Pirsch durch struppiges Unterholz, ist aufwendig und beschwerlich, aber ein typischer Freizeitspaß des modernen Büromenschen. Auch die Wacholderblätter wehren sich – mit ihren nadelspitzen Blättern. Verständlich, daß Wacholder beim Obsthändler nicht gerade billig ist.

Verarbeitung

Wacholderbeeren können Sie entweder einfach mit dem jeweiligen Gericht kochen oder aber vorher leicht zerdrücken, damit die feste und harzige Schale ihren leckeren Inhalt preisgibt.

Warnhinweis

Wacholderbeeren müssen verlesen (sortiert) werden. Wegen der enthaltenen Reizstoffe sollten Sie Wacholder nicht im Übermaß verzehren. Wenn Sie Wacholder lieben, dann können Sie einzelne Wacholderbeeren über den Tag verteilt einzeln kauen.

Gesundheitsrezept

WACHOLDERSHAKE

Zutaten für 2 Personen

1/2 l Milch
2 Kugeln Vanilleeis
50 g Wacholderbeeren

Zubereitung

Wacholder leicht zerdrücken, mit Eis und Milch im Mixer pürieren. In Gläser abfüllen.

Beliebte Würze

Der Mensch bringt den Wacholderbeeren mit ihrem charakteristischen Aroma mehr Sympathie entgegen als die Schafe: Er nutzt sie als Gewürz und zum Brennen von Alkoholika wie Gin und Genever. Zum Würzen kann man sowohl frische als auch getrocknete Beeren verwenden, man kann sie (z. B. in Sauerkraut oder Tomatensuppe) komplett mitkochen oder im Mörser zerstoßen. Wacholderbeeren verfeinern auch Rahmsaucen (etwa für Pilzgerichte) oder Gemüsegratins.

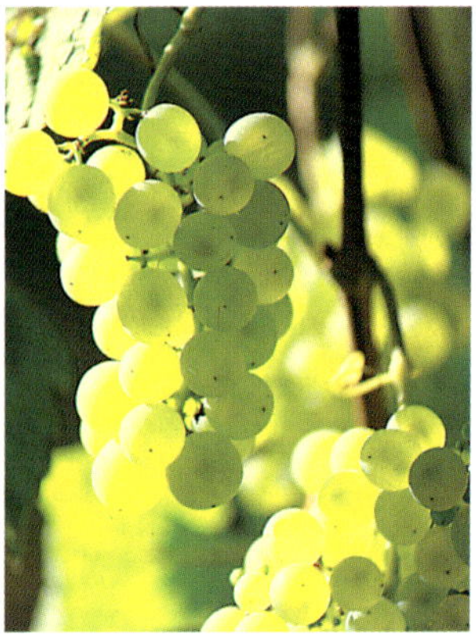

Weintrauben – wirkungsvolle Helfer bei Verdauungsproblemen.

Weintraube

Beschreibung

Die Früchte der Weinrebe sind sonnenhungrig: Im Sommer und Herbst tanken sie Nährstoffe und bilden Vitamine, um ihre Samen zu stärken. Kein Wunder, daß die ganze Vogelschar die reifen Weintrauben als letztes Angebot des Jahres nutzt. Auch den Menschen bieten Weintrauben wertvolle Biostoffe – nicht nur als Wein.

Herkunft

Weintrauben stammen aus dem warmen Süden. Naßkalte Regionen meiden sie. Deshalb kommt das Hauptangebot in den Obstregalen aus dem Mittelmeerraum, besonders aus Italien, Frankreich und Spanien. Doch auch in Deutschland gedeihen Weintrauben trefflich in sonnigen Regionen: in Baden-Württemberg, entlang des Rheins und der Mosel und in Franken. Hier ist aber schon die klimatische Grenze erreicht.

Wirkstoffe

Die ballaststoffreichen Schalen der Weintrauben beseitigen Darmträgheit und Verstopfung, wirken gleichzeitig entwässernd, entgiftend und binden Fettstoffe. Trauben sind die ideale Herbstdiät. Sie beschleunigen den Harnfluß durch Nieren, Blase und Harnwege, schwemmen Bakterien aus und lindern so Entzündungen der Nieren und Blase. Weintrauben enthalten alle B-Vitamine außer B12. Die B-Vitamine sind wichtig für den Kohlenhydratstoffwechsel, für gute Nerven und das Gehirn. Die Fruktose (Fruchtzucker) hebt den Blutzuckerspiegel leicht an. Ein zu niedriger Blutzuckerspiegel ist Hauptursache von Müdigkeit, Nervosität und Konzentrationsmangel. Trauben sind reich an Folsäure (für Blutbildung) und Vitamin C (für das Immunsystem). Auch enthalten Trauben viel Mangan (für Knochen und Schilddrüse, als Nervennahrung) und Magnesium (für Muskel- und Herzfunktion). Der Kaliumgehalt gleicht eine zu salz- bzw. natriumreiche Kost aus.

Heilen mit Weintrauben

- **Beseitigen Darmträgheit und Verstopfung**
- **Reinigen Nieren, Blase und Harnwege**
- **Lindern das prämenstruelle Syndrom**
- **Unterstützen Maßnahmen zur Gewichtsreduktion**
- **Helfen bei Müdigkeit, Nervosität und Depressionen**
- **Aktivieren den Kohlenhydratstoffwechsel**

In vino veritas

Es wäre natürlich glatt gelogen zu behaupten, der Anbau und die jahrtausendelange Verfeinerung der Weinrebe durch Ägypter, Phöniker, Griechen und Römer in der Antike sowie nahezu alle Völker bis in unsere Tage wäre in erster Linie auf die Heilwirkung des unvergorenen Traubensaftes zurückzuführen. Sekt, Weiß- und Rotwein sollen hier auch nicht verteufelt werden; sie haben, in Maßen genossen, ebenfalls ihren Anteil an einer gesunden und ausgewogenen Ernährung.

Einkauf

Weintrauben gibt es ab dem Sommer im Laden zu kaufen. Haupterntezeit ist August bis Ende Oktober. Je größer Trauben sind, desto saftiger und aromareicher sind sie.
Weintrauben sind typische Freilandgewächse. Empfehlenswert sind aber auch die großen blauen Weintrauben aus Treibhäusern. Inlandsware ist weit weniger schadstoffbelastet als Importtrauben aus Südeuropa oder Südafrika. Teurer, aber weitgehend gift- und schadstofffrei sind Trauben aus dem Bioladen oder vom ökologisch arbeitenden Weinbauern.

Abspecken mit Weintrauben

- Im Gegensatz zu anderen Schlankheitskuren ist eine einwöchige Traubenkur im Herbst ideal für alle Dicken und Übergewichtigen. 500 Gramm Weintrauben pro Tag plus 1000 Kilokalorien aus anderer Nahrung – dies ist das ideale Rezept. Sie stellen dabei sicher, daß es zu keinen Nährstoffdefiziten im Körper kommt.
- Positiver Nebeneffekt dieser Traubendiät: Der Darm wird entgiftet, entschlackt und entsäuert. So können Sie gekräftigt in die kalten Wintermonate gehen.
- Weintrauben sind die perfekte Zutat für das Müsli am Morgen: ein paar Löffel geschrotetes Getreide (oder Haferflocken), eine Banane und Weintrauben, so viele Sie wollen. Mit frischer Vollmilch (Rohmilch, sonst 3,8prozentiger Frischmilch) aufgießen – und Sie haben einen Vorsprung für den ganzen Tag.

Verarbeitung

Weintrauben können Sie ganz nach Belieben verwenden, als selbstgepreßten Saft, im Obstsalat, als Beigabe zu Gerichten oder ganz einfach pur gegessen. Wichtig: Weintrauben sollten Sie vor dem Verzehr stets sorgfältig mit heißem und kaltem Wasser waschen.

Warnhinweis

Traubenproduzenten in Italien und anderen Südländern haben nur einen Ehrgeiz: dicke, pralle, schöne Früchte. Dafür ist ihnen jedes Mittel recht. Diese Weintrauben gedeihen oft auf belasteten Böden, werden mit Pestiziden und Insektiziden wochen- oder monatelang bespritzt, damit ihnen nur ja kein Insekt zu nahe kommt.
Noch auf dem Transport und im Großmarkt werden Weintrauben mit gesundheitsschädlichen Wachsen und Harzen künstlich verschönt. Deshalb sollten Sie nach Möglichkeit jede einzelne Weinbeere sorgfältig waschen und die Giftstoffe abrubbeln. Oder Sie kaufen einheimische Ware vom biologisch arbeitenden Weingärtner.

Gesundheitsrezept

WEINTRAUBENGELEE

Zutaten

1 kg Weintrauben
10 EL Zitronensaft
1 kg Gelierzucker

Zubereitung

Trauben einzeln säubern, dann in der Fruchtpresse entsaften. Mit Gelierzucker gut vermengen und im Topf 5 Minuten kochen lassen. Zitronensaft untermengen, dann in Schalen oder Gläser füllen und abkühlen lassen.

Auch im Salat

Trauben sind höchst vielseitig: Sie bereichern jede Käseplatte, können in viele Salate und Obstsalate einen besonderen Ton hineinbringen und eignen sich gut für Obstkuchen oder Käsekuchen. Rosinen und Sultaninen sind fast unentbehrlicher Bestandteil von Müsli oder Studentenfutter. Vergessen Sie auch nicht die Blätter der Weinrebe: Nach kurzem Blanchieren kann man sie mit Reis und Pinienkernen oder mit weichem Ziegenkäse füllen.

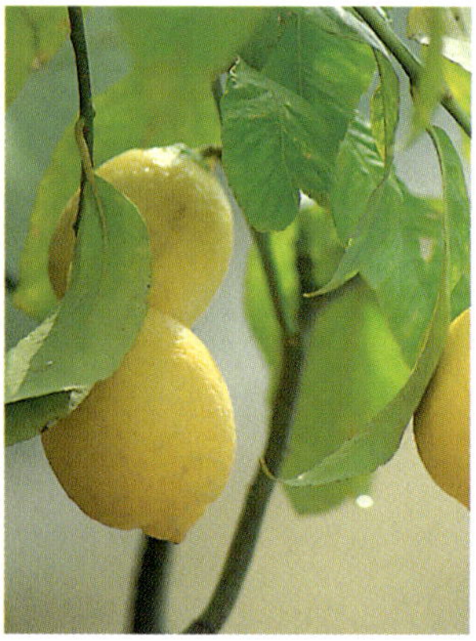

Die Wirkstoffe der Zitrone kurbeln den Eiweißstoffwechsel an und helfen so bei der Gewichtsreduktion.

Zitrone

Beschreibung

Die Zitrone wird verwendet als Saft, als Gewürz – und seit kurzem als eßbare Frucht für Leute mit Mut zum Sauren. Neuester Geheimtip von US-Biochemikern: Zitrone in vier Teile schneiden, das Fruchtfleisch herausbeißen und essen. Am Anfang müssen Sie sich überwinden, aber nach ein paar Versuchen haben sich Gaumen und Zunge an den Säureschock gewöhnt, und Zitrone pur schmeckt dann sogar richtig gut. Die Bioflavonoide im Fruchtfleisch schützen das verletzliche Vitamin C vor Oxidation und machen es bis zum 20fachen wirksamer.

Herkunft

Zitronen sind typische Südfrüchte. Die schwache Sonne in nördlichen Breiten brächte eine derartig sonnige Frucht gar nicht zustande. Die gelbe Beerenfrucht des Zitronenbaums stammt vermutlich aus Indien oder China. Ganz genau weiß man es nicht. Inzwischen wachsen Zitronen auch im gesamten Mittelmeerraum.

Wirkstoffe

Vitamin C (Askorbinsäure) ist der Hauptwirkstoff (gegen Infektionen, für Immunschutz) der Zitrone. Zwar enthält die recht milde Säure keine eiweißspaltenden Substanzen, aber sie stimuliert in der Magenschleimhaut die Produktion von Salzsäure und des eiweißspaltenden Enzyms Pepsin. Dadurch wird die Eiweiß-, Kalzium- und Eisenverwertung wesentlich verbessert. Eiweiß macht vital und streßfähig, Kalzium baut Knochen und Zähne auf und ist das beste natürliche Beruhigungsmittel für die Nerven. Eisen liefert den belebenden Sauerstoff in alle Körperzellen.

Heilen mit Zitronen

- **Kräftigen Immunsystem, Bindegewebe, Haare und Nägel**
- **Stimulieren die Magensäureproduktion**
- **Verbessern den Eiweißstatus im Körper und vitalisieren**
- **Verbessern die Eisenverwertung für die Zellatmung**
- **Aktivieren den Kalziumstoffwechsel für Knochen und Zähne**
- **Kräftigen die Blutgefäße und stoppen Zahnfleischbluten**
- **Fördern das Zellwachstum und wirken verjüngend**
- **Setzen Fett frei und unterstützen Schlankheitskuren**

Der saure Weltumsegler

Wenn die Zitrone nicht gewesen wäre, wären viele geographische Rätsel unserer Erde erst spät gelöst worden. Während die Mannschaften der ersten Weltumsegler durch die Vitamin-C-Mangelkrankheit Skorbut stark dezimiert wurden und einige wissenschaftliche Expeditionen abgebrochen werden mußten, zwang James Cook seine Schiffsbesatzung, regelmäßig die sauren Früchte zu verspeisen, und setzte dazu noch das ebenfalls Vitamin-C-reiche Sauerkraut auf den Speiseplan. Als erster Käpitän konnte er auf drei mehrere Jahre dauernden Weltumsegelungen den Skorbut völlig vermeiden und so den gesamten Pazifik kartographieren.

Essen Sie sich fit mit Zitronen

- Tip der US-Biochemiker: Essen Sie über den Tag verteilt einige Zitronenviertel samt Fruchtfleisch.

- Noch ein Tip aus Kalifornien: Unmittelbar vor dem Sport oder der Gymnastik sollten Sie das Fruchtfleisch einer ganzen Zitrone essen. Bei der folgenden körperlichen Aktivität – ganz gleich ob Joggen, Aerobic, Radfahren oder Stretching – pumpen sich die Leukozyten (weiße Immunblutkörperchen) mit Vitamin-C-Molekülen voll und machen Sie widerstands- und leistungsfähiger.

Vitamin C bringt schon Minuten nach dem Verzehr einen Frischeschub in den Drüsen: Hirnanhangsdrüse und Nebennierenmark haben im Körper die höchsten Vitamin-C-Konzentrationen, sie brauchen den Biostoff für die Synthese von Streß- und Sexualhormonen. Auch die Glücks- und Euphoriehormone Noradrenalin und Beta-Endorphin können nur mit Hilfe von Vitamin C hergestellt werden.

Vitamin C in Eigenproduktion

Tiere machen sich ihr Vitamin C im Stoffwechsel selbst – aus Glukose. Menschen müssen es mit der Nahrung zu sich nehmen. Bei massivem Streß benötigen Sie große Mengen Vitamin C – da sind Zitronen das ideale Lebensmittel.
Vitamin C und die begleitenden Bioflavonoide bauen aktiv das Bindegewebe neu auf, lassen Haare und Nägel schneller wachsen, verbessern die Sehkraft und stärken die rund 100 000 Kilometer Blutgefäße im menschlichen Körper, von den großen Schlagadern bis zu den allerfeinsten Arteriolen. Damit beugt die Zitrone Besenreiser, Krampfadern und Hämorrhoiden vor, beschleunigt die Wundheilung, beseitigt Zahnfleischbluten und wirkt lindernd und heilend bei Parodontose.

Einkauf

Zitronen werden bei uns das ganze Jahr über aus verschiedenen Produktionsländern angeboten.

Verarbeitung

Sie können Zitronen ganz nach Belieben zu Saft, Obstsalat, Desserts usw. verwenden.

Warnhinweis

Zitronen sind meist mit Schad- und Giftstoffen behaftet, deshalb die Schalen nicht abraspeln und als Gewürz verwenden. Weitgehend schadstofffreie Importzitronen gibt es im Bioladen.

Gesundheitsrezept

FITNESSDRINK

Zutaten für 1 Person

3 Zitronen
3 EL Honig

Zubereitung

Zitronen auspressen, Saft mit Honig verquirlen und auf einen Zug austrinken (am besten unmittelbar vor einer sportlichen Betätigung).

Sparsame Zitrone

Wegen ihres intensiv sauren Geschmacks verwendet man Zitronen meist in sehr kleinen Rationen: zum Verfeinern und Abschmecken von Salaten, Obstsalaten, Suppen und Gemüsegerichten. Zitronen werden außerdem für viele Torten und Kuchen, etwa in Form von Zitronenbuttercreme, gebraucht. Zitronenwasser und Zitroneneis runden die Palette ab. Die unbehandelte Zitronenschale liefert außerdem das duftende ätherische Zitronenöl.

Heilendes Gemüse

Essen hält Leib und Seele zusammen, sagt eine Volksweisheit. In den letzten Jahrzehnten hat sich diese Weisheit allerdings gerade in den reicheren Industrieländern ins Gegenteil verkehrt. Viele Menschen leiden an ernährungsbedingten Krankheiten oder Übergewicht und verkürzen durch ungünstige Eßgewohnheiten im schlimmsten Fall ihre Lebenserwartung.

Dabei ist gesund zu leben und gesund zu essen unglaublich einfach. Die gutsortierte Auslage eines Gemüsegeschäfts zeigt, wie vielfältig und reichhaltig die Gemüsewelt ist. Schonend gegart und fein mit frischen Kräutern gewürzt, schmeckt jedes Gemüse köstlich. Manche Sorten wie Tomaten, Fenchel oder Blattsalate schmecken auch roh hervorragend. Und neben dem kulinarischen Genuß, der der Seele guttut, bekommt der Leib fast nebenbei eine Vielzahl an lebenswichtigen und gesunderhaltenden Stoffen zugeführt. Mineralien, Vitamine und Ballaststoffe sorgen dafür, daß alle unsere Organe vom Herz über den Magen bis hin zur Haut von der pflanzlichen Kost profitieren. Sie werden von innen heraus geschützt und sind so gegen eine Vielzahl von Krankheiten gewappnet.

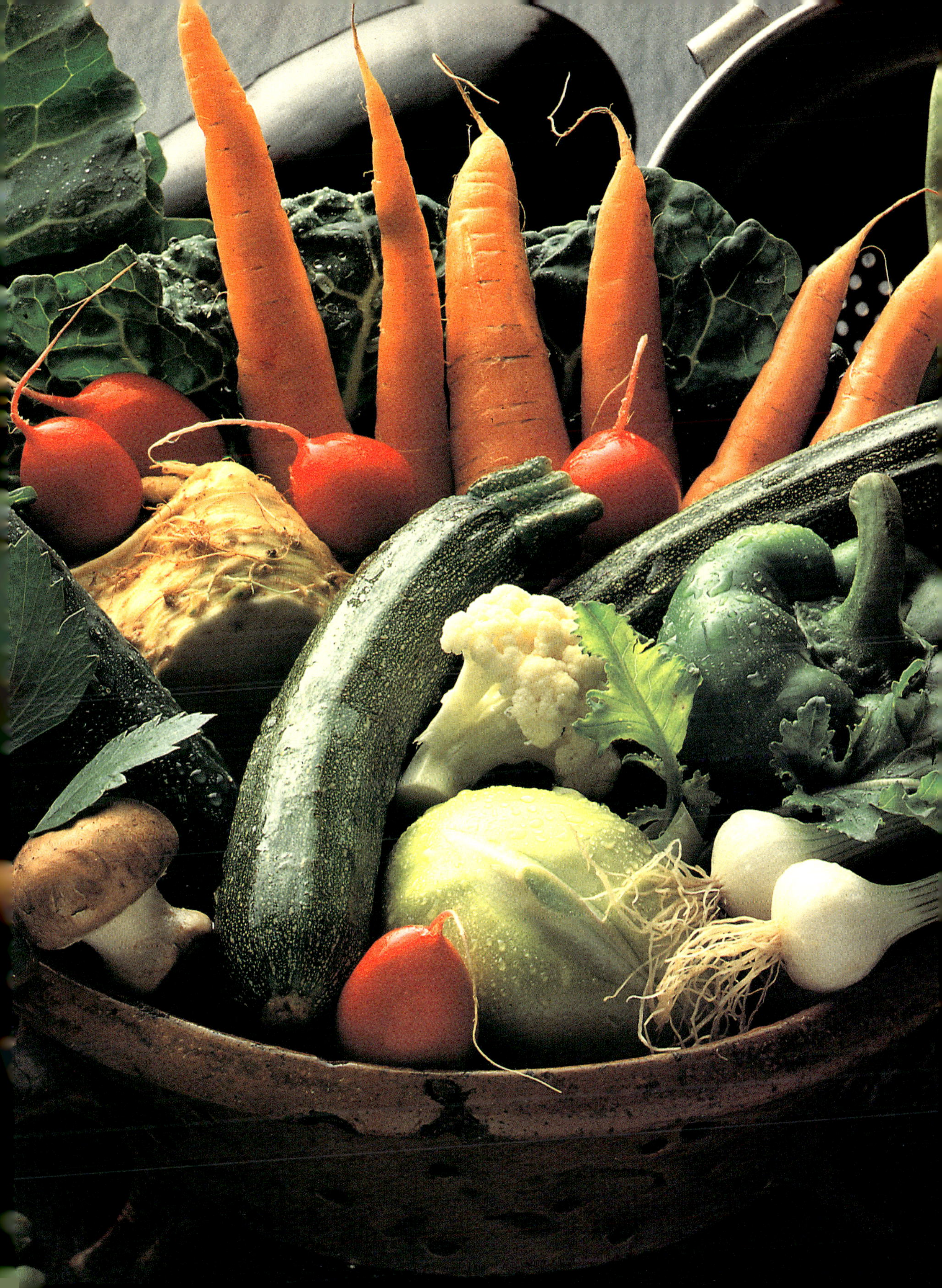

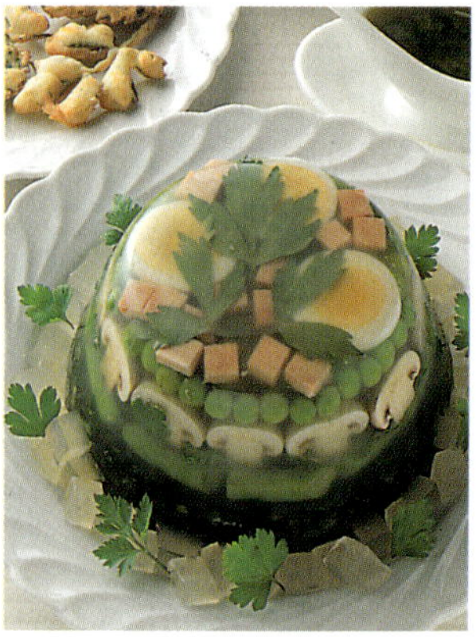

Beliebtes Gemüse aus dem Fernen Osten: Algen gehören in Japan zum unentbehrlichen Bestandteil der guten Küche.

Kraft der Meeresflora

Hierzulande sind Algen den Liebhabern der japanischen Küche als leichte Gemüsebeilage oder als Zutat zu den typischen Sushis ein Begriff. Im Zuge der Krebsforschung hat man außer dem kulinarischen Wert jetzt noch einen anderen, für die Gesundheit des Menschen weit wichtigeren Inhaltsstoff festgestellt. Algen sind reich an Fucoidan, das besonders bei Brustkrebserkrankungen den Krankheitsverlauf abschwächen und einen Ausbruch hemmen oder zumindest verzögern kann. Als begleitende kräftigende und sanfte Therapie kann der regelmäßige Verzehr von Algengemüse sehr helfen. Japanerinnen erkranken aufgrund des regelmäßigen Verzehrs seltener an Brustkrebs als Europäerinnen.

Agar-Agar

Beschreibung

Diese faszinierende Wasserpflanze wächst in einer Tiefe von bis zu 80 Metern in farbenprächtigen Farnwedeln oder gefiederten Halmen. Agar-Agar entsteht aus dem Pflanzenschleim von Algen, den Agarophyten. Schon vor 2000 Jahren entdeckten die Chinesen und Japaner die heilende Wirkung von Agar-Agar.

Herkunft

Agar-Agar wird inzwischen nicht nur in Asien, sondern auch in Spanien, Portugal, Marokko, Korea und in den USA gewonnen. Der Alge wird zuerst das Wasser entzogen; dann wird sie gefriergetrocknet.

Wirkstoffe

Agar-Agar ist geruch- und geschmacklos sowie durchsichtig. Es quillt in kaltem Wasser auf und eignet sich deshalb vorzüglich als Geliermittel für Frucht- und Gemüsegelees, Marmeladen, Grütze, Desserts, Puddings, Speiseeis, Tortengüsse, Aspik. Agar-Agar ist traditioneller Speisegelatine aus Tierhäuten oder -knochen weit überlegen, denn es schmilzt nicht so schnell und hat eine festere Struktur. Bereits eine einprozentige Lösung bildet ein festes Gel. Die Pflanze ist enorm reich an Jod, Kalzium, Eisen und zahlreichen anderen Nährstoffen. Agar-Agar ist für den Menschen völlig kalorienfrei, weil es vom Organismus nicht abgebaut werden kann.

Einkauf

Agar-Agar gibt es als Pulver und Geliermittel in Reformhäusern und Bioläden. Weitere Handelsbezeichnungen sind: Pflanzengelatine, Ceylontang, Japanische Gelatine. Apotheken bieten Dragees und Emulsionen mit dem Wirkstoff Agar-Agar zur Behandlung von Obstipation (Verstopfung) an.

Heilen mit Agar-Agar

- **Hilft als mildes Abführmittel (Laxativum) bei Verstopfung**
- **Wirkt entzündungshemmend**
- **Neutralisiert Darmgifte im Nahrungsbrei**
- **Kräftigt Leber und Lungen**
- **Hilft bei Hämorrhoiden**
- **Unterstützt Maßnahmen zur Gewichtsreduzierung**

Algen – die unbekannten Lebensmittel

- Vor allem in Japan, China und Korea gelten Grün-, Rot- und Braunalgen als delikates Meeresgemüse und Grundnahrungsmittel.
- Die meisten in Deutschland erhältlichen Speisealgen stammen von der japanischen Insel Hokkaido bzw. aus der Bretagne.
- Neben den zu Geliermitteln verarbeiteten Algen wie Agar-Agar oder Carrageenan (z. B. in Milch- und Schokoladeprodukten) gibt es eine Fülle unterschiedlicher Speisealgen wie Wakame, Dulse, Arame, Nori, Hijiki, Kombu oder Mekabu, die auch hierzulande mehr und mehr Freunde gewinnen. Sie erhalten diese Algensorten meist in Bioläden.
- Algen sind reich an Biostoffen: Wakame und Arame enthalten zehnmal mehr Kalzium als Milch, Hijiki zehnmal mehr Eisen als Rindfleisch. Kombu und Arame können bis zu 500mal jodreicher sein als Austern und sogar bis zu 1000mal mehr Jod enthalten als Meeresfisch.
- Diese erstaunlichen Eigenschaften machen Algen zur idealen Zutat auf dem Eßteller. Agar-Agar gilt sogar als Verjüngungsstoff für die Lungen und den Magen-Darm-Trakt.

Verarbeitung

Das Agar-Agar-Pulver in einer Flüssigkeit, z. B. Wasser, Fruchtsaft, Brühe oder Suppe, einweichen. Dann zum Kochen bringen. Während das Pulver sich auflöst, ständig umrühren. Die gewünschten Zutaten beigeben. Anschließend bei Zimmertemperatur oder im Kühlschrank abkühlen lassen.

Zu beachten

Agar-Agar eignet sich nicht für die Verarbeitung mit Nahrungsmitteln, die Obst- oder Weinessig enthalten, bzw. mit Lebensmitteln, die reich an pflanzlicher Oxalsäure (Kleesäure) sind. Dazu zählen z. B. Spinat, Rhabarber, Mangold, Sauerampfer, Schokolade oder schwarzer Tee.

Warnhinweis

Wer unter zeitweiligen oder chronischen Durchfällen leidet bzw. häufig wäßrigen Stuhl hat, sollte Agar-Agar nur mit großer Vorsicht verwenden. Die in Apotheken erhältlichen Agar-Agar-Produkte können – wegen ihrer Wirkstoffkombination, z. B. mit Paraffinöl und Darmreizstoffen – zu erheblichen Stuhlproblemen wie starkem Durchfall führen, außerdem zu Hauterscheinungen (Jucken, Brennen), Allergien und Leberstörungen.

Gesundheitsrezept

AGAR-AGAR-FRUCHTGEL

Zutaten für 6–8 Personen

3–4 EL Agar-Agar-Pulver
4 Tassen Apfelsaft
1/2 Tasse Rosinen
2 Tassen zerdrückte oder pürierte frische Saisonfrüchte (z. B. Beeren, Aprikosen, Äpfel, Pfirsiche oder Pflaumen)
1 TL Vanille

Zubereitung

Agar-Agar im Apfelsaft einweichen, anschließend zusammen mit den Rosinen zum Kochen bringen. 5 Minuten brodeln lassen. Früchte und Vanille einrühren. In Schalen oder in eine große Schüssel gießen, setzen und abkühlen lassen. Anschließend auf Dessertteller verteilen und servieren.

Heilen mit Algen

Jede Algenart wirkt in verschiedenen Bereichen: Wakame gegen Krebs und zur Blutverdünnung, Kombu bei zu hohem Blutdruck, Laminaria bei zu hohem Cholesterinspiegel und Nori gegen die Vermehrung schädlicher Bakterien.

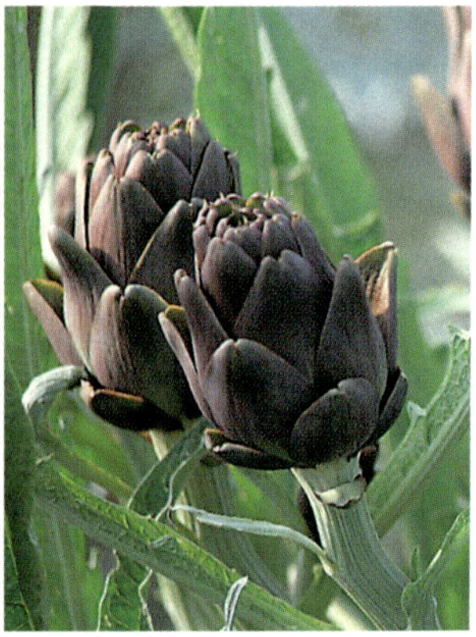

Besonders im Mittelmeerraum sind die Blütenblätter und der Blütenboden der Artischocke ein vielverzehrtes Feingemüse.

Artischocke

Beschreibung

In den mediterranen Ländern, wie z. B. in Südfrankreich, ist ein Gemüsemarkt ohne Artischocken undenkbar. Das Feinste an dieser Gemüsepflanze sind die fleischigen Artischockenböden, die auch bei uns immer mehr Liebhaber gewinnen.

Herkunft

In den Mittelmeerländern ist die Artischocke zu Hause, Griechenland, Portugal, Israel zählen zu den Hauptexporteuren. Die distelähnliche Pflanze treibt hübsche Blütenköpfe und eignet sich deshalb auch gut als dekorative Zierpflanze fürs Wohnzimmer. Artischockenpflanzen können bis unter die Zimmerdecke wachsen. Geerntet wird kurz vor der Blüte. Je nach Angebot sind Artischocken unterschiedlich teuer. Kaufen kann man sie – zumindest in speziellen Gemüsefachgeschäften – das ganze Jahr über.

Wirkstoffe

Ihre medizinische Bedeutung verdankt die Artischocke in erster Linie ihrem Hauptwirkstoff Cynarin. Kaum eine andere Pflanze enthält so viel von diesem äußerst bioaktiven Bestandteil, der Zellen verjüngt, die Leber schützt und insbesondere auch den Galleabfluß aus der Leber anregt. Der Bitterstoff Cynarin wirkt außerdem cholesterinsenkend und vorbeugend gegen Gallensteine.
Artischocken sind darüber hinaus reich an Vitaminen (Karotene, B-Vitamine, Vitamin C) sowie an Eisen und Magnesium. Alle diese Biostoffe machen die Frucht zum seit vielen Jahren verwendeten Heilmittel gegen zahllose Befindlichkeitsstörungen und Beschwerden.

Für Leber und Galle

Die sogenannten, in Artischocken enthaltenen Choleretika regen die Leberzellen zur vermehrten Sekretion von Gallensäuren an. Sie aktivieren den Cholesterinausstoß aus der Leber und bremsen die lebereigene Cholesterinsynthese. Auf diese Weise wirken sie fettspiegelsenkend. Übelkeit, Völlegefühl und Blähungen, die oft durch eine zu schwache Lebertätigkeit verursacht werden, lassen sich durch die Artischocke günstig beeinflussen.

Heilen mit Artischocken

- **Schützen und kräftigen die Leber**
- **Sorgen für gesunden Galleabfluß**
- **Beugen Gallensteinen vor**
- **Wirken verjüngend auf den gesamten Organismus**
- **Senken den Cholesterinspiegel**
- **Wirken entwässernd und gegen Gewebsschwellungen**
- **Regulieren den Blutzuckerspiegel**
- **Beseitigen Verdauungsstörungen**
- **Wirken entzündungshemmend**

Einkauf

Es gibt weiße, grüne und violette Artischockenblütenknospen, die allesamt nur kurz lagerfähig sind. Größere Artischocken stammen aus Israel (Jerusalem-Artischocke) oder auch aus der Bretagne, die kleineren aus weiteren südlichen Regionen bzw. Anrainerstaaten des Mittelmeers (z.B. Balkan, Türkei, Spanien).
Sie sollten die Früchte im Regal abgreifen und nur die festen, prallen mitnehmen. Am qualitativ besten sind die großen, runden, grünen Artischocken, Früchte mit bräunlichen oder braunen Blättern sind schon recht betagt. Ausgelöste Artischockenböden- und herzen gibt es auch in Dosen oder Gläsern zu kaufen. Ihr Vitamingehalt ist geringer, die wichtigen Konzentrationen an dem vorbeugenden und heilenden Bitterstoff Cynarin jedoch unverändert.

Artischocken – Gemüse mit Charme

- Dieses ganz spezielle Blüten- bzw. Knospengemüse macht jedes Essen festlicher und origineller. Daß man dabei ein hochaktives Arzneimittel der Natur verzehrt, ist den meisten gar nicht bewußt.
- Artischocken reichern ihr Fruchtfleisch an den unteren Enden der Blätter und am Boden an. Ihr Reichtum an Biostoffen ist daher nicht über breitflächige Blätter verteilt, sondern in schmackhafter Weise konzentriert.
- Artischocken ißt man demnach nicht wie anderes Gemüse mit Messer und Gabel, sondern der Genuß wird gewissermaßen zelebriert: das Fleisch wird von den Blattschuppen abgestrichen bzw. ausgelutscht.

Verarbeitung

Stengel ausreißen, die Knospen mit dem Stielrest nach unten in kochendes Salzwasser legen und zugedeckt garen, bis sich die Blättchen leicht abzupfen lassen. Blätter von außen nach innen abzupfen, in Dressing, Remoulade, Mayonnaise usw. tunken und zwischen den Zähnen abziehen bzw. auslutschen. Bodenherz abschneiden und mit der Soße verzehren. Artischocken können nach dem Kochen heiß oder kalt (im Kühlschrank abgekühlt) verzehrt werden.

Warnhinweis

Warnhinweise gibt es bei der Artischocke keine, weil die verzehrten Mengen an Gemüsefleisch gering sind. Dementsprechend bleiben die Konzentrationen an dem Bitterstoff Cynarin niedrig. Im Übermaß genossen, können Bitterstoffe toxisch (giftig) wirken – die Gefahr ist aber wegen der großen Menge, die nötig wäre, gering.

Gesundheitsrezept

ARTISCHOCKEN-VORSPEISE

Zutaten für 2–4 Personen

2–4 Artischocken
2 EL Zitronensaft, Salz
Mayonnaise

Zubereitung

Artischocken waschen, Stiele abschneiden, aufrecht in einen Topf mit kochendem Salzwasser geben, Zitronensaft beigeben. Ca. 30 Minuten kochen lassen. Mit Sieblöffel aus dem Wasser nehmen und abtropfen lassen. Mit Soße und eventuell ein paar Baguettescheibchen servieren. Artischocken können heiß oder kalt gegessen werden.

Zubereitung der Mayonnaise

Eigelb und Senf zu einer sämigen Sauce verrühren. Zimmerwarmes Öl tropfenweise einfließen lassen und verrühren. So lange Öl hinzufügen, bis die gewünschte Mayonnaisenmenge erreicht ist. Mit einem Schuß Essig, Salz und Pfeffer würzen.

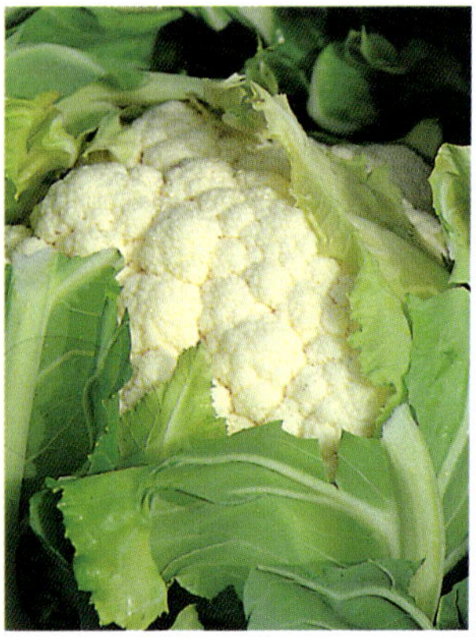

Früher als Arme-Leute-Gemüse verschmäht, wurde der Blumenkohl aufgrund seines Reichtums an Biostoffen für die gesunde Küche wiederentdeckt.

Abnehmen mit Blumenkohl

Blumenkohl sättigt zwar nur kurzfristig, versorgt den Organismus aber nachhaltig mit allen Vitaminen außer B12 und E, mit 14 verschiedenen Mineralien und Spurenelementen und mit 18 verschiedenen Aminosäuren (Eiweißbausteinen). Der Fettanteil ist minimal, deshalb ist Blumenkohl ideales Diätgemüse, insbesondere, wenn er nur kurz in Wasser gegart wird. Als Würze empfiehlt sich ein wenig Salz und Pfeffer sowie etwas geriebene Muskatnuß.

Blumenkohl

Beschreibung

Wenn auch nicht eine regelmäßige, so doch eine besonders im Winter gern gegessene Beilage auf dem Teller ist der beliebte Blumenkohl, der sich so problemlos zubereiten läßt und der so reich an Nähr- und Sättigungsstoffen ist.

Herkunft

Das Kohlgemüse mit seinem dickfleischigen Blütenkopf wächst bei uns in Deutschland ebenso wie in seinen südlichen Hauptexportländern. Es gibt frühe und späte Sorten, die nach bestimmten EU-Qualitätsnormen im Handel angeboten werden.

Wirkstoffe

Blumenkohl ist sehr arm an Brennstoffen, 100 Gramm enthalten nur rund 25 Kilokalorien. Sein Wasseranteil und der erhebliche Reichtum an Biostoffen macht ihn aber zu einem der gesündesten Gemüse. Dazu trägt bei, daß sich Blumenkohl vielfältig zubereiten sowie als gesunde Beilage verwenden läßt.

Bemerkenswert ist der hohe Gehalt an Folsäure, einem B-Vitamin, das im Stoffwechsel eng mit Vitamin B12 zusammenwirkt und für Zellwachstum und Blutbildung unerläßlich ist. Getreu überlieferten Eßgewohnheiten und Traditionen zufolge verwendeten deshalb unsere Groß- und Urgroßmütter den Blumenkohl als Familiengericht vor allem, weil Kinder und Heranwachsende am Tisch satt werden wollten. Seine heilsame Wirkung auf die Dickdarmschleimhäute ist die beste Vorbeugung gegen Darmkrebs, speziell bei Männern.

Heilen mit Blumenkohl

- **Wirken entwässernd**
- **Helfen bei Nieren- und Blasenproblemen**
- **Unterstützen Maßnahmen zur Gewichtsabnahme**
- **Helfen beim Aufbau einer üppigen Darmschleimhaut**
- **Ist wichtig für Zellwachstum und -erneuerung**
- **Kurbeln die Blutbildung an**
- **Sorgen für einen hohen Nährstoffgehalt in allen Körperzellen**
- **Kräftigen das Immunsystem und beugt Infektionen vor**
- **Wirken blutdrucksenkend**
- **Beugen Dickdarmkrankheiten vor**

Einkauf

Blumenkohl mit Augen und Händen prüfen. Wenn er weiß bzw. sehr hell sowie außerdem fest ist, hat er die beste Qualität und enthält dementsprechend am meisten Vitamine. Weiche Konsistenz und leicht graugelbes, welkes Erscheinungsbild deuten auf eine längere Lagerungs- und Transportzeit hin.
Der im Spätherbst und Winter erhältliche Blumenkohl kommt aus Südeuropa, seine Erntezeit liegt meist etwas zurück. Er ist oft außerordentlich preisgünstig. Im Sommer wird unser heimischer frischer Blumenkohl angeboten.

Blumenkohl macht satt und schlank

- Mit Hilfe dieser Gemüseart lassen sich rasch sättigende Mahlzeiten herstellen (z. B. mit Kartoffeln oder Reis).
- Das Minimum an Kohlenhydraten macht den großen Blütenkopf zum idealen Lebensmittel für alle, die – im positiven Sinne – den Gürtel endlich wieder enger schnallen wollen.
- Weil er so schnell zum großen Kopf heranwächst, saugt der Blütenkopf auch so gut wie alles an hochkarätigen Nährstoffen aus dem Boden. Den Reichtum an Vitaminen, Mineralien, Spurenelementen usw. gibt er anschließend großzügig an unsere Körperzellen weiter.

Verarbeitung

Strunk abschneiden und die unteren grünen Blätter entfernen. Unbehandelter Biogemüsekohl kann mitunter die Heimat von Raupen sein, die den Nährstoffreichtum ebenfalls zu schätzen wissen. Den Blumenkohl wenige Minuten in Salzwasser legen. Etwas zusätzlicher Essig im Wasser vertreibt selbst die hartnäckigsten Insekten. Blumenkohl waschen und dämpfen bzw. kurz garen, weil er sonst zu weich wird und seifig schmeckt. Ideal: Im Schnellkochtopf mit Sieb ohne Wasserberührung drei bis vier Minuten dämpfen.

Blumenkohl wird am besten nur mit Salz und Muskatnuß gewürzt, Käse verträgt sich ebenfalls gut mit dem nur leicht charakteristischen Geschmack. Blumenkohlkochwasser nicht wegschütten, denn es enthält viele Spurenelemente. Mit etwas Salz gewürzt und im Kühlschrank gut gekühlt, ist es ein erfrischendes Sommergetränk. Blumenkohl kann heiß als Gemüse gegessen werden, aber auch kalt als Zutat zu Salaten, Rohkosttellern usw.

Warnhinweis

Keiner.

Gesundheitsrezept

BLUMENKOHL PUR

Zutaten für 3–4 Personen

1 großer Blumenkohl
Salz, Muskatnuß
Butter
Parmesan

Zubereitung

Blumenkohl putzen, waschen und wie unter »Verarbeitung« angegeben garen. Mit Salz und geriebener Muskatnuß würzen, Butterflöckchen darübergeben. Mit Parmesan bestreuen und servieren.

Wertvolles Vitamin B5

Das im Blumenkohl enthaltene Vitamin B5 unterstützt den Körper bei der Herstellung von Kortisol. Aus diesem Stoff wiederum baut der Organismus Kortison, welches wichtig bei der Hemmung von Entzündungen ist. Vitamin B5 ist übrigens sehr säureempfindlich. Vermeiden Sie daher übermäßig viel Essig und Zitrone am Blumenkohl.

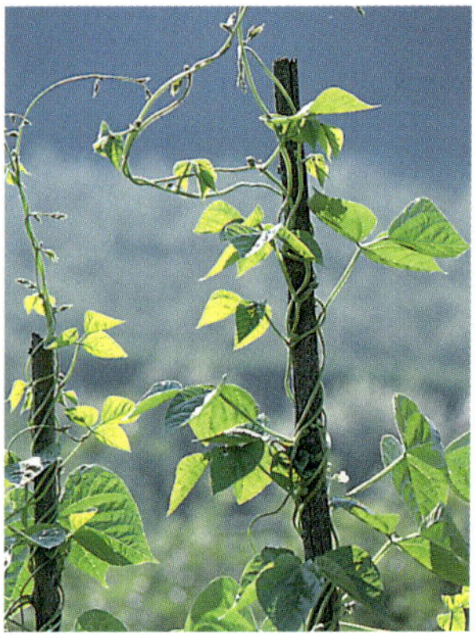

Frische Bohnen sind reich an pflanzlichen Proteinen und regen dadurch alle Erneuerungs- und Zellteilungsprozesse im Körper an.

Bohne

Beschreibung

Der Reichtum an Nukleinsäuren macht Bohnen zu einem wirksamen Verjüngungsmittel für unsere Körperzellen. Aus diesen proteinähnlichen Substanzen setzen sich nämlich die Zellkerne zusammen. So wie aus einer einzelnen Bohne schnell ein Keim und dann ein Strauch oder ein Busch wächst, regt sich nach einer Bohnenmahlzeit auch das Zellwachstum in unserem Körper.

Herkunft

Die Hülsenfrüchte stammen ursprünglich aus Mexiko, Mittel und Südamerika, wo sie für viele Familien noch immer den Haupteiweißlieferanten aus dem Kochtopf darstellen. Inzwischen werden Bohnen auf der ganzen Welt und natürlich auch bei uns angebaut. Diese weiten Reisen und Anpassungen an andere Klimazonen haben unterschiedliche Sorten hervorgebracht. Es gibt kleine Delikateßbohnen, dickfleischige Brechbohnen und lange grüne Schnittbohnen.

Wirkstoffe

Der therapeutische Hauptnutzen der Bohnen liegt in ihrem Reichtum an Nukleinsäuren und Eiweiß. Nukleinsäuren werden in unserem Darm zu sogenannten Nukleotiden gespalten und als solche übers Blut den Zellen zugeführt. Mit diesen Lebensbausteinen reparieren und regenerieren sich Zellen und verjüngen sich dementsprechend.
Eiweiß ist der unerläßliche Rohstoff für den gesamten Zellstoffwechsel. Bei Eiweißmangel drosseln unsere rund 70 Billionen Körperzellen ihre Aktivität von 100 Prozent auf einen entsprechend niedrigeren Wert. Die Folgen: Müdigkeit, Gereiztheit, Unruhe, Konzentrationsschwäche, Nervosität usw. Bohnen enthalten außerdem große Mengen der Spurenelemente Mangan (für Haarwachstum) und Molybdän (für Stoffwechsel).

Vielseitige Helfer

Bohnen sind reich an Eisen, Kalzium, Kalium, Vitamin C und verschiedenen B-Vitaminen. Ihr Gehalt an Ballaststoffen macht sie zum Heilmittel für den Darm (Ballaststoffe regulieren die Verdauung, binden Gift- und Fettstoffe). In Asien gelten Bohnen traditionell als Vorbeugungs- und Heilmittel gegen Darm- und Kreislaufbeschwerden sowie gegen die Unterfunktion von Milz und Bauchspeicheldrüse. Mit dunklen, braunen oder schwarzen Bohnen werden Nieren- und Blasenprobleme behandelt, mit grünen Bohnen Leberkrankheiten.

Heilen mit Bohnen

- **Helfen gegen Leber-, Nieren- und Blasenleiden**
- **Wirken zellverjüngend**
- **Kurbeln die Eiweißsynthese in Körperzellen an**
- **Wirken vitalisierend**
- **Helfen bei Verdauungsproblemen**
- **Wirken entwässernd**
- **Kräftigen Herz und Kreislauf**

Probier's doch mal mit Bohnen

- Ein Spaziergang durch die Welt der Bohnen (z. B. im Supermarkt) lohnt sich. Denn hier erfährt man, welche Vielfalt es an diesen Eiweiß- und Nukleinsäurespendern gibt.
- Die fadenfreien, jungen grünen Brechbohnen gibt es vorwiegend in den Sommermonaten. Neben den dicken Bohnen bzw. Saubohnen gibt es eine Vielzahl getrockneter Bohnen in unterschiedlichen Farben sowie vorgewürzte Dosenbohnen, die sich leicht verarbeiten lassen.

Einkauf

Kaum ein anderes Gemüse bzw. eine andere Hülsenfrucht läßt der Kreativität beim Aufstellen des Speiseplans soviel Spielraum wie die Bohne. Ganz klar: Aus unterschiedlichsten Bohnen lassen sich die unterschiedlichsten Gerichte zaubern.
So prüfen Sie Stangenbohnen: Wenn sie beim Durchbrechen nicht knacken, sind sie nicht frisch geerntet. Bohnen sind robust, lassen sich im allgemeinen gut lagern und brauchen beim Einkauf nicht in dem Maße geprüft zu werden wie anderes Gemüse. Selbst ausländische Dosenbohnen, wie z. B. die roten Kidneybohnen aus den USA, sind reich an Eiweiß und Mineralstoffen.

Verarbeitung

Die zarten grünen und jungen Brechbohnen eignen sich ausgezeichnet für Salate, Gemüse oder Suppen. Nicht zu lange lagern, denn sonst verlieren sie Vitamine und lassen sich schlechter garen. Sie sind fast durchweg fadenfrei, deshalb brauchen lediglich Schwänzchen und Köpfchen abgeschnitten zu werden. Bohnen waschen, dann über Salzwasser (vielleicht mit etwas Fett) dämpfen oder garen: Garzeit zwischen 10 und 15 Minuten.

Warnhinweis

Bohnen können Blähungen und Durchfall verursachen – vor allem bei Menschen, denen Enzyme für das Aufspalten sogenannter Alpha-Galaktoside fehlen. Auf diese unverdauten Zuckerstoffe stürzen sich dann im unteren Darmbereich gasproduzierende Bakterien. Allerdings: Je öfter Bohnen gegessen werden, desto besser werden sie auch verdaut. Dr. Alfred Olson vom landwirtschaftlichen Forschungszentrum in Kalifornien hat einen Weg gefunden, der bei der Zubereitung von Bohnen Blähungen vorbeugt: Trockenbohnen gut spülen, Wasser abtropfen lassen. Mit kochendem Wasser überbrühen und mindestens vier Stunden lang einweichen. Danach Wasser abschütten, abtropfen lassen und neues Wasser zum Kochen zugeben.

Gesundheitsrezept

GRÜNE BOHNEN À LA PROVENÇALE

Zutaten für 4 Personen

350 g grüne Bohnen
30 g Butter
1 Zwiebel
2 Tomaten
1/2 Becher Crème fraîche
Salz, Pfeffer

Zubereitung

Bohnen putzen, halbieren, im Salzwasser ca. 10 Minuten kochen lassen. Wasser abgießen. Zwiebel in dünne Scheiben schneiden und in Butter rösten. Tomaten überbrühen, Schale abziehen, in Stücke schneiden, zu der Zwiebel geben. Bohnen unter Umrühren hinzufügen, Crème fraîche beigeben, mit Salz und Pfeffer abschmecken.

Wichtig

Sojabohnen haben mit Bohnen nur die Artbezeichnung gemeinsam, ihre therapeutische Wirkung ist vielseitiger und andersartig. Siehe Kapitel »Soja«.

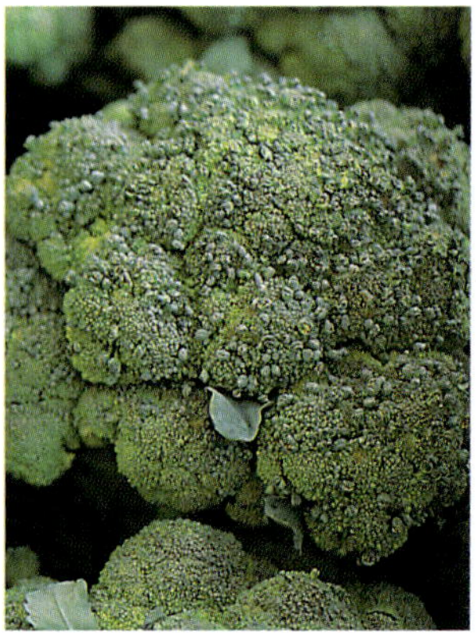

Brokkoli gehört zu den gesündesten Gemüsesorten überhaupt und ist sogar zur Krebsvorbeugung einsetzbar.

Schleimhautschutz

Grüngemüse wie Brokkoli ist ein wesentlicher Lieferant von Karotenen, aus denen unser Stoffwechsel das wichtige Vitamin A baut, den besten Freund der Schleimhäute im Körper. Dieses Vitamin neutralisiert die gefürchteten freien Radikale, die u. a. die sensiblen Schleimhautzellen schädigen und zu den unterschiedlichsten Krankheiten führen können. Die Schleimhäute mit ihren sensiblen sogenannten Epithelzellen sind allererstes und wichtigstes Immunbollwerk gegen bakterien- und virenbedingte Infektionen und brauchen daher auch selbst viel Schutz.

Brokkoli

Beschreibung

Dieses Grüngemüse ist so etwas wie ein Newcomer oder gar Senkrechtstarter in unseren Küchen. Anders ausgedrückt: Brokkoli wird von Jahr zu Jahr beliebter. Der Grund: Das Gemüse läßt sich gut zubereiten, ist gesund, zudem als gut verwendbare Tiefkühlkost erhältlich und entpuppt sich als ideale Beigabe zu allerlei Gerichten.

Herkunft

Brokkoli entstammt der großen Blumenkohlfamilie, nur ist sein Kopf zarter und mit grünen feinverästelten Trieben versehen. Bei uns wird Brokkoli kaum angebaut, Italien ist bedeutendstes Exportland: Brokkoli braucht Wärme und Sonne. Das Gemüse läßt sich schlecht lange lagern und wird deshalb gerne tiefgefroren.

Wirkstoffe

Wie alle grünen Blattgemüse ist Brokkoli ein bedeutender Magnesiumträger und -spender. Der Mineralstoff Magnesium ist in unserem Stoffwechsel unverzichtbar für Muskeltätigkeit, Herzfunktionen, Nervenreizübertragung und Hormonproduktion. Rund 40 Prozent aller Deutschen leiden unter Magnesiummangel mit Symptomen wie Herzrhythmus- oder Verdauungsstörungen, Nervosität, Knochen- und Zahnproblemen oder depressiven Verstimmungen.
Der hohe Anteil an Ballaststoffen in Brokkoli beseitigt Darmträgheit, kräftigt den üppigen Zottenbewuchs der Darmschleimhaut und beugt auf diese Weise sogar ernsthaften Darmerkrankungen bis hin zu Krebs vor.

Heilen mit Brokkoli

- **Beugt Infektionen vor**
- **Verbessert die Verdauung und beseitigt Verstopfungen**
- **Kurbelt den Stoffwechsel von Kohlenhydraten und Eiweiß an**
- **Stärkt die Muskelarbeit (wichtig für Sport- und Fitneßfans)**
- **Regt das Immunsystem an**
- **Hilft gegen nervöse Unruhe, Reizbarkeit und Schlafstörungen**
- **Stärkt Herz und Kreislauf**
- **Wirkt massiv vorbeugend gegen Darmerkrankungen**
- **Wirkt blutbildend, versorgt Zellen mit Sauerstoff**
- **Lindert bei Frauen Menstruationsbeschwerden**

Einkauf

Es gibt keine verschiedenen Handelsklassen. Handelsüblicher Brokkoli ist von durchweg guter Qualität. Tiefgefrorenes Gemüse enthält fast alle wichtigen Nährstoffe.

Nährstoffbombe Brokkoli

- Jede Brokkolimahlzeit regt innerhalb von nur einer Stunde den Stoffwechsel in allen Körperzellen an und wirkt auf diese Weise enorm vitalisierend.
- Brokkoli ist das beste Antistreßgemüse für alle, die unter Leistungsdruck stehen, Sport treiben oder unter Problemen und Konflikten leiden.
- Brokkoli ist das allerbeste Schutzgemüse für die Schleimhäute. Ihre feinen Epithelzellen leben nur wenige Tage, werden allerdings durch gesunde Kost schnell aufgebaut. Eine zerstörte oder sogar verhornte Darmschleimhaut wird rasch regeneriert, wenn dreimal pro Woche Brokkoli gegessen wird.
- Das grüne vitalstoffreiche Blattgemüse ist bester Verbündeter für alle Frauen, die während ihrer Regel viel Eisen verlieren.
- Der Vitamin-C-Reichtum von Brokkoli hilft insbesondere während der naßkalten Wintermonate vorbeugend gegen Erkältungskrankheiten wie Husten, Schnupfen oder grippale Infekte.
- Der enorm hohe Gehalt an Kalium in Brokkoli wirkt entwässernd und blutdrucksenkend. Das Gemüse entlastet damit Herz und Kreislauf all derer, die unter den negativen Auswirkungen von mangelnder Bewegung und salzreicher Ernährung zu leiden haben.

Verarbeitung

Die holzigen Stiele werden abgeschnitten – sie können noch für eine Suppe verwendet werden, sind aber längst nicht so schmackhaft wie der Rest (außerdem sollten sie in diesem Falle gut durchpassiert werden, damit keine Fasern zurückbleiben). Den lockeren Brokkolikopf mit seinen vielen Zweigen, Seitentrieben und Blütenknospen waschen und gut abtropfen lassen.
Brokkoli sollte nur kurz gegart werden, damit keine wichtigen Vitamine verlorengehen. Erst Stiele und Blattwerk in den Gartopf senken, danach die zarten Knospen. Etwa 15 Minuten lang leicht dämpfen. Tiefgefrorenen Brokkoli auftauen lassen und danach nach Belieben zubereiten.

Warnhinweis

Keiner.

Gesundheitsrezept

BROKKOLISALAT

Zutaten für 4 Personen

500 g Brokkoli
2 EL kaltgepreßtes Pflanzenöl
1 EL Essig
1 EL Zitronensaft
Salz, Pfeffer

Zubereitung

Brokkoli wie unter »Verarbeitung« angegeben zubereiten, zerteilen und abkühlen lassen. Öl, Essig und Zitronensaft anrühren und über den Brokkoli geben; einziehen lassen. Mit Salz und Pfeffer würzen.

Ideale Kombination

Um die im Brokkoli enthaltenen Nährstoffe perfekt zu verwerten, kombiniert man ihn am besten mit biotinhaltigem Gemüse, das man als zweite Beilage oder als Vorspeise servieren kann. Dazu gehören Tomaten, Avocados oder Spinat. Gemeinsam mit Vitamin B12 (beispielsweise mit einem Spiegelei) wird so die Eiweißverwertung angeregt.

Buchweizen

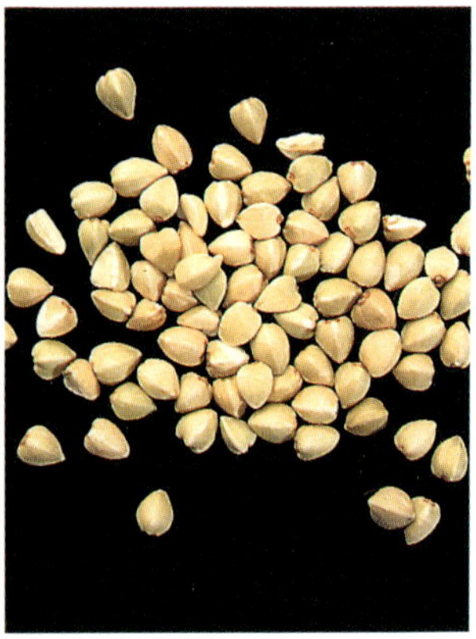

Leckere Zutat zum täglichen Müsli ist der Buchweizen, dessen Inhaltsstoffe vor allem gegen Gefäßerkrankungen schützen.

Beschreibung

Dieses getreideähnliche Knöterichgewächs galt in früheren Zeiten als Brot der armen Leute und wächst auch nur auf dürftigen Heide- oder Sandböden. Da muß sich die Pflanze behaupten – und dies tut sie, indem sie sehr spezielle Pflanzenstoffe wie vor allem Rutin in ihren Samen konzentriert. Nachdem Wissenschaftler neuerdings herausgefunden haben, wie segensreich die Buchweizenbestandteile auf unsere Gesundheit wirken, ist dieses Lebensmittel groß im Kommen.

Herkunft

Der Buchweizen stammt wahrscheinlich aus Asien und ist u. a. in den weiten Steppengebieten Rußlands beliebtes nährstoffreiches Grundnahrungsmittel. Die dreikantigen dunkelbraunen Früchte sind mehlig und gesund. Trotz seiner scheinbaren Robustheit ist Buchweizen sehr sensibel. Ähnlich wie auch Ginseng verträgt er kaum oder keine Chemikalien und läßt sich ertragreich nur auf weitgehend unbelasteten Böden anbauen.

Wirkstoffe

Keine andere Bodenfrucht ist so reich an Rutin wie Buchweizen. Dieses Flavonoid schützt bereits in der Pflanze die wasserführenden Kapillaren vor Angriff und Zerstörung z. B. durch freie Radikale. Denselben Schutzmechanismus hat Rutin auch auf Gefäßzellen in unserem Adersystem. Der Pflanzenstoff arbeitet dabei eng mit Vitamin C zusammen. Rutin dichtet Gefäße ab, stoppt Blutungen (z. B. bei Besenreisern, Hämorrhoiden), wirkt vorbeugend und heilend bei Venenbeschwerden und Krampfadern. Auch im Bindegewebe festigt und kräftigt Rutin die allerfeinsten Blutgefäße.

So wirkt Rutin

Ohne Flavonoide (Pflanzenschutzstoffe) wie Rutin werden feinste Adern des Bindegewebes porös, sie weiten sich, und Blutplasma tritt ins angrenzende Gewebe aus. Die Folge: Blutungen oder Schwellungen.Rutin hat darüber hinaus weitere heilende Eigenschaften. In der ganzen Natur, vom kleinsten Insekt bis zu uns Menschen, sind Flavonoide wie Rutin auch Schutzstoffe gegen Bakterien. Sie müssen in den Zellen bereits eingelagert sein, um den Nachschub an Vitamin C vor Oxidation zu schützen.

Heilen mit Buchweizen

- **Hilft bei Venenleiden, Krampfadern, Besenreisern**
- **Wirkt bei Zahnfleisch- und Nasenbluten**
- **Kräftigt das Bindegewebe und lindert Hämorrhoiden**
- **Wirkt durchblutungsfördernd**
- **Hilft bei Libidomangel oder Impotenz**
- **Beugt rheumatischen Erkrankungen und Arthritis vor**
- **Stärkt das Immunsystem**
- **Wirkt kreislaufregulierend**

Armer reicher Buchweizen

- Kaum ein Lebensmittel ist viele Jahrzehnte lang so unterschätzt worden wie diese Bodenfrucht. Dabei holt uns die Wurzel des Buchweizens einen besonders kostbaren Nährstoff aus der Erde: Rutin.
- Wenn feinste Blutungen unter der Haut entstehen, platzen auch in unserem unsichtbaren Inneren kleinste Gefäße. Da hilft Rutin wie eine »Adernfeuerwehr«: Schnell zur Stelle, dichtet der Pflanzenschutzstoff Gefäßwände und Bindegewebe ab.
- Buchweizen ist ein stark basisches Lebensmittel und damit sehr gut zum Entsäuern des Körpers geeignet.
- Buchweizen ist kalorienreich (100 Gramm enthalten rund 350 Kilokalorien), versorgt uns mit B-Vitaminen sowie Kalzium, Phosphaten und Kalium (wichtig für Knochenwachstum). Nicht unbedeutend ist der Gehalt an hochwertigen, mehrfach ungesättigten Fettsäuren.
- Als wichtigster Verbündeter unserer Gefäße hilft Rutin bei allen Gefäßerkrankungen, hohem Blutdruck, Libidomangel, Impotenz, rheumatischen Erkrankungen, Arthritis, Entzündungen aller Art sowie Zahnfleisch- und Nasenbluten.

Einkauf

Buchweizen in Form von Mehl, Grieß, Schrot bzw. auch in ungeschroteter Form bekommt man am besten im Biohandel oder im Reformhaus.

Verarbeitung

Buchweizen läßt sich sehr vielfältig, praktisch wie ein Getreide verarbeiten. Man kann daraus ein Müsli ebenso zubereiten wie Pfannkuchen, Vollwertbrot oder Nudeln backen, Suppen, Vorspeisen, Grützen oder schmackhafte Breis zaubern. Am bekanntesten sind wohl dünne Pfannkuchen oder Crêpes, denen Buchweizen einen kräftigen Geschmack verleiht, wenn man etwa ein Viertel des verwendeten Mehls aus Buchweizen nimmt. Gleiches gilt für die kleinen, etwas dicker gebackenen russischen Blini. Buchweizen läßt sich mit süßen Zutaten wie Obst, Honig oder Zucker ebenso verarbeiten wie mit scharfen oder pikanten Kräutergewürzen.

Warnhinweis

Buchweizen wirkt bei regelmäßigem Verzehr gefäßdichtend und dabei möglicherweise gefäßverengend. Als Folge davon kann der Blutdruck geringfügig ansteigen. Personen mit erhöhtem oder hohem Blutdruck bzw. mit Neigung zu Bluthochdruck sollten daher nicht täglich Buchweizengerichte essen.

Gesundheitsrezept

BUCHWEIZENMÜSLI

Zutaten für 2–4 Personen

250 g Buchweizen
3/4 l Wasser
3 EL Rosinen
2 EL Honig
4 EL Sahne
Salz

Zubereitung

Wasser leicht salzen und zum Kochen bringen, Buchweizen einrühren. Bei niedriger Hitze bis zu dickbreiiger Konsistenz ausquellen lassen. Auskühlen lassen. Zutaten vermengen und untermischen, in Schälchen füllen. Das Müsli kann auch heiß serviert werden.

Getreide statt Fleisch

Getreide und Getreideprodukte sind unsere Hauptstärkelieferanten. Da immerhin 60 Prozent der gesamten Energiezufuhr, die unser Körper benötigt, aus Kohlenhydraten bzw. aus Stärke bestehen sollten, bildet Getreide (neben Kartoffeln) die Basis unserer Ernährung. Wer sich das Fleischessen beispielsweise abgewöhnen oder es reduzieren will, hat mit Getreide einen optimalen Nahrungsersatz, der zudem noch viele essentielle Nährstoffe liefert.

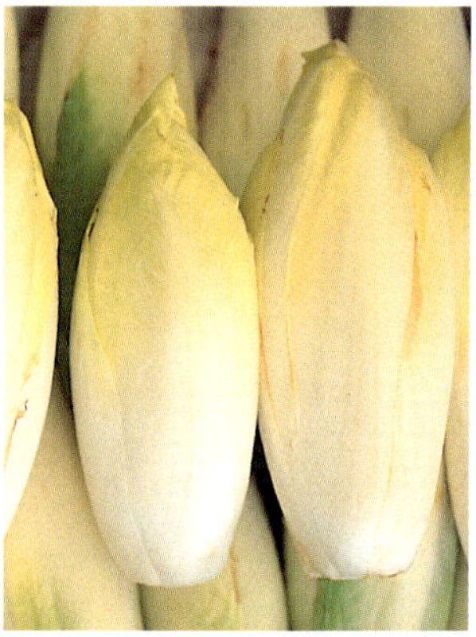

Leicht bitter im Geschmack sind die Sprossen des Chicorée, der die Abwehrkräfte des Magen-Darm-Traktes fördert.

Chicorée – für den gesunden Darm

Die Zellwandbestandteile im Chicorée binden Wasser, erhöhen die Kauzeit, regulieren die Verweildauer des Nahrungsbreis im Magen und sorgen für eine raschere Darmpassage. Dadurch verweilen Giftstoffe nicht zu lange im Darm, Verstopfungen werden aufgelöst. Chicorée bindet im Darm fettreiche Substanzen wie Gallensäuren, Nahrungs- bzw. auch körpereigenes Cholesterin, Phospholipide und Glyzerin. Außerdem trägt Chicorée zum Aufbau einer üppigen Darmschleimhaut und einer gesunden Darmflora bei.

Chicorée

Beschreibung

Diese Zichorienart wird seit über 100 Jahren auf recht eigenartige Weise gewonnen. Von den Rüben werden die Blätter abgetrennt, danach werden sie ohne Licht kultiviert. Im Dunkeln (meist in beheizten Sand-Torf-Kästen) treiben dann die großen, fleischigen Sprossen während der Wintermonate aus. Da kein Licht einfällt, kann sich in den Pflanzenzellen kein Chlorophyll bilden, also kein Blattgrün. Die Sprossen bleiben weiß und knackig, ihr Geschmack ist fein und zartbitter, der Anbau kompliziert und kostenaufwendig.

Herkunft

Chicorée wird vorwiegend aus Holland und Belgien importiert, seinen traditionellen Anbauländern. Die Sprossen gelangen (vorwiegend während der Wintermonate) in verschiedenen Handels- und Qualitätsklassen in unsere Gemüseregale.

Wirkstoffe

Die weißen Chicoréesprossen sind außerordentlich ballaststoffreich, der knackige Biß rührt vom Zerbrechen der festen und doch zarten Zellwände her. Weil Chicorée das ganze Jahr über erhältlich ist und sich auch vielseitig zubereiten läßt (z. B. im Obstsalat ebenso wie als Gemüserohkost), sind diese Sprossen das allerbeste Heilgemüse für bestimmte Beschwerden und Krankheiten. Dazu zählen in erster Linie Verdauungs- und Darmbeschwerden (bis hin zu Darmpolypen oder der Neigung zu Dickdarmkrebs) sowie überhöhte Cholesterin- und Fettstoffspiegel mit ihren Risiken bezüglich Bluthochdruck, Arteriosklerose, Herzinfarkt und Schlaganfall.

Heilen mit Chicorée

- **Senkt den Cholesterin- und Fettstoffspiegel**
- **Senkt erhöhten Blutdruck**
- **Beugt gegen Arteriosklerose und Herzbeschwerden vor**
- **Hilft beim Abspecken**
- **Entgiftet den Darm und beugt Darmerkrankungen vor**
- **Befreit von Verdauungsstörungen wie z. B. Verstopfung**
- **Reguliert den Wasserhaushalt im Körper**
- **Kräftigt die Darmschleimhaut**
- **Stabilisiert die Darmflora**

Chicorée macht Nahrung zum Arzneimittel

- Vom ersten Bissen bis hin zur Stuhlentleerung wirken die Bestandteile in diesem Sprossengemüse an unserer Gesundheit mit. Chicorée schickt zwar nicht viele Nährstoffe übers Blut zu den Körperzellen, dafür kümmert es sich in Magen und Darm um bessere Verwertbarkeit der Kost sowie vor allem auch um deren Entgiftung.
- Chicorée ist das ideale Lebensmittel für eine Chelattherapie. Dabei kommt es im Dünndarm zur sogenannten Kationenbindung toxischer (giftiger) Schwermetalle wie z. B. Kadmium, Blei und Quecksilber. Diese Giftstoffe gelangen dann nicht mehr ins Blut, sondern werden ausgeschieden.

Einkauf

Die Sprossen müssen weiß und von zartgelben Blättern belegt sein. Je grüner die üppigen Sprossentriebe sind, desto bitterer schmecken sie. Prüfen Sie, ob die Chicoréesprossen fest sind; weiche läßt man am besten liegen, sie sind nicht ganz frisch. Auf Handelsklassen achten und nach Möglichkeit nur qualitativ hochwertigen Chicorée mitnehmen. Chicorée sollte nicht Licht oder Sonne ausgesetzt sein und wird deshalb meist von blauem Lichtschutzpapier bedeckt. Ohne diesen Schutz werden Sprossen im Supermarktregal schnell welk.

Verarbeitung

Der bittere Keil am Wurzelansatz wird abgeschnitten, die äußersten Blätter werden entfernt. Danach wird die Chicoréesprosse gewaschen oder mit klarem Wasser gespült. Nicht nach dem Zerkleinern waschen, weil sonst wichtige Spurenelemente und Vitamine ausgeschwemmt werden und nur Ballaststoffe übrigbleiben.
Chicorée läßt sich jetzt nach Belieben verarbeiten und zerkleinern. So z. B. als Bestandteil von Salaten und Rohkosttellern wie auch gekocht als Gemüse oder überbacken. Kochwasser nicht weggießen, sondern wiederverwenden oder gekühlt als gesunden Trunk aufbewahren.
Der Bittergeschmack der Chicoréesprosse wird am besten durch süßliche Zutaten etwas neutralisiert. Dafür eignen sich Orangen-, Kiwi-, Birnen-, Apfel-, aber auch Bananen- oder Avocadostückchen.

Warnhinweis

Chicorée entfaltet seine therapeutische Wirkung am ehesten im Verbund mit einer gesunden Mischkost. Nährstoffarme Fehlernährung kann sonst dazu führen, daß ein übermäßiger Chicoréeverzehr auch wichtige Spurenelemente und Mineralien bindet und ausschwemmt. Dazu zählen insbesondere Zink, Eisen und Kalzium.

Gesundheitsrezept

CHICORÉESALAT

Zutaten für 2–4 Personen

4 mittelgroße Chicoréetriebe
1 Orange
1/2 Avocado
1/2 Becher Crème fraîche

Zubereitung

Chicorée wie unter »Verarbeitung« beschrieben waschen und zerkleinern. Orange und Avocado ebenfalls in kleine Stücke schneiden, mit Crème fraîche und den Chicoréestückchen vermengen. In Schälchen geben.

Chicorée selber ziehen

In einem kühlen Keller oder einem abgedeckten Frühbeet kann man Chicorée auch selber ziehen. Die Wurzeln der Chicoréepflanze Ende Oktober aus dem Garten ausgraben, Blätter abschneiden, bis zu 20 Zentimeter tief senkrecht in Erde stecken (Eimer, Kiste mit Abzugslöchern) und 20 Zentimeter Erde darüberfüllen. Gleichmäßig gießen. Nach etwa sechs Wochen kann man die weiß-gelben Zapfen ernten.

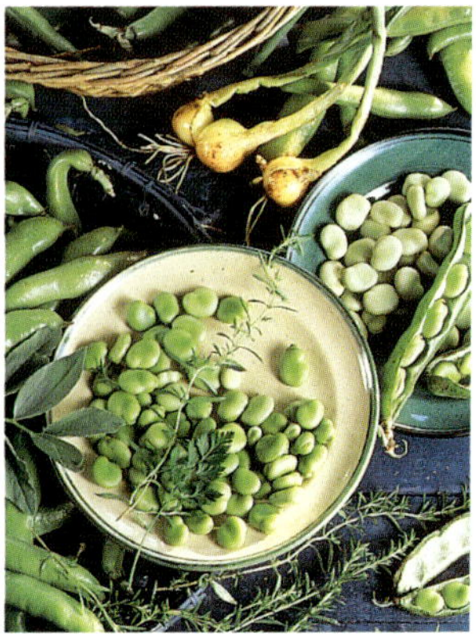

Erbsen gehören zu den wenigen Lebensmitteln mit hohem Zinkgehalt und Vitamin B1, das für gute Nerven sorgt.

Ein ideales Nahrungsmittel

Erbsen sind – wie alle Hülsenfrüchte – sehr proteinreich. 100 Gramm Erbsen versorgen den Organismus mit zehnmal mehr Eiweiß als eine Currywurst mit Pommes samt einer Sahnetorte als Nachspeise. Keimende Erbsen reichern hohe Konzentrationen an Vitamin C an, zum Eigenschutz gegen alle möglichen Parasiten. Der hohe Anteil an Ballaststoffen in Erbsen wirkt entgiftend, senkt den Cholesterin- und Blutfettspiegel und beseitigt Verstopfungen. Erbsen galten bis ins Mittelalter als Zaubermittel gegen böse Geister und bis in unsere Zeit als Fruchtbarkeitsarznei.

Erbse

Beschreibung und Herkunft

Sehr wahrscheinlich hat die Natur die allerersten Erbsen im Orient wachsen lassen, von dort breiteten sich die beliebten grünen Kügelchen schon in vorgeschichtlicher Zeit bis in unsere Gefilde aus. Keine Küche ohne Erbsen – dieser nostalgische Wahlspruch aus Omas Zeiten gilt heute noch immer. Im Kampf um den Platz im Speiseplan verdrängen Erbsen immer wieder andere Konkurrenten unter den Hülsenfrüchten, wie z. B. Bohnen oder Linsen. Mit Erbsen lassen sich eine Fülle unterschiedlichster Gerichte zubereiten, die jedem schmecken und außerdem noch gesund und heilsam sind.

Wirkstoffe

Was Erbsen für unsere Gesundheit einzigartig macht, ist ihre Zusammensetzung von Magnesium mit Nukleinsäuren sowie ihr Reichtum an Ballaststoffen. Wie alle Samen, Kerne oder Nüsse strotzen auch Hülsenfrüchte von Nukleinsäuren (eiweißähnlichen Molekülen), in denen die Erbinformationen eingelagert sind. Bis zur Reife teilen sich die Pflanzenzellen explosionsartig und reichern damit die Nukleinsäuren in hoher Konzentration an. Diese Säuren sind die besten natürlichen Verjüngungsmittel, denn auch unsere Körperzellen brauchen sie zur Teilung oder zur Reparatur. Ohne Nahrungszufuhr von Nukleinsäuren bzw. ihren Bausteinen, den Nukleotiden, kann sich unser Gewebe nicht regenerieren. Es kommt zu Alterungserscheinungen in allen Organen. Nukleotide können nur mit Hilfe von Magnesium aus dem Nahrungsbrei gewonnen werden. Dieser Mineralstoff ist in Erbsen in hoher Konzentration eingelagert. Diese Kombination macht Erbsen ideal für Kinder, Heranwachsende und ältere Menschen.

Heilen mit Erbsen

- **Wirken verjüngend, fördern das Zellwachstum**
- **Wirken anabol (muskelaufbauend) bei Sport und Fitneß**
- **Wirken vitalisierend, weil sie den Eiweißstatus anheben**
- **Kräftigen die Nerven und vermitteln geistige Frische**
- **Aktivieren den Zellstoffwechsel**
- **Kräftigen Haare und Bindegewebe**
- **Verbessern die Sehfähigkeit**
- **Helfen bei Verstopfung**
- **Senken Cholesterin- und Blutfettspiegel, wirken entgiftend**

Einkauf

Am besten sind junge grüne Saisonerbsen (im Sommer), sie enthalten die höchsten Nährstoffkonzentrationen. Allerdings ist das Auspahlen, also das Herauslösen der Erbsen aus den Schoten eine zeitraubende Angelegenheit. Vorgekochte Erbsen (z. B. in Dosen) verlieren bis zu 90 Prozent an bestimmten Vitaminen.
Trockenerbsen (Schäl-, Kichererbsen) behalten ihren hohen Anteil an Eiweiß (ein Viertel) sowie sättigenden Kohlenhydraten (die Hälfte). Empfehlenswert sind allenfalls tiefgefrorene Erbsen, die meist sorgfältig sortiert in verschiedenen Größenklassen und frei von Verunreinigungen im Handel sind.

Erbsen – die Familienkost

- Erbsen schmecken gut (leicht süßlich), sättigen, kräftigen und verjüngen Zellen und Gewebe. Deshalb hat diese typische Gartenfrucht an Popularität nichts eingebüßt.
- Kaum ein anderes Gemüse läßt sich vielseitiger zubereiten als diese Hülsenfrucht. Als Suppe, Püree, Gemüsebeilage, Erbswurst, Zutat im Rohkostteller usw.
- Wohl kein anderes Gemüse (von Sojabohnen abgesehen) enthält eine so hohe Kombikonzentration von Eiweiß und Nukleinsäuren. Die ist biologisch besonders hochaktiv: Während Nukleinsäuren (bzw. Gene) im Zellkern den Zellstoffwechsel steuern, führen Proteine (Eiweißmoleküle) im großen wäßrigen Zellinnern die entsprechenden Befehle aus. Körperliche und mentale Frische und Gesundheit entstehen immer durch das Zusammenwirken dieser Biostoffe.
- Grüne Erbsen enthalten überdurchschnittlich viel Vitamin A, Eisen sowie die B-Vitamine Thiamin (B1), Riboflavin (B2) und Niazin (B3). Thiamin ist der Stoff, der unsere Nerven erst funktionsfähig macht. Riboflavin versorgt uns mit Zellenergie, läßt Haare wachsen und kräftigt unsere Haut. Niazin stärkt Herz, Kreislauf und verbessert unsere Stimmungslage.

Verarbeitung

Frische Erbsen aus den Schoten herauslösen und unverzüglich zubereiten, weil sie schnell austrocknen. Erbsen (auch tiefgefrorene Ware) nur kurz mit wenig Wasser garen, damit nicht zu viele Vitamine verlorengehen. Das wichtige Nervenvitamin Thiamin wird bereits durch Gefrieren abgebaut, durch Lagern oder Erhitzen ganz zerstört.

Warnhinweis

Keiner.

Gesundheitsrezept

ERBSENSALAT

Zutaten für 3–4 Personen

1 Päckchen tiefgekühlte Erbsen
1/2 Becher Crème fraîche
1 EL Öl
1 EL Zitronensaft
Salz

Zubereitung

Tiefkühlerbsen mit wenig Salzwasser kurz garen, abtropfen. Aus Öl, Crème fraîche und Salz eine Remoulade anrühren und unter die Erbsen mischen. In Schälchen verteilen.

Nervennahrung

Die kleinen grünen Hülsenfrüchte beinhalten eine hohe Konzentration an Vitamin B1, dem Vitamin für die optimale Versorgung der Nerven. Durch Vitamin B1 wird man belastbarer, und die Stimmungslage bleibt stabil. Auch die anderen B-Vitamine sind (bis auf B6 und B12) in Erbsen enthalten. B-Vitamine sollten wir regelmäßig zu uns nehmen, da diese wasserlöslich sind und schnell wieder vom Körper ausgeschieden werden.

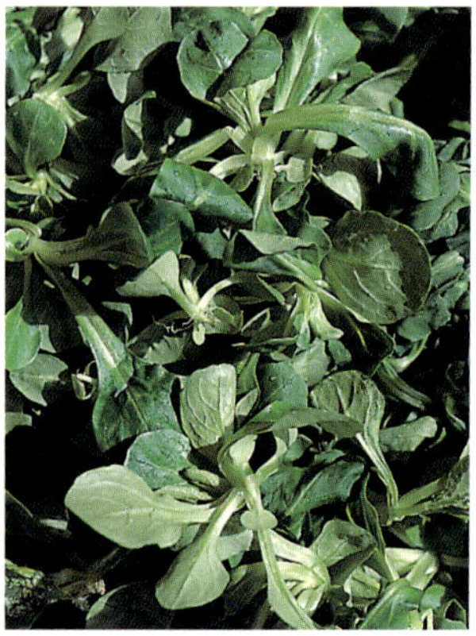

Wie fast alle grünen Blattgemüse ist der Feldsalat reich an Magnesium, dem wichtigsten Mineralstoff gegen Streß.

Feldsalat

Beschreibung

Je grüner eine Pflanze, desto mehr Chlorophyll enthält sie. Diese Farbstoffmoleküle fangen die Photonen (Lichtteilchen) der Sonne ein und stellen daraus chemische Energie her. D. h., aus Wasser und Kohlendioxid werden Kohlenhydrate und Sauerstoff.
Kernatom des Chlorophyllmoleküls ist Magnesium, das vielleicht bedeutendste Heil- und Vorbeugungsmineral in unserem Körper. Keine Eßpflanze (von Spinat einmal abgesehen) ist reicher an Magnesium als der frische dunkelgrüne Feldsalat. Biochemiker empfehlen: Ein paar rohe Feldsalatblätter mit ins Büro nehmen und zwischendurch davon essen.

Herkunft

Feldsalat (auch Rapunzel oder Ackersalat genannt) ist bei uns heimisch, er wächst im Herbst und sogar im Winter und überbrückt damit gut die an Frischgemüse ärmeren, naßkalten Monate. Von Oktober bis März wird er im Gewächshaus angebaut und in loser Schüttung im Handel angeboten.

Wirkstoffe

Bedeutendster Inhaltsstoff ist Magnesium, und zwar in solch hoher Konzentration, daß man Feldsalat getrost ein Arzneimittel aus der Apotheke der Natur nennen kann. Dieses Mineral ist der beste natürliche, sogenannte Kalziumantagonist (Gegenspieler von Kalzium) und verhindert als solcher einen krankhaft übermäßigen Einstrom von Kalzium z. B. in die Herzmuskelzellen. Deshalb sind Salate oder Gemüse wie Feldsalat absolutes Muß im Speiseplan von Personen mit Herzproblemen oder Neigung zu Angina pectoris und Herzinfarkt.

Heilen mit Feldsalat

- **Kräftigt das Herz und beugt Herzschäden vor**
- **Aktiviert den Zellstoffwechsel**
- **Steigert die Streßfähigkeit**
- **Macht fit im Sport und steigert die Vitalität**
- **Verbessert die Konzentrationsfähigkeit**
- **Stärkt das Immunsystem und schützt die Zellen**
- **Kräftigt die Schleimhäute im ganzen Körper**
- **Fördert die Blutbildung**

Fitmacher Feldsalat

Feldsalat aktiviert auch sogenannte zweite Boten (wissenschaftlich: second messengers) in Körperzellen. Dies sind Moleküle, die bei Streß innerhalb von Sekunden pro Zelle billionenfach produziert werden, den Zellstoffwechsel »explodieren« lassen und die Zelle damit extrem leistungsfähig machen. Das ist wichtig z. B. in Schrecksekunden, bei kreativer Tätigkeit, beim Sport.

Eisenspender – und mehr

- Wie auch andere dunkelgrüne Blattgemüse enthält Feldsalat viel von dem Spurenelement Eisen in biologisch optimal verwertbarer Form. Eisen ist Bestandteil der roten Blutkörperchen und transportiert den lebenswichtigen Sauerstoff für die Zellatmung und Energiegewinnung in die Körperzellen.
- Bei einem Mangel an Eisen können im Knochenmark nicht ausreichend rote Blutkörperchen hergestellt werden. Dies wirkt sich vor allem bei Frauen aus, die während der Monatsregel oft mehr als 60 Milliliter Blut verlieren.
- Eisenmangel ist häufig Ursache von Müdigkeit, Mattigkeit oder Konzentrationsmangel, auch bei Schulkindern. Erstes hinweisendes Warnsymptom kann Gesichts- und Hautblässe sein.
- Vegetarier oder Veganer (die auch keine Eier essen) sind besonders auf den Verzehr von eisenspendenden Grünsalaten oder -gemüse angewiesen (Fleisch und Eier sind für viele Menschen Haupteisenlieferanten). Vitamin C verbessert die Verwertbarkeit von Nahrungseiweiß beträchtlich. Ideal: Feldsalat mit Zitronensaft beträufeln.
- Magnesium ist Bestandteil von 300 Enzymen, die praktisch unseren gesamten Stoffwechsel zum Leben erwecken, und stimuliert außerdem die Gene im Zellkern. Die Folge: Vitalität und Konzentrationsfähigkeit.
- Noch ein weiterer wichtiger Basisstoff unserer Gesundheit ist im Feldsalat in reicher Konzentration enthalten: Beta-Karotin, die Vorstufe für die Bildung von Vitamin A, dem »Schutzpatron« unserer Schleimhäute im Immunsystem.

Einkauf

Feldsalat wird in zwei Handelsklassen angeboten. Am besten im Bioladen oder beim Biobauern einkaufen, weil Gewächshausware oft chemisch gedüngt oder anderweitig behandelt wird.

Verarbeitung

Faule Teilchen abschneiden, Salat waschen und gut abtropfen lassen bzw. in der Salatzentrifuge trocknen. Blättchen bzw. Röschen zerteilen. Feldsalat nie lange lagern, möglichst am Einkaufstag zubereiten, sonst wird er labbrig und verliert Frische und Biß.
Feldsalat möglichst immer Vitamin-C-reich zubereiten: Am besten geben Sie dem Dressing etwas Zitronensaft bei.

Warnhinweis

Keiner.

Gesundheitsrezept

FELDSALAT MIT EI

Zutaten für 2–4 Personen

200 g Feldsalat
2 Eier
2 EL Zitronensaft
1 EL Honig
2 EL Sonnenblumenkerne
Baguette

Zubereitung

Feldsalat wie unter »Verarbeitung« beschrieben waschen und zubereiten. Aus Zitronensaft und Honig ein Dressing anrühren, unter den Salat mischen. Eier hartkochen, in Scheiben schneiden und Feldsalat damit garnieren. Sonnenblumenkerne darüberstreuen. In Salatschüsselchen verteilen und mit jeweils ein paar Scheiben Baguette servieren.

Immer mit Öl

Zweimal die Woche eine Portion Feldsalat kann Entzündungskrankheiten der Schleimhäute lindern und den Körper gegen freie Radikale schützen. Das Beta-Karotin, der Radikalefänger, kann allerdings erst wirksam werden, wenn der Salat mit Öl oder anderen Fetten zusammen verzehrt wird.

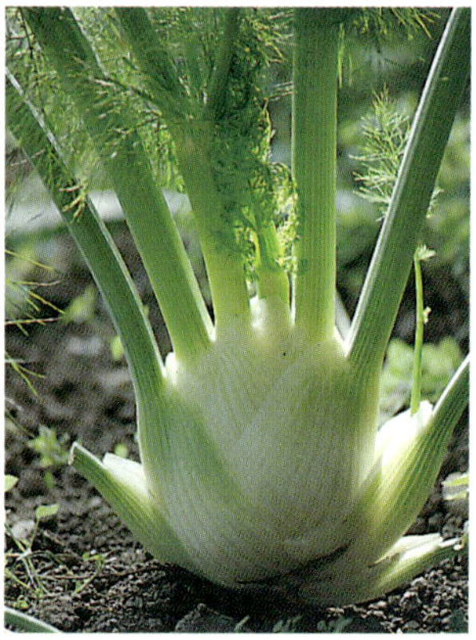

Die duftende Knolle ist eines der ältesten Heilmittel aus der Natur und eine köstliche Beigabe zu Salaten.

Vorbeugemedizin

In der Antike und im asiatischen Raum schätzte man den Fenchel aufgrund seines anisartigen Geschmacks und seiner vielseitigen Heilkräfte. Hierzulande machten ihn die Benediktinerinnen bekannt als Naturheiler bei Verdauungsproblemen oder Erkältungsbeschwerden. Die ätherischen Öle Athenol und Fenchem entblähen den Darm und lassen bei Schnupfen und Husten die Schleimhäute schneller abschwellen. Der hohe Vitamin-C-Gehalt der gesunden Knolle bringt außerdem das Immunsystem wieder auf Vordermann. Fenchel ist die ideale Vorbeugemedizin. Sein hoher Beta-Karotin-Gehalt macht ihn sogar zu einem wirkungsvollen Mittel zur Krebsprophylaxe.

Fenchel

Beschreibung

Schon bei den alten Griechen und Römern wurde fleißig Fenchel angebaut, weil Heilkraft und Gewürzaroma der fleischig-dicken Knolle so legendär waren. Der gute Ruf des Doldengewächses hielt über die Jahrhunderte bis in unsere heutige Zeit an.

Herkunft

Der Fenchel stammt aus dem Mittelmeerraum, sein Lieblingsklima ist warm, aber nicht zu heiß. Angebaut wird er vorzugsweise in Griechenland, der Türkei, Italien, Südfrankreich oder auch in nordafrikanischen Ländern, wo Fenchel auch als Feldfrucht kultiviert wird.

Wirkstoffe

Der Reichtum an Ballaststoffen macht die Fenchelknolle zum idealen Heilgemüse für alle Menschen, die unter Verdauungsstörungen wie Blähungen, Völlegefühl, Verstopfung usw. leiden. Außerdem binden diese Faserstoffe Gift- und Fettstoffe im Darm, wirken somit sowohl entgiftend als auch cholesterin- und blutfettspiegelsenkend. Darüber hinaus ist Fenchel reich an Kalium (wichtig für Wasserhaushalt und Zellfunktion) und Vitamin C (für Immunsystem, mentale Frische). Schließlich enthält die Knolle noch zwölf wichtige Spurenelemente sowie 14 Aminosäuren (Eiweißbausteine) in idealer Zusammensetzung. Aus Fenchel wird auch das ätherische Fenchelöl gewonnen (alterprobtes und bewährtes Hausmittel bei Darmstörungen, Husten, Schleim im Nasen-Rachen-Raum). Und aus den Früchten wird auch ein heilsamer Magen- und Darmtee gewonnen, der außerdem mild beruhigend wirkt (ideal für Kinder).

Heilen mit Fenchel

- **Beseitigt Verstopfungen**
- **Hilft bei Darmstörungen wie Blähungen oder Völlegefühl**
- **Wirkt cholesterin- und blutfettspiegelsenkend**
- **Entwässert den Körper und entgiftet den Darm**
- **Steigert die Zelltätigkeit**
- **Kräftigt das Immunsystem**
- **Sorgt für bessere Nerven und gute Stimmungslage**
- **Entschleimt bei Husten und Schnupfen**
- **Wirkt auf sanfte Weise beruhigend und entspannend**

Einkauf

Fenchel wird bei uns vorwiegend als Importware zwischen Herbst und Frühling angeboten und zählt deshalb zu den empfehlenswertesten Wintergemüsen. Neuerdings wird Fenchel auch vom Biobauern oder im Bioladen angeboten. Dort ist er zwar nicht so preiswert, dafür aber weitgehend oder gänzlich unbehandelt.

Fenchel – immer populärer

- In vielen Kochbüchern spielt Fenchel eine untergeordnete Rolle, das Knollengemüse gilt als Mauerblümchen unter den Favoriten. Vor dem stark würzigen und eigentümlichen Geschmack wird sogar gewarnt – und empfohlen werden mitunter nur kleine Portionen: Es könnte ja sein, daß man Fenchel als ungenießbar empfindet.
- Inzwischen mausert sich das Gemüse zum Liebling der Kenner. Der Geschmack gilt als begehrt und veredelt ja auch ganz einfache Lebensmittel wie z. B. die »nackte« Kartoffel: Kartoffeln mit Fenchel sind ein Genuß!
- Für Übergewichtige ist Fenchel das ideale Abspeckgemüse. Er bindet Fett schon im Darm, so daß sich weniger Triglyzeride (Fettmoleküle) in den Speckpolstern um Bauch, Hüften, Po und Oberschenkel einnisten können. Außerdem beseitigt Fenchel auch noch das »nasse Fett« im Bauch, nämlich die oft beträchtlichen Wasseransammlungen rund um den Nabel, die von vielen Molligen fälschlicherweise als Depotfett angesehen werden.

Verarbeitung

Fenchel waschen, das Grün entfernen, aber nicht wegwerfen. Kleingehackt kann es als würzendes Kraut und zur Garnierung verwendet werden, die man Salaten oder Gemüse beigibt. Die Stengel abtrennen. Fenchel kann roh als Salat oder Rohkost gegessen werden, aber auch gekocht als Gemüse. Für Rohkost wird er sehr dünn aufgeschnitten (am besten in Ringe), beim Gemüsekochen wird die Knolle längs aufgeschnitten und geviertelt, eventuell auch in kleinere Stücke geschnitten. In wenig Salzwasser etwa 15 Minuten lang garen.
Fenchel hat zwar einen dominierenden Eigengeschmack, harmoniert jedoch trotzdem ausgezeichnet mit allen anderen Gemüsen und auch mit Gewürzen wie Zitronensaft, Pfeffer, Koriander, Olivenöl, Muskatnuß, Essig oder auch mit saurem Obst wie Orangen oder Äpfeln.

Warnhinweis

Wer zu Durchfällen neigt, sollte Fenchel nur sporadisch (etwa zweimal pro Woche) auf den Speiseplan setzen.

Gesundheitsrezept

FENCHELROHKOST

Zutaten für 2 Personen

2 Fenchelknollen
4 EL Crème fraîche
1 EL Zitronensaft
1 EL Pflanzenöl
1 EL Essig
Kräutersalz

Zubereitung

Fenchel putzen, waschen und gut abtropfen lassen, in kleine Stücke schneiden. Abgetrenntes Fenchelgrün kleinhacken. Mit Crème fraîche und Zutaten ein Dressing herstellen, mit Fenchelstückchen mischen. Gehacktes Fenchelgrün darüberstreuen. In Schälchen geben.

Wirkung verstärken

Schon roh genossen, entfaltet der Fenchel einen Großteil seiner Wirkstoffe. Wenn Sie ihn jedoch mit Vitamin-E-haltigem Öl (Sonnenblumen- oder Keimöl) im Salat anmachen, wird aus dem duftenden Gemüse ein richtiger Gesundheitscocktail.

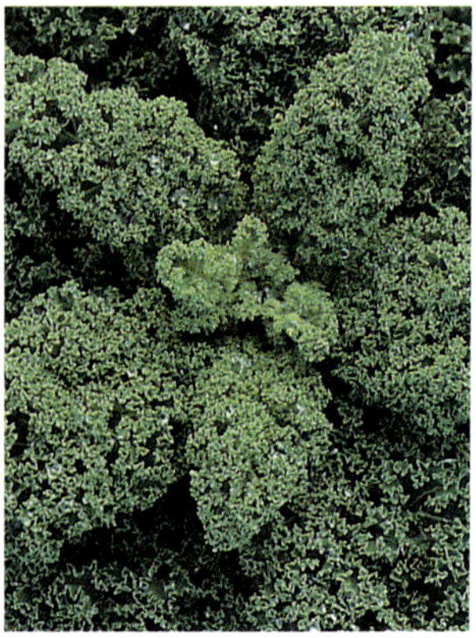

Beliebtes Gemüse in den nördlichen Regionen Deutschlands ist der Grünkohl, der als deftige Hausmannskost genossen wird.

Fitmacher im Winter

Grünkohl ist eine der gehaltvollsten Gemüsesorten mit einem großen Reichtum an Vitaminen, Mineralstoffen und Spurenelementen. Er ist das ideale Wintergemüse, das den Körper gegen alle möglichen drohenden Erkältungskrankheiten wappnen kann. Allein in einer Portion Grünkohl steckt der empfohlene Tagesbedarf an dem Immunschutzvitamin C. Und er beinhaltet so viel Kalzium wie zwei Gläser Milch. Gerade bei Milchunverträglichkeiten oder Milcheiweißallergie ist Grünkohl der ideale Nahrungsersatz. Und auch bei Osteoporosebeschwerden sollte er zweimal pro Woche auf dem Speiseplan stehen.

Grünkohl

Beschreibung

Es ist doch recht seltsam: Je schlichter und ärmlich-biederer ein Gemüse ist, desto mehr wird darüber die Nase gerümpft. Dabei steckt der wahre Reichtum der Natur gerade in den billigsten Lebensmitteln. Und dazu zählt der Grünkohl, weil er so schnell so groß wird und weil ihn nur wenige Leute so richtig schätzen.

Herkunft

Der Grünkohl (auch als Kraus- oder Winterkohl bekannt) kommt vermutlich aus dem Mittelmeerraum. Heute wird er bei uns angebaut. Er ist äußerst robust und widerstandsfähig gegen Kälte, überwintert sogar auf dem Feld und schmeckt eigentlich erst nach dem ersten Frost so richtig gut. Weil die kräftig gekräuselten Kohlblätter lange Wetter und Witterung trotzen, müssen sie auch – ähnlich wie wir Menschen – durch Mineralstoffe und Vitamine geschützt werden. Die steckt die Natur in den Grünkohl, um diesem Gemüse beim Überleben zu helfen. Und diese Wirkstoffe gelangen in unseren Darm und helfen hier unserem Stoffwechsel. Das Beispiel »Grünkohl« macht deutlich, was Molekularbiologen und Genforscher erklären: So sehr unterschiedlich sind Mensch, Tier und Pflanze eigentlich gar nicht.

Wirkstoffe

Wenn auch manche Gemüse- und Obstsorten geradezu strotzen von großem Reichtum an speziellen Vitaminen oder Spurenelementen – in einem ist Grünkohl allen überlegen: im Gesamtreichtum. Grünkohl ist ein so tolles Lebensmittel, daß man es eigentlich täglich auf dem Tisch haben sollte (große Teile der russischen Landbevölkerung verdanken übrigens ihrem täglichen Grünkohl Gesundheit und Robustheit).
Der Grünkohl ist selbst recht egoistisch: Er saugt so ziemlich alles aus

Heilen mit Grünkohl

- **Entgiftet den Darm und beseitigt Verstopfung**
- **Baut zerstörte Darmschleimhäute schnell wieder auf**
- **Kräftigt sämtliche Schleimhäute im Körper**
- **Schützt die Körperzellen vor freien Radikalen**
- **Wirkt vitalisierend und verbessert die Stimmungslage**
- **Stoppt streßbedingte Alterungsprozesse**
- **Senkt die Cholesterin- und Fettkonzentrationen im Blut**

Grünkohl – der Biofavorit

- Man braucht ein paar Tage, um mit Zunge und Gaumen den ganz speziellen feinen Eigengeschmack aufzuspüren und lieben zu lernen, den die Gourmets der kostspieligen Drei-Sterne-Küche auch erst in jüngster Zeit entdeckt haben.
- Eine einzige Grünkohlmahlzeit nährt den Bauch mit Ballaststoffen, Eiweiß, Kohlenhydraten und vielen Vitaminen und Spurenelementen. Das Tolle dabei: Während Fast food den Darm im Eiltempo verläßt, haftet der volle Grünkohlnahrungsbrei im Verdauungsprozeß lange an den Darmwänden und päppelt sie hoch: das beste Mittel für eine kerngesunde Darmflora.

dem Erdreich, was an Biostoffen verwertbar ist. Dabei ist er arm an Kalorien, Eiweiß oder Kohlenhydraten (weil natürlich viel Wasser in ihm steckt). Aber allein die Konzentration an Karotenen bzw. Vitamin A schlägt schon alle Rekorde: viermal mehr als Brokkoli, sechsmal mehr als Erbsen, 40mal mehr als Sellerie. Vitamin A ist wichtigster Immunschutzfaktor für Schleimhäute, sogenannter Transkriptionsfaktor für alle genetischen Impulse, die vital, optimistisch und dynamisch machen. Grünkohl enthält alle B-Vitamine (außer B12), dabei enorm viel Biotin (das Schönheitsvitamin für Haut und Haare). Außerdem enthält er respektable Mengen an Vitamin C (100 Gramm Grünkohl decken den Tagesbedarf, es sei denn, man steckt von früh bis spät im Streß). Und noch ein Rekord: Kaum ein Gemüse enthält mehr Vitamin E, den potenten Zellschutzstoff gegen freie Radikale. Damit wird Grünkohl endgültig zu dem Gemüse, das den Alterungsprozeß stoppt und jung macht. Grünkohl ist reich an Ballaststoffen, die mit allen Darmproblemen aufräumen.

Einkauf

Nichts ist problemloser, als Grünkohl einzukaufen. Achten Sie darauf, daß er knackig ist und keine gelben Blätter hat. Weil Grünkohl bei uns heimisch ist, muß er auch nicht gespritzt werden, um auf wochen- oder monatelanges Lagern und lange Transportwege vorbereitet zu werden. Grünkohl gibt es von etwa August bis März als Ernteware, ansonsten als ebenfalls empfehlenswertes Lebensmittel tiefgefroren aus der Tiefkühltruhe.

Verarbeitung

Problemlos in jeder Form von Gemüse (40 bis 50 Minuten Kochzeit).

Warnhinweis

Keiner.

Gesundheitsrezept

GRÜNKOHL MIT SAUERRAHM

Zutaten für 2–4 Personen

500 g Grünkohlblätter
1 Becher Crème fraîche oder Sauerrahm
1 EL Pflanzenöl
1 EL Zitronensaft
1/2 l Salzwasser

Zubereitung

Grünkohl putzen, waschen und zerhacken. Mit Öl etwas andünsten, Salzwasser zugießen und ca. 40 Minuten dünsten lassen, bis der Grünkohl entdampft ist. Mit Salz und Zitronensaft abschmecken. Crème fraîche bzw. Sauerrahm untermischen.

Unser Tip

Grünkohl ist relativ nitratreich. Deshalb gilt für ihn dasselbe wie für Spinat oder Kohlrabi: Er sollte nicht für eine zweite Mahlzeit aufgewärmt werden.

Gurke

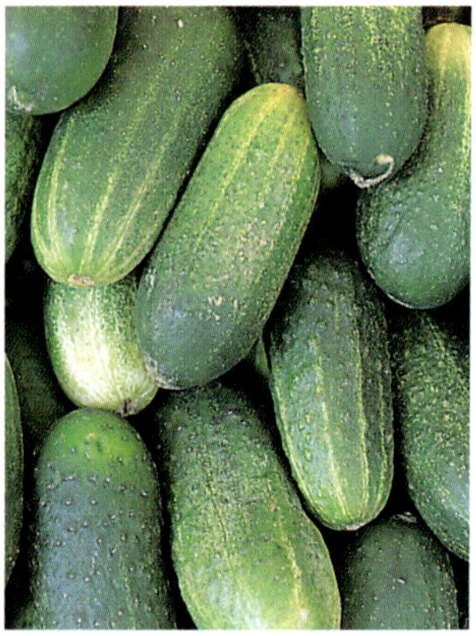

Kalorienärmer geht es fast nicht – die wasserreiche Gurke ist die ideale Salatgrundlage und ein exzellenter Durstlöscher.

Beschreibung

Dieses grüne Fruchtgemüse enthält viel Wasser, kaum Kalorien und einiges an Biostoffen für die Schönheit. Gurken zählen zu den wenigen Gemüsesorten, die sowohl innerlich als auch äußerlich gesund bzw. schön machen. Es gibt sie in den unterschiedlichsten Arten.

Herkunft

Ganz genau weiß man es nicht, aber Experten meinen, die Gurke (auch Kukumber genannt) stamme aus Ostindien. Dort erscheint sie nämlich schon in uralten Schriften aus dem 3. Jahrtausend vor Christus. Rund 500 Jahre vor Christus bauten dann Griechen und später auch die alten Römer die Gurke an. Weil die Gurke Wärme braucht und frostempfindlich ist (sie keimt erst bei ca. zehn °C), wurde sie bei uns erst zögernd im späten Mittelalter heimisch. Inzwischen ist sie aus unseren Mischsalattellern nicht mehr wegzudenken. Gurken werden heute in der ganzen Welt angebaut und exportiert.

Nicht nur viel Wasser

Überraschend ist der hohe Anteil an Vitamin E, der in der Gurkenschale steckt (zum Schutz gegen Sonneneinstrahlung und freie Radikale). Der Reichtum an Silizium (Kieselsäure), dem nach Sauerstoff in der Natur am weitesten verbreiteten Element, kräftigt Haut, Haare und Bindegewebe. Gurkensaft lindert und heilt Sonnenbrand. Auch äußerlich angewendet, sind Gurken ein Schutz- und Heilfaktor für die Haut: Gurkenscheiben auf der Haut wirken verschönend, Scheiben auf den Augen befreien diese von Trockenheit, Schwellung und Entzündung.

Wirkstoffe

Wichtiger Bestandteil ist Erepsin, ein Enzym, das Eiweiß spaltet und Bakterien sowie Würmer im Darm tötet, außerdem darmreinigend wirkt. Dazu trägt der Wasserreichtum bei (Gurken bestehen bis zu 95 Prozent aus Wasser), in dem die Wirkstoffe in physiologisch idealer Form aufgelöst sind. Außerdem ist die Verweildauer im Magen sehr kurz, Gurken erreichen sehr schnell ihren Hauptwirkungsort, die Darmschleimhäute. Wer etwas Gewicht verlieren will, findet in Gurken hilfreiche Verbündete: In 100 Gramm sind nur rund 14 Kilokalorien enthalten.

Heilen mit Gurken

- **Verbessern die Eiweißverwertung**
- **Wirken darmreinigend, abführend und entgiftend**
- **Wirken gewichtssenkend**
- **Lindern Nieren- und Blasenbeschwerden**
- **Kräftigen das Immunsystem und die Darmschleimhaut**
- **Stärken das Bindegewebe**
- **Wirken verschönend auf Haut und Haare**
- **Lindern Augenbeschwerden**
- **Helfen bei Sonnenbrand**

Einkauf

Salatgurken liefert der Frischmarkt das ganze Jahr über. Heimisches Gemüse liegt von März bis Dezember in den Steigen, ansonsten wird Importware angeboten. Die Sortenvielfalt ist erheblich, sie reicht von Delikateß- über Senfgurken bis hin zu Zuckergurken.
Im Gemüsefach des Kühlschranks halten sich Gurken ca. drei Wochen lang. Treibhausgurken sind weitgehend frei von Bitterstoffen, was nicht nur von Vorteil ist, da diese Bestandteile auch einen therapeutischen, darmreinigenden Effekt haben.

Gurke – auch als Kosmetika

- Gurken helfen bei Blasen- und Nierenbeschwerden, bei Magenentzündungen, und sie wirken entgiftend. Aber auch in der Schönheitspflege sind sie vielseitig einsetzbar.
- Je wäßriger ein Gemüse oder eine Obstart ist, desto besser eignet sie sich zum Abspecken. So können Gurken (z. B. als Salat, Gemüse) bei einem Minimum an Kalorien sättigen und Zellen mit Vitaminen und Spurenelementen versorgen. Der Trick dabei: Den nötigen Fettbedarf holt sich der Stoffwechsel aus Speckpolstern an Bauch und Hüften.
- Beim Auflegen von kühl-feuchten Gurkenscheiben auf Haut oder Augen sorgt ein osmotischer (flüssigkeitsbedingter) Ausgleich mit den Hautzellen für mehr Hautfeuchtigkeit und auch für das Einströmen bestimmter heilender Nährstoffe.
- Das Einnehmen von Gurkensaft hilft gegen Schwellungen von Händen oder Füßen.

Verarbeitung

Freilandgurken enthalten im allgemeinen mehr Bitterstoffe als Treibhausgurken. Die Gurke wird gut gewaschen, unversehrte, fäulnisfreie Schalen können mitgegessen werden. Das Schälen geschieht von der Blüte in Richtung Stiel. Gurken eventuell entkernen. Gurkensalat sollten Sie rasch nach dem Schälen und Zubereiten servieren, da er schnell Wasser zieht.

Warnhinweis

Gurken sollten sehr gut gekaut werden, sonst können sich Darmbeschwerden einstellen. Wer unter Durchfall oder wäßrigem Stuhl leidet, sollte Gurken nicht im Übermaß verzehren. Ebenso wie manche Kohlsorten können Gurken bei entsprechend disponierten Personen unangenehme Blähungen hervorrufen. Ein hoher Anteil an Ballaststoffen bleibt dann unverdaut, was zu einer entsprechenden Reaktion der Darmflora führt.

Gesundheitsrezept

GURKE MIT CRÈME FRAÎCHE

Zutaten für 2–4 Personen

1 mittelgroße Salatgurke
1 Becher Crème fraîche
1 EL Dill
Kräutersalz

Zubereitung

Gurke waschen, schälen und zerkleinern. Crème fraîche mit Dill mischen und mit Kräutersalz abschmecken. Unter die Gurkenstückchen mischen und servieren.

Schlank und rank

Mit Gurken läßt sich hervorragend eine Frühjahrsdiät starten, nach der einem die Sommergarderobe vom Vorjahr wieder paßt und man auch in Badehose oder Bikini wieder eine gute Figur macht. Essen Sie einmal pro Tag Salat mit Gurke, und nehmen Sie als Zwischenmahlzeit Gurke pur zu sich. Gurkenscheiben mit etwas Salz und Magerquark als Unterlage sind auch ein prima Brotaufstrich. Schon nach fünf Tagen werden Sie sich deutlich leichter fühlen.

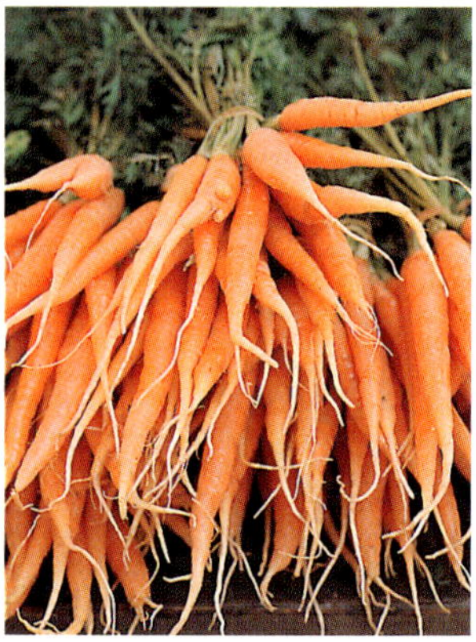

Ein knackiger Snack für zwischendurch und eine gesunde Zugabe zum Pausenbrot ist die betakarotinreiche Karotte.

Karotte

Beschreibung

Was wäre das Leben ohne die Karotte oder gelbe Rübe! Schon als Baby werden wir in Form von süßem Karottenmus mit ihr aufs innigste vertraut gemacht. In der Kindheit bekamen wir sie gewaschen, geputzt und roh als Zwischenmahlzeit in die Hand gedrückt. Und später war die Karotte von der Gemüsetafel nicht wegzudenken, solo gekocht oder als Farbtupfer im Grüngemüse.

Herkunft

Mohrrüben oder Karotten sind ein Wurzelgemüse, dem es in unseren mitunter rauhen Wetterlagen ausgesprochen gut gefällt. Das sieht man der Karotte auch an, und man merkt es, wenn man in sie hineinbeißt: sehr zellulosehaltig, die Nährstoffe fest darin verpackt, um sie ja nicht preiszugeben. Nur deshalb können die widerstandsfähigen Karotten praktisch das ganze Jahr über angebaut werden.

Wirkstoffe

Den wichtigsten erkennt man an der Farbe Orange: Pflanzenfarbstoff Beta-Karotin ist die Vorstufe für das lebenswichtige Vitamin A. Feldhasen sind ganz scharf darauf, um sich in manchmal grimmiger Kälte gegen Infektionen und andere Krankheiten zu schützen.

Und noch einen Trumpf hat die Karotte zu bieten: ihren enormen Reichtum an Selen, dem wichtigsten Spurenelement im Immunsystem. Das Mineral ist Kern eines Enzyms (Glutathionperoxidase), das auch unsere Körperzellen unerbittlich gegen Feinde schützt.

Auch noch Selen

Karotten beheben Selenmangel. Das seltene und sehr kostbare Spurenelement (unser Stoffwechsel braucht davon täglich nur 80 millionstel Gramm) ist in unseren Ackerböden und -früchten nur spärlich vertreten, deshalb leiden wir fast alle unter Selenmangel – besonders, wenn wir unter Streß stehen. Selen ist auch unersetzlich für Herzfunktion und Kreislauf, Sehschärfe sowie die Zeugungsfähigkeit des Mannes.

Heilen mit Karotten

- **Wehren freie Radikale und andere Schädlinge ab**
- **Kräftigen alle Schleimhäute im Körper**
- **Aktivieren den Zellstoffwechsel**
- **Wirken verjüngend und stoppen Alterungsprozesse**
- **Lassen Haare und Nägel wachsen**
- **Sorgen für schöne Haut**
- **Stärken die Immunkräfte**
- **Verbessern das Sehvermögen, helfen bei Nachtblindheit**
- **Stärken Herz und Kreislauf**
- **Aktivieren die Spermienbildung, erhöhen die Zeugungsfähigkeit des Mannes**

Überlebenskünstler gelbe Rübe

- Kein anderes Gemüse ist uns Mitteleuropäern im wahrsten Sinne des Wortes so ähnlich wie die Mohrrübe: wetterfest, auf Eigentum bedacht (Karotten geben ihren Nährstoffreichtum nur äußerst widerstrebend preis), dann auch wieder großzügig – bei entsprechender Behandlung verschenken Karotten ihren gesamten wertvollen Nährstoffbesitz.

- Beta-Karotin ist eine der Wunderwaffen unseres Immunsystems. Es macht die Schleimhäute im ganzen Körper unbezwingbar für Bakterien oder Viren und ist sogenannter Transkriptionsfaktor für Gene im Zellkern. Die können den Zellstoffwechsel nur dann ankurbeln (und uns frisch und fit machen), wenn das Karottenvitamin die Weichen stellt.

- Karotten halten den Vitamin-A-Weltrekord: In 100 Gramm sind sage und schreibe 28 000 Internationale Einheiten (IE) Vitamin A enthalten, 1000mal mehr als z. B. in Rüben oder Artischocken, 2000mal mehr als in Blumenkohl. Da darf dieses ansonsten so bescheidene Gemüse wirklich stolz darauf sein.
Zum Vergleich: Eine Möhre enthält ebensoviel Vitamin A wie eine ganze dicke Vitamin-A-Pille aus der Apotheke. Dabei ist das Karottenvitamin (in Form von Karotenen) viel gesünder. Für Vitamin-A-Pillen gelten strenge Gegenanzeigen: Schwangere Frauen dürfen pro Tag nicht mehr als 10 000 Internationale Einheiten Retinol (Vitamin A) einnehmen – wegen der Gefahr von Mißbildungen beim Embryo. Karotten dürfen sie essen, soviel sie wollen – davon bekommt man im schlimmsten Fall gelbe Handflächen.

Einkauf

Frühsorten mit Laub als Bundkarotten sind weniger lange lagerfähig. Karotten gibt es ganzjährig, weil sie in Kühlräumen nahezu unbegrenzt haltbar sind.

Verarbeitung

Das Problem: Die Karotte gibt ihren Reichtum speziell an Karotenen und Selen nicht freiwillig her; die harten, zellulosehaltigen Karottenzellen wollen gekocht sein, am besten mit der Zutat von ein wenig Fett oder Öl. Die wichtigen Karotene sind fettlöslich, können ohne Fett auch nicht aus dem Darm ins Blut und zu den Zellen gelangen.

Warnhinweis

Keiner.

Gesundheitsrezept

KAROTTENROHKOST

Zutaten für 2–4 Personen

200 g Karotten
1 Apfel
1 EL Pflanzenöl
1 EL Zitronensaft
1 EL Rosinen

Zubereitung

Karotten waschen, putzen und raspeln. Apfel schälen, von Kernen befreien und ebenfalls raspeln. Unter die Karotten mischen. Karotten und Apfel mit Öl und Zitronensaft vermengen, eventuell mit etwas Zucker abschmecken. In Schälchen geben und mit Rosinen garnieren.

Biostoffe ergänzen

Um das Beta-Karotin der Karotte in Vitamin A umzubauen, benötigt unser Organismus ausreichend Vitamin E, Eisen, Zink und Schilddrüsenhormone. Insofern sollte man Karotten immer mit Gemüsesorten kombinieren, die reich an Zink oder Eisen sind, oder sie mit Vitamin-E-haltigem (Keim-)Öl servieren.

Kartoffel

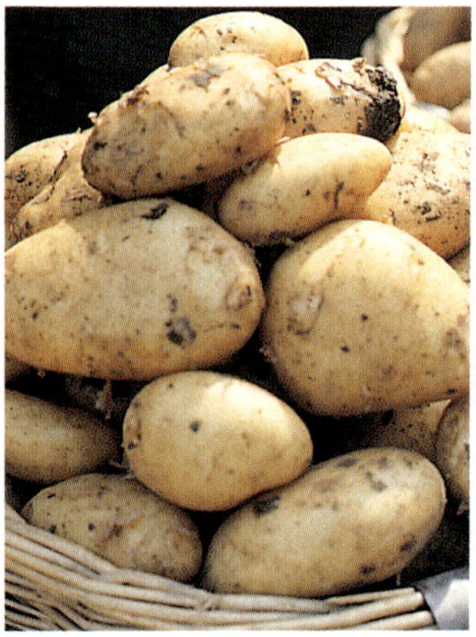

Der wichtigste Lieferant von Stärke und das bedeutendste Grundnahrungsmittel ist die Kartoffel, die im Volksmund auch als Erdapfel bekannt ist.

Köstliche Knolle

Kalorienarm, nährstoff- und stärkereich ist die Kartoffel und zudem eines der vielseitigsten Lebensmittel aus der vegetarischen Küche. Ihr hochwertiges pflanzliches Eiweiß ist in Kombination mit tierischem Eiweiß aus Quark, Eiern oder Käse der beste Fleischersatz. Nur erhöht die gesunde Knolle im Gegensatz zu vielen Fleischsorten die Blutfettwerte nicht. Die meisten Vitamine und Mineralstoffe der Kartoffel stecken direkt unter der Schale. Biokartoffeln sollte man daher ungeschält essen. Beim Kochen sollten Sie möglichst wenig Wasser verwenden, da sonst Vitamin C und Mineralien verlorengehen.

Beschreibung

Die gute alte Kartoffel ist praktisch das Kernstück unserer gesamten Ernährung. Außen braun und innen weiß oder gelb, liefert sie unseren Körperzellen viel von dem, was sie an Biostoffen benötigen.

Herkunft

Die Geburtsregion der Kartoffel sind die Hochanden in Südamerika. Bei den alten Inkas war die Kartoffel Hauptnahrungsmittel, und noch knapp 100 Jahre nach der Entdeckung Amerikas wußten unsere Vorfahren noch gar nicht, daß es so eine sinnvolle Bodenfrucht überhaupt gibt. Erst kamen Kartoffeln nach Spanien, viel später auch nach Deutschland – und da auch nur in die Fürsten- und Adelshäuser. Preußenkönig Friedrich der Große machte die Kartoffel schließlich zur Volksnahrung. Inzwischen werden Kartoffeln in aller Welt geerntet, Hauptanbauland nach Rußland und Polen ist Deutschland.

Einkauf

Besser zu kleineren Kartoffeln greifen, die großen sind oft intensiv behandelt (erhöhter Nitratgehalt sowie Kadmium- und Bleibelastung). Der Grund: Große Kartoffeln lassen sich leichter ernten und verarbeiten. Bei Großanbau werden nach der Ernte Strunk- und Wurzelreste im Ackerboden chemisch zersetzt, schädliche Insektizide, Pestizide und Herbizide verseuchen die Böden dann endgültig. Die Kartoffel saugt diese Gifte auf und gibt sie an uns weiter. Deshalb gilt: Kartoffeln möglichst beim Biobauern oder im Bioladen kaufen.

Heilen mit Kartoffeln

- **Regulieren den Wasserhaushalt im Körper**
- **Stimulieren den Transport aller Nährstoffe in die Zellen**
- **Bauen Knochensubstanz auf**
- **Kräftigen die Muskeln**
- **Stärken Herz und Kreislauf**
- **Aktivieren den gesamten Stoffwechsel, wirken entsäuernd**
- **Stimulieren das Wachstum (wichtig für Kinder)**
- **Kräftigen das Bindegewebe**
- **Regen die Hormonproduktion an**
- **Regulieren die Verdauung und beseitigen Verstopfungen**
- **Sorgen für mentale Frische, verscheuchen Müdigkeit**

Vielseitige Kartoffel

- Sie läßt sich ideal zu Gemüse, Salat, Pell- oder Salzkartoffeln, zu Pommes frites oder Chips (kalorienreich!) verarbeiten.
- Sie ist bedeutendster Lieferant von Stärke, dem Hauptreservestoff des Kohlenhydratstoffwechsels, und damit eines der wichtigsten Grundnahrungsmittel überhaupt.

Wirkstoffe

In der Kartoffel tummeln sich (bis auf Selen) nahezu alle wichtigen Mineralien und Spurenelemente. Das stärkehaltige Fruchtfleisch ist reich an Magnesium, Kalium, Phosphaten, und es enthält eine gute Portion Natrium sowie Kalzium. Diese Mineralien stehen dabei in idealer Relation und balancieren z. B. eine für uns typische zu salz-, zucker- und fettreiche Kost aus. Gerade Kinder und Jugendliche sollten mehrmals wöchentlich Kartoffeln essen. Kalium wirkt entwässernd und ausschwemmend und ist für die Zellversorgung mit anderen Nährstoffen wichtig. Magnesium ist Lebensspender in allen Zellen, Kalzium und Phosphate sind Bestandteil der Knochensubstanz.
Erstaunlich ist die hohe Konzentration von Vitamin C in Kartoffeln: 20 Milligramm in 100 Gramm des Gemüses. In der Schale stecken B-Vitamine und Spurenelemente, sehr viel Niazin (für den Stoffwechsel von Kohlenhydraten, Eiweiß und Fett), Folsäure (für Nerven, Blutbildung, Wachstum) sowie Zink (für Bindegewebe und Hormonproduktion). Kartoffeln wirken dabei sättigend (in 100 Gramm stecken rund 80 Kilokalorien), und sie sind reich an Ballaststoffen (wirken darmregulierend und helfen bei Verstopfung). Die enthaltenen hochwertigen Kohlenhydrate sind komplexer Natur, sie werden im Darm in einem stundenlangen Prozeß gespalten und dem Blut zugeführt. Auf diese Weise versorgen sie Nerven und Gehirn mit dem Brennstoff Glukose, und sie heben den Blutzuckerspiegel. Dies macht munter, verscheucht Müdigkeit und Konzentrationsmangel.

Verarbeitung

Biokartoffeln am besten mit der sehr nährstoffreichen Schale verarbeiten bzw. essen. Ansonsten die Pelle unbedingt vor oder nach dem Kochen entfernen. Beim Einkellern sollten spät reifende Sorten verwendet werden, die weniger empfindlich gegenüber Schimmelpilzen sind.

Warnhinweis

Unreife Kartoffeln bzw. grüne Teile von Kartoffeln enthalten das Pflanzengift Solanin, das Kopf- und Halsschmerzen, Bauchschmerzen, Durchfall und ernsthafte Erkrankungen auslösen kann. Essen Sie daher nur reife Knollen bzw. entfernen Sie grüne Stellen großzügig.

Gesundheitsrezept

KARTOFFELN MIT KRÄUTERQUARK

Zutaten für 2–4 Personen

6–8 Biokartoffeln
30 g Butter
Salz
Kräuterquark
1 EL gehackte Petersilie

Zubereitung

Kartoffeln waschen, putzen und samt Schale in wenig Salzwasser kochen bzw. gar dämpfen. Mit Kräuterquark auf Tellern anrichten, jeweils ein Scheibchen Butter zugeben. Quark mit Petersilie bestreuen.

Blutdruck senken

Wer an zu hohem Blutdruck leidet, sollte mehr Kartoffeln essen. Diese helfen nicht nur, Medikamente einzusparen, sondern unterstützen auch die Behandlung. Das hierfür verantwortliche Kalium ist außerdem ein ausgezeichnetes Regulativ für den Wasserhaushalt im Körper. Auch Zucker- und Harnsäurestoffwechsel werden durch die Inhaltsstoffe Molybdän und Chrom positiv beeinflußt.

Knoblauch

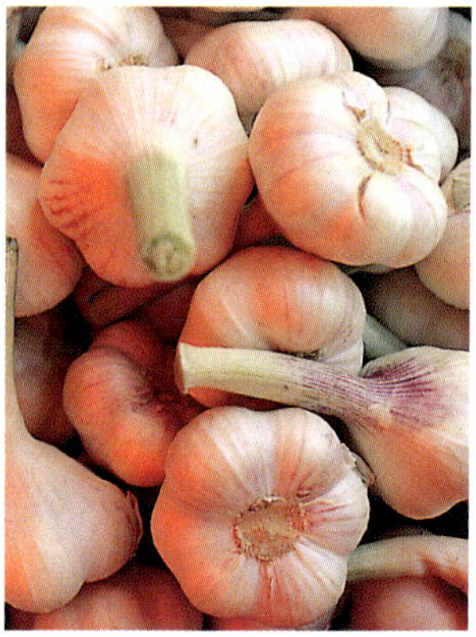

Die Südländer kennen den Knoblauch schon seit ewigen Zeiten als Knolle, die wirkungsvoll Alterungsprozesse hinauszögert.

Arznei mit Tradition

Auf einem ägyptischen Papyrus aus dem 15. Jahrhundert vor Christus, einem der ersten medizinischen Ratgeber, werden gleich 22 Knoblauchrezepte gegen Beschwerden wie Kopf- oder Rachenschmerzen und körperliche Schwäche empfohlen. Der griechische Arzt Hippokrates (460 bis 375 vor Christus) verschrieb Knoblauch gegen Verstopfung, Wasseransammlungen und Gebärmuttertumore. Der römische Geschichtsschreiber Plinius der Ältere (1. Jahrhundert nach Christus) empfahl Knoblauch sogar gegen 61 verschiedene Beschwerden.

Beschreibung

Den Knoblauchfan erkennt man oft auf Anhieb – am typischen Geruch des Atems und der Ausdünstung. Dies kommt daher, daß das zwiebelartige Lauchgewächs eine intensive Mischung aus Wirkstoffen enthält. Sie gelangt rasch ins Blut, wird teilweise über die Lunge oder über die Haut abgeatmet. In der Natur gilt: Alles, was scharf schmeckt und intensiv riecht, ist gut, zumindest reich an Wirkstoffen.

Herkunft

Knoblauch findet seit Tausenden von Jahren als Naturheilmittel Anwendung – gegen Hämorrhoiden, rheumatische Erkrankungen, Asthma und viele andere Gebrechen. Der bei uns erhältliche Knoblauch stammt vorwiegend aus südeuropäischen Ländern, insbesondere aus Italien.

Wirkstoffe

Zwischen 0,1 und 0,3 Prozent des scharfen Zwiebelfleisches bestehen aus einem Lauchöl mit dem Wirkstoff Allizin. Dieser ist es auch, der dann im Laufe des Stoffwechsels in unserem Körper zur oft lästigen Geruchsbildung führt. Bei diesem Abbau über Stoffwechselstufen bilden sich stets neue Wirkstoffe gegen unterschiedliche Beschwerden. Allizin tötet Bakterien und Pilze und senkt Cholesterin- und Blutfettspiegel. Die aus Allizin abgebauten Ajoene und Sulfide verhindern eine Blutverklumpung, die weiteren Stufenprodukte verlängern die Gerinnungszeit und wirken durchblutungsfördernd.

Heilen mit Knoblauch

- **Verbessert die Durchblutung**
- **Senkt den Blutfettspiegel und beugt Arteriosklerose vor**
- **Hilft bei Venenleiden und Krampfadern**
- **Lindert Hämorrhoidenbeschwerden**
- **Stärkt Herz und Kreislauf**
- **Tötet Darmbakterien und -pilze**
- **Unterstützt Maßnahmen zur Gewichtsreduktion**
- **Wirkt blutdrucksenkend**
- **Erhöht die Konzentrationsfähigkeit**
- **Hilft bei Darmkollern, Verstopfung und Blähungen**
- **Bremst Alterungsprozesse**

Süchtig nach Knoblauch

- Viele Menschen kommen von dieser Knolle nicht mehr los, der Geruch nach frisch verarbeitetem Knoblauch zieht sie unwiderstehlich in griechische, türkische oder französische Restaurants, die der Wunderzehe Knoblauch viele kulinarische Köstlichkeiten verdanken. Auch zu Hause bei uns wird zunehmend mit Knoblauch gekocht. Die Gewürzzwiebel eignet sich für Fisch, Fleisch, Geflügel- oder Lammgerichte ebenso wie für Salate, Gemüse oder Vorspeisen aller Art.

- Allicin im Blutkreislauf – das bringt den Stoffwechsel auf Touren, belebt, verjüngt, entschlackt und entgiftet. Freilich: Knoblauchgestank kann manchmal an die Grenze zum Unerträglichen gehen. Deshalb ist es am besten, der Rest der Familie ißt auch Knoblauch – dann merkt man ihn nämlich kaum. Wird Knoblauch sehr heiß verarbeitet (z. B. in der Pfanne), wird sein Geruch neutraler. Am intensivsten wirken sich frischgepreßte oder nur grob geteilte Zehen im Salat aus. Auch der Gebrauch von Knoblauchpillen führt zu einer steten feinen Ausdünstung – auch wenn »geruchfrei« auf der Packung steht.

- Andere Wirkstoffe in Knoblauch haben einen günstigen, lindernden oder heilenden Einfluß auf Verdauungsstörungen wie z. B. Blähungen, Darmkollern, Darmkrämpfe oder Verstopfung. Knoblauch erhöht den Blutfluß in die Haut, trägt somit zu einer besseren Gesichtsfarbe bei.

Einkauf

Am besten, wirkstoffreichsten sind die frischen Knoblauchzwiebeln bzw. -zehen. Man erkennt sie daran, daß sie sich fest und prall anfühlen.

Verarbeitung

Knoblauchzehen entweder durch die Presse drücken oder in kleine Würfelchen schneiden. Ansonsten nach Belieben verarbeiten.
Wenn die Schale sich nicht lösen will: Etwas Salz auf eine Unterlage streuen, den Knoblauch drauflegen und mit der Breitseite der Messerklinge leicht quetschen, bis die Schale aufplatzt.

Warnhinweis

Vorsicht bei übermäßigem Dauerverzehr. Dann kann Knoblauch bei entsprechend disponierten Personen Magen- und Leberbeschwerden bzw. zu niedrigen Blutdruck verursachen. Wer Knoblauchzehen gerne roh und in großer Menge ißt, sollte Weizen- oder Gersteprodukte dazu essen, die neutralisierend wirken.

Gesundheitsrezept

KNOBLAUCHSUPPE BALKAN

Zutaten für 2–4 Personen

4 Knoblauchzehen
1/2 l Wasser
2 Scheiben Toast
1 EL Öl
Suppenwürfel für 1/2 l
1 TL Sliwowitz

Zubereitung

Toast in kleine Würfel schneiden, im Öl in einem Topf kurz anrösten. Knoblauchzehen durchpressen und dazugeben. Wasser zum Kochen bringen, Suppenwürfel einrühren, dies alles zu dem Knoblauch und dem Toast in den Topf geben, verrühren, Sliwowitz dazugeben. Servieren.

Vorsichtig dosieren

Roher Knoblauch gibt auch in kleinen Dosen Geschmack. Von französischen Gourmetköchen erzählt man sich die Anekdote, sie würden in die Knoblauchzehe beißen und dann einmal in die Salatschüssel hauchen, das genügte …
Auch wenn Sie nicht so vorsichtig sind – dosieren Sie erst mal behutsam!

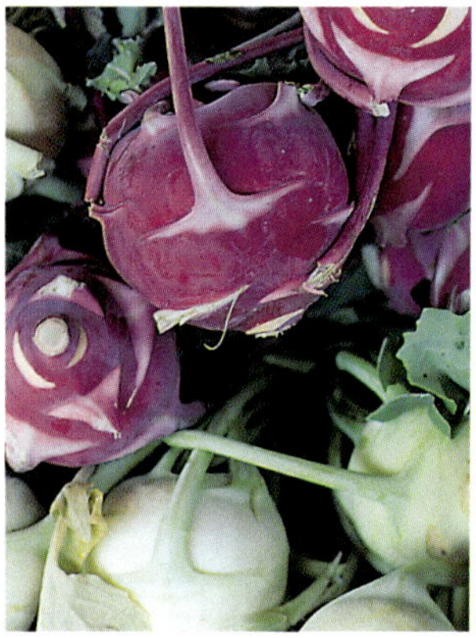

Wie anderes Kohlgemüse auch ist Kohlrabi ein typisches Gericht für die kältere Jahreszeit, das auch mal einer Erkältung vorbeugen kann.

Schutz vor Arteriosklerose

Der weiße oder blaue Kohlrabi ist so zart, daß er gerne auch roh verzehrt wird. Am besten schmeckt die Rübenart von Mai bis Spätsommer. In dieser Zeit stammt sie ausschließlich aus heimischem Freilandanbau. Kohlrabi ist äußerst kalorienarm und eignet sich daher sehr gut zur Ergänzung eines Diätprogramms. Als gesunde Zugaben hat er Selen und viel Vitamin C für den Schutz der Abwehrkräfte zu bieten. Wenn man Kohlrabi mit Vitamin-E-haltigem Öl serviert, schützt das Selen die Blutfette vor freien Radikalen und beugt so einer möglichen Arteriosklerose vor.

Kohlrabi

Beschreibung

Sein feiner, durch Senföle bestimmter Geschmack und sein Gehalt an wertvollen Nährstoffen machen dieses Kohlgemüse zum Dauergast nicht nur in Omas Garten, sondern auch auf unserem modernen Speiseplan. Kohlrabi wird das ganze Jahr über angebaut, sowohl auf dem Feld als auch im Gewächshaus.

Nachdem er lange Jahre in der Gourmetszene eher herablassend behandelt wurde, erlebte er in den letzten Jahren eine feierliche Wiedergeburt – gerade in den noblen Eßtempeln.

Herkunft

Wie alle anderen Kohlgemüse hat auch der Kohlrabi seinen Wohnsitz schon seit Jahrhunderten in Mitteleuropa. Er mag unser Klima, speziell im Frühjahr und im Herbst. Der Vorteil: kurze Transportwege und immer frische Ware in den Regalen.

Wirkstoffe

Kohlrabi ist sehr reich an bestimmten B-Vitaminen, so z. B. an B6 (wichtig für Trillionen Eiweißbiosynthesen pro Tag), Biotin (für gesunde Haut und schönes Haaren), Niazin (B3, für den Energiestoffwechsel) und Pantothensäure (B5, für Vitalität, Zellenergie sowie Farbbildung in Haut und Haaren). Enorm hoch ist die Konzentration von Vitamin C, eine 120 Gramm schwere Sproßknolle kann bereits den Tagesbedarf decken. Vitamin C wird in jeder Sekunde von rund 70 Billionen Körperzellen als Katalysator benötigt. Es sorgt für einen gesunden Hormonspiegel und ein starkes Immunsystem.

Heilen mit Kohlrabi

- **Kurbelt den Zellstoffwechsel und die Blutbildung an**
- **Kräftigt Haut und Haare**
- **Sorgt für mehr Energie und Vitalität**
- **Kräftigt das Immunsystem, beugt Infektionen vor**
- **Sorgt für mentale Frische und Konzentrationsfähigkeit**
- **Stimuliert die Sauerstoffversorgung und Zellatmung**
- **Wirkt kräftigend auf das Herz**
- **Verbessert die Stimmungslage, hilft Streß besser bewältigen**
- **Wirkt entwässernd**
- **Unterstützt Maßnahmen zur Gewichtsreduktion**

Mit Kohlrabi durch die Woche

- Eine Kur während Werktagen und am Wochenende mit der leckeren Kohlsorte kann den Stoffwechsel (und damit uns selbst) mächtig aufbauen. Der Vorteil: Kohlrabi kann bei jeder Mahlzeit unterschiedlich schmecken, je nachdem, wie er zubereitet wird – geraspelt als Rohkost, gepreßt als Saft, gedämpft als Gemüse, einer von vielen im Gemüsetopf.

- Das feinwürzige Senfölaroma im Kohlrabi kann richtig süchtig machen. Es gibt diesem Gemüse einen eindringlichen Eigengeschmack, deshalb ist jede Kohlrabimahlzeit ein Erlebnis für sich. Senföle entstammen schwefel- und stickstoffreichen Verbindungen, sie sind auch in anderen Kohlsorten, Kresse, Senf oder Radieschen enthalten.

- Während seiner Wachstums- und Reifezeit sammelt der kleine Kohl unermüdlich Mineralstoffe und Spurenelemente – und wird so zu einer Art Kombipräparat für Mineralien aus der Apotheke der Natur. Bedeutend ist der Anteil an Eisen (für Blutbildung, Sauerstoffversorgung der Zellen), Magnesium (für Muskeltätigkeit, Herzfunktion) sowie Mangan (für Stimmungslage, Streßbewältigung). Wie alle Kohlsorten enthält Kohlrabi viel Kalium, einen wichtigen Balancestoff gegen unsere oft übersäuerte, zucker- und mehlreiche Alltagskost. Während Natrium (im Kochsalz) Wasser im Körper bindet, wirkt Kalium auf natürliche Weise entwässernd.

Einkauf

Kohlrabis können holzig sein. Von ihnen kann man das meiste wegschneiden. Meist sind die dicken Sprossen verdächtig, deshalb lieber zu kleineren Kohlrabis greifen. Kohlrabi ist wasserreich, nach langen Dürrewochen (z. B. im Sommer) verliert er an Qualität. Die feinsten Knollen kauft man im Frühsommer, also noch vor der Hitzezeit.

Verarbeitung

Die Kohlart ist gut lagerfähig und hält sich im Gemüsefach des Kühlschranks über längere Zeit. Die kleinen, feinen Blättchen werden abgetrennt und kleingehackt als Grünkraut dem Gericht (z. B. dem Kohlrabigemüse) wieder beigegeben. Knollen schälen, dabei an der Wurzel beginnen, von der oft viel abgetrennt werden muß. Danach waschen, halbieren und in Scheiben schneiden. Kohlrabi in wenig Wasser und etwas Fett nicht zu lange dünsten (etwa 10 Minuten).

Warnhinweis

Kohlrabi ist nitrathaltig. Gekochten Kohlrabi nicht mehr aufwärmen!

Gesundheitsrezept

KOHLRABIQUARK

Zutaten für 2–4 Personen

2 Kohlrabis
100 g Magerquark
1 EL Zitronensaft
Kräutersalz

Zubereitung

Kohlrabis waschen, schälen, von holzigen Teilen befreien, danach raspeln. Magerquark mit Zitronensaft und Kräutersalz abschmecken. Geraspelte Kohlrabi daruntermengen.

Selen kann noch mehr

Auch bei der Vorbeugung und der Therapie von Tumorerkrankungen kann Selen ein wichtiger Helfer sein. Das Mineral kann freie Radikale abfangen und außerdem verhindern, daß Schwermetalle aus dem Magen-Darm-Trakt im Körper resorbiert werden.

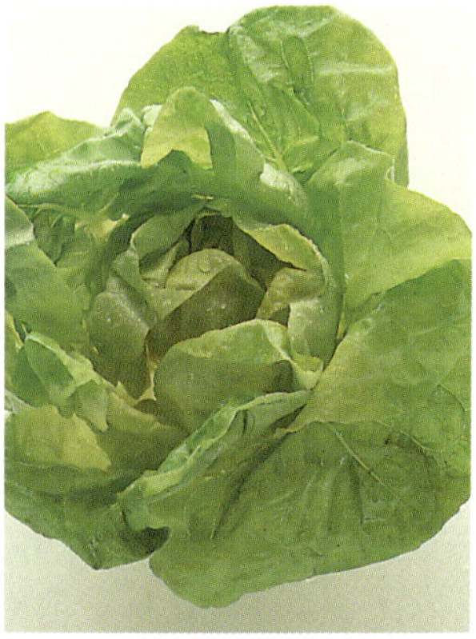

Am gesündesten und nitratärmsten ist der Kopfsalat, wenn er aus dem Garten oder von Freilandkulturen stammt.

Kopfsalat

Beschreibung

Seine Aufgabe ist es, schnell zu wachsen, große, weiche Blätter zu treiben und darin eine hohe Konzentration an Gesundstoffen zu speichern. Körperliche und mentale Gesundheit geht ja immer durch den Magen und den Darm, für Lebensglück und Fitneß gibt es weit und breit keine andere Quelle. Und da kommt uns der Kopfsalat gerade recht. Er ist bescheiden, drängt sich nie als Hauptspeise in den Vordergrund des Küchenzettels. Aber präsent ist er trotzdem ständig, wenn auch mitunter nur als Bodenblatt für den Salatteller.

Herkunft

Kopfsalat ist ein typisch europäisches Heimatkraut, eine einjährige Pflanze mit mehr oder weniger geschlossenem Fruchtkopf. Unser Salat stammt vom Freiland oder im Winter aus Gewächshäusern. Es gibt unterschiedliche Sorten: den grünen Salat, der leicht bitter schmeckt, die rötlichen, weicheren Arten ohne bitteren Geschmack oder den festen, weißgrünen, knackigen Eissalat.

Wirkstoffe

Vom gesundheitlichen Wert unterscheidet sich der rote Blattsalat vom grünen insbesondere dadurch, daß er bedeutende Mengen an Karotenen in seinen großen Blättern sammelt, bis zu 3000 Internationale Einheiten (IE) pro 100 Gramm, was mehr als der Hälfte des Tagesbedarfs entspricht. Die Karotene verleihen den Blättern ihre rote Farbe. Grünsalat hingegen ist reicher an Magnesium, dem Kernatom des Pflanzenfarbstoffs Chlorophyll. Während Karotene alle Tiere und Pflanzen und natürlich auch uns Menschen vor zellschädigenden Substanzen wie z. B. freien Radikalen schützen, spielt Magnesium bei der Nervenreizübertragung vor allem im Muskelgewebe eine Rolle.

Heilen mit Kopfsalat

- **Stärkt das Immunsystem**
- **Panzert Zellen gegen Zellschädlinge wie freie Radikale**
- **Erhöht die Muskelleistung, kräftigt das Herz**
- **Hilft bei Müdigkeit und Antriebsschwäche**
- **Wirkt nervenstärkend, verbessert die Konzentrationsfähigkeit**
- **Erhöht die Sauerstoffzufuhr in Körperzellen**
- **Verbessert die Eiweißverwertung**

Fit mit Magnesium und Mangan

Was Kopfsalat (und natürlich auch andere Grünpflanzen) für uns so wichtig macht: Magnesium kann das Spurenelement Mangan in unserem Stoffwechsel ersetzen, falls dieses fehlen sollte. Wenn die Magnesiumversorgung übers Blut nur einen Tag lang absinkt, können bedeutende Biosynthesen in den Körperzellen nicht mehr stattfinden. Die Folge: Nervosität, Müdigkeit, Antriebsschwäche, Konzentrationsmangel.

Kopfsalat – der Rohkostfavorit

- Ob bunter Salatteller oder leckere Rohkostplatte – der gute Kopfsalat sollte dabei sein. Nicht umsonst haben schon unsere Groß- und Urgroßmütter jeder Hauptmahlzeit auch einen Salatteller zur Seite gestellt. Und die haben diesen Gesundheitstip aus grauer Vorzeit überliefert bekommen.
- Kopfsalat enthält viel Wasser, bringt nach dem Kauen und der Zersetzung in Magen und Darm eine Menge Ballaststoffe hervor. Diese sorgen für eine raschere Darmbewegung und beseitigen so Darmträgheit oder Verstopfung. Sie saugen aber auch Gift- und Fettstoffe auf und helfen beim Abspecken.
- Der rotblättrige Kopfsalat ist reich an Folsäure, einem typischen Rohkostvitamin: Es wird durch Hitze oder sogar durch längeres Lagern bei Zimmertemperatur zerstört. Das B-Vitamin ist für alle Tiere und auch für uns sogenannter Kohlenstoffträger bei der Produktion des Häms, des Farbstoffanteils im Blut, und damit der Herstellung roter Blutkörperchen. Grünpflanzen wie dem Kopfsalat verdanken Wildtiere, daß sie stets ausreichend rote Blutkörperchen und dementsprechend eine optimale Sauerstoffversorgung der Zellen haben. Und noch etwas anderes ist für unsere Gesundheit wichtig: Folsäure stimuliert die Produktion von Magensäure, ohne die Eiweiß im Magen nicht vorverdaut werden kann. Jedes Salatblatt sorgt somit dafür, daß Eiweiß in unserem Körper besser verwertet wird.

Einkauf

Es gibt ihn das ganze Jahr über in unterschiedlichen Sorten wie z. B. auch Eisberg- oder Bataviasalat. In den Sommermonaten kommt der Kopfsalat frisch vom Feld, in den naßkalten Monaten zwischen Herbst und Frühjahr aus dem Treibhaus. Mit den Händen prüfen: Je kompakter der Salatkopf ist, desto besser ist seine Qualität.

Verarbeitung

Salat putzen, gesunde Blätter abtrennen und der Länge nach teilen. Gründlich waschen und spülen, Blätter dabei im Wasser schwenken. Danach gut abtropfen lassen und zum Trocknen ausschütteln. Rasch verwenden, damit nicht zu viele Vitamine verlorengehen.

Warnhinweis

Zu stark chemisch gedüngter Kopfsalat reichert Nitrat an, das im Körper zu Nitrit abgebaut wird und mit Aminosäuren (Eiweißbausteinen) gefährlich-giftige Nitrosamine bilden kann. Deshalb am besten grünen Salat im Bioladen oder beim Biobauern kaufen.

Gesundheitsrezept

KOPFSALAT PUR

Zutaten für 2–4 Personen

1 fester Kopfsalat
1 EL kaltgepreßtes Pflanzenöl
1 EL Essig
1 EL Zitronensaft

Zubereitung

Kopfsalat wie unter »Verarbeitung« beschrieben und mit den genannten Zutaten anmachen.

Gemüse im Trend

Wer viel pflanzliche Kost ißt, bleibt schlank oder wird es nach der Umstellung auf eine vollwertige oder vegetarische Ernährung. Gemüse und Salate mögen zwar mengenmäßig auf dem Teller nach mehr aussehen, doch haben sie nur einen Bruchteil der Kalorien, die viele Lebensmittel tierischer Herkunft besitzen (welche überdies auch noch schwerer verdaulich sind). Vegetarier nehmen im Durchschnitt 1000 Kilokalorien weniger als Fleischesser zu sich, und das ohne lästiges Kalorienzählen. Umschwenken auf die grüne Küche lohnt sich also.

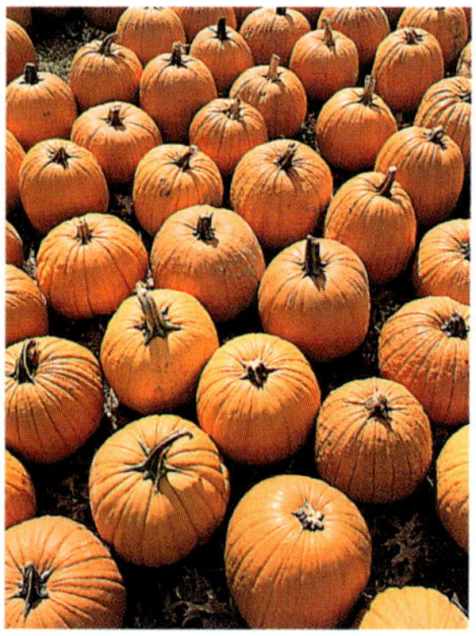

Das Fruchtfleisch des Kürbisses ist hervorragend für Entgiftungs- und Entschlackungskuren.

Kürbis

Beschreibung

Mit dem Fleisch und dem Saft dieses großen und sehr schweren Gurkengewächses können Sie erfolgreiche Diäten starten und Speckpolster einschrumpfen. Und die Kürbiskerne verzögern außerdem menschliche Alterungsprozesse. Wissenschaftler haben nachgewiesen, daß in dem runden Fruchtgemüse mehr steckt, als man erwartet.

Herkunft

Vor einigen hundert Jahren gab es nur in Mittelamerika den Kürbis. Von dort kam er über Nordamerika nach Europa, wo er als Garten- oder Speisekürbis von vielen Klein- und Schrebergärtnern angepflanzt wurde. Geerntet wird im Herbst, ab September. Für den Export eignen sich die Früchte mit 30 oder mehr Kilogramm wegen der hohen Transportkosten wenig. Kürbiskerne hingegen oder das aus ihnen gewonnene wertvolle Kürbiskernöl stammt häufig aus osteuropäischen Ländern wie Rußland, der Slowakei, Ungarn oder Rumänien.

Wirkstoffe

Das Fruchtfleisch ist außerordentlich reich an Wasser und Ballaststoffen und wirkt verdauungsfördernd. Dabei werden Toxine (Gifte) ebenso gebunden und ausgeschieden wie Gallenstoffe und Fettsubstanzen. Enzyme im Nahrungsbrei entlasten die Bauchspeicheldrüse, die weniger Lipasen (fettspaltende Enzyme) bereitstellen muß.
Der Kürbissaft ist der beste Gemüsetrank: Alle Vitamine und Mineralien wie Kupfer, Eisen, Magnesium oder Kalium sind optimal aufeinander abgestimmt – in einem für den Stoffwechsel hervorragenden physiologischen Verhältnis. Kürbis wirkt ausschwemmend, wasserregulierend und abspeckend. Die gelbe Farbe stammt von den Karotenen, der Lieblingsspeise des Immunsystems.

Heilen mit Kürbis

- **Fördert die Verdauung und entgiftet den Darm**
- **Senkt den Blutfettspiegel, entlastet die Bauchspeicheldrüse**
- **Hilft beim Abbauen von Speckpolstern**
- **Wirkt harntreibend, hilft bei Nieren- und Prostataleiden**
- **Kräftigt das Immunsystem**
- **Stärkt die Schutzhülle der Nerven, wirkt so beruhigend**
- **Versorgt den Körper mit Vitamin A**

Familie Kürbis

Es gibt wohl so viele Arten, Kürbis zuzubereiten, wie es Länder gibt, in denen er wächst. Schließlich umfaßt der Begriff »Kürbis« eigentlich eine ganze Familie von Gewächsen – vom Riesenkürbis (Cucurbita Maximus) bis zu den kleinen (Pâtissons) und natürlich den Zucchini. Die wichtigste Unterscheidung betrifft die Dicke der Haut oder Schale: Sommerkürbisse haben eine dünnere Haut, die meistens mitgegessen wird. Sie sind auch schneller gar als die Winterkürbisse, deren harte Schale und feste Kerne nicht mitgekocht werden. Nicht zu vergessen die Kürbiskerne, die geröstet geknabbert oder gepreßt werden.

Noch größeren Reichtum liefern die Kürbiskerne – jeder einzelne ist ein kleiner Bioschatz. Sie bestehen bis zu 45 Prozent aus hochwertigen ungesättigten Fettsäuren, wie sie der Stoffwechsel für Zellatmung, Zellwandbau, Cholesterintransport, Drüsentätigkeit, für Haut und Schleimhäute benötigt.
Kürbiskerne helfen indirekt dem Vitamin D beim Kalziumstoffwechsel, und sie helfen auch beim Umbau der im Kürbis enthaltenen Karotene in das bioaktiv verwertbare Vitamin A. Darüber hinaus sind Kürbiskerne »aufgeladen« mit Nukleinsäuren, den Jungmachern der Natur. Diese eiweißähnlichen Moleküle verjüngen und reparieren Körperzellen und sorgen für gesundes Wachstum.

Kürbiskerne – der Snack für zwischendurch

- Wer fit, schlank und jung sein oder wieder werden will, sollte es mit Kürbiskernen versuchen. Die flachen kleinen Kerne enthalten alle Spurenelemente (außer Mangan und Selen), außerdem viele Vitamine sowie eine enorm hohe Konzentration an bioaktiven Phosphaten, die zur Gewinnung der Zell- und Körperenergie benötigt werden.
- Eine Handvoll Kerne im Auto, am Schreibtisch, zu Hause am Vormittag oder abends vorm Fernseher ist auch aus einem weiteren Grund höchst empfehlenswert: Die kleinen Kerne strotzen von Eiweiß, von hochkarätigen Fettsäuren sowie von verjüngenden Nukleinsäuren.
- Kürbiskerne machen genauso satt wie ein normaler Schokoriegel, sind aber – ein Biochemiker hat es ausgerechnet – exakt 14 470 mal gesünder.

Einkauf

Die derbe, harte und ungenießbare Schale des Kürbisses soll einen unversehrten Eindruck machen. Kleinere Kugelgewächse enthalten relativ mehr wichtige Biostoffe. In vielen Obst- und Gemüseläden erhalten Sie Kürbis auch in Stücken – frisch abgeschnitten vom ganzen Kürbis. Bevorzugen Sie hier ausländische Obstläden, wo mehr Kürbis verkauft wird. Sehr wahrscheinlich sind die Kürbisse hier frischer.

Verarbeitung

Das Fruchtfleisch aus der Schale herausschneiden, die Schale wegwerfen – am besten auf den Kompost. Die glitschigen, flachen Kerne werden aus dem Kerngeflecht herausgewaschen und getrocknet.

Warnhinweis

Keiner.

Gesundheitsrezept

KÜRBISSUPPE

Zutaten für 4 Personen

250 g Kürbisfruchtfleisch
1 Zwiebel
1/2 l Wasser
Brühwürfel für 1/2 l Wasser
20 g Butter
1 EL Reismehl
1 EL saure Sahne
Kräutersalz

Zubereitung

Feingehackte Zwiebeln in Butter glasig werden lassen. Kürbisfleisch raffeln, dazugeben, gut anbraten lassen. Aus Brühwürfel und Wasser Brühe aufkochen, Reismehl hineinrühren, Kürbis dazugeben und aufkochen lassen. Mit Kräutersalz abschmecken, saure Sahne hinzugeben. In Suppenschalen füllen.

Kürbis voller Ideen

Man kann mit dem Kürbisfruchtfleisch cremige Suppen kochen, Ravioli füllen, indische Currys oder Eintöpfe herstellen, es mexikanisch mit Chili zubereiten, als Püree mit Knoblauch oder Ingwer abschmecken, als Auflauf mit Kokosraspeln oder als Gratin mit Zwiebeln im Ofen zubereiten.

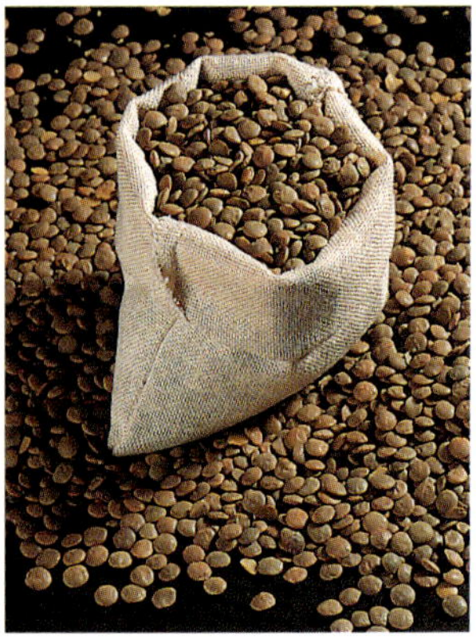

Linsen sind ein vielseitiges Gemüse, das hierzulande vor allem zu deftiger Hausmannskost und Eintöpfen verarbeitet wird.

Linsen

Beschreibung

Es ist schon seltsam: Immer dann, wenn Not herrscht, das Haushaltsgeld knapp wird, der Gürtel enger geschnallt werden muß, naht die große Zeit der ansonsten geringgeschätzten Lebensmittel. Dazu gehören auch die kleinen, unscheinbaren Linsen. Freilich: Unter Kennern sind Linsen längst keine Mauerblümchen mehr, sondern willkommener Ersatz für viele andere, weniger wertvolle Lebensmittel.

Herkunft

Woher die Linsen ursprünglich eigentlich kommen – niemand weiß es so recht. Das spielt auch keine Rolle: Sie werden heute in der ganzen Welt angebaut. Leider haben wir sie ein wenig aus unseren Gärten verdrängt – und so müssen wir sie (gewissermaßen zur Strafe) heute als Importware kaufen (z. B. aus der Türkei oder Chile). Weil Linsen weltweit angebaut werden, gibt es sie verständlicherweise in unterschiedlichen Sorten: weich- oder festkochende, klein- oder großkörnige, grüne, gelbe oder rote Linsen.

Wirkstoffe

Der Eiweißanteil kann sich sehen lassen: satte 25 bis sogar 30 Prozent an allerbesten essentiellen Aminosäuren, also viel bioaktiv verwertbares Eiweiß. Damit bieten sich Linsen (neben Sojabohnen und Bohnen)

Heilen mit Linsen

- **Vitalisieren durch Eiweiß und sättigen ohne viele Kalorien**
- **Regulieren den Blutzuckerspiegel und helfen somit gegen Müdigkeit und Leistungsschwäche**
- **Kräftigen die Nerven und die Gehirnleistung**
- **Liefern Eisen für die Blutbildung und für die Sauerstoffversorgung der Zellen**
- **Wirken entwässernd**
- **Helfen bei Nieren- und Blasenbeschwerden**
- **Stimulieren die Hormonproduktion**
- **Helfen bei der Verjüngung des Bindegewebes**
- **Aktivieren Libido, Orgasmusfähigkeit und Potenz**
- **Machen Gene im Zellkern aktionsfähig, sorgen so für Vitalität und geistige Frische**

Viel Zink in den Linsen

Ganz wichtig ist der hohe Anteil des Spurenelements Zink (100 Gramm enthalten ein Milligramm) in den Linsen. Wir leiden fast alle an einem Defizit dieses Nährstoffs, des Enzymspenders bei der Produktion von Hormonen, beim Bau eines festen Bindegewebes, für Libido und Potenz und nicht zuletzt für die Ausprägung unserer Gene in den Zellkernen.

Probier's doch mal mit Linsen

- Mit etwas Essig zubereitet, sind Linsen ein Gericht, das Geschmack auf mehr macht. Eine Hülsenfrucht, die für viele Köche und Köchinnen neu ist – und die damit neue Speiseplanperspektiven eröffnet.
- Vor allem für Vegetarier oder solche, die gerade im Begriff sind, welche zu werden, sind Linsen der allerbeste Eiweißlieferant. 100 Gramm Linsen liefern dem Körper weit mehr an rasch verwertbaren Aminosäuren als 100 Gramm Schweineschnitzel oder andere Fleischsorten.
- Zudem sättigen Linsen schnell und ohne viele Kalorien. Sie helfen damit Menschen, die Übergewicht verlieren wollen, ohne dabei den Körper mit dem diätüblichen Defizit an Nährstoffen auszuzehren.

als gute Alternative zu Fleischgerichten an. Außerdem sind die Hülsenfrüchte reich an Kohlenhydraten (Anteil ca. 50 Prozent), sie sättigen also stark. Die enthaltenen Kohlenhydrate sind komplexer Natur (im Gegensatz zu Nudeln, poliertem Reis und hellen Mehlprodukten, die im Darm nur langsam zersetzt werden), so daß die enthaltene Glukose im steten Strom dem Blut und den Zellen zugeführt wird. Das bedeutet eine gleichmäßige Blutzucker- und Glukoseversorgung für Zellen über Stunden hinweg, insbesondere für Gehirn und Nerven, die kontinuierlich mit Kohlenhydraten versorgt werden müssen, um leistungsfähig zu bleiben. Linsen gehören außerdem zu den besten Eisenlieferanten: wichtig vor allem für Frauen, die während der Monatsregel viel Blut und damit Eisen verlieren. Außerdem enthalten Linsen neben dem knochenkräftigenden Kalzium viel Kalium, das einer Fehlernährung mit zuviel Salz, Fleisch oder Wurst gegensteuert, dabei entwässernd wirkt und Bemühungen ums Abspecken unterstützt.

Einkauf

Je kleiner Linsen sind, desto mehr entwickeln sie ihren feinen Eigengeschmack, denn das Aroma steuern vorwiegend die Schalen bei. Im Handel gibt es unterschiedliche Sorten dieser Hülsenfrucht.

Verarbeitung

Linsen ggf. sortieren, über Nacht in kaltem Wasser einweichen, damit die zellulosefesten Pflanzengerüste weich werden und ihre Nährstoffe preisgeben sowie kochfähig werden.

Warnhinweis

Keiner.

Gesundheitsrezept

LINSENEINTOPF

Zutaten für 4 Personen

350 g Linsen
1 l Wasser
2 Zwiebeln
2 Karotten
2 Stangen Lauch
1/2 kg Kartoffeln
2 EL Tomatenmark
1 EL getrocknete Gewürzmischung, Salz

Zubereitung

Linsen über Nacht im Wasser einweichen. Zwiebel in Butter anrösten, kleingeschnittene Karotten und Lauch zugeben, Linsen mit Einweichwasser untermischen. Mit Tomatenmark vermengen, Gewürzmischung zugeben, mit Salz abschmecken. 45 Minuten lang kochen lassen. Kartoffeln kleinschneiden, dazugeben und noch einmal 15 Minuten lang kochen lassen.

Unser Tip

Linsen kann man auch mit kaltem Wasser aufsetzen und dann zum Kochen bringen. Wenn man sie trocken ins kochende Wasser gibt, bleiben sie hart und ungenießbar.

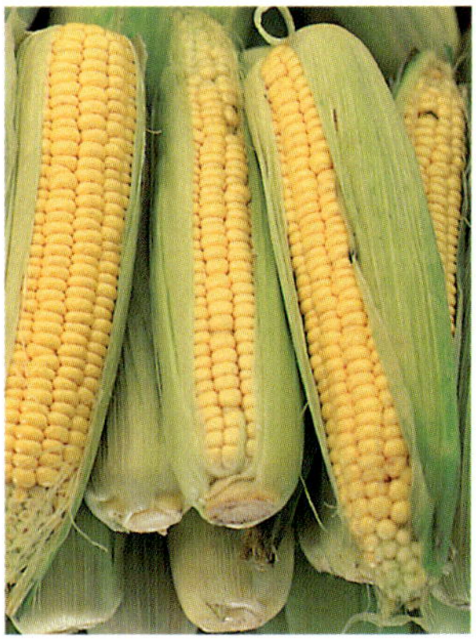

Das Korn der Indianer, der Mais, ist gemahlen nicht nur eine wertvolle Getreidegrundlage für spezielle Brotsorten, sondern auch eine leckere Gemüsebeilage.

Gesunder Sattmacher

Mais macht auf kerngesunde Weise satt. Auf ein Gramm kommt eine knappe Kilokalorie Brennwert, was an dem hohen Anteil an Kohlenhydraten liegt: 20 Prozent – das ist für ein so saft- und wasserreiches Maiskügelchen enorm viel.

Mais

Beschreibung

Sie haben schon halbe Kontinente und ganze Generationen ernährt – die kleinen weißen oder gelben Biokugeln, die auf kräftigen Kolben reifen. In Italien macht man Polenta daraus, in Mexiko Tortillas und in Amerika Whisky. Bei uns wird viel Mais an Masttiere verfüttert. Diese haben es damit besser als mancher Mensch, der von ausgelaugten Fertiggerichten und nährstofflosen Weißmehlprodukten lebt.

Herkunft

Der Mais stammt aus Amerika, genauer gesagt aus dem peruanischen Hochland der Anden, wo er aus wild wachsenden Spelzformen entstanden ist. Als aber herauskam, welche Qualitäten in den großen Pflanzen stecken, baute man ihn bald in der ganzen Welt an. Heute wird Mais auch überall in Europa geerntet, oft mehrere Jahre lang hintereinander auf demselben Boden, obwohl er dem Acker viele Nährstoffe entzieht. Die USA sind größter Maisproduzent der Welt, in Europa wird Mais vor allem in südöstlichen oder südlichen Ländern angebaut.

Wirkstoffe

Das Beste der Maispflanze ist ihr überaus hoher Gehalt an dem Nervenvitamin Thiamin (B1), da kommt kaum ein anderes Gemüse oder Getreide mit: bis zu 150 Milligramm in 100 Gramm Mais. Patienten von Nervenärzten haben häufig zu wenig Thiamin im Blut, das im Stoffwechsel Kohlenhydrate zu Glukosemolekülen abbaut. Und die sind die einzige Energienahrung, die Gehirn- und Nervenzellen anneh-

Heilen mit Mais

- **Kräftigt die Nerven und wirkt vitalisierend**
- **Verbessert die Gehirnleistung und Konzentrationsfähigkeit**
- **Liefert Nährstoffe für schöne Haut und fülliges Haar**
- **Macht widerstandsfähiger in Streßsituationen**
- **Verbessert die Stimmungslage**
- **Wirkt verjüngend**
- **Stimuliert das Zellwachstum, steigert die Zellatmung**
- **Kurbelt die Blutbildung an**
- **Kräftigt Muskeln und Herz, baut Bindegewebe auf**
- **Stärkt das Immunsystem**
- **Hilft bei Libidomangel und Impotenz**

Mais für jung und alt

- Schulkinder und Heranwachsende haben (weil sie wachsen und so viel Energie verbrauchen) einen wesentlich erhöhten Bedarf an Nährstoffen wie Vitaminen oder Spurenelementen. Da ist Mais optimales Grundnahrungsmittel, das nicht nur satt macht, sondern schon 40 Minuten nach dem Verzehr Körperzellen kräftigt und Gehirn und Nerven stimuliert.

- Die hohen Konzentrationen von mehrfach ungesättigten Fettsäuren im Maisöl aktivieren die Geschlechtsdrüsen und machen u.a. die Zellwände und die in den Zellen eingeschlossenen sogenannten Mitochondrien gesund, in denen die lebenswichtige Zellenergie und Zellatmung entsteht.

men. Ohne Glukosenachschub werden wir schon am Vormittag müde, zerfahren, lustlos, auch gereizt. Damit Thiamin die mentale Vitalenergie herstellen kann, braucht es Mangan – und auch das ist im Mais hoch konzentriert. Mais ist demnach bestes natürliches Beruhigungsmittel, vitalisiert dabei Konzentrationsfähigkeit und Intellekt. Und der Mais packt noch andere Trümpfe aus: mehr Biotin (für schöne Haut, kräftiges Haar) als andere Lebensmittel, mehr Niazin (Vitamin B3, für Zellenergie, Stimmungslage), mehr Pantothensäure (Vitamin B5, für Vitalität, Streßabwehr) – und wesentlich mehr Folsäure (für Wachstum, Blut, wirkt verjüngend). Von Bedeutung sind noch die hohen Konzentrationen an Eisen (für Blutbildung, Zellatmung), Magnesium (für Muskeltätigkeit, Herz), Selen (für Immunschutz) und Zink (für Bindegewebe, Hormonproduktion, Libido, Orgasmusfähigkeit und Potenz).

Einkauf

Frischen Körnermais gibt es oft erst spät im Jahr, im Oktober oder November. In wärmeren Gegenden kann der sehr frostempfindliche Mais früher ausgesät werden, dann gibt es bereits im Spätsommer die herrlichen Maiskolben, die man in Butter rösten und an denen man dann herumknabbern kann. Empfehlenswert ist auch Mais in Dosen oder als Tiefkühlware sowie Maismehl oder Maisgrieß (Polenta).

Verarbeitung

Mais muß reif sein, deshalb Körner zwischen Daumen und Zeigefinger pressen: Wenn sie sich prall anfüllen und milchiger Saft herausspritzt, ist der Mais reif und süß. Maiskolben werden vor dem Zubereiten geputzt. Pfeffer ist das ideale Gewürz.

Warnhinweis

Keiner.

Gesundheitsrezept

GEKOCHTE MAISKOLBEN

Zutaten für 2 Personen

2 Maiskolben (frisch oder tiefgefroren)
1 EL Butter
1 Prise Zucker
Salz, Pfeffer

Zubereitung

Maiskolben putzen, in etwas Salzwasser ca. 15 Minuten abgedeckt kochen. Vorher Zucker beigeben. Die gargekochten Maiskolben noch heiß mit Butter bestreichen und mit Pfeffer bestreuen. In beide Hände nehmen (oder an beiden Enden auf je einen Zahnstocher spießen) und abnagen.

Blutdrucksenkender Tee

Ein Tee aus Maisgriffeln hilft dabei, den Blutdruck und Blutzuckerspiegel zu senken. Die Maisgriffel enthalten ätherisches Öl, Tannin, die Vitamine C und K und andere wichtige Biostoffe. Den Tee stellt man aus 50 Gramm Griffeln und einem Liter Wasser her. Zehn Minuten lang auskochen und zwei bis drei Tassen pro Tag davon trinken. Maisgriffel erhalten Sie in vielen Apotheken.

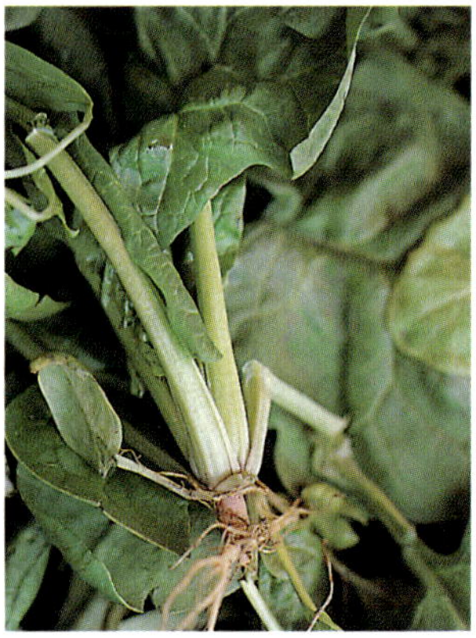

Mangold ist eine delikate Variante zu seinem Verwandten, dem Spinat.

Mangold

Beschreibung

Seit immer mehr Menschen darauf verzichten, Fleisch als den Mittelpunkt jeder Mahlzeit zu betrachten, läuft die Gemüseoffensive auf vollen Touren. Dabei drängen zusehends mehr Sorten in die Regale der Gemüsehändler, die man vor etlichen Jahren noch nicht mal aus dem Lexikon kannte. Eine davon ist Mangold, das schon fast vergessene Gänsefußgewächs – eine willkommene Alternative zu Spinat, Wirsing oder anderen grünen Blattgemüsen.

Herkunft

Mangold ist ein Stengel- und Blattgemüse, mit dem Spinat verwandt und von diesem im Laufe der Jahrhunderte im Anbau auf unseren Feldern verbannt, weil er weniger ergiebig und kälteempfindlicher ist. Bekannt war Mangold schon bei den alten Römern, ausgebreitet hat er sich vornehmlich bis Norditalien, in die Schweiz und nach Frankreich.

Wirkstoffe

Mangold ist reich an Ballaststoffen, dem besten Freund unserer Darmschleimhäute und unserer Darmflora. Diese Faserstoffe aus Zellulose binden Wasser (und damit auch Fett- und Giftstoffe), beschleunigen die Darmpassage des Nahrungsbreis und beseitigen auf diese Weise Verstopfungen und andere Verdauungsbeschwerden nach dem Motto: Je kürzer Nahrung im Darm verweilt, desto weniger kann sie zu gären und zu faulen anfangen. Hohe Konzentrationen an Kalzium (für Knochen, Zähne), Eisen (für Blutbildung, Zellatmung), Magnesium (für Muskelfunktion, Herz) und Vitamin C (für Immunschutz, körperliche und geistige Frische) machen Mangold darüber hinaus sehr wertvoll.

Vitalisierendes Grüngemüse

Je dunkler das Grün im Gemüse, desto mehr Beta-Karotin enthält es, das Provitamin A. Dieser Biostoff macht uns auf besondere Weise vital und froh: Während nämlich nahezu alle anderen Nährstoffe nur über Rezeptoren (Landeplätze) in die Körperzelle gelangen, schlüpft das fettlösliche Vitamin A von allein und ohne Widerstand in die Zelle hinein und dann auch noch gleich durch die Schutzmembran des Zellkerns. Dort weckt es die müden Lebensgeister auf.

Heilen mit Mangold

- **Belebt Gehirn und Nerven, wirkt vitalisierend**
- **Hilft bei Nervosität, Konzentrationsmangel und Müdigkeit**
- **Beseitigt Verdauungsstörungen und entgiftet den Darm**
- **Wirkt blutfettspiegelsenkend**
- **Kräftigt Immunsystem, Herz und Muskeln**
- **Schützt alle Schleimhäute im Körper**
- **Festigt Knochen und Zähne**
- **Kurbelt die Blutbildung und Zellatmung an**
- **Aktiviert die Hormonbildung und mentale Frische**

Einkauf

Frischen Mangold gibt es bei uns vorwiegend im Frühsommer, zwischen Mai und Juli. In dieser Zeit sollten Sie schnell zugreifen, da er nicht gerade flächendeckend angeboten wird. Der Blatt- oder Schnittmangold mit seinen dünneren Blättern ist etwas beliebter als der Stielmangold; dieser hat jedoch den Vorteil, das auch seine Stengel gut verwertbar sind – sie können wie Spargel zubereitet, also auch blanchiert und dann abgekühlt als Salat gereicht werden.

Mangold sorgt für Abwechslung

- Das Blattgemüse ist vielseitig. Die dicken hellen Stiele können wie Spargel zubereitet werden, die Blätter samt den Stielen wie Spinat.
- Mangold ist das Gemüse für leichte, vitamin- und mineralstoffreiche Mahlzeiten, ideal für ältere und alte Menschen.
- Mangold ist reich an komplexen Kohlenhydraten, also ein exzellenter Glukoselieferant speziell für Gehirn- und Nervenzellen. Während die schnell lösliche Zuckerglukose z. B. aus hellen Mehlprodukten oder Süßem praktisch schon wieder abgebaut ist, wenn man den letzten Pizzabissen mit einem Schluck süßem Cola hinuntergespült hat, wirkt die Mangoldmahlzeit lange nach: 250 Gramm Mangold, mittags um 12 Uhr verzehrt, helfen einem noch nachmittags um 17 Uhr über das häufige »Müdigkeitsloch«.
- Die im Mangold reichlich enthaltenen Karotene bzw. das Provitamin A ist unverzichtbar als Schutzfaktor für alle Schleimhäute in unserem Körper.

Verarbeitung

Die Stiele putzen, von Blattresten und Flecken reinigen sowie das holzige Stielende abtrennen. Waschen, dann in ganzer Länge oder geschnitten wie Spargel garen. Eventuell dem Kochwasser ein wenig Milch zugeben. Das Blattgrün wird ähnlich wie Spinat zubereitet und harmoniert im Geschmack gut mit Käse (z. B. mit Parmesan bestreut oder mit Emmentaler oder Mozzarella überbacken).

Warnhinweis

Mangold ist – je nach Herkunft – möglicherweise noch reicher an Oxalsäure (Kleesäure) als Spinat. Diese Pflanzensäure bildet im Darm mit Kalzium unlösliche Verbindungen und vermindert auf diese Weise die Bioverwertbarkeit dieses wichtigen Knochenminerals. Dies allerdings nur, wenn der Verzehr übermäßig ist. Die ideale Mangoldportion pro Person: 150 bis 200 Gramm.

Gesundheitsrezept

MANGOLD À LA PROVENÇALE

Zutaten für 2 Personen

400 g Mangoldstiele
100 g Tomaten
2 EL Öl
40 g Parmesan, gerieben
Salz, Pfeffer, Kräutermischung

Zubereitung

Mangoldstiele wie unter »Verarbeitung« beschrieben vorbereiten, in Stücke schneiden. Öl im Topf erhitzen, Mangoldstücke dazugeben, mit Salz und Pfeffer würzen, etwas Wasser und Milch dazugeben. 15 Minuten bei geschlossenem Topf dünsten lassen. Tomaten schälen, pürieren, mit Kräutermischung würzen, erhitzen. Gedünstete Mangoldstiele dazugeben und mit Parmesan leicht überbacken.

Unser Tip

Mangold sollte zusammen mit Vitamin-C-reichem Zitronensaft oder mit Paprikaschoten serviert werden. So kann die Bildung von Nitrosaminen verhindert werden, die krebserregend wirken.

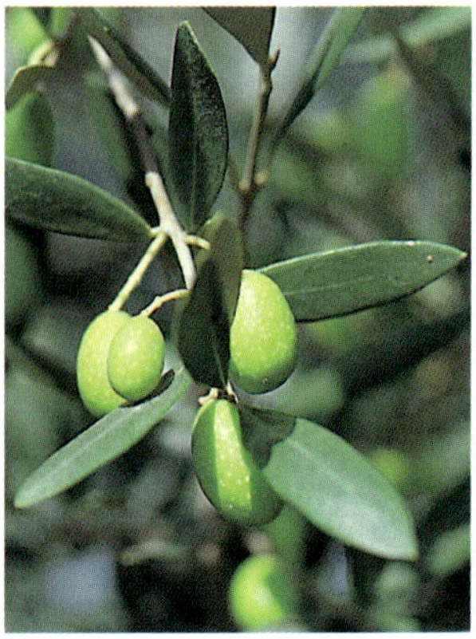

Die mediterrane Frucht der knorrigen, silbrigen Olivenbäume wird oft zum Aperitiv gereicht oder im Salat genossen.

Olive

Beschreibung

Jede einzelne Olive ist ein Kombipräparat aus feinsten Wirkstoffen wie mehrfach ungesättigten Fettsäuren, Vitaminen und Spurenelementen. Außer in Samen, Kernen und Keimlingen findet sich kein solcher Reichtum an hochkarätigen Inhaltsstoffen wie in der kleinen Olive.

Herkunft

Oliven gibt es weltweit in allen warmen, sonnigen und frostfreien Ländern. Wir brauchen nicht weit zu fahren, um in ein typisches Olivengebiet zu reisen: die Toskana. Aber auch im gesamten Mittelmeerraum werden Oliven angebaut, ebenso in Nordafrika.

Wirkstoffe

Die besondere Bedeutung der Olive stammt von ihrem Ölreichtum, genauer gesagt: ihrer bioaktiv wertvollen Mischung verschiedener Arten von Fettsäuren. Die etwa zwei Zentimeter großen Früchte produzieren im Zeitraum von Wachstum und Reife bis zu 25 Prozent Öl. Daher rührt der relativ hohe Kalorienwert der Olive, rund 73 Prozent aller Brennwerte in der Frucht stammen von Fettsäuren. Der Vorteil: Schon wenige Oliven stillen den Hunger, Oliven im Salat oder z. B. in einem Gemüseauflauf reduzieren die Nahrungsgesamtaufnahme. Das klingt paradox, ist aber wahr: Obwohl Oliven sehr fett sind, helfen sie beim Abspecken (das gleiche gilt übrigens für Avocados).
Wo immer Fette in der Natur vorkommen, ist auch das Vitamin E anwesend, als Schutz- und Immunfaktor gegen freie Radikale, die die höchst sensiblen essentiellen Fettsäuren oft zerstören. Das Vitamin schützt auch unsere Zellen, vor allem aber alle Drüsen, so besonders die Thymusdrüse, das »Hauptquartier« unserer Jugendlichkeit. Ohne Vitamin E schrumpft dieses kleine, hinter dem Brustbein gelegene Organ – und wir werden schneller alt.

Oliven in der Küche

Oliven passen zu jedem Salat, gehören auf jede kalte Platte. Die größten schwarzen Früchte kommen aus Griechenland, und zwar aus der Gegend um Kalamata auf dem Peloponnes. Oliven verfeinern – ganz oder das Fruchtfleisch in Streifen geschnitten – Tomaten- oder Sahnesaucen. Zu Paste verarbeitet, ergeben sie einen köstlichen Brotaufstrich.

Heilen mit Oliven

- **Kräftigen das Herz**
- **Lindern entzündungsbedingte Schmerzen**
- **Unterstützen Maßnahmen zur Gewichtsabnahme**
- **Stoppen vorzeitige Alterungsprozesse, wirken verjüngend**
- **Kräftigen das Immunsystem**
- **Schützen alle hormonproduzierenden Drüsen**

Fettsäuren – das körpereigene Schmerzmittel

- Das aus Oliven kalt gepreßte Öl besteht zu 20 Prozent aus gesättigten und zu 80 Prozent aus ungesättigten Fettsäuren. Etwa den zehnten Teil davon wiederum bilden die kostbarsten Fettsäuren – die essentiellen, lebensnotwendigen –, die unser Organismus nicht selbst herstellen kann, die wir also unbedingt mit der Nahrung aufnehmen müssen. Genau diese Fettsäuren machen die Oliven so wertvoll.

- Essentielle Fettsäuren sind enorm wichtig für die Schutzmembran aller unserer Körperzellen und vor allem für die Schutzhäutchen der sogenannten Mitochondrien in den Zellen, dies sind die mikroskopisch winzigen Brennkammern, in denen Körperenergie erzeugt wird (eine gesunde Herzmuskelzelle hat rund 1000 davon). Fehlen diese Fettsäuren in der Kost, reduziert sich die Anzahl der Mitochondrien, und es kommt innerhalb weniger Tage zu einem Leistungsabfall.

- Eine besondere Rolle spielen essentielle Fettsäuren bei der Produktion sogenannter Prostaglandine. Diese Gewebshormone sind für Entzündungen, Schwellungen, Juckreiz, Kopf- und Nervenschmerzen, Allergien usw. verantwortlich. Unterschiedliche essentielle Fettsäuren erzeugen dabei verschiedene Prostaglandintypen. So führt z. B. die im Fleisch enthaltene Arachidonsäure (Prostaglandin E2) weit häufiger zu lästigen und schmerzhaften Nebenwirkungen. Unsere Schmerzmittel wirken im allgemeinen aber lediglich als Prostaglandinsynthesehemmer, sie unterbinden also die schmerzhafte Prostaglandin-E 2-Produktion. Die Umstellung auf Oliven oder andere fettreiche Pflanzen stimuliert das Gewebe zur Produktion von Prostaglandin E1, das lindernd und heilend auf Entzündungen und Schmerzen wirkt.

Einkauf

Erhältlich sind grüne und schwarze Speiseoliven unterschiedlicher Größe, teils in Öl eingelegt. Empfehlenswert sind auch Oliven in Salzwasser oder Essiglake.

Verarbeitung

Ganz egal, ob im Salat, pur gegessen oder im Gemüse, kalt oder warm: Oliven sind immer gesund.
Allerdings: Oliven können selbst im Kühlschrank schimmeln. Lagern Sie also nur so viele ein, wie Sie in absehbarer Zeit verbrauchen.

Warnhinweis

Keiner.

Gesundheitsrezept

OLIVENQUARK

Zutaten für 2 Personen

250 g Magerquark
20 Oliven
Baguette

Zubereitung

Oliven aufschneiden, entkernen, unter den Magerquark mischen. Mit Baguettescheiben servieren.

Kochen mit Olivenöl

Das feinste Olivenöl stammt aus Italien – je nach Anbaugebiet schmeckt es mild bis fruchtig-säuerlich. Sie sollten in ihrer Küche nur kaltgepreßtes Öl benutzen. Olivenöl ist hoch erhitzbar, deshalb auch zum Braten gut geeignet. Wegen seines feinen Eigengeschmacks sollte man es aber vorzugsweise für Salate und Rohkost verwenden.

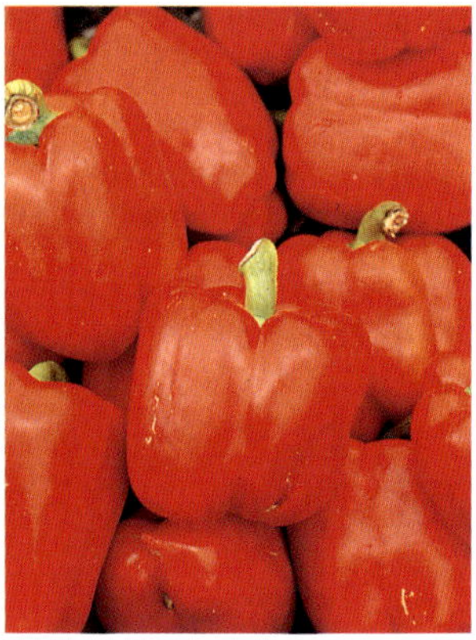

Paprikaschoten mit ihren vielen Antioxydantien wird eine lebensverlängernde Wirkung nachgesagt.

Paprika

Beschreibung

Heißblütig und leidenschaftlich – der Paprika macht dem eingeschlafenen Stoffwechsel Beine. Extra zu diesem Zweck enthält er eine Reihe hochkarätiger, zündender Wirkstoffe. Paprika ist ein Heilgemüse erster Güte. So mancher mit Befindlichkeitsstörungen und Beschwerden behaftete Zeitgenosse könnte sich die Wege zum Arzt sparen – würde er nur öfter mal Paprika auf den Teller bringen.

Herkunft

Die leuchtendgrünen, -roten oder -gelben Paprikas lieben die Tropen mit ihrem feuchtwarmen Klima, denn in Süd- und Mittelamerika stand einst ihre Wiege. Inzwischen wachsen sie auch im gesamten Mittelmeerraum, in Nordafrika oder Asien.

Wirkstoffe

Der wichtigste Wirkstoff in dieser auch als spanischer Pfeffer bezeichneten Hohlfrucht ist Capsaicin, seit ewigen Zeiten Heilmittel bei Durchblutungsstörungen. Die Substanz verhindert die Blutgerinnung, macht Blut dünnflüssiger, befreit somit von Symptomen wie kalten Händen oder Füßen, Schwindelgefühlen, Kreislaufschwäche usw. Capsaicin wirkt auch vorbeugend gegen Migräneanfälle.
Darüber hinaus enthalten Paprikas als Pflanzenfarbstoffe reichlich Karotene (Provitamin A, für Schleimhautschutz, gesunde Augen und Zellvitalität), Vitamin B6 (für Eiweißstoffwechsel), und vor allem sind sie eine der Vitamin-C-reichsten Gemüsesorten. Vitamin C brauchen unsere Zellen den ganzen Tag (praktisch in jeder Sekunde) für unzähli-

Hilfe für das Immunsystem

Capsaicin und verwandte Wirkstoffe in den Kernen und Scheidewänden der Paprikas kräftigen – zusammen mit dem ebenfalls reichlich in Paprika enthaltenen Vitamin C – die Infektionsabwehr. Außerdem befreien sie von Magenbeschwerden und Darmstörungen, indem sie u. a. den Bakterienbefall an Schleimhäuten verhindern oder mildern.

Heilen mit Paprika

- **Hilft bei Durchblutungsstörungen**
- **Lindert Venenleiden, Krampfadern und Hämorrhoiden**
- **Kräftigt Herz und Kreislauf**
- **Wirkt vorbeugend gegen Migräne**
- **Stärkt Schleimhäute im Körper**
- **Verbessert die Sehkraft**
- **Aktiviert den Zell- und Eiweißstoffwechsel**
- **Festigt das Bindegewebe**
- **Erhöht die Drüsenaktivität für mehr Dynamik und Libido**
- **Verbessert die Konzentrationsfähigkeit**

Paprika – die bunte Mischung

● Paprikas bringen nicht nur Feuer ins Essen, sondern auch Farbe – mit ihren grünen, roten oder gelben Schoten. Ganz egal, ob sie im Gemüsetopf mit gegart werden oder als Streifen den Salat- oder Rohkostteller veredeln.

● Träger Blutfluß führt zu verzögerter Nährstoffzufuhr zu den Zellen. Eine einzige Paprikamahlzeit – allerdings eine reichliche – kann da schon Abhilfe schaffen und neuen Elan ins Zellgeschehen bringen.

● Der Gehalt an den Immunschutzvitaminen A und C schützt Zellen (und damit den Körper) gegen Infektionen aller Art. Testen Sie deshalb Paprika doch mal als schmackhaftes Gemüse für Kinder.

ge chemische Stoffwechselreaktionen. Der Biostoff ist für das Immunsystem ebenso unerläßlich wie für die lebensspendenden Impulse unserer Drüsen (diese haben im Körper die höchsten Gewebskonzentrationen an Vitamin C). Nicht zuletzt ist Paprika reich an dem Spurenelement Zink (wichtig für Bindegewebe, Sexualität, Hormonproduktion und Gehirn).

Einkauf

Importierte Paprikas gibt es bei uns das ganze Jahr über. Grüne Paprikas sind nicht ganz reif. Die höchsten Vitaminkonzentrationen (C und A) haben die roten Früchte. Es gibt verschiedene Handelsklassen, nach Größe und Sorte geordnet. Am besten schmecken die dicken, drallen Früchte. Die Paprikas in unseren Gemüseregalen stammen vorwiegend aus südlichen Balkanländern, Italien oder Spanien. Gemessen an Wirkstoffreichtum und Geschmackskraft zählt der Paprika zu den preiswertesten Gemüsen überhaupt.

Verarbeitung

Paprikaschoten waschen, Stielansätze abtrennen, am Stielende großzügig aufschneiden und den gesamten Kernbereich herausschneiden und -schaben. Schoten nach Belieben in Ringe, Streifen oder kleine Stücke schneiden.

Warnhinweis

Übermäßiger Verzehr von Paprika kann wegen der gerinnungshemmenden Inhaltsstoffe eine vorhandene Blutungsneigung verstärken (z. B. Nasenbluten) sowie die Wundheilung verzögern. Auch bei vorhandener Magenschleimhautreizung oder -entzündung können Paprikawirkstoffe die Symptome verstärken.

Gesundheitsrezept

PAPRIKA ALS ROHKOST

Zutaten für 2–4 Personen

Je 1 grüne, gelbe und rote Paprikaschote
1 Zwiebel
100 g Schafskäse
2 EL Öl
1 EL Essig
Salz, Pfeffer
Baguette

Zubereitung

Paprikas waschen, entkernen, in Stücke schneiden. Zwiebel schälen, in Ringe schneiden und unter die Paprikastücke mischen. Öl, Essig und Gewürze vermengen und als Dressing verwenden. Rohkostteller mit Schafskäsewürfeln garnieren. Mit Baguettescheiben servieren.

Unser Tip

Ißt man Paprika roh oder als Zutat im Salat, sollte die Schote erst kurz vor dem Servieren zerschnitten und immer mit etwas Öl angerichtet werden. So nimmt der Körper das wertvolle Beta-Karotin auf.

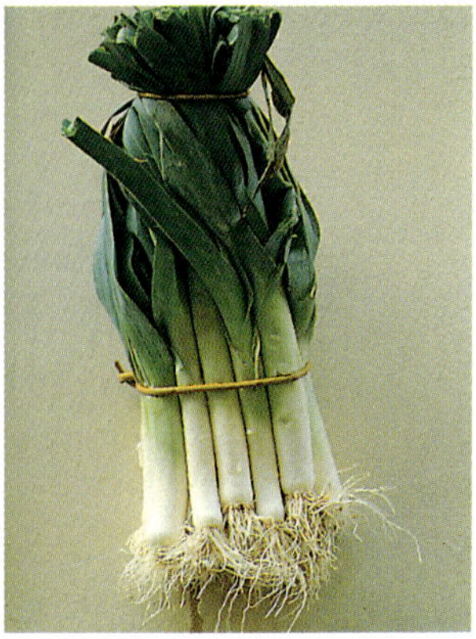

Porree gehört mit seinen langgezogenen, schlauchförmigen Blättern und den kugeligen Blüten zu den Liliengewächsen.

Porree

Beschreibung

Viele kennen das Gemüse besser als Lauch. Porree enthält – ähnlich wie Zwiebeln, Bärlauch und Knoblauch – schwefelhaltige Aromastoffe, die ihm seine scharfe, typische Würze verleihen. Deshalb wird Porree auch gern, zusammen mit anderen Gemüsesorten wie Sellerie oder Karotten, als Suppengemüse verwendet.

Herkunft

Das Lauchgewächs hat seinen Ursprung in südlichen Ländern, hat nach und nach auch unsere Region erobert, wo es auf freiem Feld oder auch im Treibhaus angebaut wird. Es gibt sowohl Inlands- als auch Importware, nach Handelsklassen und Größe sortiert und gebündelt. Porree mag den frühen Sommer. Der in diesem Zeitraum gereifte Lauch entwickelt das feinste Aroma und die zartesten Blätter. Wie seine Schwester Zwiebel und sein Bruder Knoblauch wächst Porree aus einer zwiebelähnlichen Wurzel. Der Vorteil gegenüber seinen Geschwistern, vor allem der Zwiebel: Die Würz- und Aromastoffe stecken vorwiegend in den Schaftblättern und machen aus dem Lauch ein vollständig nutzbares, herzhaftes Gemüse.

Wirkstoffe

Das Lauchöl enthält Allizin, einen geruchs- und geschmacksbildenden Schwefelstoff mit vorzüglichen vorbeugenden, lindernden und heilenden Eigenschaften. Kaum verzehrt, räumt Porree in Magen und Darm schon mal gehörig mit beschwerdenverursachenden Bakterien und Pilzen auf. Magen und oberer Dünndarm werden nämlich nur zu gern zum Tummelplatz von Bakterien- und Pilzkolonien, die sich billionenfach vermehren, wenn die Nahrung nur aus Currywurst mit Pommes,

Lauch – ein echtes Vollwertgemüse

Lauch bzw. Porree wird oft als Würzgemüse verwendet, als schärfende Zutat zu Salaten, Suppen und Saucen. Er hat aber alle Eigenschaften, um selbst Mittelpunkt auf dem Teller zu sein. Das Gemüse ist alles andere als langweilig, zusammen mit ganz schlichten Pellkartoffeln z. B. entsteht ein geradezu pikantes Gericht.

Heilen mit Porree

- **Fördert die Durchblutung**
- **Reinigt Magen und Darm von Bakterien und Pilzen**
- **Hilft bei Blähungen und Durchfall**
- **Senkt Cholesterin- und Blutfettspiegel**
- **Kurbelt die Darmpassage an, hilft bei Verstopfung**
- **Hilft bei Venenbeschwerden wie z. B. Krampfadern**
- **Beugt Hämorrhoiden vor**
- **Unterstützt den Aufbau von neuem, jungem Bindegewebe**

Lauch im Bauch

- Ja, das reimt sich auch im Darm zusammen. Während nämlich viele andere Gemüse wie z. B. Karotten oder Kohl vorwiegend reine Nährstoffspender sind, ist der Lauch darüber hinaus noch eine natürliche Waffe gegen Bakterien und Pilze.
- Kinder, Jugendliche und junge Menschen entwickeln noch mehr körpereigene Abwehrstoffe gegen Bakterien (sie produzieren z. B. mehr Magensäure). Porree oder Lauch ist das ideale Darmgesundungsgemüse für ältere und alte Menschen und ein vernünftiger Ersatz für teure und unsinnige Darmpillen.

Schwarzwälder Kirschtorte und Cola besteht. Die kleinen Darmfeinde verursachen dann Blähungen, Darmkollern oder Durchfall. Ebenso wie Knoblauch und Zwiebeln wirkt auch Porree lipidsenkend. Eine Wochenkur (täglich 200 Gramm Lauch) kann den Cholesterin- und Fettspiegel im Blut erheblich absenken. Außerdem ist der Lauch ein ausgezeichnetes Vorbeugungs- und Linderungsmittel bei Venenbeschwerden wie z. B. Krampfadern. Dies liegt an den fibrinolytischen Eigenschaften seiner Wirkstoffe: Sie wirken einer Blutverdickung entgegen, machen das Blut dünnflüssiger, so daß es sich weniger stark in Auswölbungen und Taschen der oft recht ausgeleierten Venengefäße sammelt. Kaum ein Gemüse ist so wirksam gegen altersbedingte Gefäßveränderungen wie Porree. Das Lauchgewächs zieht aber auch Spurenelemente aus dem Boden, insbesondere Zink (für Bindegewebe, Gefäßwände, Hormonproduktion, Libido), Mangan (für Gesamtstoffwechsel, Sexualität, Haar- und Hautfarbe) und Selen (für Immunabwehr).

Verarbeitung

Die langen Blätter aufschlitzen, dann den Porree gründlich waschen und spülen. Von den grünen, nährstoffreichen Blättern möglichst viele verwenden, lediglich faulende Blätter abtrennen. Porree nicht ganz auflösen, sondern möglichst geschlossen in den Kochtopf geben bzw. lediglich in längere Stücke oder schmälere Ringe schneiden. Zuerst die grünen Lauchteile in den Topf geben, danach das weiße, in der Erde gebleichte Wurzelstück.

Einkauf

Lauch oder Porree soll geschlossene Blätter haben und von fester Konsistenz sein. Winterporree enthält weniger Aroma als Frühsommerware, bleibt aber trotzdem höchst empfehlenswert.

Warnhinweis

Keiner.

Gesundheitsrezept

PORREE MIT CHAMPIGNONS

Zutaten für 2–4 Personen

400 g Porree
12 Champignons
1 Becher Crème fraîche
50 g Parmesan, gerieben
Gemüsebrühe
Kräutersalz, Pfeffer

Zubereitung

Champignons kleinschneiden, Porree in schmale Ringe schneiden. Beides zusammen mit Öl in einer Pfanne erhitzen und leicht anbraten. Mit Gemüsebrühe abschmecken. Crème fraîche dazugeben und alles in eine mit Butter bestrichene Auflaufform geben. Parmesan darüberstreuen und bei 185 °C 10 Minuten lang backen.

Kontra Blasenleiden

Frauen, die häufiger an Blasenentzündungen zu leiden haben, sind gut beraten, wenn sie ab und zu Lauch essen. Das Senföl Allizin wird über die Nieren in die Harnblase ausgeschieden. Hier kann es seine antibakterielle Wirkung entfalten.

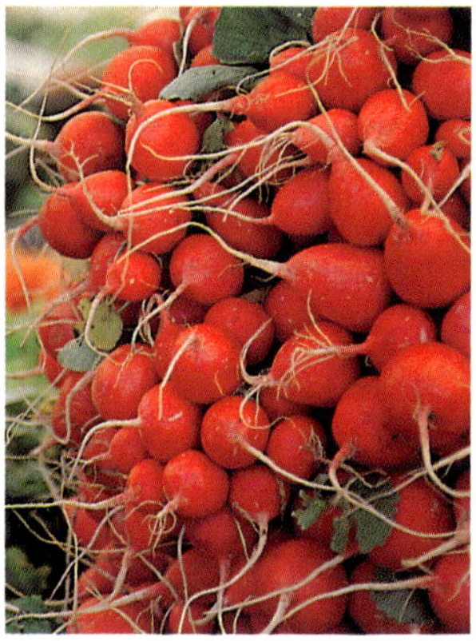

Eine scharfe Waffe gegen Bakterien und Pilze sind die appetitlich roten und pikant schmeckenden Radieschen.

Gut für den Darm

Radieschen sind reich an Ballaststoffen, die die Darmperistaltik fördern, also die Darmpassage des Nahrungsbreis beschleunigen. Dadurch werden Gift- und Schadstoffe rascher ausgeschieden, Verstopfungen und Darmträgheit beseitigt. Bemerkenswert ist der Reichtum der Radieschen an Folsäure (wichtig für Blutbildung, Wachstum, Gehirn und Nerven) und Vitamin C (für die Immunabwehr und mentale Gesundheit). Darüber hinaus sind Radieschen mit die besten Lieferant von Selen (ebenfalls unerläßlich für das Immunsystem), das alle unsere Körperzellen vor gefährlichen freien Radikalen schützt.

Radieschen

Beschreibung

Radieschen leuchten auf dem Teller und machen für ihre Größe mächtig was her. Daß sie brennendscharf und würzig schmecken können, sieht man ihnen jedenfalls nicht an. Der Name stammt vom lateinischen »radix« (die Wurzel). Radieschen sind Miniwurzeln, vollgesogen mit hochkarätigen, lindernden und heilenden Wirkstoffen.

Herkunft

Radieschen gibt es weltweit in gemäßigten, nicht zu heißen Klimazonen. Die weißen oder roten Würzelchen mit ihrem weißen, scharfen Fleisch gibt es das ganze Jahr über, teils als Importware (z. B. aus Holland und Belgien), teils aus freiem Feldanbau oder aus Gewächshäusern. Die recht robusten Radieschen zählen bei uns zu den beliebtesten Gartenfrüchten.

Wirkstoffe

Wenn Radieschen unter der Erde heranwachsen und reifen, sammeln sie wertvolle Spurenelemente und reichern u.a. Vitamine an. Auf diese sind so manche Erdkäfer, Bakterien usw. richtig scharf. Damit Radieschen nicht schon angeknabbert und aufgefressen werden, wenn sie vielleicht gerade erst stecknadelkopfgroß sind, entwickeln sie eine mächtige Abwehrwaffe: Senföle. Dieses natürliche Abschreckungsgift jagt nahezu alle gierigen Feinde in die Flucht. Wenn wir nun ein Radieschen essen, bleiben die darin enthaltenen Senföle ihrer Aufgabe treu: Schon auf der Zunge, der Gaumenschleimhaut, in Magen und Darm gehen sie auf die Jagd nach Bakterien und Pilzen und vernichten sie. Diese antibakterielle und antimykotische Wirkung spüren wir an dem Brennen, das diese Senföle auslösen.

Heilen mit Radieschen

- **Töten Magen- und Darmbakterien sowie -pilze**
- **Wirken desinfizierend auf Schleimhäute**
- **Helfen bei Blähungen, Durchfall und Verstopfung**
- **Wirken vorbeugend gegen Gallen-, Nieren- und Blasensteine**
- **Senken den Cholesterin- und Blutfettspiegel**
- **Aktivieren Nerven und Gehirn**
- **Wirken schleimlösend, z. B. bei Schnupfen und Husten**
- **Liefern Nährstoffe für Blutbildung und Zellwachstum**

Alle Tage Radieschen

- Man sollte Radieschen stets daheim haben und immer wieder als Snack einzeln essen. Nicht zuviel und nicht zuwenig: Schon sechs Radieschen am Tag genügen, um die Bakterienbesiedelung der Schleimhäute von Mund, Rachen, Speiseröhre, Magen und oberem Dünndarm zu normalisieren.
- Die beim Knacken und Knabbern ausdünstenden Heilöle desinfizieren gleichzeitig die Schleimhäute von Nase und Nebenhöhlen. Tip von Sportexperten: während Sport und Gymnastik (Joggen, Stretching, Aerobic, Radfahren usw.) Radieschen essen.

Bakterienbefall kann Blähungen und Durchfall auslösen, Darmpilze (z. B. Candida) können hartnäckig sein, sie verursachen leichtere Befindlichkeitsstörungen (Darmreizungen) oder im chronischen Verlauf sehr schwere Darmerkrankungen. Radieschen wirken darüber hinaus schleimauflösend, reinigen Nasen- und Rachenraum, wirken desinfizierend auf die Schleimhäute und beugen Infektionen vor. In der Volksheilkunde gelten Radieschen seit alters als vorbeugend gegen die Bildung von Gallen-, Nieren- und Blasensteinen.

Einkauf

Im Angebot sind nach Größen bemessene Handelsklassen. Radieschen werden das ganze Jahr über ohne oder mit Laub (gebündelt) angeboten. Radieschen müssen fest (zwischen Daumen und Zeigefinger prüfen) und rot sein. Sie brauchen während der Wachstums- und Reifezeit Feuchtigkeit, sonst werden sie holzig und verlieren ihren typischen scharfen Geschmack. Radieschen sind häufig schadstoffbelastet, deshalb nach Möglichkeit beim Biobauern oder im Bioladen einkaufen.

Verarbeitung

Blätter und Wurzelenden abtrennen, gründlich waschen. Aufgeschnitten oder gespalten nicht lange liegen lassen, weil sonst Vitamine und Aroma verlorengehen.

Warnhinweis

Radieschen zählen – je nach Anbaugebiet – zu den am höchsten mit Nitrat belasteten Bodenfrüchten. Die Salze der Salpetersäure gelangen aus stickstoffhaltigen Düngemitteln in die Pflanze. Bereits die Bakterien in Speichel und Magensaft wandeln Nitrat in Nitrit um, das mit Eiweißbausteinen (Aminosäuren) giftige Nitrosamine (wirken krebserregend) bildet. Deshalb Radieschen unter fließendem Wasser gründlich waschen und abrubbeln. Bei erhöhtem Verzehr (ab 100 Gramm pro Tag) sollten Sie nur biologisch angebaute Ware verwenden.

Gesundheitsrezept

BUTTERBROT MIT RADIESCHEN

Zutaten

2 Scheiben Vollkornbrot
10 g Butter
10 Radieschen
Salz

Zubereitung

Brotscheiben mit Butter bestreichen. Radieschen mit dem Messer oder der Küchenmaschine in dünne Scheibchen schneiden und die Brotscheiben damit dick belegen. Mit Salz bestreuen und servieren.

Vielseitige Wurzeln

Roh im Mund geknackt oder in Scheibchen geschnitten und z. B. auf dem Rohkostteller angeboten, zeigen die Radieschen, was in ihnen steckt. Und das ist nicht nur Schärfe: Sie wirken verdauungsfördernd, entgiften den Darm, kräftigen das Immunsystem und entschleimen die Atemwege.

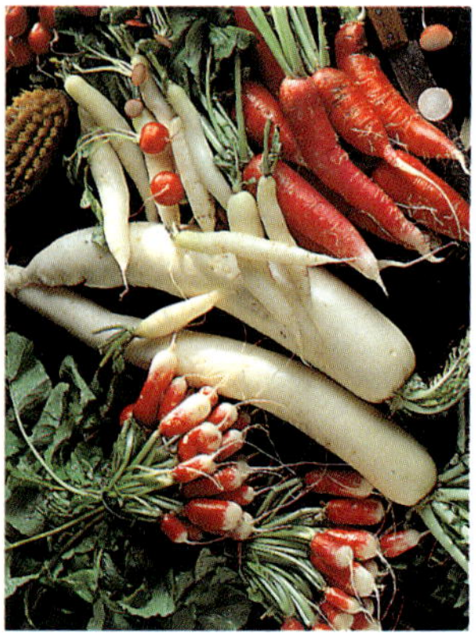

Ein Rettich ist nicht nur unentbehrliche Beigabe zur bayerischen Brotzeit, sondern beinhaltet zudem jede Menge wirkungsvoller Heilstoffe.

Unser Tip

Rettich ist ein altes Hausmittel gegen Erkältungen. Er wirkt durchblutungsfördernd, desinfiziert und schützt die Schleimhäute in Mund und Speiseröhre. Vor allem wirkt er schleimlösend und entzündungshemmend auf die Schleimhäute in Nase, Nebenhöhlen und Rachen. Als Rohkost ist er als Zutat im Salat verwendbar oder als Solist: Dazu schneidet man ihn in feine Scheiben und salzt ihn ein. Wenn er »weint« und Wasser austritt, ist er servierfertig und weniger scharf.

Rettich

Beschreibung

Rettiche mit ihren hohen Bestandteilen an heilenden Ölen sowie an Mineralien und Spurenelementen halfen früher armen Bauern über ertraglose Winter – genauso wie Kartoffeln und eingelegte Eier. Daß in den Bergregionen Bayerns und Tirols der »Radi« gern zum Bier gegessen wird, hat seinen Ursprung in dieser Gesundheitstradition.

Herkunft

Der Rettich stammt aus den Ländern des Nahen Ostens, eroberte dann rasch den Mittelmeerraum und wird heute auch bei uns angebaut und reichlich geerntet, und zwar auf dem freien Feld ebenso wie im Treibhaus. Seine Bescheidenheit und Robustheit machen ihn auch zum Favoriten von Schreber- und Kleingärtnern. Den Rettich gibt es noch im späten Herbst, er ist zudem gut lagerfähig. Die verschiedenen Zucht- und Kulturtypen unterscheiden sich in Form und Farbe.

Wirkstoffe

Die schwefelhaltigen Senföle verleihen dem Rettich nicht nur seinen scharfen Geschmack, sondern auch seine Heilwirkung. Sie wirken antibakteriell und antimykotisch, befreien Magen- und Darmschleimhäute von pathologischem Bakterien- oder Pilzbefall. Dadurch können chronische Blähungen oder auch Durchfall beseitigt werden. Dies gilt insbesondere für Menschen, die zuwenig bakterientötende Magensäure produzieren. Dazu zählt ein hoher Prozentsatz aller Erwachsenen über 35 Jahre. Denn die Salzsäureproduktion in den Magenschleimhäuten läßt mit zunehmendem Alter nach. Ursache: eine oft katastrophale Fehlernährung. Zwei- oder dreimal Rettich pro Woche sorgt für eine physiologisch gesunde Darmbesiedelung.

Heilen mit Rettich

- **Hilft gegen Blähungen und Durchfall**
- **Tötet Darmbakterien und -pilze**
- **Beschleunigt die Darmpassage, beseitigt Verstopfungen**
- **Wirkt cholesterin- und blutfettspiegelsenkend**
- **Wirkt vorbeugend gegen Gallen-, Nieren- und Blasensteine**
- **Hilft bei Nieren- und Blasenentzündungen**
- **Beugt Harninkontinenz vor**
- **Hilft gegen Beschwerden beim Wasserlassen**

Rettich hält jung

- Die scharfwürzigen Wurzelrüben sind ideale Heilkost für ältere und alte Menschen, die zunehmend weniger Abwehrstoffe gegen eine schädliche Darmbesiedelung durch Pilze, Viren und Bakterien produzieren, die erste bedrohliche Entwicklungsstufe von Befindlichkeitsstörungen und Beschwerden, später von ernstzunehmenden Krankheiten.
- Gesunde, gift- und befallfreie Darmschleimhäute sind das wichtigste Immunorgan und Bollwerk gegen Krankheiten aller Art. Rettichinhaltsstoffe wirken darüber hinaus entzündungshemmend und heilend in Blut und ausscheidenden Organen.
- Der hohe Kaliumgehalt in Verbindung mit durchblutungsfördernden Inhaltsstoffen wirkt entwässernd und harntreibend. Er beugt Nieren- und Blasensteinen vor und laut Volksmund auch der Bildung von Gallensteinen. Scharf ätzende Wirkstoffe neutralisieren noch in den Schleimhäuten von Nieren, Blase sowie Harnleitern eine krankhafte Bakterienpopulation, lindern und heilen somit Entzündungen, befreien bei entsprechender Disposition von Beschwerden beim Wasserlassen (z. B. Harntröpfeln) und beginnender Harninkontinenz.

Einkauf

Je nach Größe gibt es unterschiedliche Handelsklassen. Rettiche im Frühjahr und Sommer haben hellere, weiße oder rote Schalen. Das Frühangebot kommt aus Gewächshäusern, ist dementsprechend teurer, allerdings auch saftiger. Winterrettiche sind dunkler – im Extremfall schwarz –, reicher an Schärfe und heilenden Inhaltsstoffen. Leider sind sie dann auch weniger flüssigkeitshaltig und eignen sich nicht so gut zur Herstellung von Saft, der gerade im Winter als Heilmittel gegen Erkältung gute Dienste tut.

Verarbeitung

Das Rettichgrün abtrennen, Wurzelenden entfernen. Schale mit dem Schaber entfernen oder mit dem Kartoffelschäler schälen. Bei Rettichen aus biologischem Anbau kann die Schale mitgegessen werden. Nach Belieben aufschneiden, z. B. spiralförmig, oder grob raffeln. Leicht gesalzen »weinen« sie und treiben Saft.

Warnhinweis

Rettiche können leider – je nach Anbaugebiet – stark nitrathaltig sein, und damit im Körper eine giftige, eventuell krebsfördernde Nitritbildung begünstigen. Bei ausgiebigem Verzehr sollten Sie im Bioladen oder beim Biobauern kaufen.

Gesundheitsrezept

RETTICHSAFT

Zutaten für eine Person

1 kg Rettich

Zubereitung

Den Rettich sehr grob raffeln, danach samt Reststücken im Entsafter auspressen. Saft auf zwei Trinktage verteilen, über den Tag verteilt in kleinen Mengen schlucken. Der Saft wirkt entschlackend und durchblutungsfördernd.

Abnehmen mit Rettich

Rettich wirkt durchblutungsfördernd, und sein erheblicher Anteil an Ballaststoffen bindet Gifte und Fettsubstanzen. Das macht ihn zum idealen Lebensmittel für das Abspecken. Bereits ein einziger Rettich beschleunigt die Darmpassage und kann Verstopfungen nachhaltig beseitigen.

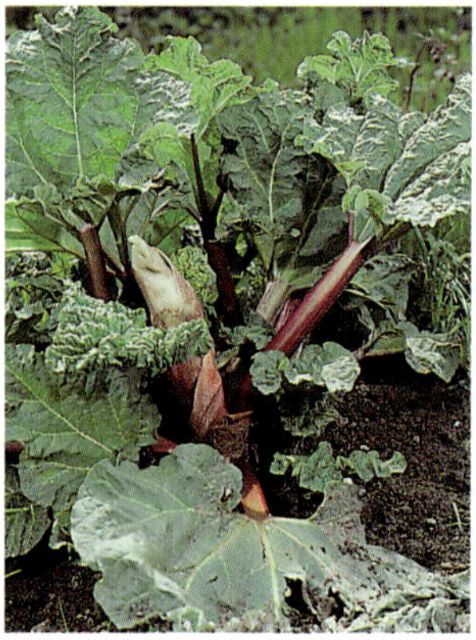

Noch wirkungsvoller als der Gartenrhabarber ist der arzneiliche Rhabarber, ein wichtiger Bestandteil der Naturheilmedizin.

Rhabarber

Beschreibung

Je milder und sanfter eine Frucht schmeckt, desto weniger muß sie sich beim Heranreifen vor Bakterien oder Insekten schützen. Ist die Frucht jedoch bedroht, wehrt sie sich mit scharfen, ätzenden und sauren Inhaltsstoffen – und gerade diese wirken vorbeugend und heilend. Typisches Beispiel einer wehrhaften Frucht ist der Rhabarber mit seinem enormen Gehalt an Apfel- und Zitronensäure.

Herkunft

Der Rhabarber stammt aus Asien. Die grünen bis grünroten oder roten steifen Blattstiele des Knöterichgewächses wurden hierzulande spät populär, denn lange galt Rhabarber als Armeleuteessen. Zu Unrecht: Rhabarber zählt zum Gesündesten, was hierzulande wächst.

Wirkstoffe

Obwohl dieses Obstgemüse sehr sauer schmeckt, enthält es relativ wenig Vitamin C, den typischen Sauermacher. Dafür sind um so mehr B-Vitamine enthalten: Niazin (Vitamin B3, für Zellenergie, Kreislauf, Stimmungslage), Pantothensäure (Vitamin B5, für Vitalität, Streßabwehr, gesunde Haut, farbkräftiges Haar) und Folsäure (für Blutbildung, Zellwachstum, Gehirn und Nerven). Rhabarber ist unglaublich reich an Kalzium (80 Milligramm auf 100 Gramm Rhabarber), dem besten natürlichen Beruhigungsmittel für die Nerven. Kalzium ist auch knochenbildend. Deswegen ist Rhabarber für Frauen nach der Menopause ideal. Rhabarber enthält viel Magnesium und Mangan (beide wichtig für Muskelfunktionen). Der Kaliumreichtum von Rhabarber wirkt entwässernd, sorgt für einen optimalen Nährstofftransfer vom Blut in die Körperzellen (vor allem bei Menschen, die sich von Kantinenkost ernähren). Rhabarber ist bester Ballaststofflieferant, wirkt entgiftend, entfettend und beseitigt Darmträgheit und Verstopfung.

Heilen mit Rhabarber

- **Verbessert den Nährstofftransport in die Zellen**
- **Entgiftet den Darm und hilft bei Verstopfung**
- **Aktiviert die Zellenergie und Vitalität, beruhigt die Nerven**
- **Steigert die Muskelfunktionen**
- **Verjüngt die Haut, kräftigt und färbt das Haar**
- **Bindet Fettstoffe und hilft beim Abspecken**

Das Heilmittel der Araber

Es ist etwas in Vergessenheit geraten, wieviel Wissen wir Europäer dem Orient zu verdanken haben; durch die unseligen Kreuzzüge entdeckte der christliche Norden nicht nur verlorengegangene griechische und lateinische Autoren wieder, er geriet auch in Kontakt mit der überlegenen arabischen Heilkunst. Ein bei den Arabern hoch geschätztes Arzneimittel war Rhabarber; sie verbreiteten ihn im ganzen Mittelmeerraum.

Einkauf

Frühen Rhabarber mit weichen, zarten und milden Stielen aus Gewächshäusern gibt es schon im Winter (Januar bis März). Freiluftrhabarber mit kräftigeren Stielen wird bis zum Juli geerntet. Der grünfleischige Rhabarber ist größer und preiswerter als der etwas weniger saure dunkelrote Blutrhabarber.

Körperzellen lieben Rhabarber

- So unterscheiden sich die Geschmäcker: Unsere Mundschleimhäute mögen Rhabarber überhaupt nicht, sie empfinden ihn als schrecklich sauer. Die Folge: Wir verziehen beim Verzehr das Gesicht. Dafür sind die rund 70 Billionen Körperzellen ganz begeistert von den vielen Wirkstoffen des Rhabarbers. Für Ihre Gesundheit müssen Sie Ihrem Körper eben manchmal auch etwas Saures geben.
- Rhabarber zählt zu den schlimmsten Feinden von Magen- und Darmbakterien: Der saure Rhabarber räumt unerbittlich mit ihnen auf. Dank seiner vielen Ballaststoffe schwemmt Rhabarber außerdem Gifte und unnütze Fette in den abführenden Dickdarm. Der will das alles schnell loswerden – und verzichtet dafür auf Verstopfungen.
- Bei nervöser Unruhe und depressiven Verstimmungen erreichen Sie mit Rhabarber dank des extrem hohen Anteils von Kalzium schnell Besserung – natürlicher und preiswerter als mit allen pharmazeutischen Präparaten.

Verarbeitung

Rhabarber sollten Sie gründlich waschen, die zähe Haut abziehen, danach in zwei bis drei Zentimeter lange Stücke schneiden und weichkochen. Wenn Sie Lust haben, können Sie etwas Zucker oder Honig hinzufügen. Verwenden Sie ausschließlich die Stiele und nicht die Blätter des Rhabarbers: Diese enthalten Oxalsäure (siehe Warnhinweis).

Warnhinweis

Rhabarber zählt zu den oxalatreichsten Bodenfrüchten, die Oxalsäure (Kleesäure) steckt allerdings vorwiegend in den Blättern. Die Pflanzensäure bindet u. a. Kalzium im Darm. Der Kalziumverlust wird allerdings wettgemacht durch eine optimierte Kalziumverwertung bei hohem Magensäuregehalt. Trotzdem: Rhabarber ist nichts für alle Tage. Empfehlenswert: Ein- bis zweimal pro Woche gegessen, entfaltet Rhabarber seine optimalen Heilkräfte. Auch bei Problemen mit der Magensäure oder bei gereizter Magenschleimhaut sollten Sie Rhabarber nicht übermäßig verzehren; auch nicht bei Neigung zu Durchfall.

Gesundheitsrezept

RHABARBERMARMELADE

Zutaten

500 g Rhabarber
500 g Gelierzucker
1 EL Honig
1/4 l Ananassaft
2 EL Zitronensaft

Zubereitung

Rhabarber waschen, Haut abziehen, in 2 cm lange Stücke schneiden. Mit Gelierzucker, Honig und Säften vermengen und zum Kochen bringen. 5 Minuten oder länger kochen, danach abkühlen lassen. In Gläser abfüllen.

Kochen mit Rhabarber

Rhabarber eignet sich für Streuselgebäck, für Kompotte, Milchreis oder Grießbrei sowie für Marmelade. Ungewöhnlicher ist die Kombination von Rhabarber mit Spargel, Rukola und Zuckerschoten zu einem pikanten Salat. Auch hierfür müssen die giftigen Blätter und die zähe Haut des Rhabarbers entfernt, die Stange in Stücke geteilt und blanchiert werden.
Zu Rhabarber passen süßsaure Obstsorten wie Orangen, Ingwer und Zimt.

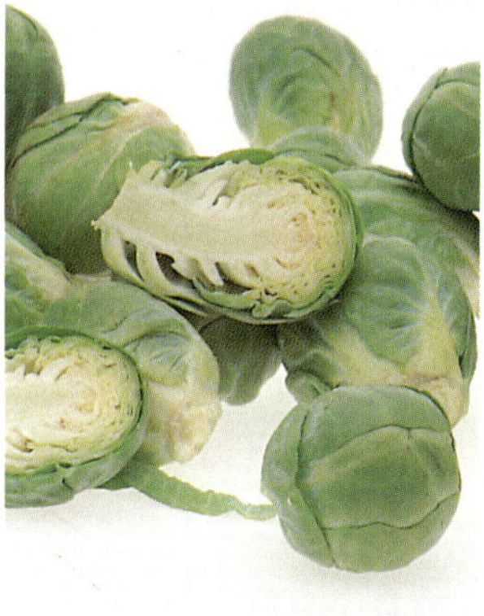

Die kleinen Röschen des Rosenkohls sind ein ideales Wintergemüse mit besonders feinem Geschmack.

Rosenkohl

Beschreibung

Der Name sagt es schon: Wie zarte grüne Blumen unter den oft grobschlächtigen Kohlsorten wirken die kleinen, zierlichen Knollen des Rosenkohls. Der läßt sich so auch wunderbar portionieren, abzählen und als Beigabe zu allerlei Gerichten verwenden. Selbst auf dem Tellerrand vermittelt er der Mahlzeit etwas Elegantes, Dekoratives. Doch Attraktivität ist beileibe nicht die einzige Qualität dieses Minikohls. Rosenkohl ist ein exzellenter Nährstofflieferant – und schmeckt dabei noch ausgesprochen gut.

Herkunft

Rosenkohl werden die Kohlsprossen bzw. Seitenknospen einer speziellen Kohlart genannt. Wegen seines insgesamt geringeren Wasseranteils konzentriert sich ein feinerer, würziger Kohlgeschmack. Den Nährstoffreichtum spürt man geradezu auf der Zunge. Rosenkohl wird bei uns im Freien bzw. auch im Gewächshaus angebaut. Auch Importware in Steigen oder Netzen, eingeteilt in verschiedene Qualitätsklassen, befindet sich im Handel.

Wirkstoffe

Die hohen Konzentrationen von Thiamin (Vitamin B1) und Folsäure machen Rosenkohl zum Idealgemüse für alle Menschen, die unter chronischer Nervenschwäche mit Müdigkeit und Konzentrationsmangel leiden und denen Lebenskraft und Vitalität fehlen. Thiamin bildet gemeinsam mit dem Spurenelement Mangan und bestimmten Protei-

Folsäurespender Rosenkohl

Folsäure ist insbesondere für Kinder wichtig, weil sie für die Blutbildung und für das Zellwachstum unverzichtbar ist. Das B-Vitamin ist am Zusammenbau der Nukleinsäuren in unseren Zellkernen beteiligt und damit an einer verjüngenden Gewebeneubildung auch bei älteren oder alten Menschen. Darüber hinaus ist Folsäure das Gute-Laune-Vitamin, weil es die Produktion wichtiger Hormone und Neurotransmitter (Nervenreizstoffe) wie z. B. Noradrenalin ankurbelt.

Heilen mit Rosenkohl

- **Hilft gegen Müdigkeit und Antriebsarmut**
- **Sorgt für geistige Frische und Konzentrationsfähigkeit**
- **Aktiviert die Blutbildung und damit die Sauerstoffversorgung der Körperzellen**
- **Kurbelt das Zellwachstum an, sorgt für starkes Bindegewebe**
- **Bringt Glanz ins Haar und macht die Haut geschmeidig**
- **Verbessert die Stimmungslage**
- **Wirkt entwässernd und hilft beim Abspecken**
- **Entschlackt den Darm und beseitigt Verstopfung**
- **Sorgt für mehr Vitalität und Lebenskraft**
- **Kräftigt das Immunsystem**

nen im Stoffwechsel lebenswichtige Enzyme, vor allem für die Glukoseversorgung von Nerven und Gehirn. Gut daß Rosenkohl auch außerordentlich reich an Mangan ist.
Thiaminmangel ist häufig Ursache schlechter schulischer Leistungen von Kindern. Schuld daran ist auch die Tatsache, daß Thiamin im Körper nicht gebunden werden kann, also ständig mit der Nahrung neu zugeführt werden muß. Eine einseitige Kost aus Hamburgern, Pizza oder Kantinenessen samt süßen Getränken enthält kaum Thiamin und noch weniger Mangan. Rosenkohl kann hier für Ersatz sorgen.
Rosenkohl enthält auch viel Kalium, das entwässernd wirkt und als Gegenspieler von Natrium den Nährstofftransfer aus dem Blut in Körperzellen verbessert. Rosenkohl entsäuert und entschlackt. Sein Reichtum an Ballaststoffen wirkt darmregulierend und beseitigt Verstopfungen. Der hohe Vitamin-C-Gehalt kräftigt das Immunsystem.

Einkauf

Rosenkohl gibt es den ganzen Winter über, von Oktober bis Ende März. Je grüner die kleinen Röschen, desto frischer und nährstoffreicher. Tiefgefrorene Ware enthält wenig Thiamin (Vitamin B1), das weder Frost noch Hitze verträgt.

Rosenkohl ist Nervenfutter

- Wer unter Streß und Leistungsdruck steht sowie Konflikten und Problemen ausgesetzt ist, braucht unbedingt Nervennahrung (jeder Ärger frißt wichtige Nährstoffe aus dem Blut).
- Dieser Nährstoffschub kann ausschließlich aus Gemüse und Obst erfolgen. Vom Arzt verordnete Pillen sind niemals dauerhafter Ersatz. Jedes Rosenkohlbällchen ist Beruhigungs- und Konzentrationsdroge und allerbeste Streßkost.
- Die im Rosenkohl reichlich enthaltene Folsäure ist notwendig, um die schwefelhaltige und vitalisierende Aminosäure Methionin in unserer Nahrung zu verwerten. Dieser Eiweißbaustein sorgt für Glanz im Haar, feste Fingernägel, gesunde Haut, Leistungsfähigkeit und Energie.

Verarbeitung

Fleckige, faulende Blättchen abschneiden, dann gut waschen und spülen. Auf keinen Fall zu lange garen, sonst wird das äußerst verletzliche Thiamin zerstört. Rosenkohl muß knackig bleiben und darf nicht zu weich und matschig gekocht werden.

Warnhinweis

Keiner.

Gesundheitsrezept

ROSENKOHLGEMÜSE

Zutaten für 2 Personen

500 g Rosenkohl
20 g Butter
50 g Parmesan, gerieben
Salz, Pfeffer

Zubereitung

Rosenkohl wie unter »Verarbeitung« beschrieben putzen und waschen. Mit wenig Wasser im Schnellkochtopf nur kurz dämpfen (ca. 10–15 Minuten). Danach mit Salz und Pfeffer würzen. In kleiner, butterbestrichener Form mit Parmesan bedecken, bei 180 °C im Backofen kurz anbacken.

Trinken Sie genug?
Wer sich vegetarisch oder vollwertig (also mit ein bis zwei kleinen Fleischportionen pro Woche) ernährt, sollte immer darauf achten, daß er genügend Flüssigkeit zu sich nimmt. Gemüse und Obst machen, über den Tag gegessen, etwa einen Liter aus. Zusätzlich sollte man noch einen halben bis ganzen Liter Wasser, Tee oder ungesüßten Fruchtsaft trinken.

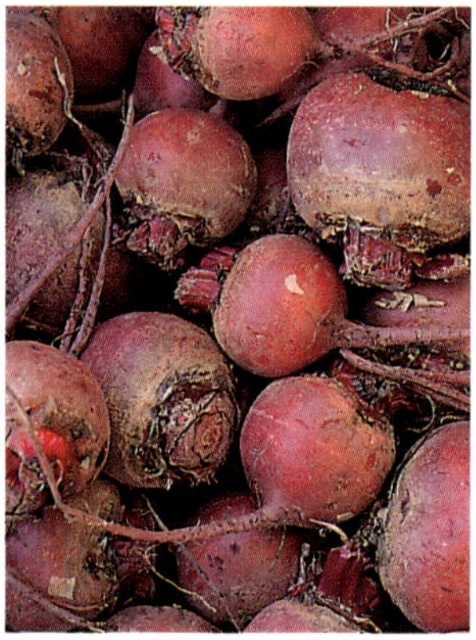

Rote Bete beinhaltet alle notwendigen Wirkstoffe für eine Vital- und Verjüngungskur alter und kranker Körperzellen.

Rote Rübe

Beschreibung

Es gibt Gemüsesorten, die der roten Rübe oder roten Bete (auch rote Beete oder Rahne genannt) bezüglich Vornehmheit und Geschmack überlegen sind. Aber in einem Punkt ist diese Wurzelrübe unschlagbar: Sie ist mit der beste Jungmacher unter allen Boden- oder Baumfrüchten. Unter Kennern gilt die rote Rübe schon lange als Geheimtip.

Herkunft

Rüben sind robust, widerstandsfähig, deshalb seit alters auf unseren Böden zu Hause. Sie werden in Mieten und Kellern gelagert und sind zwischen Oktober und Ende März im Handel.

Wirkstoffe

Rote Rüben sind recht eigensinnig, wenn es darum geht, dem Erdboden beim Wachsen und Reifen Nährstoffe zu entziehen. Sie entwickeln dabei ihren ganz eigenen Geschmack, vor allem für Silizium. Silizium kommt zwar überall auf unserem Planeten in Massen vor (etwa als Bestandteil von Quarzsand), unser Körper kann es aber nur in ganz bestimmter Form nutzen. Die rote Rübe bietet es in einer Kombination mit anderen Nährstoffen feil, die einzigartig ist. Silizium aus Fleisch z. B. bringt unserer Gesundheit nichts, das aus der Rübe aber kräftigt Bindegewebe und Haut, Gefäßwände und Knochen, und es entgiftet unser Gehirn von Metallen (wie z. B. Aluminium).

Heilen mit roten Rüben

- **Bauen das Bindegewebe auf**
- **Festigen die Haut, stärken Gefäßwände, kräftigen Knochen**
- **Neutralisieren und entfernen Giftstoffe, speziell im Gehirn**
- **Fördern das Zellwachstum und reparieren Zellkerne**
- **Sorgen für mehr Magensäure, damit für eine bessere Eiweißverwertung**
- **Aktivieren die Produktion roter Blutkörperchen und damit die Zellversorgung mit Sauerstoff**
- **Schaffen eine optimistischere Stimmungslage**
- **Bringen Glanz und Geschmeidigkeit in Haut, Haare und Nägel**
- **Wirken entwässernd, entsäuernd**
- **Entgiften den Darm, beseitigen Verstopfungen**

Rote Rübe – Glücklichmacher aus dem Garten

Ein Folsäureschub durch rote Rüben stimuliert u. a. die Produktion von Hormonen und Nervenreizstoffen wie z. B. Dopamin und Noradrenalin, die für unser mentales Wohlbefinden sorgen. Neurobiologen haben herausgefunden: Ohne Folsäure sind Glücksgefühl, Optimismus und Euphorie nicht möglich.

Jugend fast zum Nulltarif

- Rote Rüben sind außerordentlich preiswert, mit ihnen läßt sich (z. B. in der Kombination mit Hirse) ein Mittagessen mit dem vielleicht günstigsten Preis-Nährstoff-Verhältnis zubereiten.
- Aber auch als Salat oder Rohkost sind rote Rüben eine Jungkur fast zum Nulltarif. Die zellvitalisierende Kombination von Folsäure mit Silizium gibt es nirgendwo sonst besser und billiger.

Der zweite Vorteil der roten Rübe ist ihr extremer Reichtum an Folsäure, pro Gramm Gewicht ca. ein Mikrogramm – gemeinsam mit dem Spargel hält sie damit den Weltrekord. Dieses B-Vitamin bastelt die Nukleinsäuren in Zellkernen zusammen – die erste Voraussetzung für Zellteilung und Gewebewachstum. Eine Rote-Rüben-Mahlzeit aktiviert bereits eine Stunde nach dem Verzehr den Neuaufbau von Bindegewebe. Das Vitamin sorgt daneben für die Produktion von Magensäure (für bessere Eiweißverwertung) und ist am Bau der roten Blutkörperchen beteiligt, die den lebensnotwendigen Sauerstoff in der Lunge binden und zu allen Zellen tragen.
Was ganz wichtig ist: Ein Defizit an Folsäure ist die am weitesten verbreitete Vitaminmangelerscheinung. Und noch eine bedeutende Aufgabe hat Folsäure in unserem Stoffwechsel: Sie aktiviert die schwefelhaltige Aminosäure (Eiweißbaustein) Methionin, einen potenten Energie- und Fitneßspender. Methionin trägt darüber hinaus den Schwefel (und damit Glanz, Geschmeidigkeit, Festigkeit) in Haut, Haare und Nägel. Rote Rüben sind kaliumreich (das Mineral entwässert und entsäuert) und enthalten reichlich Ballaststoffe (wirken darmregulierend, entgiftend sowie entfettend). Der rote, tintenähnliche Farbstoff Betanin wird übrigens von unserem Stoffwechsel kaum genutzt und über den Urin rasch ausgeschieden.

Einkauf

Bei der Auswahl sollten Sie vorzugsweise zu kleineren Rüben greifen, weil diese rascher gar gekocht sind.

Verarbeitung

Rote Rüben nur kurz dämpfen, nicht zu lange kochen, weil sonst bis zu 80 Prozent der äußerst hitzeempfindlichen Folsäuremoleküle zerstört werden. Ideal: rote Rüben in Salat oder Rohkost. Die Rüben werden gewaschen und im Schnellkochtopf ca. eine Viertelstunde mit wenig Wasser gedämpft. Stiele nicht abtrennen und Rüben zum Garprüfen nicht anstechen, weil sie sonst Saft verlieren.

Warnhinweis

Keiner.

Gesundheitsrezept

ROTE-RÜBEN-SALAT

Zutaten für 2–4 Personen

500 g rote Rüben
1 Zwiebel
2 EL Öl
2 EL Essig
1/2 EL Kümmel
Salz, Pfeffer

Zubereitung

Rote Rüben sorgfältig waschen, wie unter »Verarbeitung« beschrieben dämpfen. Nach dem Abkühlen schälen, in Scheiben schneiden. Zwiebel schälen, in feine Ringe schneiden und dazugeben. Rüben und Zwiebel mit einer Mischung aus Öl, Essig, Salz und Pfeffer übergießen. 15 Minuten ziehen lassen. Mit Kümmel bestreuen.

Mut und Kraft

Neben der positiven Wirkung auf den Körper, die wissenschaftlich nachweisbar ist, heißt es im Volksmund, daß Schwache durch eine Mahlzeit mit roten Rüben an Kraft gewönnen und Schüchterne plötzlich mutig würden.

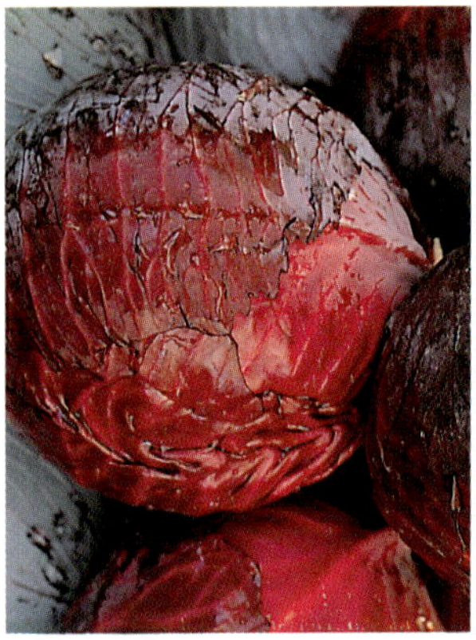

Das im Rotkohl enthaltene Selen ist eine Wunderwaffe für das Immunsystem und aktiviert zudem den gesamten Zellstoffwechsel.

Auf der Suche nach Selen

Das Spurenelement Selen hat es in sich. Es ist Bestandteil eines Immunenzyms, ohne das unsere Zellen nicht lebensfähig wären. Weil Gletscherwasser nach der Eiszeit unsere Böden ausgewaschen und Tausende von Ernten danach der Scholle viel an wertvollen Nährstoffen entzogen haben, kommt dem Rotkohl als Selenlieferanten erhöhte Bedeutung zu. Schwefelsubstanzen im sauren Regen können zudem die Selenaufnahme von Pflanzen nahezu völlig blockieren. 100 Gramm Rotkohl enthalten je nach Anbaugebiet bis zu fünf Mikrogramm bestverwertbares Selen (Pflanzenselen ist dem Selen im Fleisch weit überlegen).

Rotkohl

Beschreibung

Rotkohl zieht enorme Mengen des Immunstoffes Selen über sein Kapillarsystem aus dem Boden – mehr als irgendeine andere Nutzpflanze. Aus welchem Grund? Ganz sicher, um seine wasserhaltigen Pflanzenzellen vor freien Radikalen zu schützen, zumindest kann man das nach dem heutigen Stand der Forschung annehmen. Selen ist jedoch bei weitem nicht der einzige Schatz, den uns der rotblättrige Kopfkohl bietet.

Herkunft

Rotkohl wächst bei uns traditionell gut und reichlich, wird aber auch aus östlichen Nachbarländern eingeführt. Sogenannter Dauerrotkohl wird eingelagert, bleibt bis April im Handel, ansonsten gibt es Früh- und Herbstware. Rotkohl ist praktisch das ganze Jahr über erhältlich und immer preiswert.

Wirkstoffe

Das im Rotkohl enthaltene Selen hat eine enorme Bandbreite an therapeutischer Wirkung in unserem Körper: Es wirkt blutdrucksenkend, hilft, die Muskeln (speziell den Herzmuskel) mit Sauerstoff zu versorgen sowie bei der Produktion von Antikörpern gegen Krankheitserreger, wirkt entgiftend gegen Schwermetalle, beugt Unfruchtbarkeit vor

Heilen mit Rotkohl

- **Kräftigt das Immunsystem**
- **Wirkt blutdrucksenkend**
- **Beseitigt Verstopfung und Darmträgheit**
- **Entgiftet den Darminhalt**
- **Wirkt entwässernd und unterstützt Schlankheitskuren**
- **Baut Darmschleimhäute und Darmflora auf**
- **Fördert die Spermienbildung**
- **Liefert Nährstoffe für Libido und Potenz**
- **Aktiviert die Schilddrüse und schützt die Thymusdrüse**
- **Kurbelt die Zellenergie an**
- **Aktiviert das Zellwachstum und wirkt dadurch verjüngend**
- **Steuert Nährstoffe für eine bessere Stimmungslage bei**
- **Hilft beim Bau neuen Bindegewebes**
- **Wirkt belebend auf das Gehirn**

Rotkohl macht immun

- Daß schon unsere Vorfahren und Urahnen die naßkalten Wintermonate gesund überstanden haben, verdanken sie zum Teil dem Blaukraut bzw. Rotkohl.
- Eine einwöchige Kur mit dem Kopfkohl verbessert den meist sehr dürftigen Selenstatus im Körper, panzert Zellen und sorgt über eine verbesserte Schilddrüsenleistung für mehr Dynamik und weniger Bauchspeck.

(der männliche Hoden enthält extrem viel Selen). Das selenabhängige Enzym Deiodinase aktiviert unsere Schilddrüse, wirkt somit belebend, vitalisierend. Vor allem schützt Selen unsere Thymusdrüse, das Hauptquartier unseres Immunsystems und unserer Jugendlichkeit.
Rotkohl besteht allerdings nicht nur aus Selen. Er ist reich an Niazin (Vitamin B3, für Zellenergie, Stimmungslage und Gesamtstoffwechsel), Folsäure (für Blutbildung, Hormone und Zellwachstum), Vitamin C (für Immunsystem und mentale Gesundheit) und Zink (für Bindegewebe, Gehirnleistung und Libido).
Ein Extrageschenk macht der Rotkohl unseren Darmschleimhäuten durch seine Fülle an Ballaststoffen. Diese saugen sich mit Verdauungssäften voll, wirken somit entgiftend und entfettend, beschleunigen die Darmpassage des Nahrungsbreis und beseitigen auf diese Weise Darmträgheit und Verstopfung. Unter dem Einfluß von Gemüsekost wie Rotkohl bauen sich geschädigte Schleimhautschichten in den Darmwänden innerhalb kurzer Zeit (fünf Tage bis drei Wochen) zu einer üppigen »Verdauungsfabrik« auf.

Einkauf

Rotkohl (auch Blaukraut genannt) ist ein ideales Wintergemüse. Je kleiner und geschlossener die roten Köpfe sind, desto besser ist ihr Aroma – und desto nährstoffreicher sind sie, weil sie langsamer gewachsen sind (und nicht extrem mit Düngemitteln behandelt wurden).

Verarbeitung

Faulige äußere Blätter abtrennen, dann sorgfältig waschen. Strunk herausschneiden und raspeln, Kohlblätter mit dem Messer grob in Streifen und Stücke schneiden. Je kürzer die Garzeit (maximal eine Stunde), desto knackiger bleibt der Kohl. Kochwasser nicht wegschütten, es enthält Selen und andere Spurenelemente. Im Kühlschrank aufbewahrt und leicht gesalzen, ist es ein bekömmlicher Trunk.

Warnhinweis

Keiner.

Gesundheitsrezept

ROTE ROHKOST

Zutaten für 2 Personen

300 g Rotkohl
2 Bioäpfel
1 EL Zitronensaft
1 EL kaltgepreßtes Pflanzenöl
Salz

Zubereitung

Rotkohl wie unter »Verarbeitung« beschrieben putzen, waschen, dann raspeln. Äpfel waschen, samt Schale dazuraspeln, mit dem Rotkohl vermengen. Mit Zitronensaft und Öl vermischen, mit etwas Salz abschmecken.

Gesunder Darm

Ist der Darm gesund und funktioniert einwandfrei, fühlt man sich besser und unbeschwerter. Die Naturmedizin mißt der Verdauung bei der Vorbeugung und Behandlung von Krankheiten eine große Bedeutung zu. Immerhin ist sie unser wichtigstes Entschlackungs- und Entgiftungssystem. Man kann mit vielerlei Gemüsesorten etwas für eine gesunde Darmflora tun. Rotkohl, roh oder als Gemüsegericht, gehört unbedingt dazu.

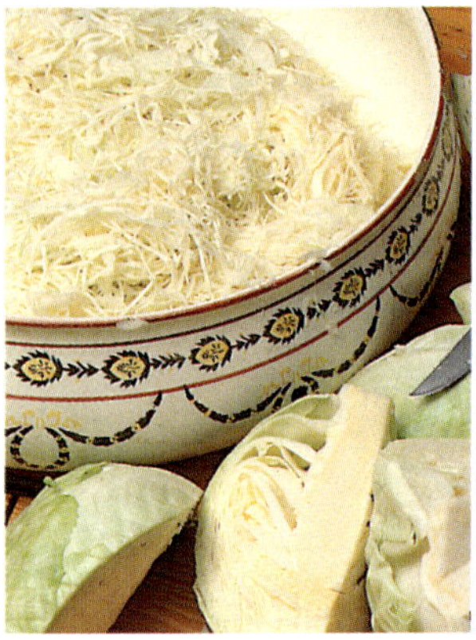

Die traditionsreiche Zubereitung aus Weißkohl ist reich an dem seltenen Vitamin B12 und dazu äußerst schmackhaft.

Sauerkraut

Beschreibung

Dieses mit Zusatz von Salz aus feingeschnittenem Weißkohl hergestellte Lebensmittel ist seit alters beliebte Beigabe zu Fleisch, weil es allzu hohe Fettanteile neutralisiert. Damit allein tut man dem Sauerkraut freilich Unrecht. Denn auch ganz allein ist es ein kerngesundes Lebensmittel, das noch dazu herzhaft schmeckt. Ähnlich wie Biojoghurt hat Sauerkraut eine ganz spezielle, wertvolle Eigenschaft: Durch Fermentation entsteht das hochaktive Kobalamin (Vitamin B12), das normalerweise in pflanzlicher Kost nicht enthalten ist (Algen bieten unter Umständen eine Ausnahme). Sauerkraut ist deshalb für Veganer (die auch auf Eier verzichten) ein unverzichtbares Lebensmittel.

Herkunft

Sauerkraut ist ein traditionell vorbereitetes Gericht, das vor allem in armen, ländlichen Gebieten zu den bedeutendsten Nährstofflieferanten in kalten, langen Wintern zählt. Mit Hilfe von Sauerkraut brachten die Omas und Mütter unter unseren Vorfahren ihre Familien gesund über die oft langen naßkalten Monate. Hergestellt wird Sauerkraut aus dem nährstoffhaltigen Weißkohl, einem bis in den April hinein lagerfähigen Kopfkohl.

Wirkstoffe

Ganz bedeutend ist der Anteil an Vitamin B12, von dem die Körperzellen eines Menschen in einem ganzen Leben nicht mehr benötigen,

B12 – nicht leicht zu finden

Die vielen Millionen Menschen der indischen Landbevölkerung (die sich vorwiegend oder ganz vegetarisch ernähren) decken ihren Vitamin-B12-Bedarf durch winzige Käfer und Insekten, die im Getreidekorn stecken und die reich an Kobalamin sind. Bei uns wird leider Getreide mit Insektiziden totgespritzt, es gibt darin keine kobalaminliefernden Insekten mehr. Ein Grund mehr, hin und wieder Sauerkraut auf den Speiseplan zu setzen.

Heilen mit Sauerkraut

- **Wirkt mental erfrischend und euphorisierend**
- **Macht widerstandsfähig in Streßsituationen**
- **Aktiviert den Gehirn- und Nervenstoffwechsel**
- **Kurbelt den Eisenstoffwechsel an**
- **Hilft beim Bau roter Blutkörperchen**
- **Stimuliert das Zellwachstum und wirkt verjüngend**
- **Hilft beim Knochenbau**
- **Reguliert den Fettstoffwechsel und senkt Cholesterinwerte**
- **Kräftigt die Muskeln (speziell den Herzmuskel)**
- **Wirkt vitalisierend durch eine bessere Eiweißverwertung**
- **Kräftigt das Immunsystem und erhöht die Muskelleistung**
- **Trägt zum Neuaufbau verbrauchten Bindegewebes bei**

Öfter mal Sauerkraut

● Dieses Lebensmittel ist vielleicht das einzige, bei dem der Mensch die Natur verbessert hat. Ähnlich wie unsere Darmflora aus bestimmten Nahrungsmitteln (Joghurt oder Algen) durch Fermentation das kostbare Vitamin B12 herstellen kann (das sonst ausschließlich in tierischer Nahrung enthalten ist), entwickelt das Kraut durch Lagerung und Gärungseinflüsse das komplizierte und unverzichtbare Kobalaminmolekül, das sich in aufwendiger Struktur um ein Kobaltatom zusammenfügt. Kompliment an die Chinesen: Sie haben das Sauerkraut »erfunden«.

als ein Linsenkorn wiegt. Vitamin B12 ist absolut unverzichtbar für geistige Frische, Stimmungslage, Streßfähigkeit, Gehirn- und Nervensystem, den Eisenstoffwechsel, den Bau roter Blutkörperchen (und damit für die Sauerstoffversorgung aller Zellen), für Zellwachstum, Knochenbau, Fettverwertung und Muskeln (speziell auch für den stets sehr strapazierten Herzmuskel).
Darüber hinaus ist Sauerkraut ein wahrer Schatz an Pyridoxin (Vitamin B6), ohne das Eiweiß, der lebensnotwendigste Nährstoff überhaupt, unverwertbar bleibt. Sauerkraut ist auch ein Niazinspender (Vitamin B3, für Zellenergie, Gesamtstoffwechsel, Hirnstoffwechsel, positive Stimmungslage), enthält außerdem enorm viel Pantothensäure (Vitamin B5, für Zellenergie und farbkräftiges Haar). Außerdem ist Sauerkraut reich an Vitamin C (für Immunsystem und Hormonproduktion), und nicht zuletzt enthält es viel Kalium (wirkt entwässernd und entsäuernd), Eisen (für Blutbildung und Zellatmung), Magnesium (für Muskelkraft und Herz) und Zink (für Bindegewebe, Libido, Hirnleistung). Wichtig: Wir sind nur dann gesund, wenn wir unseren Zellen alle diese Biostoffe in ausreichender Menge zuführen. Dies kann stets nur über eine vollwertige Nahrung geschehen. Sauerkraut kann hier einen bedeutenden Beitrag leisten.

Einkauf

Problemlos, weil Sauerkraut z. B. als Dosenware ganzjährig erhältlich ist. Besser ist natürlich frisches Kraut.

Verarbeitung

Ganz nach Belieben, z. B. aus Dosenware. Sauerkraut nach Möglichkeit nicht erhitzen, sondern roh verzehren, sonst verliert es einen Teil seiner Vitamine.

Warnhinweis

Nicht zu salzreiche Kost essen, weil Sauerkraut selbst sehr natriumreich (kochsalzreich) ist.

Gesundheitsrezept

SAUERKRAUT (FAST) PUR

Zutaten für 2 Personen

250 g Sauerkraut
1 Bioäpfel
2 EL Rosinen
1 EL kaltgepreßtes Pflanzenöl

Zubereitung

Sauerkraut etwas auflockern. Apfel samt Schale in sehr kleine Stücke schneiden, die Stücke unter das Sauerkraut mischen. Mit dem Öl vermengen. In Schälchen geben und mit Rosinen garnieren.

Nicht wässern

Sauerkraut sollten Sie vor dem Zubereiten nicht wässern, auch wenn dies die Schärfe nimmt. Durch das Wässern gehen eine Menge Biostoffe verloren. Verzichten Sie lieber auf ein salzhaltiges Stück Fleisch als Beigabe. Am gesündesten ist das Sauerkraut, wenn Sie es roh verzehren. Wer es aber lieber gekocht mag, sollte es nicht länger als 25 Minuten köcheln lassen. Sonst wird das Kraut zu weich und gehaltlos.

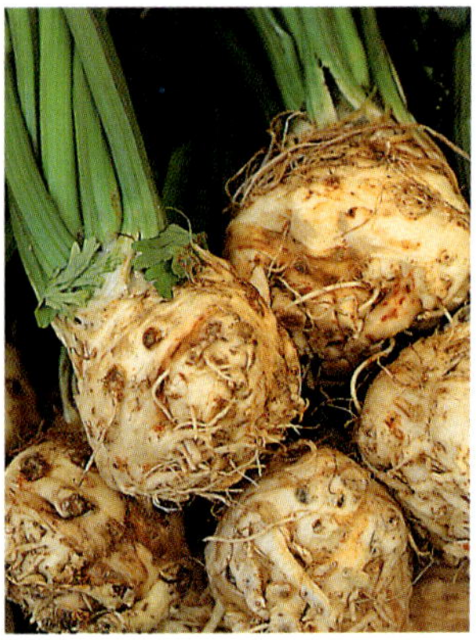

Der heilkräftige und schmackhafte Gartensellerie blüht von Juli bis September in den heimischen Gärten.

Sellerie

Beschreibung

Ob gekocht oder im Salat, im Suppengemüse oder auf der Rohkostplatte – diese Gemüsepflanze hat ihren Platz in unserer Küche sicher. Dies liegt vor allem an ihrem delikaten Aroma, mit dem sie Mahlzeiten veredelt und geschmacksärmere Gemüsearten aufwertet. In Rohkost harmoniert Sellerie sogar mit Obst (z. B. Äpfeln). Der typische Geschmack kommt nicht von ungefähr, er ist Produkt einer ganzen Palette hochwirksamer Inhaltsstoffe.

Herkunft

Sellerie ist ein Heimatgemüse, wird aber auch in benachbarten Ländern angebaut und von dort importiert. Ursprünglich ein Wildgemüse, ließ sich der Sellerie gut kultivieren. Er ist robust, verträgt auch rauhes Klima und ist dementsprechend ganzjährig erhältlich (als Freiland- oder Treibhausgemüse). Es gibt unterschiedliche Sorten wie Knollen-, Schnitt- oder Stielsellerie.

Wirkstoffe

Bedeutend ist der hohe Anteil an ätherischen Ölen, der dem Sellerie sein Geschmacks- und Geruchsaroma vermittelt. Diese sogenannten

Ein Volksheilmittel

Ätherische Öle, wie sie z. B. in Fenchel oder Sellerie stark konzentriert sind, haben viele gesunde Eigenschaften: Sie wirken schleimlösend (bei Husten oder Schnupfen), abführend (bei Darmträgheit oder Verstopfung), galletreibend, entwässernd, und sie stimulieren eine gesteigerte Salzsäureproduktion im Magensaft (wichtig für die Eiweißvorverdauung und damit Eiweißverwertung). Allen diesen Eigenschaften verdankt der Sellerie seine traditionelle Bedeutung als Volksheilmittel.

Heilen mit Sellerie

- **Tötet Bakterien und Pilze in Magen und Darm, heilt Verdauungsstörungen wie Blähungen oder Durchfall**
- **Verbessert die Darmperistaltik (Darmbewegung), befreit von Darmträgheit und Verstopfung**
- **Desinfiziert und entgiftet die Schleimhäute im Mund- und Rachenraum**
- **Stimuliert die Magenschleimhäute zur Produktion von mehr Magensäure (Voraussetzung für bessere Eiweißverwertung)**
- **Wirkt antibakteriell in Nieren, Blase und ableitenden Harnwegen, heilt Entzündungen und Blasenschwäche**
- **Wirkt schleimlösend bei Husten, Schnupfen und Erkältung**
- **Wirkt entwässernd und hilft beim Abspecken**
- **Aktiviert den Kohlenhydratstoffwechsel**
- **Kräftigt Nerven und Gehirn, lindert nervöse Störungen**
- **Liefert wichtige Nährstoffe für gesunde Haut, Augen und Haare**

Sellerie – das Vitamin-B-Paket

- Sellerie enthält außer Vitamin B12 sämtliche B-Vitamine in ausgewogener Konzentration: von keinem extrem viel, aber alle in feiner Abstimmung untereinander, so als wollte der Sellerie einen Heilkomplex extra für Menschen kombinieren (B-Vitamine bewirken am allermeisten im Verbund ihrer eigenen Familie, fehlen einzelne B-Vitamine wie z. B. B2 oder B6, sinkt auch der Bionutzen aller anderen B-Vitamine ab).
- Vitamin B ist vor allem nötig für Schulkinder, die viel Konzentration aufbringen müssen, streßgeplagte Hausfrauen, Büro- und andere Arbeitsmenschen, die von früh bis spät gute Nerven brauchen, und nicht zuletzt für alle Sport- und Fitneßfans, die sich mehr Energie und Kondition wünschen.

Terpene reichert das Knollengemüse an, um während des Wachstums Bakterien, Pilze und andere natürliche Feinde zu verscheuchen. Die ätherischen Sellerieöle sind scharf, wirken auch in unseren Schleimhäuten (in Mund, Rachen und Magen) und im Darm lange Zeit antibakteriell und antimykotisch (pilztötend). Selbst beim Ausscheiden über Nieren, Blase und Harnleiter desinfizieren sie die Schleimhäute, helfen somit bei Entzündungen der Harnwege und Beschwerden beim Wasserlassen (Harntröpfeln), beugen (insbesondere bei Frauen) einem Bakterienbefall der Harnwege vor.
Der komplette B-Komplex im Sellerie ist der Antreiber im Kohlenhydratstoffwechsel, pumpt Energie in unsere Körperzellen und damit in unseren Gesamtorganismus. Er ist gleichzeitig die Basisnahrung für unsere Nerven und unser Gehirn – nervöse Störungen wie Unruhe, Gereiztheit, depressive Verstimmungen haben ihre Ursache oft allein im Vitamin-B-Mangel. Darüber hinaus helfen die vielen B-Vitamine im Sellerie bei der Darmtätigkeit, sie machen und halten Haut, Haar, Augen und Leber gesund.

Einkauf

Am besten zu frischem, einzeln angebotenem Knollensellerie greifen. Junge Pflanzen tragen Laub für Suppengemüse.

Verarbeitung

Knollen gut waschen und die braune Schicht abschälen. Danach nach Belieben roh oder gekocht verarbeiten – von fein geraspelten Streifen im Salat bis hin zur dicken Scheibe im Backteig oder in einer Panade.

Warnhinweis

Keiner.

Gesundheitsrezept

SELLERIESALAT

Zutaten für 2 Personen

1 Sellerieknolle
1 Bioapfel
1 EL Rosinen
1 EL Essig
Salz

Zubereitung

Sellerie wie unter »Verarbeitung« beschrieben putzen, in Scheiben schneiden. Apfel waschen, samt Schale in kleine Stücke schneiden. Zusammen mit dem Sellerie in wenig Wasser nicht zu lange garen. Danach mit Öl übergießen und mit Salz abschmecken. In Schalen geben und mit Rosinen garnieren.

Harntreibende Wirkung

Der frische Saft aus den Selleriewurzeln, das Kraut, die Früchte und sogar das ätherische Öl, das aus Sellerie gewonnen wird, wirken stark wassertreibend. Wer reichlich Sellerie in Form von Gemüse oder Salat zu sich nimmt, verliert auf sanfte Art mehrere »Pfunde« Wasser. Auch für Menschen, die an Blasen- oder Nierensteinen leiden, ist Sellerie als harntreibendes Mittel sehr wirksam.

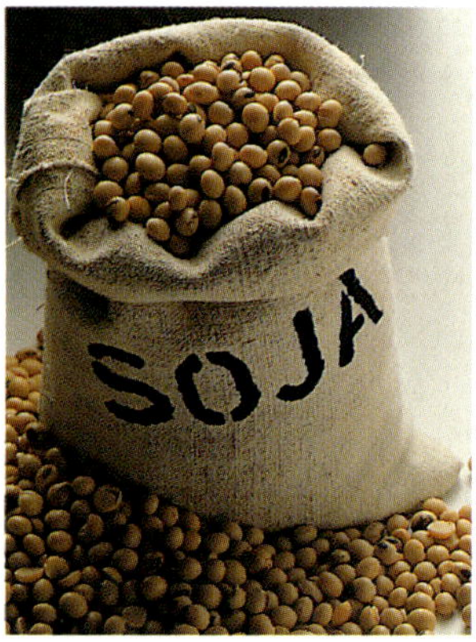

Unverzichtbar als Grundlage für den vegetarischen Fleischersatz ist die Sojabohne.

Soja

Beschreibung

Soja ist die einzige Nährpflanze, die tierisches Eiweiß praktisch vollkommen ersetzt. Zu ihren Inhaltsstoffen zählen typische Aminosäuren (Eiweißbausteine), die normalerweise nur im Fleisch vorkommen. In Verbindung mit Vitaminpflanzen (z. B. Obst) und Mineralienspendern (z. B. Getreide oder Gemüse) sorgt der Eiweißlieferant Soja für gesündeste Mahlzeiten.

Herkunft

Die Heimat der Hülsenfrucht liegt in Asien. Der Reichtum von Sojabohnen hat sich indes weltweit rasch herumgesprochen, inzwischen stammen unsere Importbohnen vorwiegend aus den USA, bzw. auch aus Mexiko oder Südamerika. So nach und nach kommt auch der Anbau in europäischen Ländern ins Rollen.

Wirkstoffe

Bei Eiweißmangel drosseln die Gene in den Zellkernen den Zellstoffwechsel (weil ja Baumaterial für wichtige Zellproteine fehlt). Die Folge: Müdigkeit, Lustlosigkeit, Nervosität, Angstgefühle – alles eine Schutzmaßnahme der Natur, die uns in einem geschwächten Zustand passiv macht, uns vor allzu großen und möglicherweise gefährlichen

Ein Jungbrunnen

Soja hat als Eiweißspender Fleisch gegenüber einen Vorteil: Ihre Aminosäuren, die kleinsten Eiweißbausteine, lassen sich enzymatisch viel leichter aus dem Nahrungsbrei herausspalten als die Eiweißbausteine in Fleisch, Fisch oder Geflügel. Mit anderen Worten: Sojaeiweiß ist optimal verwertbar, insbesondere für Menschen, die wenig Magensäure produzieren. Dazu zählen Menschen mit Fehlernährungsbeschwerden sowie vorzeitigen Alterserscheinungen. Ihnen kann eine Umstellung auf Sojakost mentale Frische und ein jugendlicheres Erscheinungsbild vermitteln.

Heilen mit Soja

- **Aktiviert den Eiweißstoffwechsel**
- **Baut neues Bindegewebe auf**
- **Kurbelt das Zellwachstum an, wirkt verjüngend**
- **Hilft bei Konzentrationsmangel oder Gedächtnisschwäche**
- **Sorgt für mehr Magensäure und damit für eine bessere Eiweiß-, Kalzium- und Eisenverwertung**
- **Hilft gegen Müdigkeit, Antriebsarmut, Lustlosigkeit**
- **Lindert Nervosität, Angstgefühle**
- **Wirkt nervenberuhigend**
- **Entwässert, hilft beim Abspecken**
- **Wirkt entfettend, vor allem auf die Leber**
- **Wirkt entzündungshemmend**
- **Hilft bei Sehschwäche**
- **Beugt Libidomangel vor**

Sag ja zu Soja

- Die meisten Menschen leiden unter einem katastrophalen Eiweißdefizit. Davon erfahren sie aber nur in den seltensten Fällen, weil der normale Bluttest im Labor nur Aufschlüsse über die momentane Situation gibt. Je nach Ernährung und Streß schwankt die Eiweißversorgung der Zellen von Minute zu Minute.
- Soja (oder Tofu) ist ideal, um den Eiweißstatus auf Normalniveau anzuheben. Es lohnt sich: Man fühlt sich schon morgens frischer, unternehmungslustiger, wird vormittags oder nachmittags nicht mehr so schnell müde. Die Stimmungslage verbessert sich, auch die körperliche Fitneß nimmt zu.
- In China ist Soja seit nahezu 5000 Jahren bekannt, gilt dort als »das Fleisch Asiens«. Ackerland, mit Soja bepflanzt, bringt 20mal mehr Eiweiß hervor, als wenn man es – durch Futterpflanzen – zur Produktion von Fleisch nutzen würde.

Herausforderungen bewahren will. Soja (als Bohnen, Milch, Mehl oder Tofu) kann da frischen Elan bringen. Auch die Öle und Fette in Soja zählen zum Feinsten: Das Öl ist lezithinreich und enthält viel Vitamin E. Die wichtigen Wirkstoffe Phosphatidylcholin und Inositol wirken nervenberuhigend, steigern die Konzentrationsfähigkeit (Phosphatidylcholin ist Rohmaterial für den Bau des Nervenreizstoffes Azetylcholin, der uns konzentrationsstark macht), stimulieren außerdem den Vagusverdauungsnerv zur Produktion von mehr Magensäure. Vitamin E schützt Zellen und Drüsen, wirkt entzündungshemmend, sorgt für mehr Sehschärfe und Libido und wirkt insgesamt verjüngend. Sojabohnen sättigen wegen ihrer hohen Kalorienbrennwerte. Sie enthalten überdurchschnittlich viel Eisen (für Blutbildung, Wachstum) und Kalium (wirkt entwässernd, entsäuernd).

Einkauf

Sojabohnen können weißlichgelb, rot oder dunkelbraun bis schwarz sein. Je nach Herkunft schwankt ihr Eiweiß- und Ölanteil (ca. 20 Prozent Öl, ca. 40 Prozent Eiweiß). Ausgezeichnet und leicht zu verarbeiten sind Sojaprodukte wie Tofu, Tempeh, Miso usw. Diese Erzeugnisse gibt es im Bioladen und immer öfter auch im Supermarkt.

Verarbeitung

Sojabohnen über Nacht einweichen, gut kochen, da sonst das Verdauungsenzym Trypsin (aus der Bauchspeicheldrüse) durch Sojabestandteile neutralisiert wird.

Warnhinweis

Keiner.

Gesundheitsrezept

TOFUSCHNITZEL

Zutaten für 2–4 Personen

500 g Tofu (aus dem Bioladen)
2 EL Öl
Salz, Pfeffer

Zubereitung

Tofu in Scheiben schneiden, mit Salz und Pfeffer würzen. Öl in der Pfanne erhitzen, Tofuscheiben wie Fleischstücke knusprig braten. Zu Reis und Gemüse servieren.

So ist Soja gesund

Die Inhaltsstoffe der Sojabohne sind noch wertvoller als die der Kartoffel. Trotzdem will die Sojabohne behandelt werden, bevor man sie verzehrt. Roh enthält sie allerlei gesundheitsschädliche Stoffe, die die Eiweißverdauung behindern und Blutverklumpungen verursachen können. Sojamilch, Sojasauce und Tofu aus dem Reformhaus sind bereits zubereitet und können so – am besten zusammen mit anderem Gemüse – ihre Biostoffe entfalten.

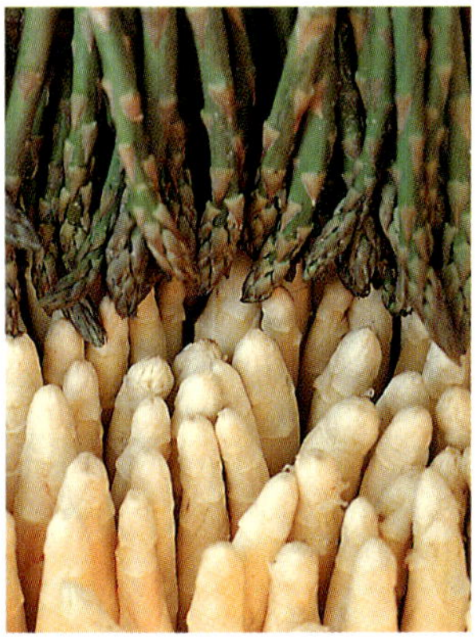

Eine Delikatesse im Frühsommer ist grüner und weißer Spargel, der zudem eine große Bandbreite an gesunden Wirkstoffen aufzuweisen hat.

Spargel

Beschreibung

Es gibt die sehnsüchtig erwartete Erdbeerzeit, die Kirschenzeit, die Zeit der süßen, vollreifen Weintrauben im Herbst – und es gibt die unvergleichliche Spargelzeit von April bis Juni. Wer die nicht nutzt, ist selbst schuld: Obwohl der Anbau sehr arbeitsaufwendig ist, ist Spargel längst nicht mehr nur ein Lebensmittel für Großverdiener.

Herkunft

Frühspargel kommt aus sonnigen Gegenden wie z. B. Griechenland. Einige Wochen später wird er auch bei uns reichlich geerntet. Er braucht einen leichten Boden und mag die schwere, nasse Scholle nicht so gern. In der Pfalz, an der Bergstraße, aber auch in vielen anderen Regionen wie am Niederrhein, den Flachfeldern Niedersachsens oder in Franken fühlt er sich so richtig wohl (der Schwetzinger Spargel ist längst eine kulinarische Berühmtheit). Spargel ist ein junges Sprossengemüse, kommt trocken und gebündelt in den Handel – sortiert nach Klassen (z. B. weißer, violetter, grüner Spargel).

Wirkstoffe

Der unterirdische Wurzelstock zieht enorme Mengen an Wirkstoffen aus dem Boden. In der Hauptsache ist das viel Provitamin A (für Schleimhäute, Sehkraft und Zellschutz), außerdem wahre Schätze an

Mit Spargel gegen das Altern

Die langen Stangen sind reich an Vitamin C (für Immunsystem und Gehirnkraft), überreich an Vitamin E. Das hilft bei Sehschwäche, früh alternder Haut, Herzproblemen, Entzündungserscheinungen, schlecht heilenden Wunden sowie Libidomangel und ist allerbester Zellschutz gegen alt machende freie Radikale. Eine Portion Spargel deckt bereits den Tagesbedarf an Vitamin E.

Heilen mit Spargel

- **Hilft bei Sehschwäche und Nachtblindheit**
- **Kräftigt alle Schleimhäute im Körper**
- **Stärkt die Nerven, macht widerstandsfähig bei Konflikten**
- **Aktiviert den Kohlenhydrat-, Eiweiß- und Fettstoffwechsel**
- **Wirkt belebend und verjüngend auf Haut, Haare, Bindegewebe**
- **Aktiviert Glückshormone, hilft bei Schlafstörungen**
- **Wirkt zellverjüngend**
- **Kurbelt die Blutbildung und die Sauerstoffversorgung an**
- **Hilft bei Gedächtnisschwäche, Konzentrationsmangel**
- **Stärkt das Immunsystem und beugt Entzündungen vor**
- **Hilft bei Libidomangel**
- **Entwässert und entsäuert den Körper, hilft beim Abspecken**
- **Wirkt gegen Darmträgheit, Verstopfung**

Freu Dich auf Spargel

- Unbedingt die Fitneßkur während der Spargelzeit mitmachen. Spargel belebt den Stoffwechsel und Organismus. Allein der Folsäureschub kann nach einer Woche (täglich 200 Gramm Spargel) erfrischend und belebend wirken.
- Spargel zählt zu den besten Verjüngungslebensmitteln der Natur und bringt Frühling und Frühsommer direkt in die Körperzellen (besonders wichtig für ältere Menschen).

Vitamin B: Sehr viel Thiamin (B1, für Nerven), Riboflavin (B2, für Gesamtstoffwechsel, Zellenergie, Haut, Haare, Augen), fast schon atemberaubend viel Pyridoxin (B6, für vitalisierende, mental belebende Eiweißbiosynthesen), Biotin (Schönheitsvitamin für geschmeidige Haut, fülliges Haar), Niazin (B3, für Zellenergie, Lebensfreude, Schlaf) und Pantothensäure (für Vitalität, Farbkraft im Haar). Den Weltrekord hält Spargel in Sachen Folsäure: Ein Gramm Gemüse enthält mehr als ein Mikrogramm (millionstel Gramm) des kostbaren Biostoffs (für Zellverjüngung, Blutbildung und Hormonproduktion). Bereits 100 Gramm Spargel decken den Tagesbedarf dieses Vitamins. Folsäuremangel ist der am weitesten verbreitete Vitaminmangel und Sündenbock für Müdigkeit, nervöse Unruhe, Verzagtheit, Konzentrationsmangel, früh ergrautes Haar. Außerdem enthält das Gemüse sehr viel Kalium (wirkt entwässernd, entsäuernd), Ballaststoffe (gegen Darmträgheit und Verstopfung, für gesunde Darmschleimhäute) und nicht zuletzt mehr von dem kostbaren und raren Spurenelement Zink als die meisten anderen pflanzlichen Lebensmittel. Zink ist unverzichtbarer Teil von mehr als 300 Vitalenzymen, kräftigt Bindegewebe und Gefäße und aktiviert die Hirntätigkeit; Zinkmangel ist häufig die alleinige Ursache von Libidomangel, Orgasmusunfähigkeit oder Impotenz. Alle diese Mangelerscheinungen entstehen einzig und allein durch gemüse- und obstarme Kost!

Einkauf

Der grüne Frühspargel (aus Griechenland, Italien, Frankreich, Spanien) enthält etwas mehr Vitamine als die anderen Sorten. Am besten sind die dicken Spargelstangen der Klasse »extra«.

Verarbeitung

Spargel waschen und von der Spitze zum Ende fein abschälen. Den holzigen Teil am dicken Ende abtrennen. Ca. 20 Minuten im Salzwasser garen.

Warnhinweis

Spargel sollte wegen seines hohen Nitratgehaltes (350 Milligramm in 500 Gramm) nicht aufgewärmt werden.

Gesundheitsrezept

SPARGEL PUR

Zutaten für 2–4 Personen

500 g Spargel
Salz
20 g Butter

Zubereitung

Spargel wie unter »Verarbeitung« beschrieben waschen, putzen und in Wasser garen (etwas Salz und Zucker zugeben). In die Köpfe einstechen, um festzustellen ob der Spargel gar ist. Danach aus dem Kochwasser herausnehmen, auf Teller legen. Butter erhitzen, über die Spargelstangen gießen. Vorzugsweise zu Biokartoffeln (mit Schale) servieren.

Nur mit Weißwein

Trinken Sie zum Spargel nur Weißwein oder ein anderes Getränk ihrer Wahl, jedoch keinen Rotwein. Dieser macht das im Spargel enthaltene Vitamin B1 unbrauchbar, wodurch es vom Organismus nicht verwertet werden kann. Gerade Menschen, die viel Streß ausgesetzt sind, brauchen jedoch regelmäßig das Vitamin B1.

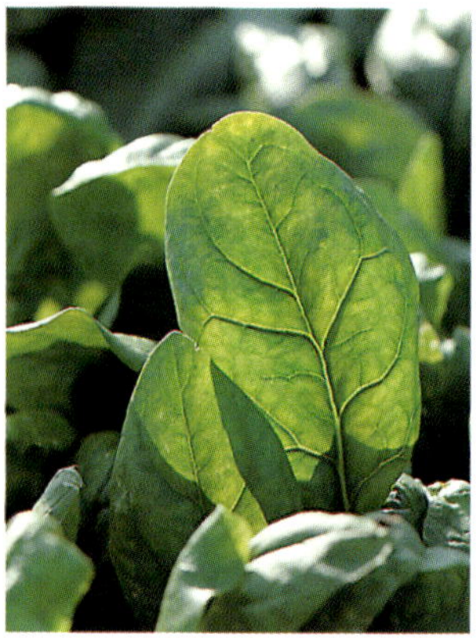

Jedes Kind weiß, wie gesund und vitaminreich Spinat ist, auch wenn man oft erst als Erwachsener den Geschmack zu schätzen lernt.

Magnesium und Mangan

Der hohe Magnesiumanteil (schon 50 Gramm Spinat decken den Tagesbedarf) sorgt im Darm für die Resorption von Nukleotiden, winzig kleinen Baustoffen, die unsere Körperzellen täglich für Reparatur, Erneuerung und Verjüngung benötigen. Magnesium ist darüber hinaus das Mineral, das die Muskeln funktionieren läßt und das Herz stärkt. Auch das dem Magnesium artverwandte Spurenelement Mangan steckt reichlich im Spinat – es ist unverzichtbar für den Gesamtstoffwechsel, für Blut, Knochen, Gehirn, Nerven, Sexualität, Haut- und Haarfarbe, Glückshormone und eine gesunde Schilddrüse.

Spinat

Beschreibung

Das Grüne im Spinat stammt von dem Pflanzenfarbstoff Chlorophyll mit seinem Kernatom Magnesium: ein Wunder der Natur. Acht Minuten, nachdem Photone (Lichtquanten) die Sonne verlassen haben, verwandelt das Blattgrün die Lichtenergie in gesunde Kohlenhydrate. Diesen enorm belebenden Prozeß setzt Spinat in unserem Stoffwechsel (wenn auch auf andere Weise, z. B. als Blutbildner) fort.

Herkunft

Spinat zählt zu den typischen heimischen Gemüsesorten, ist ein traditionell beliebtes Kleingärtnergemüse und kann noch im einsetzenden Winter aus Beeten geerntet werden. Er wird aber auch als Importware aus vielen Ländern angeboten. Der Vorteil: Spinat gibt es das ganze Jahr über, auch tiefgefrorene Ware ist empfehlenswert.

Wirkstoffe

Das Grün im Spinat stammt von einem Karoten, dem Provitamin A. Schon vor Millionen Jahren hat es die Natur so eingerichtet, daß diese Karotene Schleimhäute schützen, Voraussetzung überhaupt für Lebensfähigkeit. Die freien Radikale, die Leben und Sterben auf der Erde re-

Heilen mit Spinat

- **Schützt alle Schleimhäute im Körper**
- **Aktiviert den Kohlenhydratstoffwechsel**
- **Wirkt nervenberuhigend und stärkt das Gehirn**
- **Sorgt für schöne Haut, Haare und Nägel**
- **Hebt den Blutzuckerspiegel, vertreibt Müdigkeit, Lustlosigkeit**
- **Sorgt für eine bessere, heitere Stimmungslage**
- **Unterstützt Muskel- und Herzfunktion**
- **Kräftigt das Immunsystem**
- **Kurbelt den Bau lebensspendender Hormone an**
- **Hilft bei Sehschwäche und Nachtblindheit**
- **Wirkt stimulierend auf Libido, Orgasmusfähigkeit, Potenz**
- **Aktiviert die Knochenbildung, stärkt die Zähne**
- **Wirkt blutbildend und sorgt damit für die Zellatmung**
- **Entwässert den Körper und hilft bei Schlankheitskuren**
- **Beseitigt Darmträgheit und Verstopfung**

Spinat – der Muntermacher

- Spinat ist das ideale Gemüse für alle streßgeplagten Menschen (ob im Büro oder im Haushalt). Er räumt rasch auf mit so manchem Nährstoffdefizit und läßt deshalb unsere Körperzellen wie kaum ein anderes Gemüse jubeln.
- Spinat ist das beste Geschenk der Natur für Kinder und Heranwachsende, die Blut, Sauerstoff und viele, viele neue Körperzellen brauchen. Außerdem ist es hervorragend geeignet für ältere und alte Menschen, die mit den Wirkstoffen die biologische Uhr ganz gehörig bremsen können.

gulieren, vernichten alles Alte, Schwache – und dies entsteht primär durch ungeschützte Schleimhäute. Spinat enthält eine im wahrsten Sinne des Wortes kerngesunde Mischung an B-Vitaminen (wichtig für Kohlenhydratstoffwechsel, gute Nerven, leistungsfähiges Gehirn). Bedeutend ist dabei der Anteil an Biotin (für schöne Haut, Haare, Nägel, Blutzuckerspiegel, Funktion der Muskelzellen), außerdem an Niazin (B3, für Zellenergie, Herz, Schlaf). Darüber hinaus enthält das Gründgemüse viel Vitamin C (für Immunsystem, gesunde Hormone) und Vitamin E (für Sehkraft, Herzfunktion, Sex, geistige Frische).
Spinat ist potenter Kalziumspender (für Knochenbildung, Zähne, Nerven), enthält in ausgewogener Form Kupfer (für Glückshormone, Hautbräune, Haarfarbe) sowie Eisen (für Blutbildung, Zellatmung). Nicht zuletzt ist Spinat reich an Kalium (entwässert, wirkt einer zu salzreichen Kost entsäuernd entgegen). Und Spinat enthält Ballaststoffe, die den Darm reinigen und entgiften, Darmträgheit und Verstopfung beseitigen.

Einkauf

Vorzugsweise zu zartblättrigem, jungem Spinat (oft als »Gärtnerspinat« bezeichnet) greifen, der sich auch gut für Rohkostteller eignet. Er macht nebenbei deutlich weniger Arbeit beim Waschen als die runzlige Variante, in deren Blättern sich häufig viel Erde versteckt.

Verarbeitung

Wurzeln und Stiele abtrennen, danach gründlich waschen und spülen. Mit wenig Wasser nur kurz garen.

Warnhinweis

Spinat (wenn nicht vom Biobauern) kann durch chemische Düngung nitratreich sein, daraus können im Körper gesundheitsschädliche Nitrite entstehen. Der hohe Anteil an Oxalsäure (Kleesäure) hemmt die wichtige Kalziumresorption im Darm. Deshalb Spinat nicht häufiger als zwei bis dreimal pro Woche auf den Tisch bringen.

Gesundheitsrezept

SPINAT ALS SALAT

Zutaten für 2 Personen

250 g junger Blattspinat
1 Zwiebel
1 EL Öl
1 EL Essig
Salz, Pfeffer

Zubereitung

Spinat putzen, waschen. Zwiebel schälen, in dünne Scheiben schneiden. Öl, Essig und Gewürze vermengen, über Spinat und Zwiebeln gießen. In Schüsselchen geben.

Weniger ist mehr

Spinat beinhaltet derartig hohe Konzentrationen an wertvollen Spurenelementen und Mineralien, daß man lieber kleinere Portionen zu sich nehmen sollte, statt eines Riesentellers voll mit der Gesundheitsbombe. Ansonsten beginnen einzelne Biostoffe miteinander darum zu kämpfen, wer vom Körper verwertet werden soll. So kann es passieren, daß anstatt der Vielzahl an Mineralien nur ein oder zwei von der Darmschleimhaut aufgenommen werden. Wenn man Spinat mit Öl zubereitet, funktioniert die Verdauung etwas langsamer und begünstigt so die Aufnahme aller Biostoffe.

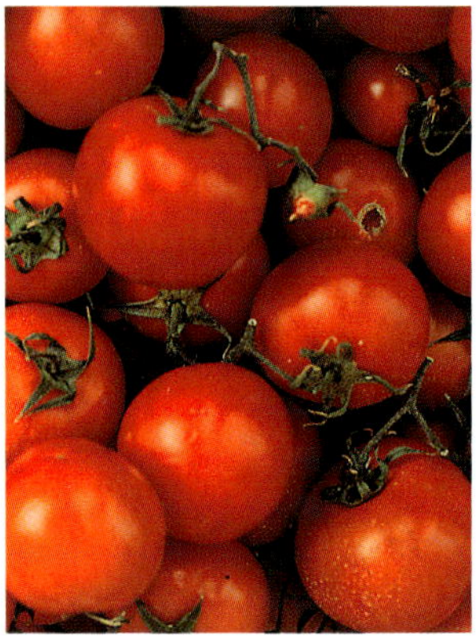

Was wäre ein Sommer ohne die kalorienarmen, fruchtig-aromatischen Tomaten vom Strauch.

Tomate

Beschreibung

Das knallrote, saftige Fruchtgemüse zählt zum Gelungensten unter allen Bodenfrüchten. Tomaten schmecken faszinierend gut, und sie geben einen speziellen Immun- und Stoffwechselmechanismus aus ihren eigenen Pflanzenzellen an uns weiter: Lykopene, den Panzer für Körperzellen gegen freie Radikale und andere gesundheitsbedrohende Schädlinge.

Herkunft

Große, pralle Saftfrüchte oder -gemüse haben ihre Heimat nahezu immer in sehr warmen und regenreichen, meist subtropischen Regionen. Sie sind dann irgendwann von unseren europäischen Urahnen entdeckt und auf unseren Böden kultiviert worden. Typisches Beispiel: die Tomate. Zu Hause in Zentral- und Südamerika, gedeiht sie heute besonders in südeuropäischen Ländern, aus denen sie das ganze Jahr über zu uns importiert wird. Die Tomate wächst aber auch bei uns, am liebsten an sonnigen, wettergeschützten Plätzen.

Wirkstoffe

Eines hat die Tomate mit uns Menschen gemeinsam: 70 Prozent ihrer Zellschutzstoffe sind Lykopene, eine bestimmte (und bei uns die häufigste) Art von Karotenen. Diese Lykopene schützen und stabilisieren die ölig-feuchten Schutzmembranen unserer Körperzellen, aber eben-

Nicht nur Zellschutz

Tomaten enthalten außer den zellschützenden Lykopenen sehr viel Biotin (B-Vitamin für Haut, Haare, Nägel und Blutzuckerspiegel), Niazin (Vitamin B3, für gute Stimmungslage und erholsamen Schlaf), Folsäure (für Lebensfreude, Blutbildung, Zellwachstum), Vitamin C (für das Immunsystem) und Vitamin E (für Immunschutz und Herz). Die rote Saftfrucht ist auch reich an Kalium (sorgt für den Nährstofftransport in die Zellen, wirkt entwässernd, harntreibend), Zink (wichtig für Bindegewebe und Hormonbildung) und an Ballaststoffen (aktivieren die Verdauung).

Heilen mit Tomaten

- **Stärken die innere Zellstruktur, fördern den Zellstoffwechsel**
- **Schützen und kräftigen die Schleimhäute im ganzen Körper**
- **Beugen Infektionen vor, wirken lindernd und heilend**
- **Helfen beim Aufbau einer gesunden Haut**
- **Heben den Blutzuckerspiegel, beleben Gehirn und Nerven, helfen bei chronischer Müdigkeit**
- **Heben die Stimmungslage und wirken schlaffördernd**
- **Wirken zellverjüngend**
- **Kräftigen das Herz**
- **Wirken entwässernd und harntreibend**
- **Helfen beim Bau von neuem Bindegewebe**
- **Kurbeln die Hormonbildung an**
- **Beseitigen Verdauungsstörungen wie Verstopfung**

Zellschutz aus der Tomate

- Die zellschützenden Lykopene verleihen der Tomate ihr wunderschönes Rot. Ganz klar: Im noch unreifen, teilweise grünen Zustand ist die Beerenfrucht noch relativ arm an diesen Zellstoffen. Sie braucht sie ja auch erst, wenn sie voll, prall und drall im Saft steht.
- Die in Tomaten enthaltenen Lykopene, Karotene und andere kostbaren Substanzen sind fettlöslich. Die Tomate braucht sie, gibt sie aber ungern her. Lycopene sind deshalb tief in zellulosehaltigen Faserzellen eingelagert und werden erst durch Hitzebehandlung zusammen mit etwas Fett oder Öl befreit. Ideal: ein Kilogramm Tomaten in kleine Stücke schneiden, zusammen mit einem Eßlöffel Öl in einem Topf bei kleiner Hitze ca. zehn Minuten schmoren lassen.

so die unzähligen in der Zelle eingelagerten sogenannten Organellen, wie z. B. die Mitochondrien, in denen Fett und Glukose zu Zellenergie verbrannt wird, oder die Lysosomen, in denen Zellmaterial verarbeitet oder auch abgebaut wird. Genau diese Funktionen üben Lykopene schon in der Tomate aus. Ohne diese Schutzstoffe läßt zunächst die Sehschärfe nach (erstes Warnzeichen), danach veröden die Schleimhäute im ganzen Körper, sie verlieren damit ihre Schutzfunktion gegen Viren-, Pilz- oder Bakterienbefall. Beschwerden, aber auch schwerste Krankheiten (z. B. Krebs) können die Folge sein.

Einkauf

Tomaten aus Freiland- oder Treibhausanbau gibt es das ganze Jahr über in guter Qualität. Überreif welken sie schnell und sind dann nicht lange haltbar.

Verarbeitung

Importtomaten überbrühen, Haut abziehen (ist fast immer mit Pestiziden und anderen chemischen Gift- und Schadstoffen belastet). Bei Biotomaten darf und soll man die siliziumreiche Schale mitessen. Vorher allerdings gut waschen. Ansonsten nach Belieben zu Gemüse, Salat, Rohkost usw. verarbeiten. Je reifer Tomaten sind, desto mehr Tyramin entwickelt sich aus der in Tomaten enthaltenen Aminosäure Tyrosin. Tyramin ist ein Abbaustoff, der den Blutzuckerspiegel anhebt und stimmungsaufhellend wirkt. Am besten fast schon überreife Tomaten roh essen.

Warnhinweis

Keiner.

Gesundheitsrezept

TOMATENSALAT

Zutaten für 2–4 Personen

500 g Biotomaten
1 Zwiebel
2 EL Öl
1 EL Essig
Kräutersalz

Zubereitung

Tomaten waschen, aufschneiden. Zwiebel schälen und in dünne Ringe schneiden. Beides miteinander vermengen. Aus Öl, Essig und Kräutersalz eine Vinaigrette anrühren und darübergeben.

Krebsvorbeugung

Wer regelmäßig Tomaten auf seinem Speiseplan hat, sorgt nicht nur vor gegen Herz- und Kreislaufbeschwerden, sondern auch gegen Krebs. Denn die Tomate ist reich an sogenannten Antioxidantien, die die Körperzellen gegen den Angriff freier Radikale schützen. Zu dieser gesunden Mischung gehören Beta-Karotin und Vitamin C. Zur besseren Aufnahme der Karotene sollte man Tomaten immer zusammen mit etwas Keimöl essen.

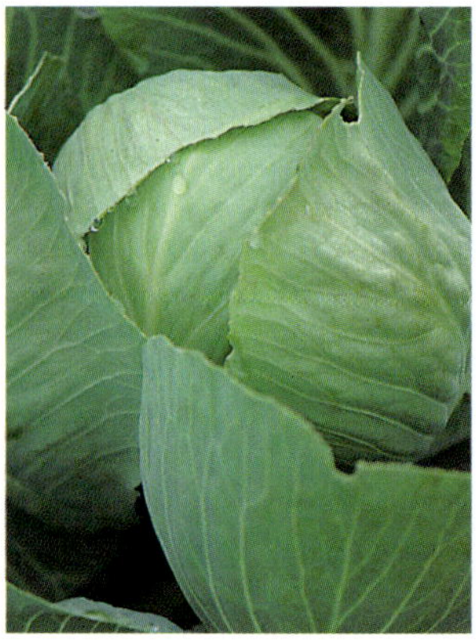

Bekannt war der Weißkohl bereits den Römern, die in ihm ein Allheilmittel sahen.

Mit Weißkohl gegen Streß

Weißkohl enthält viel Folsäure – wichtig für Streßmenschen, die sehr häufig unter einem Mangel an diesem B-Vitamin leiden. Streß verbraucht Folsäure, weil diese für den Bau von Streßhormonen benötigt wird. Wer seelisch oft angeschlagen ist und sich in Streßsituationen meist defensiv verhält, sollte es mal mit Weißkohl oder Wirsing versuchen. Zum Bau positiv aggressiver Streßhormone trägt auch die hohe Konzentration von Vitamin C bei. »Streßdrüsen« wie die Hypophyse (Hirnanhangsdrüse) oder das Nebennierenmark haben die höchsten Vitamin-C-Konzentrationen im Körper.

Weißkohl

Beschreibung

Dieses Gemüse sieht so robust und etwas aufgebläht aus, hat aber einen sehr zarten, subtilen Eigengeschmack. Der Kopfkohl, wie das Weißkraut auch genannt wird, treibt seinen Wurzelstrunk kräftig in den Erdboden, um ihm Mineralien, Eiweiß und andere Biostoffe zu entziehen. Mit krausen Blättern kennt man ihn als Wirsing. Er ist ein ausgezeichneter Sattmacher und Kraftspender und läßt sich äußerst vielseitig zubereiten.

Herkunft

Der Weißkohl hat seine Heimat überall dort, wo es nicht allzu heiß ist, aber schon mal ordentlich regnet. Dementsprechend fühlt er sich auf unseren Feldern und in unseren Gärten wohl, gedeiht aber ebensogut in Treibhäusern. Importiert wird er aus dem nahen Ausland. Die Blätter sind glatt und fest schützend um den runden Kopf geschlossen. Weißkohl bzw. auch Wirsing gibt es das ganze Jahr über, Haupterntezeit ist der Herbst.

Wirkstoffe

Mit seinem Wassergehalt und Ballaststoffreichtum füllt der Weißkohl und macht satt, ohne dem Körper viele Brennstoffe zu servieren. 100 Gramm enthalten rund 22 Kilokalorien – damit kann Weißkohl zum Favoriten für alle diejenigen werden, die von ihrem Übergewicht herunterkommen wollen, ohne hungern zu müssen. Von Vitamin B12

Heilen mit Weißkohl

- **Aktiviert den Kohlenhydratstoffwechsel**
- **Belebt Nerven und Gehirn, verbessert die Stimmungslage und stärkt die Konzentrationsfähigkeit**
- **Wirkt nervenberuhigend und entspannend**
- **Wirkt schlafstimulierend, macht streßfähiger**
- **Kräftigt das Immunsystem**
- **Regt die Blutbildung an, aktiviert die Zellatmung**
- **Sorgt für Vitalität und Leistungsfähigkeit**
- **Stimuliert die Farbgebung in Haut und Haaren**
- **Kurbelt das Zellwachstum an**
- **Hilft bei Libidomangel**
- **Unterstützt Schlankheitskuren**

Warum die Zellen Weißkohl mögen

● In den Chromosomen unserer Zellkerne (die die Erbanlagen enthalten) sitzen die Gene, die den Zellstoffwechsel steuern, aktivieren und beleben. Dies können sie aber nur, wenn ihnen übers Blut das Spurenelement Zink zugeführt wird. Sogenannte Zinkfinger in Zellkernen bilden nämlich die Klammer, über die alle Vitalimpulse und Lebensfreude in die Körperzellen abgeleitet werden. Das Zink aus dem Kohl zählt zu der bioaktiv bestverwertbaren Form und ist deshalb ein bedeutender Fitmacher.

abgesehen, enthält dieser grüne Kopfkohl alle B-Vitamine in gleichmäßiger Abstimmung und ist daher ideale Beigabe zu Kohlenhydrateichem wie Kartoffeln oder Reis. Da strömt – im Gegensatz zu hellen Teigwaren oder Süßem – die Glukose in einem über Stunden währenden Prozeß aus dem Darm ins Blut zu den Zellen. Und dort, wo Glukose gebraucht wird, nämlich in Gehirn- und Nervenzellen, wird der Weißkohl besonders geschätzt: Er wirkt nervenberuhigend, aktiviert die Gehirnleistung, vertreibt Unruhe und nervöse Symptome. Als Abendmahlzeit sorgt er – im Gegensatz zu Eiweißreichem – für einen Tryptophanschub über die Blut-Hirn-Schranke. Aus dieser Aminosäure (Eiweißbaustein) stellen Gehirnzellen den Nervenreizstoff Serotonin her, aus dem in der Zirbeldrüse wiederum das Schlafhormon Melatonin entsteht.
Weißkohl oder Wirsing enthält außerdem noch viel Mangan (für Schilddrüsenhormone, sexuelle Aktivität, Pigmentbildung in Haut und Haaren) sowie das seltene Spurenelement Selen (bedeutendstes Immunmineral in allen Körperzellen). Um uns in jeder Stunde und Minute mit Leben zu erfüllen, brauchen unsere Zellkerne das Spurenelement Zink, das im Weißkohl ebenfalls reichlich enthalten ist.

Einkauf

Der Sommerkohl ist farbkräftiger, lockerer und enthält etwas mehr Vitamine, ist aber auch teurer. Sauerkraut wird aus Weißkohl hergestellt, durch natürliche Milchsäuregärung unter Zusatz von Salz. Wirsing ist ein Kopfkohl mit gekraust gewellten Blättern.

Verarbeitung

Faule Blätter abtrennen, den Kohl waschen, mit einem großen Messer um den Strunk herum kleinschneiden.

Warnhinweis

Weißkohl oder Wirsing ist häufig mit Pestiziden belastet. Deshalb kräftig waschen und gut spülen, danach abtropfen lassen.

Gesundheitsrezept

WEISSKOHLGEMÜSE

Zutaten für 4 Personen

500 g Weißkohl
1 Zwiebel
1 EL Essig
1 EL Öl
Kräutersalz, Kümmel

Zubereitung

Kohl wie unter »Verarbeitung« beschrieben putzen, waschen und kleinschneiden. Zwiebel schälen, kleinhacken und im erhitzten Öl anbräunen. Etwas Wasser dazugeben, danach den geschnittenen Kohl samt Essig und Gewürzen nicht zu lange dünsten (ca. 15 bis 20 Minuten).

Unser Tip

Menschen, die unter Magengeschwüren leiden, finden im Weißkohl einen besonders wirksamen Helfer. Täglich ein Liter Weißkrautsaft, über den Tag verteilt getrunken, hilft dabei, Geschwüre in zwei bis drei Wochen abheilen zu lassen.

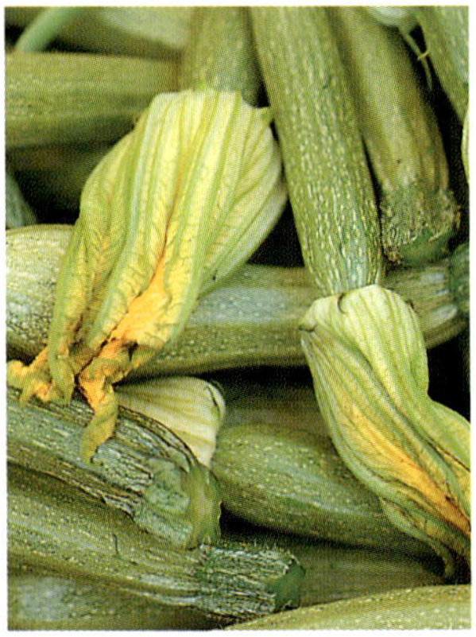

Die aus südlichen Gefilden stammende Zucchini hat mittlerweile auch viele heimische Gärten erobert.

Zucchini

Beschreibung

Zu beneiden sind sie manchmal schon, die Südländer am sonnigen Mittelmeer: Der Wetterbericht macht mehr Spaß, und die Boden- und Baumfrüchte werden groß, drall und saftig, so wie die Zucchini. Dieser Gemüsekürbis ist bei uns inzwischen so beliebt, daß er auch im heimischen Anbau kultiviert wird.

Herkunft

Heimat der Zucchini ist das gesamte Gebiet von Griechenland, Türkei, Zypern, Nordafrika, Spanien, Italien, Frankreich, also der ganze sonnige Mittelmeerraum. Das schlanke, dunkelgrüne Gewächs wird bis zwei Kilogramm schwer und ist appetitlicher Bestandteil von Salat, Rohkost oder sehr schmackhaft als Kochgemüse.

Wirkstoffe

Die Schale ist reich an Karotenen und Magnesium. Diese Kombination ist ideal als Impulsgeber für den Zellstoffwechsel aus dem Zellkern, den Genen heraus.
Das enthaltene Provitamin A zählt zu den »schnellsten« Biostoffen, aus dem Blut erreicht es unverzüglich die Körperzellen und dringt – weil es fettlöslich ist – durch die ölig-feuchte Membran in den Zellkern ein, das eigentliche Hauptquartier unserer körperlichen und geistigen Gesundheit. Hier wirkt es als sogenannter Transkriptionsfaktor der Gene, d. h., es veranlaßt diese zum Ankurbeln des gesamten Zell-

Schmackhafter Diäthelfer

Ebenso wie sein großer Verwandter, der Gemüsekürbis, ist die Zucchini ideal zum Entschlacken. Mit wenig Kalorien und einem vergleichsweise hohen Nährstoffgehalt ist sie ein wunderbarer Begleiter bei Diäten, die auch nach etwas schmecken und nicht von Biostoffverlusten begleitet werden sollen. Um das fettlösliche Provitamin A optimal für den Körper umzusetzen, garen Sie die Zucchini beim Dünsten mit etwas Öl. Zum Würzen nehmen Sie frische Kräuter (Estragon, Oregano oder Zitronenmelisse), die der Verdauung und der Darmflora guttun und das feine Aroma des unkomplizierten Schlankmachers unterstützen.

Heilen mit Zucchini

- **Aktivieren den Zellstoffwechsel**
- **Machen ohne Nährstoffverlust schlank**
- **Erhöhen Gehirnleistung und Konzentrationsfähigkeit**
- **Wirken beruhigend und dabei trotzdem stimulierend auf Nerven**
- **Erhöhen den Eiweißstatus und verbessern so die gesamte Leistungsfähigkeit**
- **Kräftigen Muskeln und Herz**
- **Wirken entwässernd, ausschwemmend und entsäuernd**
- **Entgiften den Darm und binden Fettstoffe**
- **Beseitigen Darmträgheit und Verstopfung**
- **Stärken das Immunsystem**
- **Kräftigen alle Schleimhäute im Körper**

Zucchini – Freund der Zellen und des Darms

- Zu den wichtigsten brandneuen Erkenntnissen der Vitaminforschung gehört, daß fettlösliche Vitamine – wie die in der Zucchini – einen direkt stimulierenden Einfluß auf unsere Vitalgene in Zellkernen haben, die eigentlichen Muntermacher. Ohne sie drosseln Zellen ihren Stoffwechsel stark ab. Die Folge: Müdigkeit, nervöse Unruhe, Konzentrationsmangel, allgemeine Leistungsschwäche.
- Zucchini entwässern, entsäuern, helfen beim Schlankwerden, entgiften den Darm, erhöhen die Darmbewegung, beseitigen auf diese Weise Darmträgheit und Verstopfung. Darmschleimhäute mögen nichts lieber als Zucchini. Das Vitamin A stärkt und schützt sie (vor Bakterien, Viren und freien Radikalen), baut, im Zusammenwirken mit anderen Nährstoffen, eine üppige Verdauungslandschaft sowie eine kerngesunde Darmflora auf. Darmschleimhäute sind allererstes und wichtigstes Immunbollwerk des Menschen gegen Krankheiten und damit bedeutendster Garant unserer Gesundheit.

stoffwechsels. Diese vitalisierende Eigenschaft haben sonst nur das Schilddrüsenhormon Thyroxin sowie das Vitamin E (das übrigens ebenfalls in der Zucchinischale enthalten ist). Deshalb aktivieren Zucchini Streßfähigkeit, körperliche und psychische Leistungskraft, Nerven, Gehirn und vor allem die Eiweißsynthese in jeder einzelnen Zelle. Wissenschaftlich sieht das so aus: Die Anzahl der sogenannten Ribosomen (winzig kleinen Eiweißfabriken) wird erhöht (Optimum pro Zelle: 200 000), außerdem steigt die Anzahl der Mitochondrien, der Energiebrennkammern der Zelle (Optimum: 1000 pro Zelle). So entstehen kräftige Zellen (z. B. im Herzen). Das unterstützende Mineral Magnesium spielt dabei ebenfalls eine große Rolle.

Einkauf

Lieber zu kleinen, festen und kräftig weiß-grün gesprenkelten Zucchini greifen als zu den großen wasserhaltigen.

Verarbeitung

Stiele und faulige Stellen entfernen, Zucchini waschen, der Länge nach aufschneiden und in Scheiben oder kleine Stücke schneiden. Nur kurz in wenig Wasser garen. Auf den mildaromatischen Geschmack muß der Gaumen erst kommen. Deshalb nicht zu stark würzen.

Warnhinweis

Chemische Rückstände von Schadstoffen (durch Düngen oder Insektenschutz) auf der Schale gut abwaschen.

Gesundheitsrezept

ZUCCHINISALAT

Zutaten für 2–4 Personen

500 g kleine Zucchini
1 Zwiebel
2 EL Öl
1 EL Essig
1 EL Zitronensaft

Zubereitung

Zucchini wie unter »Verarbeitung« beschrieben putzen und waschen, in dünne Scheibchen schneiden. In wenig Wasser sehr kurz garen (3–5 Minuten). Zwiebel schälen, kleinschneiden, unter die Zucchinischeibchen mischen. Mit Öl, Essig, Zitronensaft und sehr wenig Salz ein Dressing bereiten und darübergeben.

Perfekte Nährstoffkombination

Verarbeiten Sie Zucchini vorzugsweise mit anderen Gemüsen wie roten Paprikaschoten, Tomaten, Zwiebeln und Knoblauch zu Gemüsegerichten oder Salaten. Die Biostoffe der einzelnen Sorten ergänzen sich ideal, schmecken vorzüglich und machen fit und gut gelaunt.

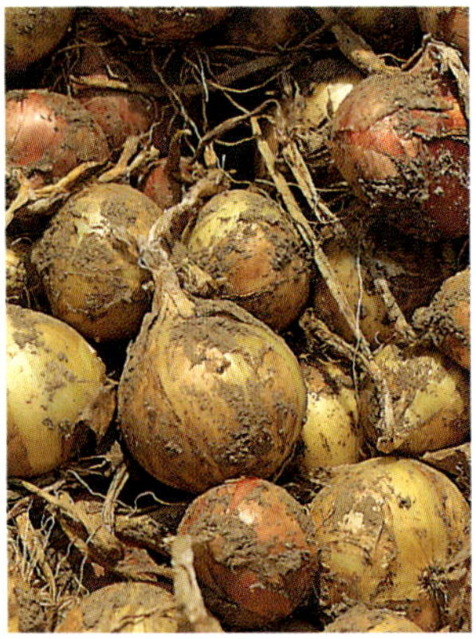

In Asien und im Orient ist die Zwiebel als eine der ältesten und traditionsreichsten Naturheilmittel bekannt.

Zwiebel

Beschreibung

Seit Tausenden von Jahren ist die Zwiebel ein bewährtes Volksheilmittel gegen zahlreiche Befindlichkeitsstörungen, Beschwerden und Krankheiten. Daß schon beim Schneiden der Zwiebel die Augen tränen, ist Beweis ihrer Omnipotenz: Sind die brennenden Augen erst wieder mit dem Taschentuch getrocknet, existieren auf den Hornhäuten auch kaum noch Bakterien. Die vernichtet die Zwiebel auch in anderen Schleimhäuten – und macht uns so gesund und widerstandsfähig.

Herkunft

Zwiebeln waren überall beliebt und begehrt, wo Heilkulturen entstanden: in China, Indien oder im Vorderen Orient. Von dort aus breiteten sie sich konsequent aus – natürlich auch in unsere Gärten und Treibhäuser. Zwiebeln haben dabei einen Vorteil: Sie entwickeln beim Wachsen eine enorme Fülle an Abwehrstoffen (z. B. gegen Insekten und Bakterien), so daß sie chemisch weit weniger behandelt werden müssen als andere, verletzlichere Bodenfrüchte.

Wirkstoffe

Jede Zwiebel ist eine kleine Fabrik für Allizin und andere schwefelhaltige Verbindungen, die vor allem an Schleimhäuten stark antibakteriell wirken, Infektionen vorbeugen und die feinen, sensiblen Epithelzellen

Heilen mit Zwiebeln

- **Beugen Infektionen vor**
- **Desinfizieren Nasen-, Mund- und Rachenraum**
- **Kräftigen die Schleimhäute in Magen und Darm**
- **Helfen bei Nieren- und Blasenbeschwerden**
- **Senken den Blutdruck und die Blutfettwerte**
- **Helfen bei Durchblutungsstörungen, z. B. bei kalten Füßen**
- **Wirken appetitanregend**
- **Beugen Gefäßkrankheiten vor, lindern Venenbeschwerden**
- **Aktivieren die Stimmungslage**
- **Kräftigen das Immunsystem**
- **Kurbeln die Blutbildung an**
- **Regen die Produktion von wichtigen Streßhormonen an**
- **Stimulieren die Libido**
- **Kräftigen Herz und Kreislauf und beugen Arteriosklerose vor**

Wundermittel der Volksmedizin

In Sachen Heilkunde war der Orient Europa weit voraus, während dieses noch im finstersten Mittelalter steckte – auch was die medizinische Fortentwicklung betraf. In Asien florierte eine gesunde Naturheilkunde, die u. a. die Zwiebel gewinnbringend als Blutreiniger und als wirkungsvolles Hustenmittel einsetzte. Die Römer brachten die Zwiebel von ihren Eroberungszügen mit, und so gelangte sie schließlich auch in unsere Breiten, wo sie allerdings erst in den Klöstern kultiviert wurde. Die Zwiebel besitzt ähnliche Heilkräfte wie der Knoblauch und ist genauso vielseitig einsetzbar.

Runter mit dem Blutdruck

● Nichts hilft besser gegen hohen Blutdruck als Zwiebeln, das wußten schon die alten Ägypter, Griechen und Römer. Ein kleiner Zwiebelsalat (aus einer Zwiebel, mit Essig und Öl) gilt unter modernen Stoffwechselexperten als ideales Heilmittel: essen, danach fünf Minuten schweißtreibendes Training wie Joggen, Radfahren, Jazztanz oder Stretching. Da purzeln die bedrohlichen Werte nach unten. Tip für Blutdruckgefährdete: eine Meßmanschette kaufen (gibt es preisgünstig in der Apotheke), mehrmals täglich selbst Blutdruck messen und den heilenden Einfluß von Zwiebeln registrieren.

schützen (die äußerste Schicht der Schleimhäute). Beim Schneiden werden auf diese Weise durch Inhalation bereits die Schleimhäute in Nasen-, Mund- und Rachenraum desinfiziert. Diese Wirkstoffe bauen sich nicht so rasch ab. Noch im Bereich von Nieren, Blasen und ableitenden Harnwegen wirken sie entzündungshemmend und heilend. Ätherische Öle, bestimmte Eiweißstoffe und Flavonoide (Pflanzenschutzstoffe) wirken darüber hinaus blutdruck- und blutfettspiegelsenkend. Zwiebeln sind demnach das beste Heilmittel bei erhöhtem Blutdruck oder bei erhöhten Blutfettwerten.
Vor allem ältere und alte Menschen profitieren von diesen bioaktiven Inhaltsstoffen. Zwiebeln regen außerdem den Appetit an, beugen krankhaften Gefäßveränderungen (insbesondere der Venen) vor, helfen bei Durchblutungsstörungen, Venenleiden, Hämorrhoiden usw.
Darüber hinaus sind Zwiebeln reich an Folsäure (für Stimmungslage, Blutbildung und verjüngendes Zellwachstum) sowie Vitamin C (für Immunsystem, mentale Frische und Hormonbildung). Zwiebeln sind sehr eisenreich, kurbeln die Blutbildung und den lebensnotwendigen Sauerstofftransport in die Körperzellen an – und zwar schneller als andere eisenreiche Lebensmittel. Zwiebeln holen zudem viel Zink aus dem Boden und bringen das rare Spurenelement flink in unsere Körperzellen (wichtig für Bindegewebe, Libido, Gehirn und Gefäßwände).

Einkauf

Empfehlenswert sind große, saftige Zwiebeln, z. B. aus Spanien, Griechenland oder Südfrankreich.

Verarbeitung

Zwiebeln schälen, in Ringe oder Stücke schneiden. Je roher sie gegessen werden, desto spontaner entfalten sie ihre kostbaren Inhaltsstoffe.

Warnhinweis

Keiner.

Gesundheitsrezept

ZWIEBELSUPPE

Zutaten für 4 Personen

300 g Zwiebeln
50 g Butter
1 l Gemüsebrühe
Baguette

Zubereitung

Zwiebeln schälen und kleinhacken. In der Butter goldbraun rösten. Gemüsebrühe dazugeben, ca. 1 Minute kochen lassen. In Schalen oder Tassen füllen, mit Baguettescheiben servieren.

Unser Tip

Lebensrettend kann eine frische Zwiebel beispielsweise bei einem Bienen- oder Wespenstich in die Mundschleimhaut wirken. Wird sofort nach dem Stich eine Zwiebel gekaut, kann eine zu große Schwellung mit Erstickungsgefahr bis zum Eintreffen des Arztes verhindert werden.

Die häufigsten Krankheiten

Neben dem Atmen ist unsere Ernährung die zweite Säule, die uns am Leben erhält. Um so wichtiger ist es, über eine ausgewogene und möglichst naturbelassene Ernährungsweise Bescheid zu wissen. Denn Krankheiten und Beschwerden sind immer Ausdruck eines Ungleichgewichts. Dieses Aus-dem-Gleis-Geraten kann die Seele betreffen, die von beruflichen, privaten oder unaufgearbeiteten Problemen überfordert reagiert und den Körper quasi als Signalgeber nutzt.

Ein Problem, das dieses Ungleichgewicht verursacht, stellt unsere tägliche Nahrung dar, die der Körper, egal ob sie ihm schadet oder nicht, aufnehmen muß. Eine Ernährungsumstellung hin zu mehr pflanzlicher Nahrung aus Gemüse und Obst harmonisiert schon binnen kurzer Zeit unsere Körperfunktionen, und manches Zipperlein oder auch manche beschwerlichere Störung kann gelindert oder bei entsprechender Auswahl der richtigen Obst- und Gemüsesorten sogar geheilt werden. Denn gegen fast jede Krankheit ist das passende Obst, Gemüse oder Kraut gewachsen.

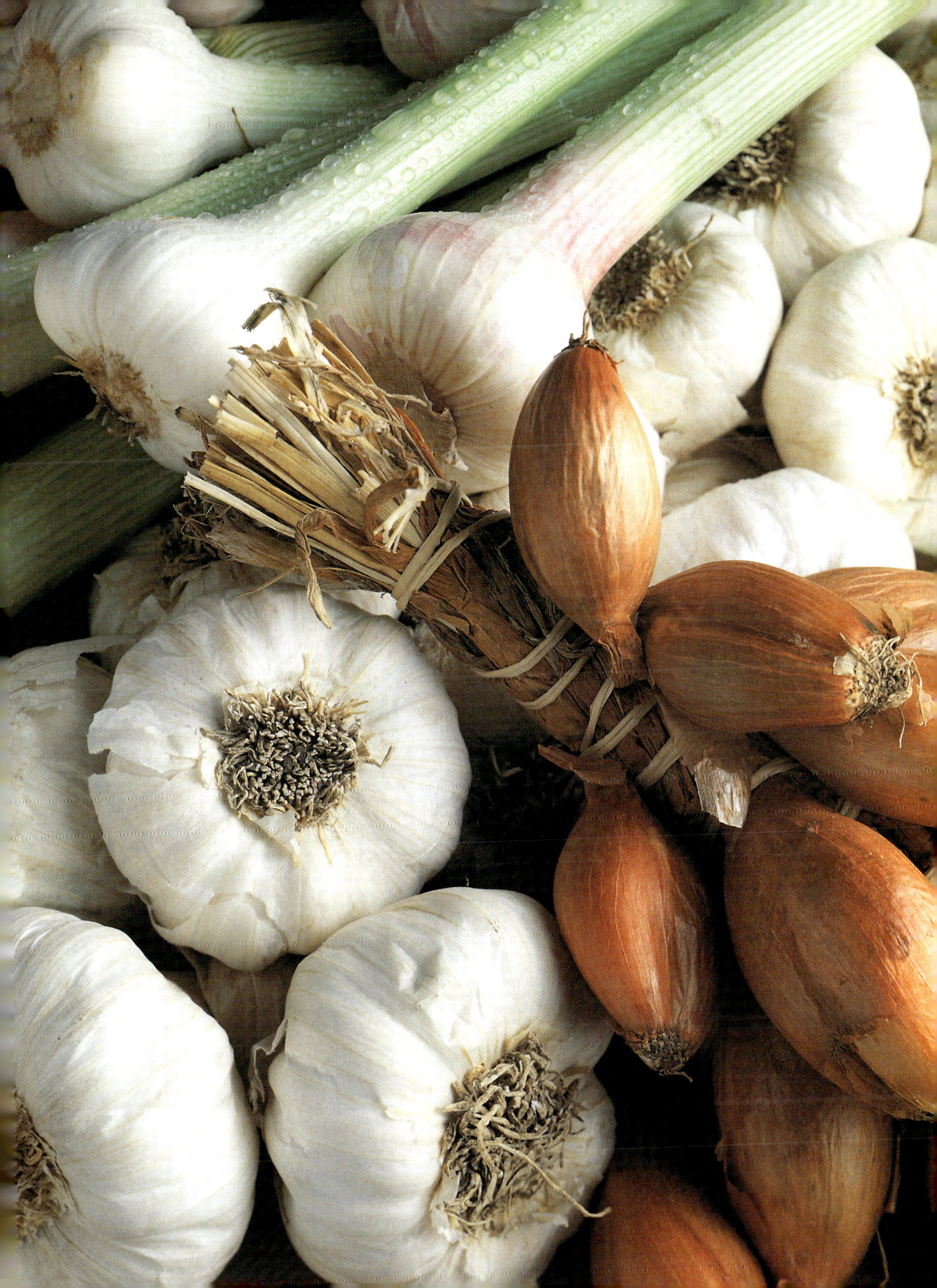

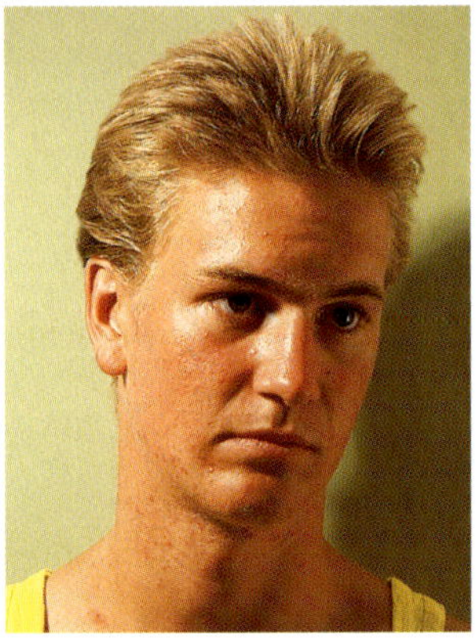

Nicht nur Jugendliche in der Pubertät, auch Erwachsene können unter hormonell bedingter Akne leiden.

Stand der Forschung
Genaue Ursachen der Akne sind unbekannt. Begünstigt wird Akne durch die hormonelle Umstellung bei Heranwachsenden, vegetative Störungen, Magen-Darm-Störungen, falsche Ernährung, erbbedingte Faktoren, Streß, Arzneimittelmißbrauch oder den Umgang mit bestimmten Substanzen wie Teer, Öl, Brom, Jod, Chlor.

Vorbeugung
Achten Sie auf Ihre Ernährung, und versuchen Sie herauszufinden, welche Lebensmittel möglicherweise stärkere Symptome von Akne hervorrufen.

Akne

Symptome

- **Mitesser, Pickel**
- **Pusteln, Papeln**
- **Grind, Hauterosionen**
- **Pigmentierte Narben**
- **Betroffene Regionen: Gesicht, Brust und Gesäß**

Beschreibung

Ein besonders bei Heranwachsenden verbreiteter entzündlicher Hautzustand.

Ursachen

Verstopfte Talgdrüsen in der Haut, häufig mit der Folge von bakteriellen Entzündungen.

Behandlung

Fettige Haut gründlich, mehrere Minuten lang mit alkalifreier Seife waschen und gut, aber sanft spülen. Die von Akne betroffenen Hautpartien nicht reiben oder massieren, da dies eine Ausbreitung der Infektion begünstigt. Hautstellen nicht quetschen, drücken oder kratzen. Vor dem Ausquetschen von Mitessern Hände sorgfältig reinigen. Vor und nach dieser Behandlung die betroffenen Stellen mit Alkohol reinigen.

Heilen mit Obst und Gemüse

- Vitamin A hemmt die Talgproduktion und Hyperkeratose (übermäßiger Hautverhornung) von Haarbalg und Haut. Der Speiseplan sollte deshalb täglich karotenreiche Kost enthalten, wie Karotten, Kürbis, Papayas, Grünkohl, Brokkoli, Kopfsalat, Avocados, Aprikosen, Pfirsiche, Spargel, Melonen sowie grüne Bohnen und Erbsen.
- Insbesondere männliche Aknepatienten haben oft deutlich verringerte Konzentrationen des Immunenzyms Glutathionperoxidase.

Selenreiches Gemüse wie Pilze, Spargel oder Knoblauch kann bei Akne Linderung schaffen.

- Ballaststoffreiches Obst und Gemüse wie Äpfel, Auberginen, Avocados, Feigen, Pflaumen, Quitten, Rosinen, Stachelbeeren, Rhabarber, alle Kohlsorten, Karotten, Sellerie, Spargel und ganz speziell Topinamburen binden im Darm Giftstoffe, die Akne begünstigen.

Topinamburen mit Kräuterhollandaise

- Butter vorsichtig zum Schmelzen bringen. Topinamburen mit der Schale in Salzwasser garen; die Garzeit hängt von der Knollengröße ab.
- Die Kräuter fein wiegen, etwas Kerbel und Petersilie zurückbehalten.
- Den Joghurtbecher im Wasserbad vorsichtig erhitzen. Ei, Salz, Cayennepfeffer, Senf und Zitronensaft im heißen Wasserbad vermischen.
- Die flüssige Butter langsam hinzufügen und alles zu einer dicklichen Masse verquirlen, jedoch nicht zum Kochen bringen.
- Den lauwarmen Joghurt und die gehackten Kräuter vorsichtig unter die Sauce heben.
- Die Topinamburen auf die Teller geben und mit der Kräuterhollandaise überziehen. Dazu können Sie einen Salat oder auch Rohkostgemüse reichen.

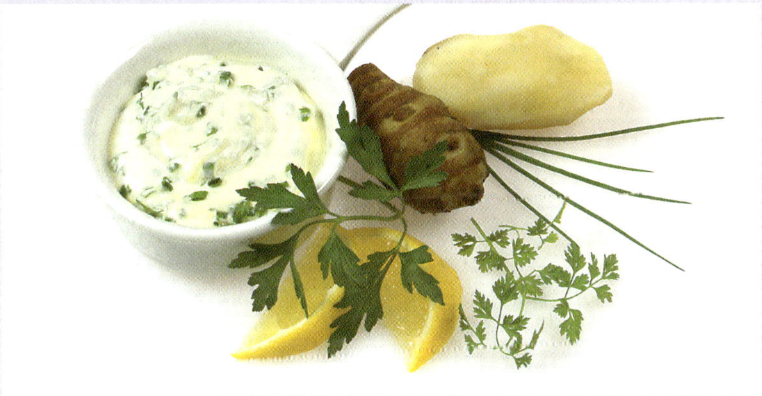

Zutaten für 4 Personen

1 kg Topinamburen
150 g Sahnejoghurt
125 g Butter
Kerbel
Petersilie, Schnittlauch
1 Ei, Cayennepfeffer
1 TL Zitronensaft
1 TL Senf
Salz

Was sind Topinamburen?

Der Topinambur oder die Topinambure ist eine Sonnenblumenart, die kartoffelähnliche Knollen bildet (daher auch Erdbirne, Erdartischocke oder Roßkartoffel genannt). Sie enthalten wenig Kalorien, dafür aber das Kohlenhydrat Inulin, was sie vor allem in der Diätküche und für Diabetiker interessant macht. Wenn Sie die Schale nicht mitessen wollen, sollten Sie die Knollen nach dem Kochen abschrecken, dann schälen und danach wieder kurz erhitzen.

Streß beim Erwachsenwerden

Akne tritt gern als Begleiterscheinung der Pubertät auf. Den betroffenen Jugendlichen bereitet das Erwachsenwerden, also die geschlechtsspezifische Veränderung ihrer Verhaltensweisen, neue tatsächliche oder vermeintliche Anforderungen, schon genug Probleme – und Streß begünstigt Hautprobleme jeder Art. Die Kosmetikwerbung behauptet nun, an Akne brauche niemand zu leiden, wenn er sich nur mit dem Produkt XYZ pflegt, und so fühlt sich der junge Patient zusätzlich stigmatisiert: Neuer Streß entsteht, weil er einen Anspruch nicht erfüllt. Also beizeiten zum Hautarzt, um den Befall wenigstens auf ein unauffälliges Maß einzudämmen! Pickel nur vorsichtig ausdrücken, gleich mit Rasierwasser desinfizieren!

Unser Tip

Eine verstärkte Aknesymptomatik bei Frauen in den Tagen vor der Regel kann ihre Ursache in einem Mangel an Vitamin B6 haben. Helfen können Sojabohnen, Avocados und Bananen.

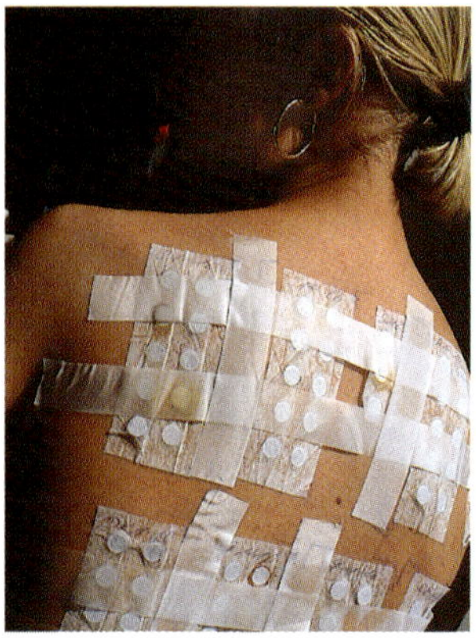

Nur ein Allergietest kann genau aufzeigen, gegen welche Reizstoffe man empfindlich ist.

Was wirkt allergen?
Substanzen in Kosmetika, Seifen, Ameisenbissen, Bienenstichen. Verursacher können auch Metalle oder bestimmte Prostaglandintypen sein (Gewebshormone), deshalb versuchsweise umsteigen von Fleisch oder Geflügel auf Kaltwasserfisch wie Makrele, Kabeljau, Lachs Heilbutt, Dorsch usw.

Unser Tip
Täglich sehr viel Vitamin-C-reiches Obst und Gemüse essen, wie Zitronen, Orangen, Grapefruits, Kiwis, Äpfel, saure Beeren, Tomaten, Spinat, Brokkoli, Kohl, Kartoffeln.

Allergien

Symptome

- **Ekzeme, Nesselsucht**
- **Schnupfen, Asthma**
- **Verdauungsstörungen wie Blähungen und Durchfall**
- **Entzündungen, Fieber, Schleimhaut- und Lippenbläschen**
- **Gelenkschwellungen, Kopfschmerzen**

Beschreibung

Überempfindlichkeitsreaktionen des Immunsystems gegenüber körperfremden, häufig unschädlichen Substanzen, sogenannten Allergenen.

Ursachen

Pollenflug im Frühjahr, Enzymmangel und dadurch verursachte ungenügende Eiweißspaltung im Darm, inhalierter Hausstaub bzw. Reizproteine, Kontakt mit allergenen Substanzen usw. Unverträglichkeit von bestimmten Lebensmitteln wie Milch, Erdbeeren, Äpfeln, Bananen, Eiern usw. sowie Arzneimittelmißbrauch.

Behandlung

Umstellung auf eine gesunde Ernährung. Nach Möglichkeit herausfinden, welche Lebensmittel, Arzneimittel oder andere Substanzen ganz individuell zu allergischen Reaktionen führen.

Heilen mit Obst und Gemüse

- Vitamin C ist das bedeutendste natürliche Antihistaminikum. Es hemmt den Ausstoß von Histaminen (Eiweißmoleküle) aus den sogenannten Mastzellen in Gefäßwänden, Bindegewebe usw. Histamin und andere Mediatoren sind verantwortlich für Entzündungen, Schwellungen. Weil Tiere Vitamin C selbst im Stoffwechsel produzieren, leiden sie fast nie unter Allergien.
- Bringen Sie täglich einen Rohkostteller auf den Tisch: aus Saisongemüse wie Sellerie, Karotten, Lauch, Radieschen, Blumenkohl, Spargel, Chicorée, Gurken, Tomaten, Zucchini, Paprika, Mais, Kürbis usw. Die darin enthaltenen natürlichen Enzyme verbessern Eiweißverwertung und Darmflora, tragen somit zur Entgiftung und zu einem optimalen Immunstatus bei.

Feuriger Reissalat

- Das Gemüse waschen bzw. schälen. Von der Paprikaschote den Stengel und die Kerne entfernen.
- Die Radieschen fein hobeln, die Gurke, die Paprikaschote und den Sellerie fein würfeln.
- Die Frühlingszwiebeln in dünne Scheibchen schneiden.
- Alle Zutaten mit dem Reis mischen.
- Die Zutaten für das Dressing gut durchmischen. Über den Salat geben und vermengen.
- Gut verschließen und über Nacht kalt stellen. Zum Servieren den Salat wieder auf Zimmertemperatur bringen.
- Eine große Schüssel mit den Salatblättern auslegen und den Salat darauf anrichten. Tomatenviertel darauf verteilen und mit Kürbiskernen bestreuen.

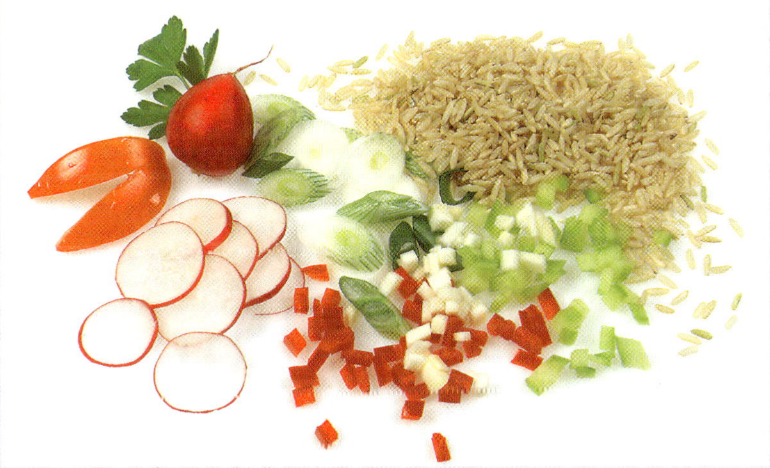

Zutaten für 3 Personen

2 Tassen gegarter Langkorn-Naturreis
3 große Radieschen
1/4 Salatgurke
1/2 rote Paprikaschote
1 kleines Stück Sellerie
3 Frühlingszwiebeln

Für das Dressing
2 EL Olivenöl
30 g geriebener Parmesan
3 EL Obstessig
2 EL Joghurt
2 Blätter Basilikum
1/2 TL Senf
Salz, Pfeffer aus der Mühle

Für die Garnierung
Salatblätter
Tomatenviertel
2 EL Kürbiskerne

Allergien und Psyche

Allergien können auch psychische Ursachen haben, sind aber deshalb nicht weniger ernst zu nehmen. Die Redewendung »auf jemanden allergisch reagieren« weist auf so einen möglichen Zusammenhang hin. Sprechen Sie über Ihre Krankheit mit jemandem, der gut zuhört und geschickt im Aufspüren von Zusammenhängen ist – es muß ja nicht gleich ein Therapeut sein. Erkannten »allergenen« Situationen können Sie vielleicht schlicht aus dem Weg gehen, sie können sich vielleicht von Gegenständen oder Mitmenschen trennen, die bei Ihnen ungünstige Assoziationen wecken. Daß Sie Abneigungen körperlich zum Ausdruck bringen, werden Sie sich nicht abtrainieren können – das ist den Menschen nun mal zu eigen.

Allergene meiden!
Arzneimittel und Genußmittel wie Kaffee, Zigaretten oder Alkohol einschränken. Bei der Haar- und Körperpflege medizinische Seifen, Shampoos oder Kosmetika verwenden (der Apotheker berät Sie). In Zimmern alte Teppichböden entfernen und durch Kork-, Holz- oder Linoleumböden ersetzen. Auf Metallschmuck, speziell aus Nickel oder Kupfer, verzichten.

Augenbeschwerden

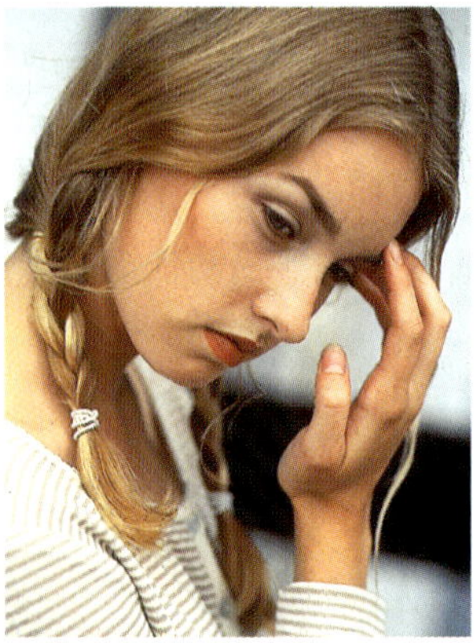

Gereizte Augen neigen häufig zu unangehmem Juckreiz, der durch Kratzen noch schlimmer wird.

Empfindliches Organ
Das Auge ist Teil des Gehirns, weil es als lebensrettendes Organ schneller als andere Sinnesorgane reagieren muß. Es ist deshalb auf einen erhöhten Bedarf an bestimmten Nährstoffen angewiesen (Zink, Vitamin A und C) und reagiert auf einen entsprechenden Mangel mit den genannten Symptomen.

Wann zum Arzt?
Moderne Augenexperten empfehlen: besser am Montagvormittag zum Augenarzt als am Freitagnachmittag, weil dann die Augen von einem erholsamen Wochenende her ausgeruht sind – und der Arzt keine womöglich überflüssige Brille verschreibt.

Symptome

- **Brennen, Jucken in den Augen**
- **Augenflimmern**
- **Unwillkürliches Augenkneifen oder Lidzucken**
- **Trockene Augen**

Beschreibung

Augenermüdung, Nachtblindheit, mangelnde Sehschärfe, Augenreizungen oder -rötungen oder Lidrandentzündung.

Ursachen

Fehlernährung, Streß, häufiges Arbeiten in zu trockener Luft, z. B. am Schreibtisch oder vor dem Monitor. Mangel an bestimmten Mineralien und Spurenelementen

Behandlung

Augen möglichst nicht reiben, nicht überanstrengen, wie z. B. durch zu langes Verharren vor dem Fernseher. Unser Auge ist von der Natur für ein ruhiges Betrachten eines ruhenden Umfelds ausgestattet. Bei jedem Lichtreiz vom Bildschirm muß es in Überreaktion unzählige Rhodopsinmoleküle (Sehpurpur) auf- und wieder abbauen.

Heilen mit Obst und Gemüse

- Sehr wichtig: Erhöhen Sie die Vitamin A-Zufuhr ins Auge. Bringen Sie dafür täglich karotenreiche Lebensmittel auf den Tisch: Karotten, Spinat, Brokkoli, Mangold, Grünkohl, Kürbis, Melonen, Papayas, Mangos, Melonen, Tomaten, Aprikosen, Pfirsiche oder auch grüne Erbsen und Bohnen.
- Das Auge braucht viel Vitamin C aus säuerlichem Obst wie Zitronen, Orangen, Grapefruits, Kiwis, Äpfel, sauren Beeren oder aus Vitamin-C-reichem Gemüse wie Rüben, Zwiebeln, Tomaten, Kartoffeln.
- Eine Sonderrolle als Enzymspender in der Netzhaut und anderen Teilen des Auges spielt Zink. Zusammen mit Kupfer und anderen Biostoffen verleiht das Spurenelement dem Auge Glanz und Ausstrahlung. Enthalten ist Zink vor allem in Artischocken, Spargel, Kohl, Rüben, Mais, allen Hülsenfrüchten (Linsen, Erbsen, Bohnen), Zwiebeln, Kartoffeln, Sojabohnen und Spinat.

Mangold mit Walnüssen

- Die Kartoffeln in der Schale garen.
- Den Mangold putzen, waschen und in die dunkleren Blätter und helleren Stiele trennen. Beides grob hacken, zuerst die Stiele (5 Minuten) andünsten, danach die Blätter (weitere 5 Minuten).
- Die Schalotten schälen und fein würfeln. In einer Kasserolle das Öl erhitzen, bei Mittelhitze die Schalotten, die Rosinen und die Walnüsse anbraten, bis die Schalotten weich sind.
- Den Mangold hinzufügen und mit der Schalottenmischung vermengen.
- Mit Salz und Pfeffer abschmecken. Dazu die Kartoffeln reichen.

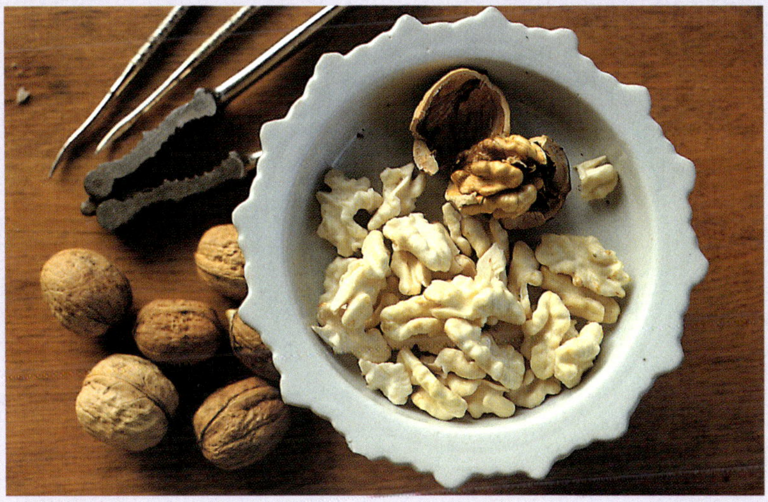

Zutaten für 2 Personen

500g Kartoffeln
600 g Mangold
1 EL Olivenöl
3 Schalotten
25 g Rosinen
3 EL gehackte Walnüsse
Salz
Pfeffer aus der Mühle

Augenübung

Wenn Sie viel am Bildschirm oder an Kleingedrucktem arbeiten, pausieren Sie immer wieder kurz. Schauen Sie dann aus dem Fenster, und versuchen Sie, irgendeinen Gegenstand dort draußen für kurze Zeit zu fixieren. So halten Sie Ihre Augenmuskulatur in Form.

Augenleiden durch Bildschirmarbeit?

Schonen Sie Ihre Augen! Stellen Sie Monitore und Fernseher so auf, daß sich weder Lampen noch Fenster darin spiegeln, regeln Sie jeden Bildschirm auf milde Kontraste, und bestehen Sie darauf, daß Ihr Computerarbeitsplatz dem aktuellen Stand der Technik entspricht! Das gilt für die Strahlungsabschirmung wie für die Einstellbarkeit von Höhe und Neigung von Monitoren; arbeiten Sie nicht mit veralteter Software, die nur weiße Schrift auf blauem Grund abbildet. Scheuen Sie sich nicht, notfalls den Betriebsrat einzuschalten, es ist schließlich Ihre Leistungsfähigkeit, die auf dem Spiel steht. Auch ein zu niedriger Bürostuhl zwingt Sie zu ungünstiger Blickrichtung auf den Bildschirm. Tragen Sie eine Sonnenbrille mit braunen Gläsern? Testen Sie grüne Gläser: Sie filtern die schädlichen UV-Strahlen wirkungsvoller.

Tip für Autofahrer

Stört Sie nachts Fernlicht aus dem Gegenverkehr mehr als gewohnt, oder blenden gar reflektierende Verkehrsschilder? Ärgern Sie sich nicht über andere, sondern werten Sie das als Alarmzeichen!

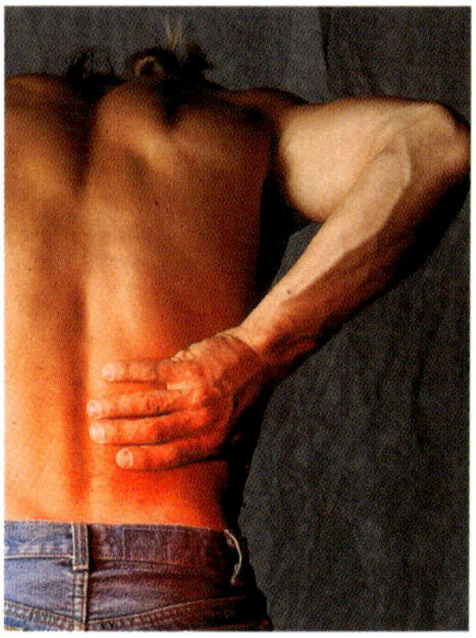

Menschen, die beruflich großen Belastungen ausgesetzt sind, spüren dies oft zuerst an den empfindlichen Bandscheiben.

Bandscheibenleiden

Symptome

- **Starke Rückgratschmerzen**
- **Starke Schmerzen, die von einer Gesäßhälfte aus in ein Bein oder gar einen Fuß ausstrahlen können**
- **Meist einseitige Ausstrahlung der Schmerzen und Zunahme bei Bewegung**
- **Wenn Nackenwirbel betroffen sind, oft Ausstrahlung der Schmerzen in eine Schulter oder einen Arm**
- **Taubheit oder Kribbeln in Fuß oder Arm**

Beschreibung

Meist schmerzhafte Beschwerden, die ihren Ursprung in und an den Wirbelkörpern des Rückgrats haben, speziell im Bereich der Lenden.

Ursachen

Abnutzung oder degenerativer Abbau der Bandscheibe, der knorpeligen Verbindung zwischen zwei Wirbelkörpern. Auch Spaltbildungen oder Zermürbung können der Grund sein, seltener sind Einrisse.

Behandlung

Leichtere Beschwerden behandelt man mit Salben, Massagen, Wärme, Bädern, Bandagen oder z. B. Fangopackungen. Besonders hilfreich ist zusätzliche Ruhigstellung oder Bettruhe.

Nicht überanstrengen!
Einseitige Dauerbelastung, z. B. eine fortgeschrittene Schwangerschaft, kann Bandscheibenbeschwerden begünstigen. Ursache kann allerdings auch übertriebener Sport oder Fitneßtraining sein sowie eine schlechte Körperhaltung beim Sitzen oder Stehen. Auch die Psyche spielt bei Bandscheibenbeschwerden oft eine große Rolle. Menschen, die sich zuviel zumuten oder unter großem Druck leiden, sind anfälliger für Rücken- und Bandscheibenleiden.

Heilen mit Obst und Gemüse

- Verantwortlich für Schmerzen sind häufig Dauerentzündungen an Nerven, verursacht durch einen überhöhten Ausstoß des Eiweißstoffes Histamin. Ärzte verschreiben gerne Schmerzmittel, vernünftiger ist zunächst die Umstellung auf eine Kost mit mehr Anteilen an Omega-3-Fettsäuren, die in allen ölhaltigen Obst- und Gemüsesorten enthalten sind, z. B. Avocados, Feigen, Bohnen, Mais, Knoblauch sowie vor allem Sojabohnen und allen Sojaprodukten (z. B. Tofu).
- Unbedingt meiden: Fleisch, Wurst, die die entzündungsfördernde Arachidonfettsäure enthalten.
- Vitamin C ist das beste natürliche Antihistaminmittel. Deshalb: viel frisches, möglichst saures Obst essen, wie Kiwis, Orangen, Grapefruits, Zitronen, Äpfel, saure Beeren.

Waldorf-Fitsalat

- Alle Zutaten für das Dressing zusammen pürieren.
- Die Äpfel, die Birnen und den Sellerie waschen und kleinschneiden.
- Mit den Rosinen, den Walnüssen und dem Dressing gut vermischen.

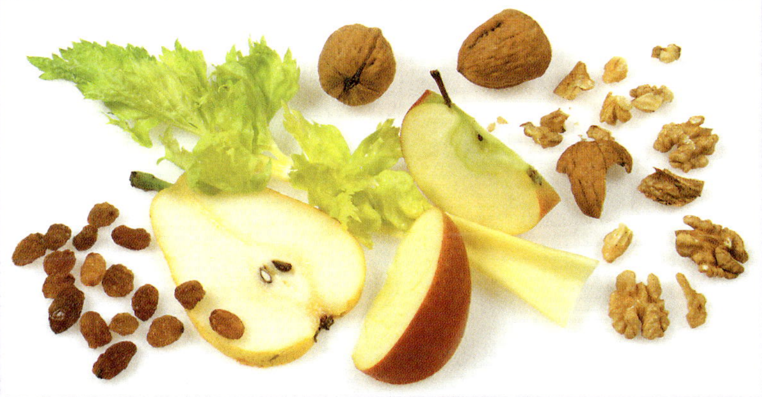

Zutaten für 3 Personen

Für das Dressing
300 g fester Tofu
75 g Joghurt
3 EL Honig
2 EL Zitronensaft
Saft einer Orange
1/2 TL Zimt
Nelken, Muskatnuß oder Kardamom

Für den Salat
2 Äpfel
2 Birnen
4 Stengel Sellerie
1/2 Tasse Rosinen
1 Tasse gehackte Walnüsse

Gesundes Sitzen im Auto

Brechen Sie zu einer längeren Autofahrt auf, oder fahren Sie viel beruflich? Dann widmen Sie eine Minute ihrem Sitz: Wie man Ihn nach dem längsten Pedalweg nach hinten schiebt und die Lehne nach dem Lenkrad einstellt, wissen wir aus der Fahrschule. Die meisten Sitze lassen sich heute auch noch in der Höhe verstellen und gestatten verschiedene Neigungen des Sitzkissens. Suchen Sie eine Position, aus der Sie nicht den Hals recken müssen, um über das Lenkrad zu sehen. Fahren Sie in entspannter Haltung, in beiderlei Wortsinn: Wer schneller fährt als seine Routine erlaubt oder sich zu weite Strecken zumutet, wird verkrampft fahren und seine Wirbelsäule strapazieren. Tips zur Entspannungsgymnastik unterwegs finden Sie in speziellen Ratgebern. Ein Schalensitz löst Bandscheibenprobleme übrigens nicht: Er ist nicht (wie bei Sportfahrern) auf Sie zugeschnitten und zwingt Sie in Positionen, die Ihnen bald lästig werden können. Wenn Ihr Sitz zu weich ist, tragen Sie Ihr Geld besser zum Autosattler, der polstert Ihnen den Sitz passend zu Ihrem Körpergewicht neu auf, daß es eine wahre Freude ist. Auf so einer festen Unterlage trainieren Sie in jeder Kurve wirkungsvoll und ohne daß Sie daran denken müssen, die Gesäß- und Rückenmuskulatur. Beifahrer auf dem Rücksitz können sich oft anders helfen: Für längere Strecken leistet eine Unterlage von wenigen Zentimetern Höhe auf der hinteren Hälfte der Bank gute Dienste, z. B. drei zusammengelegte Bettlaken.

Wann zum Arzt?

Wenn die Beschwerden plötzlich (hexenschußartig) und überaus heftig auftreten, an Stärke zunehmen und schließlich sogar zu Schwächegefühlen in Armen oder Beinen führen, muß unbedingt der Arzt – am besten ein Sportarzt oder Orthopäde – konsultiert werden, da die Gefahr eines ernstzunehmenden Bandscheibenvorfalls besteht. Dabei tritt das gallertartige Kerngewebe der Bandscheiben heraus und drückt gegen die Nervenwurzeln (z. B. des Ischiasnerves).

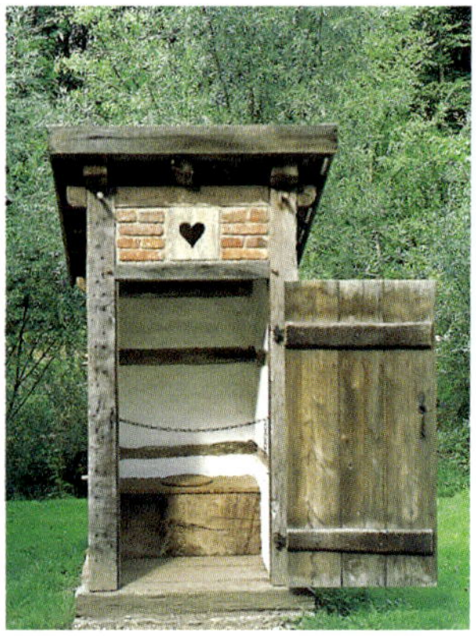

Blähungen, die durch unverdaute Speisen entstehen, gehen häufig mit Durchfallerkrankungen einher.

Was bläht?
Hülsenfrüchte (Bohnen), Brokkoli, Kohl, Sojabohnen, Auberginen, bestimmte Schwarzbrotsorten. Hastiges Essen, eine verzögerte Darmpassage (z. B. bei typischer Kantinenkost), ungenügendes Kauen, Kaugummikauen oder kohlensäurehaltige Getränke können Blähungen begünstigen: z. B. Sprudel, Cola oder Bier erwärmen sich im Körper, dabei wird gasförmiges Kohlendioxid frei. Häufig verantwortlich für chronische Blähungen sind der übermäßige Verzehr von Süßigkeiten, Weißbrot, poliertem Reis und hellen Teigwaren.

Blähungen

Symptome

- **Schmerzhaft aufgeblähter Bauch**
- **Abgang von Winden**
- **Darmkollern**
- **Darmkrämpfe**

Beschreibung

Aufblähungen und Dehnungen des Magen-Darm-Trakts durch Gase.

Ursachen

Übermäßiges Luftschlucken, häufig als Folge von andauerndem, gewohnheitsmäßigem Rülpsen; Genuß blähender Speisen; auch ein Mangel an Salzsäure im Magensaft kann zu Blähungen führen, ebenso unzureichender Gallenfluß: Speisen werden nicht restlos verdaut, so daß im Dickdarm Faulgase entstehen.

Behandlung

Meiden Sie blähende Speisen; dazu kann – je nach Veranlagung des Patienten – praktisch alles zählen, was im Magen landet! Viele Menschen leiden unter Milchzuckerunverträglichkeit, die zu Blähungen führen kann, weil Milchzucker (Laktose) durch das Fehlen bestimmter Enzyme (Laktase) im Darm nicht aufgespalten wird (in Glukose und Galaktose). Statt dessen stellen Bakterien im Dickdarm andere Spaltprodukte her (kurzkettige Fettsäuren), die Blähungen und schließlich auch noch Durchfall verursachen.

Heilen mit Obst und Gemüse

- Alle wasserreichen Obst- und Gemüsesorten wie Südfrüchte, Kiwis, Beeren, Melonen, Kirschen, Pflaumen, Tomaten führen zu schnellerer Darmpassage, die Blähungen vorbeugt und lindert bzw. heilt.
- Ein wenig säuerliches Obst (z. B. Kiwis, Grapefruits, Zitronen, Äpfel, Johannis- oder Preiselbeeren, Weintrauben usw. vor der Mahlzeit wirken in Magenschleimhäuten als Säurelocker: Der Ausstoß von Salzsäure aus den sogenannten Belegzellen wird erhöht, ebenso die Azidität (Säuregehalt) des Magensaftes. Dadurch werden bestimmte Speisen besser vorverdaut, der Entstehung von Blähungen bereits im Magen vorgebeugt.

Knuspriger Obstsalat

- Die Kiwis schälen und in Scheiben schneiden.
- Die Nektarinen in dünne Spalten zerlegen. In einer Schüssel die Kiwischeiben und die Nektarinenspalten dachziegelartig anrichten.
- Die Cornflakes darüberstreuen.
- Den Orangensaft mit dem Honig süßen und darübergießen.
- Mit den gehackten Haselnüssen bestreuen.

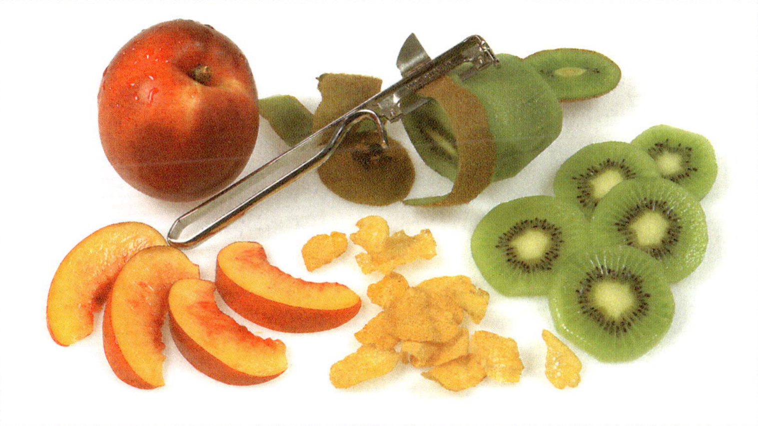

Zutaten für eine Person

2 Kiwis
2 Nektarinen
4 EL Cornflakes
1 TL Honig
Saft einer Orange
1 EL gehackte Haselnüsse

Bohnen entschärfen

Kohl und anderes als blähend verschrieenes Gemüse können Sie mit einigen einfachen Tricks entschärfen. Je länger diese Nahrungsmittel gegart werden, desto leichter werden sie verdaulich. Bohnen verlieren ihre blähende Wirkung, wenn man sie vor dem Kochen etwa zwölf Stunden in Wasser einweicht.

Tee als Hausmittel

Das in der Lakritze enthaltene Süßholz hilft bei allen möglichen Verdauungsproblemen, vor allem bei Blähungen. Bereiten Sie sich einen Kamillentee zu, und lösen Sie in einer Tasse etwa 20 Gramm Lakritze auf. Diese Mischung sollten Sie allerdings nur einmal pro Tag trinken. Auch die Melisse ist ein bewährtes Hausmittel bei Blähungen. Sie enthält zahlreiche Bitterstoffe, die Stoffwechsel und Verdauung anregen. Übergießen Sie ein bis drei Eßlöffel Melissenblätter mit einer Tasse heißen Wassers, und lassen Sie sie 10 bis 15 Minuten ziehen. Danach abseihen. Von diesem Tee können Sie unbesorgt mehrere Tassen pro Tag trinken. Eine geschmackliche Variante erzielen Sie, wenn Sie die Melisse eins zu eins mit Kamille kombinieren.

Blähungen bei Kindern

Unter Blähungen haben auch häufig Babys und Kinder zu leiden. Achten Sie darauf, daß Ihre Kinder möglichst ballaststoffreiche Kost essen, die appetitlich und originell angerichtet ist. Schokoladeriegel, Hamburger und Konsorten müssen nicht ganz gestrichen werden, es sollte sie aber nur als gelegentliches Extra geben. Auch sollten die Kinder ihre Mahlzeiten nicht zu hastig, sondern in entspannter Atmosphäre zu sich nehmen. Babys empfinden Blähungen oft als besonders schmerzhaft. Dem kann man vorbeugen, indem man einen festen Essensrhythmus einhält, und das Kind nach jeder Mahlzeit aufstoßen läßt.

Brandwunden

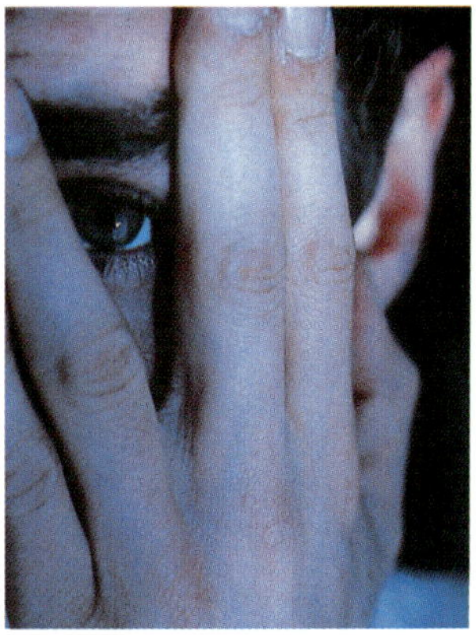

Als Sofortmaßnahme bei leichten Verbrennungen helfen kühlende Tücher, den Schmerz zu lindern.

Symptome

Man unterscheidet vier verschiedene Verbrennungsgrade:

- **Hautrötung**
- **Blasenbildung nach Schädigung tiefer liegender Schichten**
- **Gewebstod in allen Hautschichten**
- **Verkohlung (bei direkter Feuereinwirkung)**

Bei größeren Verbrennungen kann es zu Kreislaufstörungen (Schock), Fieber, Übelkeit und Harnverhalten kommen.

Beschreibung

Verbrennungen, Verbrühungen, Hautverletzungen durch Kontakt mit Hitze oder heißer Flüssigkeit, Infrarotstrahlung, Strom, Chemikalien.

Ursachen

Spontane, dramatische Erhöhung der Hauttemperatur durch Hitzeeinwirkung per Dampf, Glut, Feuer, Sonnenstrahlen, heißes Öl usw.

Behandlung

Leichtere Brandwunden zehn Minuten unter kaltes Wasser halten, um Schmerzen zu lindern und Schwellungen zu begrenzen. Brandwunde sauberhalten, mit keimfreiem Verband abdecken. Kleinere Brandwunden bilden sich meist nach einer bis drei Wochen zurück.

Soforthilfemaßnahmen

Leichte Verbrennungen, die durch Hautrötungen gekennzeichnet sind, kann jeder zu Hause behandeln. Verbrennungen zweiten Grades gehören allerdings in ärztliche Behandlung. Selbstbehandlung ist aufgrund eines Infektionsrisikos nicht angebracht. Öffnen Sie außerdem auf keinen Fall entstandene Brandblasen, sondern warten Sie, bis diese mit der Zeit eintrocknen. Sie schützen die versehrte Haut. Achten Sie generell bei Verbrennungen darauf, daß der Körper viel Flüssigkeit bekommt. So wird der Kreislauf stabil gehalten.

Heilen mit Obst und Gemüse

- Für die Wundheilung bei Brandwunden sind das Spurenelement Zink, Vitamin C sowie mehrfach ungesättigte Fettsäuren notwendig. Dafür die Ernährung ggf. kurzfristig umstellen!
- Das Spurenelement Zink ist reich in allen Kohlsorten, Spargel, Zwiebeln, Artischocken, Mais, Rüben, Spinat, Kartoffeln, Hülsenfrüchten und Sojaprodukten enthalten, Vitamin C in frischem Obst wie Äpfeln, allen Beeren, Südfrüchten, Kiwis, aber auch in Kartoffeln, Tomaten, grünen Blattgemüsen (z. B. Spinat, Brokkoli, Mangold). Zink und Vitamin C aktivieren die Bindegewebsneubildung durch bestimmte Aminosäuren (Eiweißbausteine). Für den Cholesterineinbau in neue Hautzellen sorgen mehrfach ungesättigte Fettsäuren, z. B. in Knoblauch, allen Bohnensorten (vor allem auch Soja), Mais, Avocados, Feigen. Idealer Snack: Sojaknabbereien, Samen, Kerne, Nüsse.

Artischocken-Spargel-Gemüse

- Die Kartoffeln mit der Schale garen.
- Die Pilze putzen und in Scheiben schneiden. Die Schalotte schälen und in dünne Scheiben hobeln.
- Den Spargel schälen, nicht zu weich dämpfen und auf einer Platte anrichten.
- Die Artischockenherzen abtropfen lassen und halbieren. Mit den Pilzen und der Zwiebel vermengen. Diese Mischung auf den Spargel geben.
- Den Sesam kurz anrösten. Mit Essig und Tabasco verrühren und über das Gemüse geben. 15 Minuten durchziehen lassen.
- Die Kartoffeln pellen. Die Butter in einer Pfanne zerlassen (nicht braun werden lassen!) und die Kartoffeln darin schwenken.
- 4 Teller mit einem Salatblatt auslegen und die Gemüsemischung darauf anrichten. Die Schwenkkartoffeln dazu servieren.

Zutaten für 4 Personen

500 g kleine neue Kartoffeln
60 g Butter
250 g Spargelspitzen
1 Dose Artischockenherzen
10 frische Pilze
1 kleine Schalotte
1 EL Himbeeressig
1 TL Sesamsamen
4 Blätter Römischer Salat
Tabascosauce

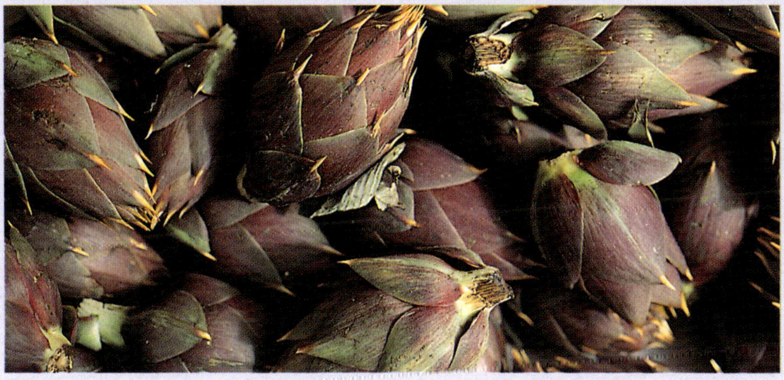

Bei Erster Hilfe schnell reagieren!

- Bei schweren Verbrennungen Wunden steril abdecken, Beine bei drohendem Schock hochlagern, ggf. unverzüglich den Notarzt rufen bzw. den Patienten ins Krankenhaus bringen.
- Wenn nach Verbrennungen keine Wundheilung eintritt, Schwellungen und Schmerzen anhalten, Fieber oder Schüttelfrost auftreten, muß der Patient in ärztliche Behandlung. Dasselbe gilt für Säuglinge und Kleinkinder bereits bei geringfügigeren Verbrennungen und Verbrühungen.
- Verbrannte oder verbrühte Gliedmaßen höher betten. Bei Verbrennungen im Gelenkbereich den Arm oder das Bein zunächst einige Tage strecken und ruhigstellen, dann aber schon bald mit Bewegungsübungen beginnen.

Vorsicht beim Grillen!
Fehler beim Grillen im Garten sind eine häufige Unfallursache. Im hellen Sonnenlicht wird Glut nicht erkannt und auf die vermeintlich erloschene Kohle Petroleum geschüttet, der Erfolg ist eine Stichflamme. Eine andere Gefahrenquelle ist der Gasherd. Es ist zwar richtig, den Zünder erst zu betätigen, wenn ein Gefäß über dem Brenner die Bildung des zündfähigen Gas-Luft-Gemisches begünstigt, aber wenn die Flamme durch Überkochen erloschen ist, soll das Gefäß vorher kurz zur Seite gehoben werden, sonst besteht das Risiko einer Verpuffung des angesammelten Gemisches.

Bronchitis

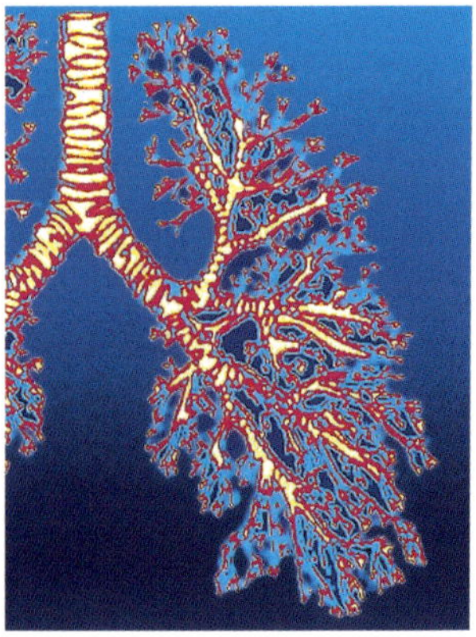

Die Atemwege sind ein fein aufeinander abgestimmtes System, die zur Gesundheit des ganzen Körpers beitragen.

Symptome

- **Zunächst trockener, später schleimiger Husten**
- **Auswurf**
- **Erhöhte Temperatur**
- **Brennende Brustschmerzen oder Druckgefühl in der Brust**
- **Atembeschwerden (Keuchen)**
- **Bei chronischer Bronchitis häufig kurzer Atem oder Hustenkrämpfe, dicker Schleim**

Beschreibung

Eine Entzündung der feinverästelten Luftwege der Lunge (Bronchien), häufig auch der Luftröhre.

Ursachen

Virusinfektion, die ihren Ausgang häufig in Nase oder Rachen hat.

Behandlung

Sorgen Sie für feuchte Atemluft. Nützlich sind heiße Duschen. Meiden Sie extreme Temperaturschwankungen, setzen Sie sich vor allem nicht kalter, feuchter Witterung aus. Vermeiden Sie Hustenanreize wie Lachen, lautes Sprechen, Schreien. Helfen können Wickel, heiße Packungen, Abreibungen, Bettruhe, schleimlösende Tees und Inhalationen.

Ansteckungsgefahr

Meiden Sie Risiken einer Ansteckung. Säuglinge und Kleinkinder mit Bronchitis gehören in ärztliche Behandlung, weil sich die Gefahr einer Lungenentzündung nicht ausschließen läßt.

Heilen mit Obst und Gemüse

- Vitamin C stärkt die Immunkraft, panzert weiße Blutkörperchen und andere Immunstoffe im Kampf gegen Viren und Bakterien. Dafür ist viel frisches Obst nötig. Ideal sind Zitronen, Grapefruits, Orangen, Kiwis, Äpfel, Weintrauben, Holunder, Johannis- und Stachelbeeren. Auch Hagebutten und Sanddornbeeren enthalten viel Vitamin C. Den ausgepreßten Saft zu trinken ist weniger sinnvoll, als das Fruchtfleisch mitzuessen, weil die darin enthaltenen Bioflavonoide (Pflanzenschutzstoffe) die Heilwirkung von Vitamin C verstärken.
- Karotene bzw. das daraus entstehende Vitamin A schützt Schleimhäute und baut sie neu auf. Deshalb: viel Karotten, Tomaten, dunkelgrünes Blattgemüse wie Spinat, Brokkoli, Mangold, Grünkohl sowie auch gelbfleischige Früchte wie Melonen, Aprikosen, Pfirsiche usw. essen.

Unser Tip

Zitronensaft enthält viel Vitamin C und ist nicht umsonst ein beliebtes Heilmittel. Sie sollten ihn allerdings nicht erhitzen, da er dadurch viel von seinem Gehalt verliert.

Pastete mit Spinat und Fetakäse

- Den Spinat gut waschen und putzen. Naß in den Topf geben und dünsten, bis er zusammenfällt.
- Abkühlen lassen und Flüssigkeit abgießen, den Spinat zusätzlich ausdrücken.
- Den Backofen auf 200 °C vorheizen.
- Spinat kleinhacken. Die Knoblauchzehen abziehen und kleinschneiden. Den Käse zerkrümeln, die Eier verquirlen.
- Eier, Joghurt, Käse, Knoblauch, Oregano und Zimt zum Spinat geben und gut damit vermengen.
- Die Weizenkeime mit den Nüssen mischen und eine gebutterte Auflaufform damit ausstreuen.
- Den Spinat hineingeben und ca. 30 Minuten backen. Gartest: Ein Messer in die Mitte stechen. Wenn es sauber herauskommt, ist die Pastete fertig.

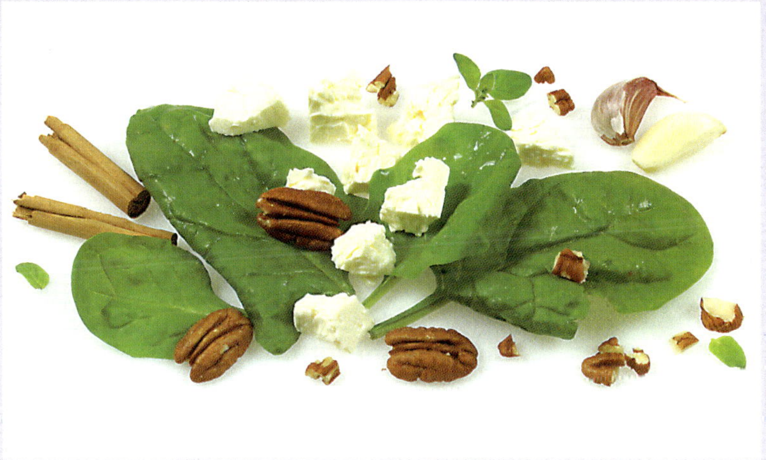

Zutaten für 2 Personen

500 g Spinat
2 Eier
1/2 Becher Joghurt
50 g Feta-Käse
2 Knoblauchzehen
1 TL Oregano
1/2 TL Zimt
2 EL Weizenkeime
3 EL gemahlene Pekannüsse

Medikamente für den Notfall

Wenn vom Husten wenig oder gar kein Schleim befördert wird, dann ist er kein gesunder Reflex mehr, keine Selbstheilungsmethode des Körpers, sondern eine Qual, gegen die Sie medikamentös vorgehen können. Kodein und Ableitungen davon sind die bewährten Klassiker aus der Apotheke bei Reizhusten, und sie sind aus gutem Grund rezeptpflichtig: Sie bergen die Gefahr des Abhängigwerdens! Solche Medikamente sollen also nur vorübergehend eingesetzt werden, den Beschwerden die Spitze kappen und die Verschlimmerung der Entzündungen verhüten, sie ersetzen nicht die nötige Bettruhe und sonstige, sanfte Maßnahmen des Auskurierens.

Vorsicht bei chronischer Bronchitis!

Ein akuter Krankheitsschub der Bronchien darf höchstens drei Wochen anhalten. Dauert die Bronchitis länger und wird nicht sorgfältig mit Unterstützung eines Arztes auskuriert, kann sie chronisch werden.

Rauchen ist riskant

Auch eingeatmete Schad- oder Giftstoffe können zu Bronchialkatarrh oder -asthma führen, vornehmlich Zigaretten- und Zigarrenrauch, der zu Schwellungen im Bronchialbereich, zur Vergrößerung der Schleimdrüsen und Schädigung der haarfeinen Verzweigungen der Bronchien führt. Nikotin und Teer machen wertvolle Enzyme inaktiv, die innerhalb der Lunge bestimmte Schutzfunktionen ausüben.

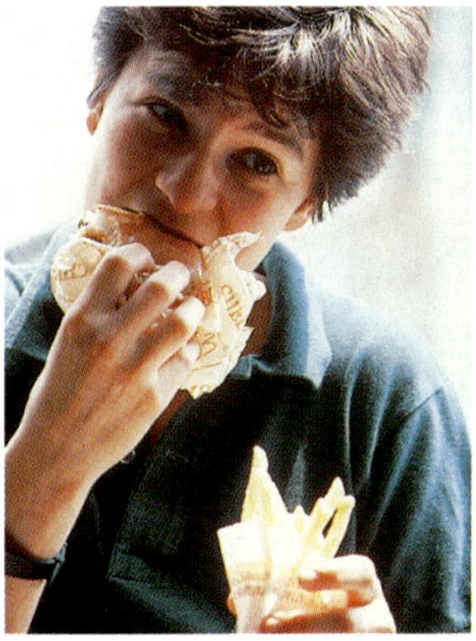

Eine ausgewogene Kost mit vielen Vitaminen, Mineralien und Ballaststoffen hält den Darm in Schwung.

Bewegung macht munter

Körperliche Übungen regen die Stoffwechsel- und Darmtätigkeit an. Trinken Sie viel Flüssigkeit, stellen Sie Ihre Kost auf faserreiche Lebensmittel wie Obst, Salat, Rohkost, Gemüse um. Häufig genügen diese Maßnahmen bereits, um eine allgemeine Darmträgheit zu beheben. Hilfreich ist gutes Kauen. Heißer Tee oder Kaffee kann zum Stuhlgang anreizen. Hände weg von Abführmitteln – regelmäßig eingenommen schädigen sie den Darm und die Nieren und machen sogar abhängig!

Darmträgheit

Symptome

- **Verhältnismäßig seltener Stuhlgang mit hartem Stuhl**
- **Anhaltendes Völlegefühl nach Stuhlgang**
- **Stuhlbeschwerden (Schmerzen, Zwang zum verstärkten Pressen usw.)**

Beschreibung

Eine mildere Form von Verstopfung.

Ursachen

Eine der Hauptursachen ist fehlerhafte Ernährung mit einem Mangel an Ballaststoffen. Auch mangelnde Flüssigkeitsaufnahme sowie Bewegungsmangel können eine Darmträgheit begünstigen.

Behandlung

Ein heißer Bauchwickel kann die Darmbeweglichkeit (Motilität) erhöhen: auf den Rücken legen, Handtuch auf den Bauch, darüber eine mit heißem Wasser getränkte und ausgewrungene Kompresse, dies alles wieder mit einem Handtuch abdecken. 20 Minuten liegenbleiben.

Heilen mit Obst und Gemüse

- Bei entsprechender Ernährung verschwindet eine Darmträgheit meist schon nach zwei Tagen. Wichtig sind ballaststoffreiche Gemüse wie alle Kohlarten, Sauerkraut, Sellerie, Spargel, Spinat, Topinamburen (gibt es im Bioladen, extrem hoher Ballaststoffgehalt), Zwiebeln, alle Rübenarten, Karotten, Kartoffeln, Lauch, Brokkoli, Chicorée, Auberginen und Rettich. Auch Obst ist sehr reich an darmaktivierenden Faserstoffen, vor allem Äpfel, Birnen, Feigen, alle Beerenarten, Kiwis, Pfirsiche, Orangen, Pflaumen, Quitten, Rhabarber und Weintrauben.
- Im Dünndarm beschleunigen Ballaststoffe die Transitgeschwindigkeit des Nahrungsbreis. Diese Stoffe sind unverdauliche Nahrungsbestandteile wie Zellulose, Pektin oder Keratin, die durch ihr Volumen die Darmperistaltik anregen, also die Kontraktionen der Darmmuskeln, die den Nahrungsbrei wurmartig anschieben. Ein Mangel an Ballaststoffen führt nicht nur zu Darmträgheit und Verstopfung, sondern kann ernstzunehmende Darmerkrankungen begünstigen.

Gärtnerinnentopf mit Topinamburen

- Topinamburen, Karotten, Sellerie und Kartoffeln waschen und in kleine Würfel schneiden. Die Lauchzwiebeln waschen und in 2 cm lange Stücke schneiden. Die Tomaten vierteln und die Champignons nach dem Putzen halbieren.
- Das vorbereitete Gemüse mit den Erbsen und der Brühe in einem Topf zum Kochen bringen, die Brühe mit Salz abschmecken. Das Gemüse soll noch genug Biß haben, also nur 5 bis 7 Minuten kochen. Hin und wieder den verschlossenen Topf etwas schütteln.
- Das Gemüse aus dem Sud herausheben und warm stellen, die Flüssigkeit stark einkochen lassen. Währenddessen die Petersilie hacken und den Parmesankäse reiben.
- Das warm gehaltene Gemüse in den Topf zurückgeben, nochmals erhitzen. Vor dem Anrichten den Topf vom Feuer nehmen, die Butterflöckchen unterrühren, mit Pfeffer und Salz würzen. Schließlich Parmesan und Petersilie unterheben.

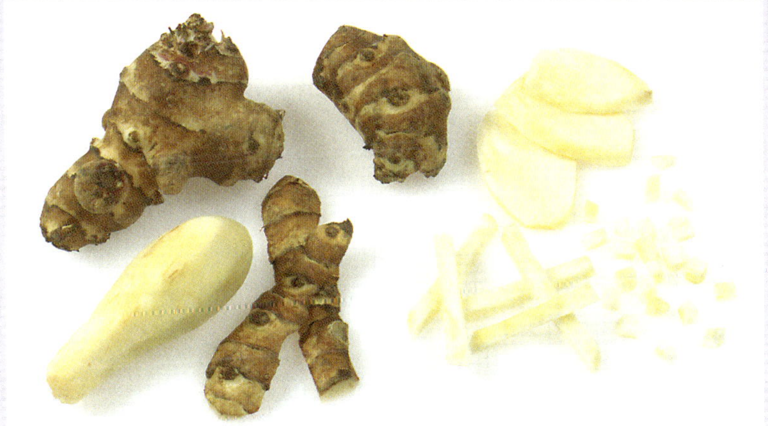

Zutaten für 4 Personen

500 g Topinamburen
100 g Karotten
100 g Knollensellerie
4 kleine Kartoffeln
100 g Champignons
1 Bund Frühlingszwiebeln
2 Tomaten
100 g Erbsen
1/4 l Gemüsebrühe
50 g Parmesan
1 Bund Petersilie
Butterflöckchen
Pfeffer
Salz

Die Seele spielt mit

Zu Verstopfung neigen in erster Linie Menschen, die sich nicht gehenlassen können und sich selbst ständig zum durch- und aushalten zwingen. Dazu gehören unter Umständen ein Beruf oder eine Position, die einen nur noch belastet, oder eine Partnerschaft, der man überdrüssig ist oder die keinen Rückhalt mehr bietet. Lockerzulassen und sich gegegebenfalls von diesem Ballast zu befreien will sicher gelernt sein.

Bewegung ist unerläßlich

Bewegungsmangel läßt auch die darmbegleitende Muskulatur erschlaffen. Wer den ganzen Tag nur sitzt – im Auto, im Büro und in der Kantine, schließlich vor dem Fernseher –, darf sich etwas einfallen lassen. Wenn keine Treppen zu steigen sind, kein Holz zu hacken ist, bieten Sport und Gymnastik zahlreiche Möglichkeiten, drinnen wie draußen. Besonderer Tip vom Physiologen: Eine wetterunabhängige Möglichkeit ist das Rudergerät. Unter allen Trimmgeräten fordert es den Bewegungsapparat am gleichmäßigsten.

Wie wirken Ballaststoffe?

Sie quellen, nehmen Wasser auf und verhelfen der Nahrung zu einer zügigeren Darmpassage sowie zu einem weichen, breiigen Stuhl.

Durchblutungsstörungen

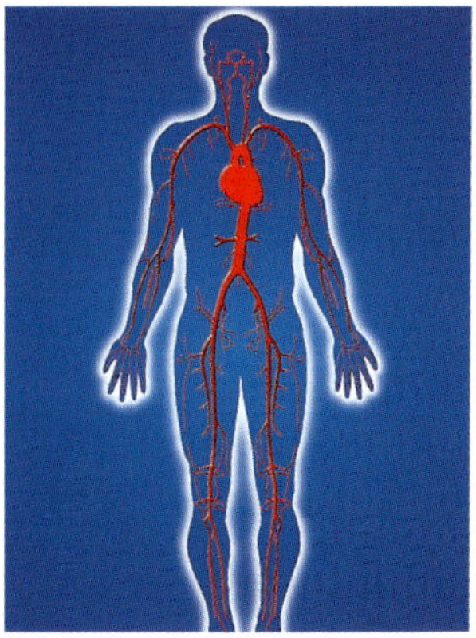

Besonders einseitige Ernährung kann im Blutkreislauf zu schwerwiegenden Gefäßerkrankungen führen.

Symptome

- **Kalte Gliedmaßen, Kältegefühl**
- **Schwindelgefühl**
- **Konzentrations- und Antriebsschwäche**
- **Herzbeschwerden**
- **Krampfadern**

Beschreibung

Störungen der Blutzufuhr durch die Arterien oder der Blutabfuhr durch die Venen.

Ursachen

Ursache ist häufig eine mangelhafte Versorgung der Gefäßwände durch Nährstoffe wie insbesondere das Spurenelement Zink, Vitamin C und Pflanzenschutzstoffe wie Rutin.
Man unterscheidet zwischen arteriellen und venösen Durchblutungsstörungen. Durch das weitverzweigte System der Arterien strömt das mit Sauerstoff aufgeladene Blut vom Herzen weg zu allen Körperzellen, durch das Gefäßsystem der Venen wieder zum Herzen zurück.

Venen

Wenn Venen geschwächt sind, deponiert der Stoffwechsel vorsorglich den Gerinnungsstoff Fibrin in den Gefäßwänden. Bei einem eventuellen Riß in der Venenwand kommt es so zu schnellerer Blutgerinnung und geringeren Blutaustritten ins angrenzende Gewebe.

Arterien

In Arterien können sich arteriosklerotische Plaques bilden. Dabei wird der Gefäßquerschnitt durch kristalline Ablagerungen aus Cholesterin, Kalzium und anderen Substanzen verengt.

Behandlung

Gefäßtraining, z. B. Kniebeugen, strammes Gehen und Kneipp-Güsse.

Heilen mit Obst und Gemüse

- Alle scharfwürzigen Gemüsearten wie Paprika, Knoblauch, Zwiebeln, Fenchel, Rettich, Radieschen, Meerrettich wirken durchblutungsfördernd. Senföle und andere darin enthaltene Substanzen wirken einer erhöhten gerinnungsfördernden Blutplättchenverklumpung entgegen, wie sie häufig nach einer zu fettreichen Mahlzeit entsteht. Außerdem wirken diese Gemüse fibrinlösend, und sie senken Cholesterin- und Blutfettspiegel.
- Vitamin C (in frischem Obst), Zink (in Spargel, allen Kohlarten, Rüben, Mais, Hülsenfrüchten, Kartoffeln, Sojaprodukten, Kartoffeln und Spinat) sowie Rutin (in dem getreideähnlichen Knöterichgewächs Buchweizen) kräftigen und festigen Gefäßwände und halten vor allem die Gefäßinnenwände glatt, so daß sich keine durchblutungsstörenden Ablagerungen bilden können.

Teigtaschen mit Käse und Gemüse

- Das Mehl mit dem Salz auf eine Arbeitsplatte häufen, in die Mitte eine Vertiefung drücken.
- Eigelb und die mit lauwarmer Milch und Zucker verrührte Hefe hineingeben. Die Butter in Flöckchen auf dem Rand verteilen. Rasch mit den Händen von außen nach innen zu einem glatten Teig verkneten. Mit Folie umhüllt mindestens 2 Stunden kühl stellen.
- Die Zwiebeln und die Knoblauchzehe schälen. Die Paprikaschote waschen, halbieren, entkernen, und die Zucchini waschen. Das Gemüse in sehr kleine Würfel schneiden. Die Tomate blanchieren, häuten, halbieren, entkernen und ebenfalls kleinschneiden.
- Das Öl in einer Pfanne erhitzen. Zwiebel und Knoblauch darin glasig braten. Das restliche Gemüse bis auf die Tomate hineingeben, mit Thymian und Majoran würzen und bei starker Hitze unter Rühren anbraten. Die Tomate dazugeben und einige Minuten sämig kochen lassen, scharf würzen.
- Den Backofen auf 200 °C vorheizen. Die Gemüsemischung in eine Schüssel geben, den zerbröckelten Käse und 1/2 Eigelb unterrühren. Mit Salz und Pfeffer abschmecken.
- Den Hefeteig ca. 3 mm dick ausrollen und 6 beliebig große Kreise ausstechen. Die Füllung in die Mitte geben, die Platten zusammenklappen und die Ränder gut festdrücken. Mit dem restlichen, verquirlten Eigelb bestreichen und in ca. 15 Minuten goldbraun backen.

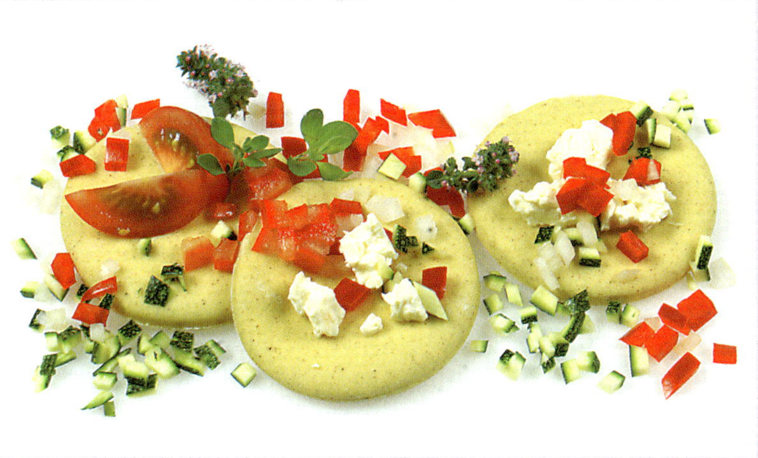

Zutaten für 6 Personen

Für den Teig
125 g Mehl (halb Buchweizen, halb Weizen)
1 Eigelb
1 EL warme Milch
10 g Hefe
Salz, 1 Prise Zucker
100 g Butter

Für die Füllung
1 Zwiebel
1 Knoblauchzehe
1 kleine rote Paprikaschote
1 kleine Zucchini
1 Tomate
1 EL Olivenöl
einige frische Thymian- und Majoranblätter
1 Eigelb
150 g Schafskäse
Salz
frisch gemahlener Pfeffer oder Cayennepfeffer

Unser Tip

Fördern Sie Ihre Durchblutung nach der morgendlichen Dusche mit drei- bis fünfminütigen Trockenmassagen. Massagebürsten gibt es in guten Drogerien.

Empfindliches Tempo

Die Fließgeschwindigkeit des Blutes hängt vom Querschnitt der Gefäße ab. Aus diesem Grund können sowohl krankhaft erweiterte als auch verengte Blutgefäße zu Durchblutungsstörungen führen.

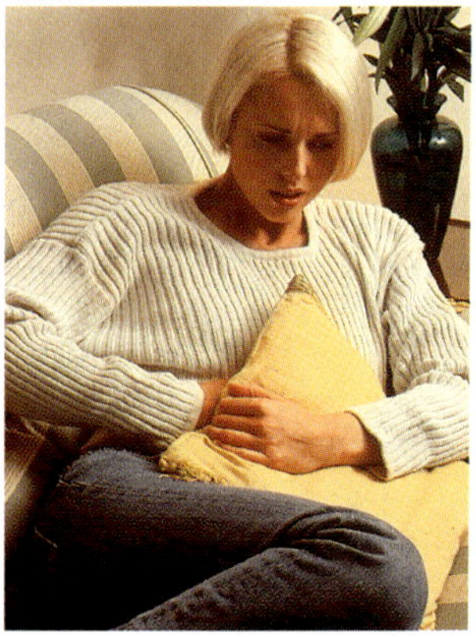

Wärme hilft als Sofortmaßnahme bei Durchfall und lindert den oft mit einhergehenden Blähungsschmerz.

Das Wichtigste beim Arzt ist das Gespräch

Homöopathie kann helfen, aber auch hier gilt es, die Ursache zu kennen. Klären Sie im Gespräch mit dem Arzt, was in Frage kommt. Haben Sie sich nur mal den Bauch verkühlt? Oder tritt der Durchfall öfter auf – dann kommen auch psychische Ursachen in Betracht. Mit gelegentlicher Prüfungsangst kann man leben, Dauerstreßfaktoren müssen Sie loswerden.

Wann zum Arzt?

Der Arzt muß aufgesucht werden, wenn akuter Durchfall länger als zwei Tage anhält, wenn der Durchfall schleimig oder blutig ist oder wenn sich starke Schmerzen im Bauchraum einstellen.

Durchfall

Symptome

- **Darmschmerzen, Darmkrämpfe**
- **Häufiger, unregelmäßiger, oft akut auftretender Stuhldrang, mit häufigen breiigen bis wäßrigen Stuhlgängen**
- **Häufige Begleiterscheinungen: Blähungen, Darmkollern**

Beschreibung

Häufiger, breiiger, wäßriger, ungeformter Stuhl.

Ursachen

Streß, Aufregung, Infektionen, Dünndarmentzündung, Bakterienbefall, Milchzuckerunverträglichkeit, durchfallverursachende Lebensmittel wie Pflaumen oder Bohnen, übermäßiger Nikotin- oder Alkoholgenuß, Lebensmittelunverträglichkeit, Enzymschwäche.

Behandlung

Wenn Durchfall mit Darmkrämpfen verbunden ist, können heiße Kompressen, eine Wärmflasche oder Heizdecke auf dem Bauch Linderung verschaffen. Zuviel Bewegung sollte vermieden werden. Wenn Durchfall mit Übelkeit verbunden ist, kann das Lutschen von Eiswürfeln helfen. Wenn keine Übelkeit mit dem Durchfall einhergeht, sollte Kräutertee in kleinen Mengen getrunken werden, insbesondere auch, um den Flüssigkeits- und Elektrolytverlust auszugleichen (aufgelöste Nährsubstanzen wie Kalium, Natrium, Kalzium, Magnesium). Sie sollten unbedingt helle Mehlprodukte, Süßigkeiten und mit Süßstoff gesüßte Getränke meiden und versuchsweise auch auf Milch und Milchprodukte verzichten.

Heilen mit Obst und Gemüse

- Durchfall als Folge von Bakterienbefall im Dünndarm wird gelindert oder geheilt durch Lebensmittel, die die Produktion von Magensäure anregen. Dazu zählen Gemüse, die besonders reich an Thiamin (Vitamin B1), Pyridoxin (Vitamin B6) sowie Cholin sind: Buchweizen, grüne Erbsen, Kartoffeln, Tofu, Bananen, Spinat, Avocados.
- Rohkost aus frischem Saisongemüse hilft mit darin enthaltenen Pflanzenenzymen bei Durchfall, der durch ungenügende Nahrungszersetzung im Darm entsteht.

Spinatsuppe

- Die Kartoffeln schälen und würfeln. Den Spinat waschen und grob hacken. Die Butter schmelzen, die Kartoffeln und den Spinat 5 bis 10 Minuten leicht andünsten, ab und zu umrühren.
- Die Brühe hinzufügen, den Topf zudecken und die Suppe etwa 20 Minuten köcheln lassen.
- Die Suppe pürieren, mit Salz, Pfeffer, Muskatnuß und Zitronensaft abschmecken.

Zutaten für 4 Personen

750 g Kartoffeln
500 g Spinatblätter
1 l Gemüsebrühe
15 g Butter
Salz
Pfeffer
Muskatnuß
etwas Zitronensaft
3–4 EL Crème double
(nach Belieben)

Avocadosalat

- Die Chicoréeblätter von den Stauden zupfen, waschen und in Streifen schneiden.
- Die Spitzen 5 cm lang lassen. Dekorativ in einer Schüssel anrichten.
- Die Avocado schälen und in dünne Scheiben schneiden. Auf dem Chicorée plazieren.
- Aus den restlichen Zutaten eine Sauce rühren. Über den Salat verteilen.

Zutaten für 2 Personen

2 Chicorées
1 reife Avocado
6 EL Sahne
1 Prise Salz
1 EL Aceto Balsamico

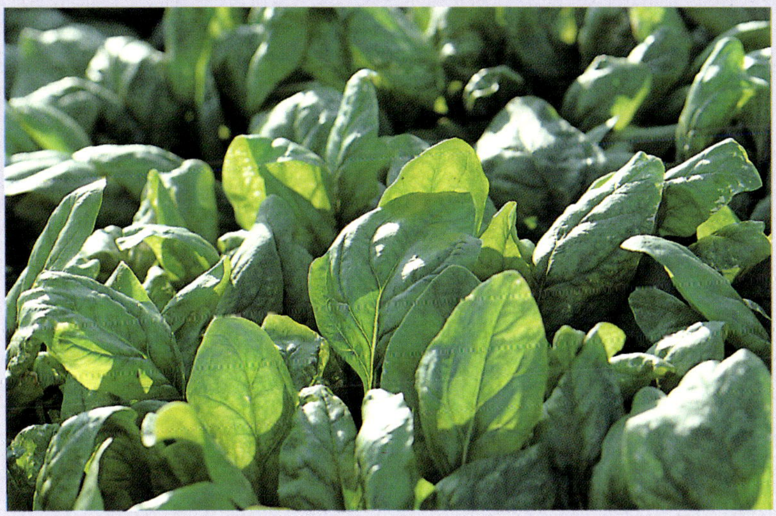

Erst mal auf die sanfte Tour

Wägen Sie ab, ob Sie Ihre berufliche Alltagstauglichkeit um jeden Preis sofort wiederherstellen müssen oder dem Körper die Chance lassen wollen, Schadstoffe schnell loszuwerden. Im ersten Fall können sie es mit stopfenden Mitteln wie Bananen, Schokolade versuchen; die rezeptpflichtige Notbremse sind Medikamente, die die glatte Muskulatur ruhigstellen (Achtung, Nebenwirkungen!).

Krankheit zulassen

Durchfall sollte man nicht beim ersten Eintreten radikal stoppen. Meistens hat diese Erkrankung den Sinn, daß giftige und schädliche Stoffe möglichst schnell den Körper verlassen. Achten Sie während der ersten beiden Tage darauf, daß Sie immer ausreichend Flüssigkeit in Form von Kräutertees oder kohlensäurefreiem Wasser zu sich nehmen.

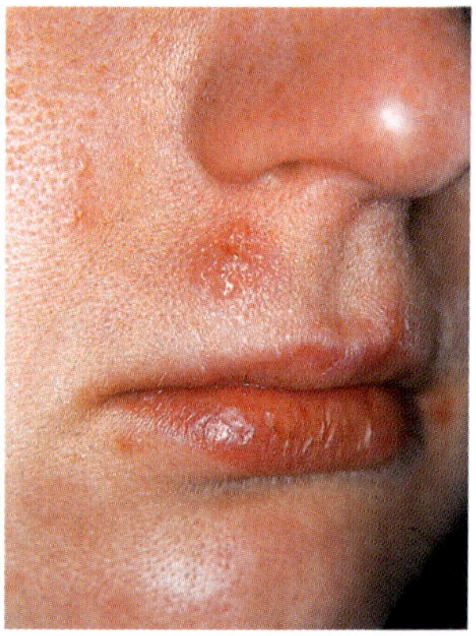

Der häufige Befall durch Ekzeme kann das Selbstbewußtsein auf eine schwierige Probe stellen.

Ekzeme bei Kindern

Betroffene Kinder sollten baumwollene Kleidung tragen, weil Wolle auf der Haut den Juckreiz verstärken kann. Die Nachtwäsche soll kühl und leicht sein, nicht eng anliegen. Kinder leiden mitunter an Neurodermitis (nervlich-immunologisch bedingtes Ekzem) mit Hautjucken (meist nachts) und schwererem Verlauf in Winter und Frühjahr.

Wann zum Arzt?

Der Arzt muß konsultiert werden, wenn Fieber oder eine Infektion mit Schwellungen, extremer Rötung, Hautspannung oder Wärmegefühl auftritt bzw. wenn sich ein akut auftretendes Ekzem nicht innerhalb von zehn Tagen zurückbildet.

Ekzem

Symptome

- **Abnutzungs- oder Hausfrauenekzem: trockene, rissige, mitunter verhornte Haut**
- **Allergisches Kontaktekzem: oft großflächiges Ekzem mit gerötetem Hautausschlag**
- **Bakterielles Ekzem: enger begrenzte, runde, juckende, nässende oder verkrustete Herde**

Beschreibung

Brennendjuckender Hautausschlag mit typischer Rötung.

Ursachen

Abnutzungs- oder Hausfrauenekzem: häufiger Umgang mit Sprays, säurehaltigen Flüssigkeiten, Fettlösungsmitteln, wodurch die Fettschicht der Haut zerstört wird. Die austrocknende Haut wird rissig, neigt zu Verhornung.
Allergisches Kontaktekzem: meist Überempfindlichkeit gegen bestimmte Substanzen wie Nickel, Chrom, Terpentin, Öl.
Bakterielles Ekzem: Vermutlich eine Überempfindlichkeit gegen bestimmte Mikroben. So kann ein Bakterium eine empfindliche oder bereits vorgeschädigte Hautpartie leichter befallen und so ein Ekzem hervorrufen.

Behandlung

Hautkontakt mit ekzemauslösenden Stoffen meiden, medizinische Seifen und Shampoos benutzen. Befallene Hautpartien nicht mit dem Handtuch trockenreiben, sondern trockentupfen oder -klopfen.

Heilen mit Obst und Gemüse

- Ölhaltige pflanzliche Lebensmittel wie Avocados, Sojaprodukte, Bohnen, Oliven oder Mais liefern mehrfach ungesättigte Fettsäuren für die Bildung bestimmter Prostaglandine (Gewebshormone), die entzündungs- und ekzemhemmend wirken.
- Proteasenreiche Obstsorten (zersetzen Nahrungseiweiß) wie Ananas oder Papayas unterbinden die Ekzembildung durch unverdautes Darmeiweiß. Zink (in Spargel, allen Kohlarten, Rüben, Mais, Hülsenfrüchten, Kartoffeln, Zwiebeln, Spinat) sowie Vitamin C (in frischem Obst) wirken heilaktiv.

Chili sin Carne

- Die Zwiebel schälen und fein würfeln. Den Knoblauch schälen und durch eine Presse geben. Die Pepperoni entkernen und kleinschneiden.
- Die Tomaten überbrühen, häuten, kleinschneiden. Die Limone achteln.
- Die Bohnen (mit Flüssigkeit) in einen großen Topf schütten und aufkochen. Die Tomaten, den Tomatensaft, Chilipulver, Oregano, Kumin, Cayennepfeffer, Tabascosauce und Salz hinzufügen und alles langsam zum Kochen bringen.
- Die Hitze reduzieren und 1 Stunde köcheln lassen. Häufig umrühren, damit das Chili nicht anbrennt.
- Nach 40 Minuten das Olivenöl in einer Pfanne erhitzen. Zwiebel, Knoblauch, Pepperoni 5 Minuten anbraten, dann mit dem Mais unter die Bohnen rühren.
- Das Chili mit den Limonenachteln und den Oliven garnieren und servieren.

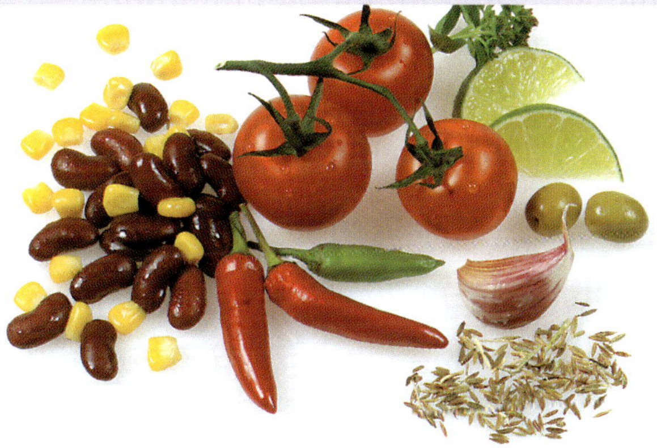

Zutaten für 8 Personen

200 g Kidneybohnen (aus der Dose)
1 EL Olivenöl
1 große Zwiebel
2 Knoblauchzehen
je 1 grüne und eine rote Pepperoni
900 g Tomaten
350 ml Tomatensaft
1 EL und 2 TL Chilipulver
1 TL Oregano
1/2 TL gemahlener Kumin
1 Prise Cayennepfeffer
1 Spritzer Tabascosauce
Salz
220 ml Wasser
200 g Mais
1 Limone
eine Handvoll Oliven

Heilung im Urlaub?

Bei manchen Patienten verschwindet das Ekzem auf Urlaubsreisen. Wenn das bei Ihnen auch der Fall ist, ergeben sich Ansätze zur Einkreisung der Ursache: Sie haben Ihr Haustier nicht bei sich (Reaktion auf Tierhaare); Sie sind nicht in Ihrem Berufsumfeld (Berufsekzem); Sie essen fast nichts wegen der Hitze (die Entschlackung hat geholfen); Sie essen ganz andere Dinge als daheim (Unverträglichkeit von bestimmten Nahrungs- oder Genußmitteln).
Bedenken Sie: Es gibt auch Wechselwirkungen mit Streß, den Sie eventuell selbst verursacht haben. Nutzen Sie den Urlaub also nicht nur zum Baden oder zur Besichtigung von Sehenswürdigkeiten, sondern auch zum Nachdenken über sich selbst und Ihre Gewohnheiten.

Warme Umschläge

Kochen Sie einen Kamillentee, und tränken Sie ein sauberes Baumwoll- oder Leinentuch mit der Flüssigkeit. Legen Sie es anschließend zwei Stunden lang auf die betroffene Hautstelle. Wiederholen Sie die Behandlung jeden Tag, bis das Ekzem abgeheilt ist.

Ekzem durch Pilze?

Das seborrhoische Ekzem kann von einem Pilz erregt werden, den fast jeder Mensch auf der Haut trägt, den aber nicht jedes Immunsystem in Schach hält. Antipilzcremes helfen fürs erste, auf Dauer müssen aber die Abwehrkräfte gestärkt werden.

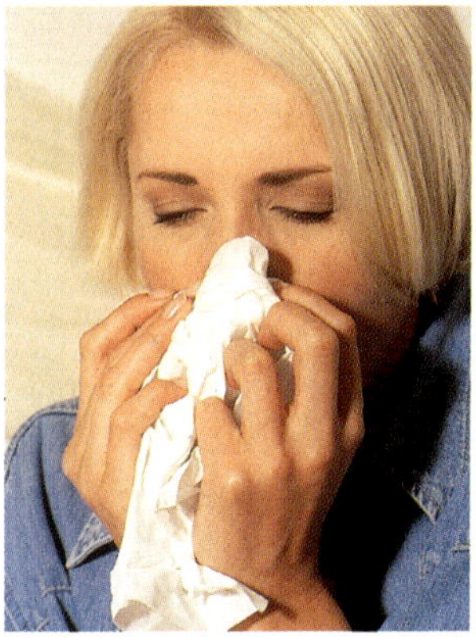

Einen lästigen Schnupfen kann man vermeiden, wenn man in Erkältungszeiten durch Vitamin C vorbeugt.

Erkältung

Symptome

- **Entzündeter Hals, Heiserkeit**
- **Laufende Nase, im weiteren Verlauf meist Verschleimung**
- **Trockener Husten**
- **Erhöhte Temperatur, eventuell Fieber**
- **Begleitsymptome wie Müdigkeit, Antriebsarmut, Schlafbedürfnis, eventuell Gliederschmerzen**

Beschreibung

Virusinfektion der oberen Luftwege.

Ursachen

Auskühlung des Körpers oder von Körperteilen, wodurch die Durchblutung der Schleimhäute und damit die Immunabwehr gegenüber Viren und Bakterien geschwächt wird, so daß diese Krankheitserreger in die Schleimhäute eindringen können. Betroffen sind Nase, Hals, Nebenhöhlen, Luftröhre, Rachen, Bronchien.

Behandlung

Schwitzkuren, heiße Getränke oder Wärmepackungen können helfen, außerdem Bettruhe, viel trinken, bei Schnupfen auch Inhalationen (z. B. mit Kamillenextrakt oder Teebaumöl). Wichtig ist die Vorsorge, daß der Patient keine Familienmitglieder ansteckt. Ein Luftbefeuchter im Raum kann Erleichterung schaffen. Kälte, Streß, schwere Arbeit sind ebenso zu meiden wie Nikotingenuß.

Besonders gefährdet

Kinder erkälten sich viel öfter als Erwachsene, weil sie mit jeder virusbedingten Erkältung erst die Immunblockade gegen den bestimmten Erregertyp aufbauen (ähnlich einer Impfung). Erwachsene tragen hingegen bereits ein ausgeprägtes Immunprogramm in sich.

Wann zum Arzt?

Der Arzt muß hinzugezogen werden, wenn sich Symptome nicht innerhalb weniger Tage bessern, das Fieber anhält, sich Schüttelfrost, Brustschmerzen, Ohr- oder Kopfschmerzen einstellen.

Heilen mit Obst und Gemüse

- Bei einer bereits ausgebrochenen Erkältung bzw. Virusinfektion ist es am besten, lediglich Immunsystem und Selbstheilungskräfte des Körpers zu unterstützen. Dies geschieht mit einer vitamin- und mineralienreichen Kost aus frischem Saisonobst, Rohkost, Salaten, frischem Saisongemüse, Biokartoffeln mit Schale, Naturreis.
- Vorbeugend helfen karotenreiche Lebensmittel wie Karotten, Tomaten, andere gelbrote Gemüse- oder Obstsorten sowie dunkelgrüne Blattgemüse und -salate (Spinat, Brokkoli, Mangold, Kohl, Feldsalat) beim Aufbau immunkräftiger Schleimhäute. Vitamin C (in frischem Obst) ist der beste Schutz gegen Virusbefall.

Indischer Möhrensalat

- Die Karotten schälen und in dünne Scheiben hobeln. Den Knoblauch schälen und durch eine Presse geben.
- Karotten und Knoblauch in Wasser ca. 10 Minuten kochen, bis die Karotten bißfest gegart sind. Wasser abschütten und die Karotten in eine Schüssel geben.
- Zitronensaft, Öl, Kumin, Piment und Pfeffer mischen und über die warmen Karotten geben.
- Abkühlen lassen und mit der Brunnenkresse vermengen.

Zutaten für 2 Personen

500 g Karotten
4 Knoblauchzehen
3 EL Zitronensaft
2 EL Olivenöl
1/2 TL gemahlenes Kumin
1/4 TL gemahlenes Piment
1/4 TL roter Pfeffer
1 1/2 Tassen Brunnenkresseblätter

Melonensalat

- Die Erdbeeren waschen, die Blütenansätze entfernen, halbieren.
- Die Honigmelone schälen, die Kerne entfernen und in Würfel schneiden. Den Mozzarella ebenfalls würfeln.
- Die Zutaten mischen. Mit einer Sauce aus Joghurt, Crème fraîche, Zitronensaft, Pfeffer aus der Mühle und etwas Honig übergießen. Die Zitronenmelisse darüberstreuen.

Zutaten für 1 Person

150 g frische Erdbeeren
200 g Honigmelone
50 g Mozzarella
4 EL Joghurt
1 EL Crème fraîche
1 TL Zitronensaft
Pfeffer aus der Mühle,
1 Tröpfchen Honig
1 TL gehackte Zitronenmelisse

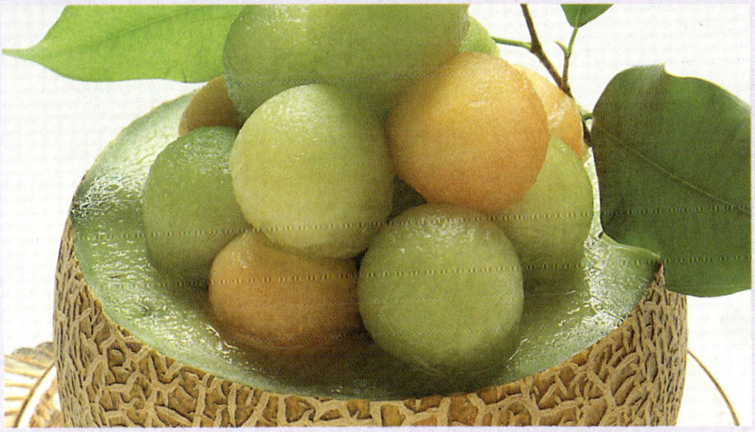

Schnell reagieren!

Bei den ersten Anzeichen einer Erkältung können Sie das Steuer noch herumreißen, wenn Sie sofort eine Stoßtherapie mit Echinacin oder einem ähnlichen Mittel beginnen. Der Extrakt aus dem Sonnenhut feuert die Abwehrkräfte an. Halten Sie sich an den Stundentakt der Einnahme, wie er in der Anleitung steht, auch unterwegs. Sie brauchen keinen Löffel, zwanzig Tropfen spüren sie auch auf der Zungenspitze.

Nicht in die Sauna!

Für die Sauna ist es zu spät, wenn Sie sich schon erkältet haben. Der Besuch dort ist jetzt eine unnötige Anstrengung, die Sie ebenso wie Sport vermeiden sollten. Packen Sie sich warm ein, und kurieren Sie die Erkrankung aus. Bleiben Sie zu Hause, und arbeiten Sie nicht, wenn es irgend möglich ist. Eine verschleppte Erkältung kostet Sie später noch mehr Zeit.

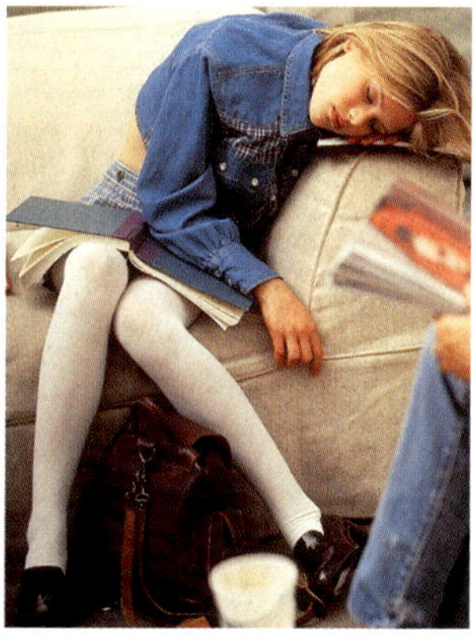

Nach geistigen Anstrengungen wie Prüfungen in der Schule treten häufig Ermüdungszustände auf.

Ermüdungszustände

Symptome

- **Schlafbedürfnis, Mattigkeit, Schwunglosigkeit**
- **Unentschlossenheit, Willensschwäche**
- **Häufig niederer Blutdruck und Wetterfühligkeit**
- **Nervenschwäche mit Neigung zu resignativen oder Übererregtheitsreaktionen**
- **Lern- und Konzentrationsschwäche**

Beschreibung

Erschöpfung, Antriebsschwäche, normalerweise nach schwerer körperlicher oder geistiger Anstrengung, Krankheiten bzw. Schlafmangel. Oft auch ohne erklärbare Ursache.

Ursachen

Stoffwechselschlacken, Blutzucker- und Nährstoffmangel.

Behandlung

Allererste Voraussetzung ist eine gesunde, vitalstoffreiche Kost, die Körper- und vor allem auch Nervenzellen optimal versorgt. Bewegung, Wechselduschen sowie eine Ernährung mit durchblutungsfördernden Lebensmitteln (Zwiebeln, Knoblauch, Paprika) erhöhen die Gefäßwandspannung der Adern und sorgen für einen stimulierenden Nährstofftransport. Viel Vitamin C schützt das lebensspendende Schilddrüsenhormon Trijodthyronin vor der Zerstörung durch freie Radikale. Die Vitamine A und D aktivieren Zellkerngene, die ihrerseits Vitalimpulse auslösen.

Wie es zur Müdigkeit kommt

Nach körperlicher Anstrengung sammeln sich Stoffwechselschlacken wie Milchsäure und Kohlendioxid im Blut und schwächen den Körper. Das Gehirn wird zuwenig mit Sauerstoff und Nährstoffen versorgt und schaltet deshalb um auf den Ruhezustand, der den Körper weniger Energie kostet. Müdigkeit kann aber auch die Folge einer Krankheit wie Grippe oder Diabetes (Zuckerkrankheit) sein.

Heilen mit Obst und Gemüse

- Vitalspender im Stoffwechsel sind nicht Fleisch oder Geflügel, sondern Obst und Gemüse bzw. Rohkost und Salat. In ihnen ist nicht nur ausreichend aktivierendes Eiweiß enthalten, sondern es ist auch bioaktiv leichter verwertbar. Täglich ein Rohkostteller aus Saisongemüsen ist die Grundlage für einen Frischeschub im Stoffwechsel.
- Hypoglykämie, ein zu niedriger Zucker- oder Glukosespiegel im Blut, wird durch komplexe Kohlenhydrate zunächst gemildert, schließlich geheilt. Diese Form der Kohlenhydrate ist in Kartoffeln, Naturreis sowie in allen Gemüsesorten enthalten.

Rohkostteller mit Guacamole

- Die Zwiebel schälen und in Stücke schneiden. Die Tomaten überbrühen, häuten, entkernen.
- Die Chilischoten etwas zerkleinern. Den Knoblauch schälen und in Stücke schneiden.
- Die Petersilie fein wiegen. Die Avocados schälen, den Stein herausnehmen.
- Alle Zutaten außer den Kürbiskernen pürieren.
- Den fertigen Dip in einer Schüssel anrichten, den Avocadostein in die Mitte setzen und die Kürbiskerne rundherumstreuen. Bis zum Servieren zugedeckt im Kühlschrank aufbewahren.
- Dazu reichen Sie einen Rohkostteller: Alle Gemüse, die Sie mögen, in mundgerechte Stücke schneiden. Sie werden durch den Dip besonders schmackhaft .

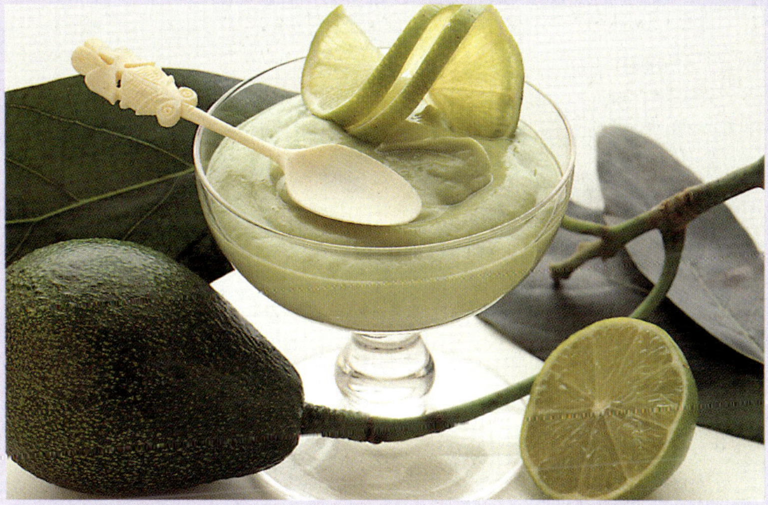

Zutaten für 12 Personen

1 kleine rote Zwiebel
3 kleine, feste Tomaten
2 kleine Chilischoten
2 EL Zitronensaft
1 große Knoblauchzehe
2 EL Petersilie
Salz
2 große, reife Avocados
1 Spritzer Tabascosauce
2 EL Kürbiskerne

Warum müde?

In unserer Leistungsgesellschaft haben Sie mit chronischer Müdigkeit schlechte Karten. Trotzdem: Finger weg von Aufputschmitteln. Versuchen Sie den Grund für Ihre Trägheit herauszufinden. Ein Bluttest wird zeigen, ob Sie mit einer schweren Infektion kämpfen, dann hilft Ihnen eine Kombitherapie mit Eigenblut und Gammaglobulin auf die Beine. Vielleicht ist es auch Ihre Art, sich auf diese Weise unbewußt gegen Streß zu wehren – machen Sie sich nichts vor, und beseitigen Sie die Ursachen, sonst gleiten Sie am Ende noch in eine Depression ab. Vielleicht stellen Sie überzogene Ansprüche an Ihre Leistungskraft. Erkennen Sie Ihre Grenzen, und leben Sie danach!

Modekrankheit Müdigkeit

Chronische Müdigkeit ist eine Art modernes Volksleiden, vorwiegend bedingt durch Streß und Nährstoffmangel. Körperzellen sind dann mangelversorgt, dementsprechend nicht ausreichend gerüstet, um den Körper zu vitalisieren und zu beleben. Gene im Zellkern drosseln dann den Zellstoffwechsel. Die Folge: Müdigkeit als ganz normale Schutzmaßnahme der Natur. Weitere Hauptursache ist ein zu niedriger Blutzuckerspiegel: Nerven und Gehirn werden nicht ausreichend mit aktivierender Glukose (der kleinsten Einheit der Kohlenhydrate) versorgt.

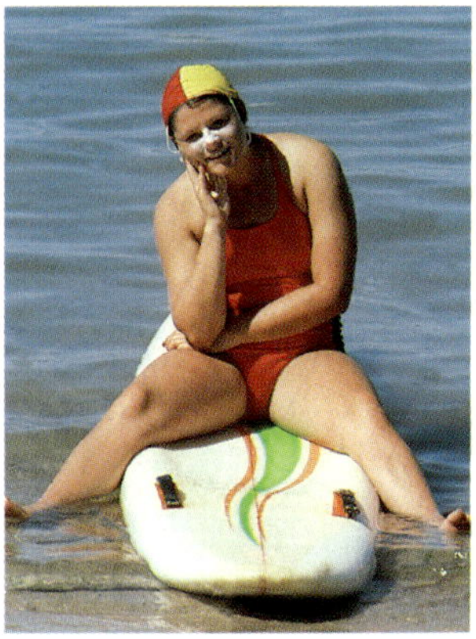

Verursacht durch einseitige Kost leiden heutzutage immer mehr Kinder an krank machendem Übergewicht.

Fettleibigkeit

Symptome

- **Fettpolster, insbesondere im Bereich von Bauch, Hüften, Po und Oberschenkel**

Beschreibung

Übermäßige Fettdepots im Körper.

Ursachen

Fehlernährung und (selten) genetische Veranlagung.

Behandlung

Ganz entgegen den Ansichten der Diätpäpste (z. B. in Zeitschriften) und der unzähligen »Geheimtips« vollzieht sich das Abspecken stets in drei Schritten:

- Das Fett muß aus den Fettzellen befreit werden. Dies geschieht einzig und allein durch Streßhormone, die aus Eiweiß bestehen.
- Im Blut zirkulierende Fettmoleküle müssen in die Mitochondrien (Energiebrennkammern) der rund 70 Billionen Körperzellen eingeschleust werden. Dies geschieht durch den Eiweißsstoff Karnitin.
- Fettmoleküle müssen in den Energieöfen verheizt werden. Dies geschieht u. a. durch das Schilddrüsenhormon Thyroxin.

Heilen mit Obst und Gemüse

- Nicht Fett macht dick, sondern Eiweiß macht schlank – so lautet die Empfehlung moderner Stoffwechselexperten. Deshalb kann die Lösung von Gewichtsproblemen nur in einer Verbesserung der Eiweißverwertung bestehen.
- Da helfen natürliche Lezithine, die besonders reich in Sojabohnen bzw. in allen Sojaprodukten wie Tofu enthalten sind.
- Auch alle Samen, Kerne und Keime sind reich an Lezithin, somit z. B. idealer Snack vorm Fernseher oder gegen den kleinen Hunger (z. B. Sonnenblumenkerne). Das darin enthaltene Phosphatidylcholin (ein B-Vitamin) erhöht die Magensäureproduktion ganz erheblich und sorgt somit für eine optimale Eiweißvorverdauung, außerdem stimuliert diese Cholinform die Aktivität des »Fett-Taxis« Karnitin, wirkt also auf zweierlei Weise abspeckend.
- Vitamin C (in allen Sorten frischen Obstes) sorgt zusätzlich für eine erhöhte Aktivität der Schilddrüsenhormone.

Dick aus Veranlagung?

Von Fettleibigkeit betroffene Personen haben bereits um das 20. Lebensjahr bis zu dreieinhalb mal mehr Fettzellen als schlanke Menschen. Das Dilemma: Diese Fettzellen können praktisch unbegrenzt Triglyzeride (Fettmoleküle) aufnehmen, sie quellen dabei mehr und mehr auf.

Sojasprossen mit Ingwer

- Den Ofen auf 175 °C vorheizen. Die Packung Tempeh vierteln, die Viertel diagonal in Dreiecke schneiden. Die Ingwerwurzel auspressen. Karotten, Sellerie und Pastinake waschen und in dünne Scheiben hobeln, Brokkoli in kleine Röschen teilen, Strunk fein hobeln. Lauch gut waschen und in feine Ringe schneiden.
- Den Reis nach Packungsangabe zubereiten. Den Tempeh in eine leicht geölte Auflaufform geben.
- In einer kleinen Schüssel Ingwersaft, Sojasauce, Senf und 2 EL Wasser mischen. Über den Tempeh gießen. 15 Minuten bei 175 °C backen. Die Dreiecke umdrehen und weitere 10 Minuten backen.
- Inzwischen das Sesamöl in einer Kasserolle erhitzen. Karotten und Pastinaken kurz anbraten und bei mittlerer Hitze einige Minuten rühren. 2 Tassen Wasser dazugeben, schnell die Kasserolle verschließen und 5 Minuten köcheln lassen.
- Brokkoli, Sellerie, Lauch und Mungosprossen hinzufügen. 3 bis 5 Minuten köcheln lassen, bis alles bißfest gegart ist.
- Pfeilwurzelmehl im restlichen Wasser auflösen und ins Gemüse rühren, bis die Sauce sämig wird.

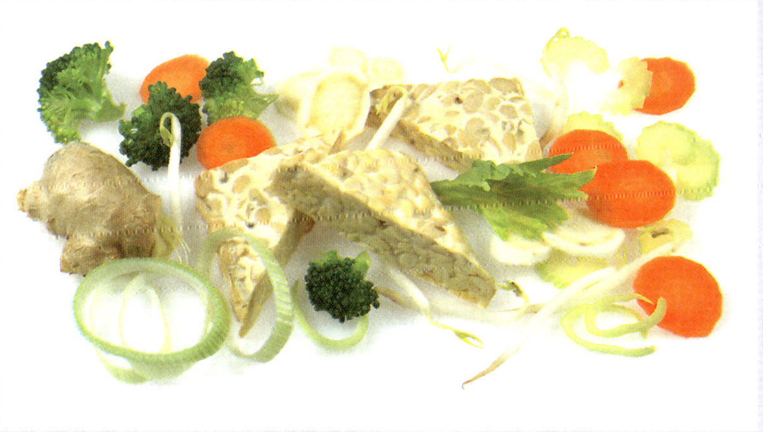

Zutaten für 4 Personen

2 Tassen Naturreis
1/2 TL Olivenöl
250 g Tempeh (fermentierte Sojasprossen, gibt es abgepackt im Asienladen)
1 Stück Ingwerwurzel
2 EL Sojasauce
2 TL Senf
475 ml Wasser
2 TL Sesamöl
2 Karotten
1 Pastinake
200 g Brokkoli
4 Stengel Stangensellerie
1 Stange Lauch
1 Tasse Mungobohnensprossen
1 EL Pfeilwurzelmehl

Fürsorgliche Überfütterung?

Schon in den ersten Lebensjahren wird durch genetische Faktoren und das Anlernen von Ernährungsgewohnheiten die Anzahl der Fettzellen im Körper vorprogrammiert. Trainieren Sie Ihre Kinder deswegen frühzeitig, gesund zu essen.

Schon beim Kauen droht Gefahr!

Vor allem helle Mehlprodukte (Nudeln, Pizza, Weißbrot), fettreiche Kost (typisch: Bratwurst mit Pommes frites) und Süßes sowie süße Getränke kurbeln bereits beim Kauen die Aktivität fetteinbauender Enzyme in Gefäßwänden im Bereich der Speckpolster an. Auf diese Weise entsteht eine »Einbahnstraße Fett« vom Darm über Blut und Leber in die Adipozyten (Fettzellen).

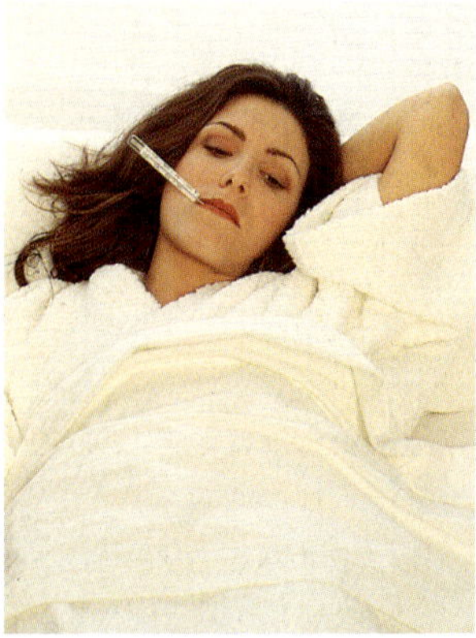

Das Thermometer gibt Aufschluß darüber, wie weit die Fiebererkrankung bereits fortgeschritten ist.

Nicht verwechseln!
Fieber ist nicht zu verwechseln mit einer normalen Überwärmung des Körpers durch ein heißes Bad oder körperliche Aktivitäten (Sport, Arbeit an frischer Luft).

Wann zum Arzt?
Der Arzt muß konsultiert werden, wenn Fieber über 39 °C länger als einen Tag oder über 40 °C länger als vier Stunden anhält oder wenn Hautausschlag, Hals- und Ohrenschmerzen, Atembeschwerden, Keuchhusten, Durchfall, Erbrechen oder Teilnahmslosigkeit auftreten. Wenn Säuglinge Fieber haben, muß in jedem Fall der Arzt hinzugezogen werden.

Fieber

Symptome

- **Erhöhte Körpertemperatur (der Normalwert, im Mund gemessen, beginnt bei 37 °C, rektal im After gemessen bei 37,6 °C)**
- **Schwitzen und gerötete Gesichtshaut**
- **Müdigkeit**

Beschreibung

Fieber ist keine eigentliche Krankheit, sondern nur Anzeichen für eine solche. Fieber ist eine Selbstheilungsreaktion des Körpers.

Ursachen

Die Gründe für einen Fieberanfall können sehr unterschiedlich sein: Infektionen (Halsentzündung, Husten, Schnupfen, Rachenkatarrh, grippale Infekte usw.), Infektionskrankheiten (Scharlach, Masern usw.), Vergiftungen und Stoffwechselstörungen, Verletzungen (Wunden, Brüche), Entzündungen, Organschäden (der Leber, Nieren, Bauchspeicheldrüse usw.), Tumore.

Behandlung

Grundsätzlich Sollten Sie die heilenden Kräfte des Fiebers zur Entfaltung kommen lassen. Allerdings: Fieber kann unangenehme Begleiterscheinungen wie Kopfschmerzen, Übelkeit, Schüttelfrost usw. auslösen. Dann ist eine mehr oder minder intensive Behandlung angebracht. Der Patient braucht Wärme, Ruhe und soll viel trinken, um den Wasserverlust durch das Schwitzen auszugleichen.

Heilen mit Obst und Gemüse

- Fieberkranke holen sich häufig ihre Nährstoffe aus eigenen Reserven, entwickeln keinen Appetit. Am besten ist daher eine immunaktive und gleichzeitig gut gewürzte Nährkost: Mischgemüse mit Paprika, Knoblauch, Zwiebeln, gut gewürzte Gemüsebrühen aus frisch zubereitetem Saisongemüse.
- Vitamin C unterstützt Abwehrreaktionen des Körpers: schmackhafte Obstsalate aus Äpfeln, Birnen, Beeren, Orangen, Kiwis, Ananas, Avocados (für die Zufuhr wertvoller Fettsäuren), exotische Früchte wie Mangos oder Papayas.

Gemüsebrühe

- Das Gemüse gut waschen und ggf. schälen. Vom Lauch die Wurzeln und die welken Spitzen abschneiden.
- Das Gemüse sehr klein schneiden. Mit den Kräutern und Gewürzen in einen Topf geben.
- Wasser hinzufügen, aufkochen und bei schwacher Hitze 30 Minuten köcheln.
- Die Suppe durch ein mit einem Tuch ausgekleidetes Sieb geben. Das Gemüse leicht ausdrücken und dann wegwerfen.

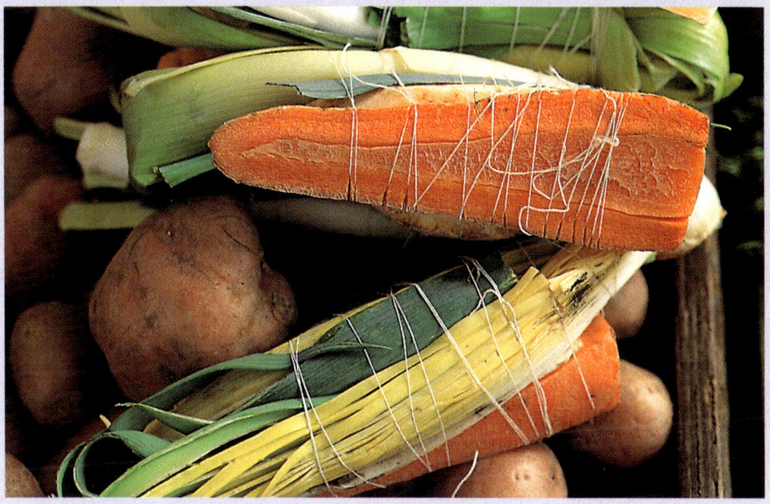

Zutaten

2 Stangen Lauch
3 Karotten
1 Petersilienwurzel
1/2 Sellerieknolle
1 Zwiebel
1 Knoblauchzehe
1 Bund Petersilie
1 Lorbeerblatt
einige Pfefferkörner
1 1/2 l Wasser, Salz

Wadenwickel – ein altes Hausmittel

Zu hohes Fieber kann gesundheitsschädliche Auswirkungen haben. Wenn es sich über 39,5 °C hält, müssen Sie eingreifen. Ein altbewährtes Hausmittel sind Wadenwickel: Legen Sie ein feuchtes, kaltes Handtuch straff um die Unterschenkel, packen Sie ein trockenes darum herum, damit das Bett trocken bleibt, und bleiben Sie so zehn Minuten unter der Bettdecke. Mit einem frischen Wickel können Sie eine zweite Anwendung noch ca. einer Stunde anschließen.

Chinin – Arznei aus der Kolonialzeit

Schon die britische Kolonialarmee in Indien machte sich die fiebersenkende Wirkung von Chinin zunutze. Dieses Alkaloid aus der Chinarinde wirkt unter anderem auf das Wärmezentrum des zentralen Nervensystems und setzt den allgemeinen Stoffwechsel herab. Damals wurde es hauptsächlich bei Malaria eingesetzt. Wohldosiert hat es keine Nebenwirkungen.

Erhöhte Empfindlichkeit

Fieber wirkt unmittelbar auf unser Nervenkostüm. Der Erkrankte ist sensibler und neigt dazu, bei besonders hohem Fieber zu halluzinieren. Auch der Appetit ist nicht so wie bei einem Gesunden, was kein Grund ist, einen Fieberkranken zum Essen zu zwingen. Achten Sie hingegen auf eine ausreichende Flüssigkeitszufuhr.

Sperrfeuer

Im Abwehrkampf gegen massiv eindringende, krankheitserregende Mikroben scheiden weiße Blutkörperchen ein sogenanntes Pyrogen aus, eine fiebererregende Eiweißsubstanz. Diese Moleküle wandern ins Gehirn und veranlassen dort, daß die Körperkerntemperatur angehoben wird. Dadurch werden Bakterien und Viren abgetötet, die oft sehr temperaturempfindlich sind.

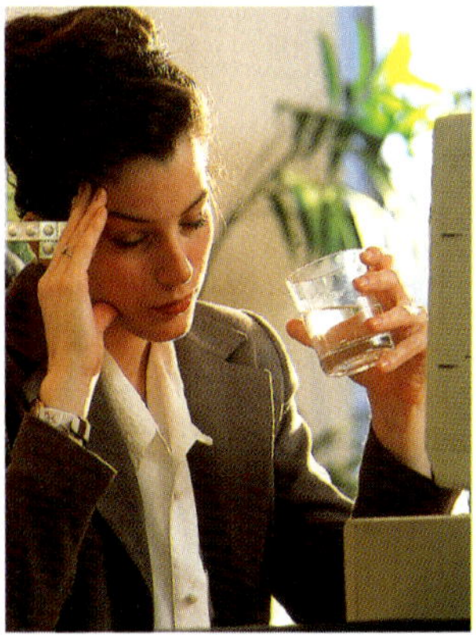

Viele Frauen leiden in den Tagen vor der Regelblutung an Kopfschmerzen.

Frauenleiden

Symptome

- **Schmerzhafte, zu starke, zu schwache oder ausbleibende Regelblutung**
- **Im Klimakterium (Wechseljahre) Hitzewallungen, Schweißausbrüche, Schwindelanfälle, Herzklopfen, Kurzatmigkeit**
- **Libidomangel, Reizbarkeit, Depressionen**
- **Spannungen in den Brüsten, Harnverhalten**

Beschreibung

Störungen der Regelblutung, Wechseljahrebeschwerden, Störungen im Hormonhaushalt, vegetative Störungen, Schwächezustände, prämenstruelle Spannungen usw.

Ursachen

Die Ursachen sind vielfältig und werden im wesentlichen bestimmt von einem hochkomplizierten Wechselspiel zyklusbedingter Veränderungen und hormoneller Strukturen, Streßeinflüssen und Ernährung.

Schwierige Ursachenforschung
Selten ist ein einziger auslösender Faktor für Frauenbeschwerden verantwortlich, häufig liegt jedoch ein Mangel an einigen bestimmten Nährstoffen vor.

Behandlung

Wärme bzw. Hitze hilft bei Unterleibsbeschwerden. Meiden Sie Streßsituationen und Überanstrengung. Belastung des Skeletts durch etwas Sport, Gymnastik sowie Aufenthalt in hellem Tages- oder Sonnenlicht unterstützen den gesamten Stoffwechsel.

Heilen mit Obst und Gemüse

- Häufig erhöhte und Beschwerden verursachende Hormonwerte in den Tagen vor der Regel werden durch kaliumreiche und relativ eiweiß- und salzarme Kost abgesenkt. Ideal: Avocados. Ebenfalls lindernd: Brokkoli, Bananen, Sellerie, alle Kohlsorten, alle Hülsenfrüchte, Spargel, Kartoffeln. Gemüse am besten salzlos zubereiten.
- Eine gezielte Nährstoffzufuhr – um die bei betroffenen Frauen oft schlechten Blutwerte zu verbessern – kann Linderung verschaffen: Vitamin B6 (in Sojabohnen, Bananen, Brokkoli, Spinat, Avocados, Kohl, Blumen- und Rosenkohl, Mais), Magnesium (in Soja, allen dunkelgrünen Blattgemüsen und -salaten, Bananen, Kartoffeln, Tomaten, allen Hülsenfrüchten), Karotene (in gelbem, rotem oder grünem Obst und Gemüse).

Vitamin E hilft
Bei Spannungen in den Brüsten, Nervosität, Müdigkeit, Kopfschmerz, Schlafstörungen hilft Vitamin E (in Sojabohnen, Avocados, Oliven, Bohnen, Mais).

Avocadorohkost

- Salat waschen, putzen und abtrocknen. Die Möhre und den Sellerie schälen und in dünne Stifte schneiden.
- Die Salatgurke und den Apfel waschen. Mit der Schale in dünne Scheiben hobeln.
- Alles auf einer Platte anrichten. Für das Dressing die Dickmilch mit Orangen- und Zitronensaft, Essig, Senf und Ahornsaft vermischen. Mit etwas Salz und Pfeffer abschmecken.
- Die Avocado schälen und pürieren oder zerdrücken, eventuell auch etwas abschmecken. Unter die Sauce rühren. Die Sauce zum Gemüse reichen.

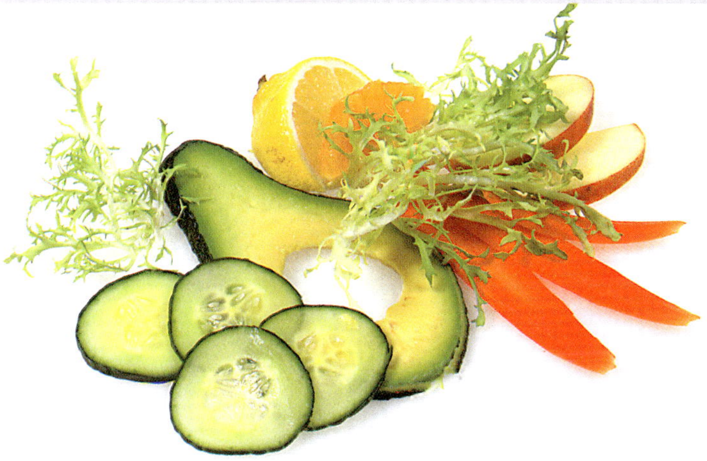

Zutaten für 1 Person

1 Portion Friséesalat
2 Blätter Radicchio
1 Karotte
50 g Sellerie
1/4 Salatgurke
1 kleiner Apfel
1/2 Avocado
150 g Dickmilch
4 EL Orangensaft
2 EL Zitronensaft
1 EL Obstessig
1/2 TL Senf
1/2 TL Ahornsirup
Salz
Pfeffer aus der Mühle

Das Frausein akzeptieren

Auch heute stehen hinter vielen Frauenleiden häufig noch psychische Ursachen. Manche Frauen haben Schwierigkeiten, sich mit ihrer biologischen Rolle zu identifizieren. Die Gründe können kulturhistorischer Natur sein – in Zeiten übertriebener Reinlichkeit wurde die Menstruation als etwas Schmutziges angesehen – oder in der Unmöglichkeit liegen, dem heutigen, durch die Werbeindustrie propagierten superschlanken Schönheitsideal zu entsprechen.

Die beste Vorsorge gegen psychisch bedingte oder geförderte Frauenleiden besteht demnach in einer frühzeitigen Gewöhnung an die Geschlechtlichkeit. Eltern sollten, wenn ihre Kinder in die Pubertät kommen, Themen wie die Monatsregel nicht tabuisieren, sondern zum Inhalt ernsthafter, aber ungezwungener Gespräche machen. Alles, was in Kindheit und Pubertät verdrängt wird – und das gilt auch für das männliche Geschlecht –, bricht sich später in neurotischer Form Bahn.

Sport statt Streß

Bewegung an der frischen Luft verhilft zu einer regelmäßig eintretenden Periode. Bei Leistungssport kann sich aber der positive Effekt in sein Gegenteil verkehren – bei Extremsportlerinnen fällt die Regel oft völlig aus. Aber nicht nur sportlichen Streß sollten Sie meiden, wenn Sie Probleme mit Frauenleiden haben. Überlastung in Beruf oder Familie schlägt sich häufig in solchen Beschwerden nieder, die ja eine starke psychische Komponente besitzen.

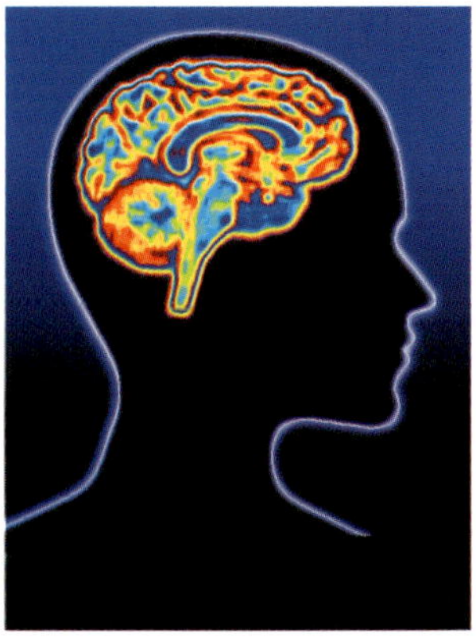

Das menschliche Gedächtnis kann durch regelmäßiges Training beeinflußt und in Form gehalten werden.

Gedächtnisschwäche

Symptome

- **Unfähigkeit, sich an einen bestimmten Zeitabschnitt zu erinnern, der kurze oder längere Zeit zurückliegt**
- **Unfähigkeit, sich täglicher Dinge im Alltag zu vergewissern (z. B. des Aufbewahrungsorts von Brille, Schlüssel usw.)**
- **Unfähigkeit, sich Zahlen, Namen usw. zu merken, während das Gedächtnis sonst gut funktioniert (Lernschwäche)**

Beschreibung

Eingeschränkte Merkfähigkeit bzw. mangelndes Erinnerungsvermögen, Störungen des Kurzzeit- oder Langzeitgedächtnisses.

Ursachen

Die Ursachen sind je nach Art der Gedächtnisschwäche unterschiedlich: Gedächtnislücken, Nicht-behalten-Können, völliger Erinnerungsausfall oder Gedächtnisschwäche können Folge seelischer Erlebnisse sein. Verantwortlich ist im allgemeinen eine durch Nährstoffmangel bedingte, allmählich einsetzende Degeneration von Hirnzellen oder aber auch die Kombination von zuviel Streß im Alltag und zuwenig Nährstoffen in der Ernährung. Gedächtnisschwäche tritt auch als Folge von übermäßigem Alkoholgenuß auf oder nach Vergiftungen, z. B. mit Lösungsmitteln.

Behandlung

Ein Frischeschub an speziellen Hirnvitalstoffen in Obst und Gemüse gleicht die Mangelversorgung aus.

Heilen mit Obst und Gemüse

- Sojabohnen sind sehr reich an Phosphatidylcholin, einem B-Vitamin, das wichtigster Bestandteil der Myelinschicht im Gehirn und außerdem Rohstoff für den Neurotransmitter (Nervenreizstoff) Azetylcholin, den Konzentrationsstoff im Gehirn, ist.
- Mehrfach ungesättigte Fettsäuren machen die Nervenschutzsubstanz Cholesterin im Körper transportfähig und verwertbar. Ideale Nahrungsmittel: Sojaprodukte, Oliven, Mais, Bohnen, Avocados.
- Vitamin E schützt Cholesterin in Gehirnzellen vor Oxidation (Ranzigwerden) durch freie Radikale. Ideal: Soja, Oliven, alle Pflanzenöle.

Chemie des Denkens

Wichtig für die Funktion unseres Denkapparats ist die Viskosität, d. h. der Flüssigkeitsgehalt der ölig-feuchten Myelinschutzschicht der Gehirnzellen. Diese verletzliche Membran besteht aus Eiweiß, Cholesterin und sogenannten Sphingomyelinen, das sind phosphorhaltige Fettsäuren.

Gedächtnistraining

Die klassische Übung Kopfrechnen wird der heutigen Schülergeneration gar nicht mehr beigebracht. Aber es gibt hilfreiche Bücher zum Thema »Gedächtnistraining«.

Sojabohnentopf

- Die Tomaten überbrühen, häuten, entkernen und in Würfel schneiden.
- Die Zwiebeln und den Sellerie schälen und kleinschneiden. Die Knoblauchzehe zerdrücken.
- Den Reis mit der doppelten Menge Wasser und Salz in einem hohen Topf aufkochen lassen. Dann gemäß Packungsangabe auf kleiner Flamme ausquellen lassen.
- Die gekochten Sojabohnen mit Mais, Tomaten, Zwiebeln, Sellerie, Knoblauch, Kräutern und Gewürzen in eine Schüssel geben.
- In einer kleinen Schüssel das Tomatenmark mit der Brühe vermischen.
- Eine große Kasserolle mit der Hälfte des gekochten Reises auslegen. Mit dem Gemüse bedecken und die andere Hälfte Reis darüber verteilen.
- Den Käse darüberstreuen. Bei 175 °C 30 Minuten im Ofen backen.

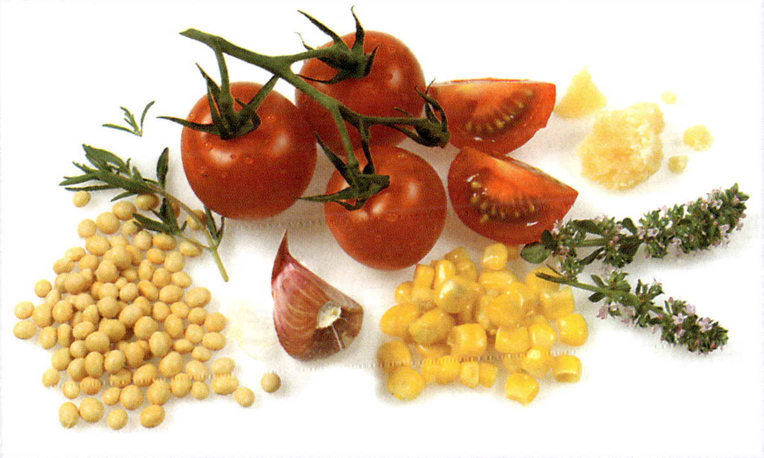

Zutaten für 6 Personen

1 Tasse Sojabohnen (Achtung: Garzeit 3 Stunden!)
2 1/2 Tassen Naturreis
2 Tassen Mais
4 Tomaten
2 Zwiebeln
75 g Sellerie
1 Knoblauchzehe
1/2 TL Thymian
1/2 TL Bohnenkraut
Cayennepfeffer
2 EL Tomatenmark
1/2 Tasse Gemüsebrühe
1 TL Olivenöl
75 g geriebener Parmesan

Die Nerven schonen, den Geist fordern!

Viele Menschen verhalten sich genau umgekehrt. Dabei ist der Intellekt unser einziges Werkzeug, das nur durch ständige Benutzung scharf bleibt. Mehrjährige Unterforderung, z. B. als Nur-Hausfrau nach dem Studium, zeigt Wirkung – werfen Sie mal einen Blick in Ihre alten Schulhefte oder Vorlesungsmitschriften. Könnten Sie das noch? Suchen Sie intellektuelle Herausforderungen, lesen Sie anspruchsvolle Literatur. Während Ihnen die Spülmaschine eine geisttötende Tätigkeit abnimmt, lösen Sie schwierige Kreuzworträtsel! Ihr Kind lernt Latein? Prima – lernen Sie es mit!

Chemie der Gedächtnisschwäche

Bei Streß und Fehlernährung verdickt und verklebt die Myelinschicht der Nervenzellen. Nervenreize – wie z. B. bei der Assoziation von Gedanken – können dann nicht mehr schnell genug übertragen werden. Hält eine entsprechende Mangelversorgung an, dann kommt es zum bedrohlichen Prozeß einer Amyloidbildung (Eiweißverkrustungen) als Folge abgestorbener und abgeschilferter Gehirnzellen. Auch sogenannte Lipofuszine bilden sich dann: tote Krusten aus Fett, Eiweiß und Cholesterin.

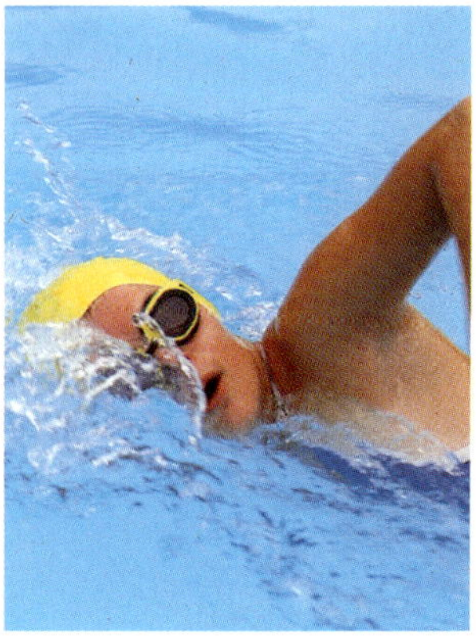

Schwimmen ist die perfekte Sportart zur Stärkung der Gesamtkörpermuskulatur bei gleichzeitiger Entlastung der Gelenke.

Gelenkschmerzen

Symptome

- **Anhaltender Schmerz in Gelenkkapseln**
- **Eventuell akut auftretende Schmerzen oder Schmerzverschlimmerung durch entsprechende Einflüsse (Kälte, bestimmte Gelenkbelastungen)**
- **Begleiterscheinungen der Schmerzen bei Bewegungen: Knirschen oder Knacken**

Beschreibung

Gelenkschmerzen infolge von Entzündung oder Abnutzung.

Ursachen

Sportverletzungen, stumpfe Verletzungen (Stoß, Schlag, Prellung usw.), sonst meist Abnutzung von Gelenken oder Entzündungen.

Behandlung

Hilfreich ist ein Ruhigstellen des Gelenks, außerdem Wärme (bei Entzündung Eisbeutel), Bestrahlungen, Einreibungen, Wärmepflaster, Heilbäder, Massagen. Belastungen oder ruckartige Bewegungen sollten vermieden werden, wenn das Gelenk kalt oder unterkühlt ist.

Heilen mit Obst und Gemüse

- Verzicht auf Fleisch ist angesagt: Die darin enthaltene Arachidonfettsäure ist für Gelenkentzündungen mitverantwortlich. Stellen Sie Ihre Nahrung um auf essentielle Fettsäuren, die andere Prostaglandin-(Gewebshormon-)Typen produzieren und damit Entzündungen lindern: in Mais, Soja, Oliven, Zwiebeln, Knoblauch, Bohnen sowie allen Samen, Kernen und Keimen.
- Das Spurenelement Selen (in Spargel, Knoblauch, Pilzen, Kohl, allen Knollen) ist für die Gelenkschmiere wichtigster Schutzfaktor vor freien Radikalen, insbesondere in Verbindung mit Vitamin E (in Soja, Oliven, Pflanzenölen).
- Proteolytische (eiweißzersetzende) Enzyme wie Bromelain in Ananas und Papain in Papayas bauen Bindegewebekomplexe in Gelenken ab, wirken lindernd gegen Schwellungen. Vitamin C (in frischem Obst) hemmt den Histaminausstoß aus Gefäßwänden in Gelenken (mitverantwortlich für Schmerzen).

Unser Tip

Sehr empfehlenswert gegen Gelenkschmerzen ist Schwimmen, der ideale Gelenksport schlechthin. Wechseln Sie dabei zwischen Brust- und Rückenschwimmen. So stärken Sie sanft Ihre Muskulatur am ganzen Körper, was auch hilft, Ihre Gelenke zukünftig zu entlasten. Auch der Abbau von Übergewicht entlastet den Gelenkapparat – und fördert darüber hinaus die Freude an der Bewegung.

Spargelsalat

- Den Spargel am unteren Ende (5 cm) abschneiden, dann in 3 bis 4 cm lange Stücke schneiden und in kochendem Salzwasser 3 Minuten garen.
- Champignons trocken abreiben und in Scheiben hobeln.
- Die Tomaten überbrühen, häuten, vierteln. Die Kerne entfernen und das Fruchtfleisch achteln. Das Ei pellen und ebenfalls achteln.
- Aus Zitronensaft, Weißwein, Sonnenblumenöl, Salz und Pfeffer eine Marinade bereiten. Über das zubereitete Gemüse (kalt oder lauwarm) geben. Vorsichtig mischen und 15 Minuten durchziehen lassen.
- Die Chicoréeblätter auf zwei Tellern anrichten, den Salat darauf verteilen und mit der Kresse bestreuen.

Zutaten für 2 Personen

375 g grüner Spargel
125 g frische Champignons
2 Tomaten
1 hartgekochtes Ei
Saft von 1/2 Zitrone
1 1/2 EL Weißwein
3 EL Sonnenblumenöl
Salz
Weißer Pfeffer
Einige Chicoreéblätter
Kresse

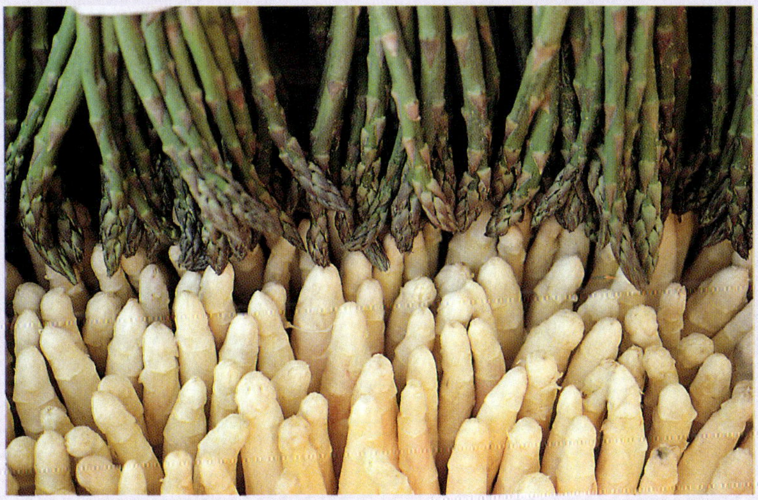

Was knirscht da?

Abnutzung entsteht meist durch einseitige Belastung und Nährstoffmangel. Durch die Hormonumstellung bei Frauen nach den Wechseljahren werden Knochen und Knorpel oft unterversorgt – ein Sachverhalt, der degenerative Gelenkerkrankungen begünstigt. Häufig treten entzündliche und abnutzungsbedingte Gelenkschmerzen gemeinsam auf. In den betroffenen Gelenkhöhlen kann sich Bindegewebe bilden, das die Beweglichkeit des Gelenks weiter einschränkt. Die im Gelenk verbundenen Knochen sind von weichen Knorpeln überzogen, zwischen denen sich die Gelenkschmiere befindet. Um Schmerzen zu lindern und abzubauen, muß die Gleitfähigkeit des Gelenks wiederhergestellt werden.

Keine Höchstleistungen aus dem Stand!

Treten die Gelenkschmerzen immer bei sportlichen Betätigungen auf, kann mangelndes Aufwärmtraining die Ursache sein, notfalls müssen Sie die Sportart wechseln. Sportarten im Wasser oder Radfahren sind weniger verschleißträchtig für die Gelenke als etwa Joggen, Fußball oder Tennis. Auch in der Arbeit lauern Gefahren bei immer wiederkehrenden Tätigkeiten, die einseitig die Gelenke beanspruchen. Und Fuß- und Kniegelenke danken für gutes Schuhwerk nach orthopädischen Richtlinien.

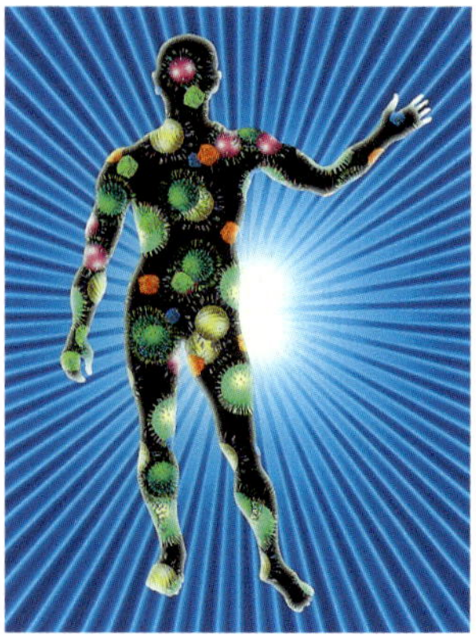

Eine Vielzahl bekannter und unbekannter Viren ist für grippale Infekte zuständig, die sich alle in unterschiedlicher Heftigkeit äußern.

Grippaler Infekt

Symptome

- **Fieber, Gliederschmerzen**
- **Nasenlaufen, Husten, Halsschmerzen, Heiserkeit**
- **Frösteln, manchmal Schüttelfrost**
- **Appetitmangel, Müdigkeit**

Beschreibung

Fieberhafte Krankheit als Folge einer Virusinfektion.

Ursachen

Rund 200 verschiedene Virustypen können einen grippalen Infekt auslösen, der nicht mit einer richtigen Grippe (Influenza) zu verwechseln ist, die von speziellen Virustypen ausgelöst wird, meist einen schwereren Verlauf nimmt und nicht ungefährlich ist. Kaltes Wetter, Zugluft oder Nässe allein verursachen keinen grippalen Infekt. Sie schwächen aber die Immunabwehr in den Schleimhäuten und begünstigen so das Ansiedeln und die Ausbreitung von Viren.

Behandlung

Am besten ist es, man vertraut auf die Selbstheilungskräfte des Körpers. Die akut auftretende Entzündung der Atemwege klingt nach wenigen Tagen wieder ab. Durch bestimmte Maßnahmen werden jedoch Begleitsymptome wie Gliederschmerzen, Husten oder Mattigkeit gelindert. Ideal sind Bettruhe und Wärme, weil dadurch die Streßbelastung gesenkt wird und damit dem Immunsystem mehr an kräftigenden Nährstoffen verbleiben.

Wer bleibt verschont?

Innerhalb einer Familie sind Mitglieder manchmal gegenüber bestimmten Virustypen immun oder empfänglich, so daß sich das eine Familienmitglied ansteckt, das andere aber nicht. Die größte Ansteckungsgefahr geht von Nasensekreten oder Nasenschleim aus, die mit Viren geradezu explosiv aufgeladen sind. Die Viren werden dann über Tröpfcheninfektion oder Fingerkontakt übertragen.

Heilen mit Obst und Gemüse

- Saftreiches Obst wie Grapefruits, Orangen, Zitronen, Kiwis, Weintrauben, Beeren, Pflaumen, Äpfel, Ananas, Mangos, Papayas oder Avocados ersetzen den Flüssigkeitsverlust durch Schwitzen und liefern dem geschwächten Körper gleichzeitig alle wichtigen Aufbaustoffe.
- Scharfwürzige Gemüsesorten wie Paprika, Zwiebeln, Knoblauch, Fenchel, Lauch, Rettich oder Radieschen erhöhen den oft gedrosselten Appetit und wirken desinfizierend auf Schleimhäute. Das Kochwasser nicht wegschütten, es enthält wertvolle Mineralstoffe: Gut gewürzt wird daraus ein gesunder Trunk.

Im Biergarten

- 2 Fleischtomaten, 3 Radieschen, 1/2 Salatgurke, Dill.
- Von den Tomaten den Blütenansatz entfernen. Die Radieschen mit den Blättern gut waschen. Welke Blätter und die Wurzeln abschneiden. Die Salatgurke putzen.
- Alles entsaften. Den Dill hacken und darüberstreuen.

Südseesturm

- 1 Mango, 1/2 Ananas, 1/2 Grapefruit, 1/2 Limette.
- Die Mango so schälen, daß nichts Grünes mehr am Fruchtfleisch hängt, das Fruchtfleisch vom Stein schneiden. Pürieren.
- Die Ananas schälen und entsaften. Die Grapefruit und die Limette mit der Zitruspresse entsaften.
- Gut mit dem Mangopüree mischen, nach Geschmack leicht gekühlt servieren.

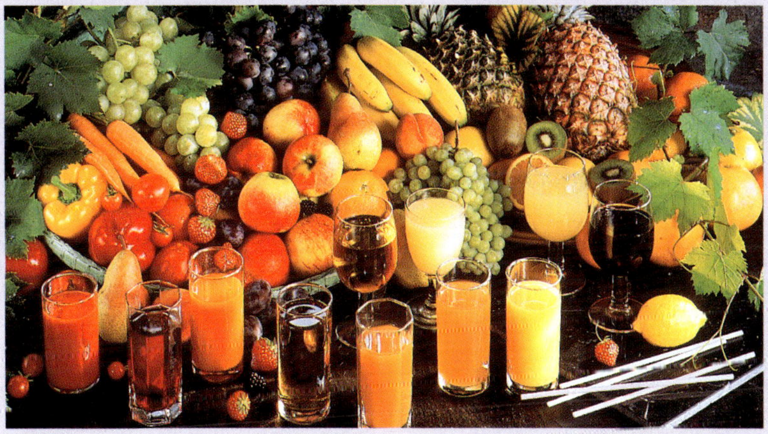

Den Schleim lösen

Befreien Sie Ihre Nase von Schleim, ehe er Stirn- und Kieferhöhlen füllt. Aber auch dann können sie noch selber abhelfen, indem Sie über die Nase die Nebenhöhlen spülen. Rühren Sie einen Teelöffel Meersalz in ein kleines Glas lauwarmes Wasser, beugen Sie sich über das Waschbecken, und ziehen Sie die Lösung durch ein Nasenloch ein. Das andere halten sie zu und lassen durch Neigung des Kopfes die Lösung in die Nebenhöhle sickern – etwas warten, ausschneuzen und dann die andere Seite spülen. Die gleiche Prozedur ohne Salz läßt Ihre Schleimhäute abschwellen.

Vitamindrinks

Obst- und Gemüsesäfte sind ideale Hausmittel bei grippalen Infekten. Wegen der notwendigen Flüssigkeitszufuhr empfiehlt es sich, sie mit Wasser verdünnt einzunehmen (oder ein Glas Wasser hinterher zu trinken). Das erhöht auch ihre Bekömmlichkeit.

Immunschutz verbessern

Eine handfeste Grippe ist oft die Folge einer Erkältung, die schon länger zurückliegt und unter Umständen nicht richtig auskuriert wurde. Der Körper ist geschwächt und anfällig für das Virus. Um so wichtiger ist es, sich bei und vor allem nach jeder auftretenden Erkältung besonders Vitamin-C-reich zu ernähren. Das Vitamin bietet den besten Schutz für das Abwehrsystem.

Kinder sind besonders gefährdet

Je jünger die Kinder sind, um so häufiger werden sie angesteckt. Mit den Jahren bzw. mit der Zahl der überstandenen Erkrankungen vergrößert sich das individuelle Arsenal an Immunstoffen.

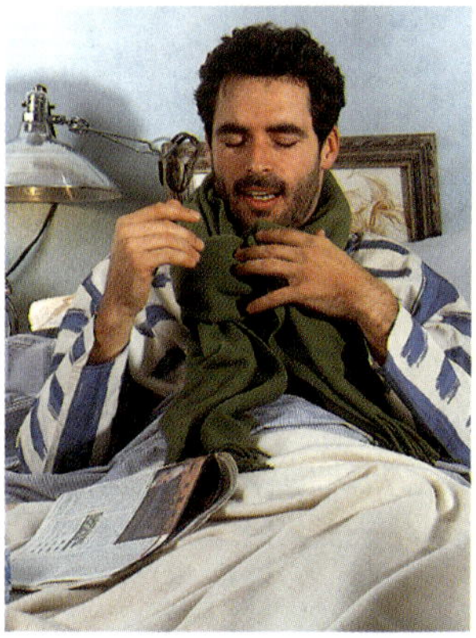

Bei Grippe hilft nur eines: ab ins Bett, auch um die Ansteckung anderer Menschen zu vermeiden.

Heilsames Fieber

Das die Grippe begleitende Fieber tötet durch die erhöhte Temperatur eingedrungene Viren, fördert die Durchblutung und aktiviert das körpereigene Abwehrsystem.

Impfen gegen Grippe?

Es gibt Schutzimpfungen gegen die am häufigsten auftretenden Grippeviren. Diese Viren können sich jedoch in ihrer genetischen Struktur verändern, so daß die durch Impfung erworbene Immunität oft nicht lange wirksam bleibt. Grippeimpfungen haben eine statistische Wirksamkeit von 70 bis 80 Prozent. Sie können erhebliche Nebenwirkungen haben; Fachleute raten robusten, gesunden, jungen Menschen deshalb eher davon ab.

Grippe (Influenza)

Symptome

- **Hohes Fieber, Frösteln, Schüttelfrost**
- **Muskel-, Glieder- und Rückenschmerzen**
- **Husten, rauher Hals, Heiserkeit, Nasenkatarrh**
- **Müdigkeit, Kopfschmerzen**
- **Meist plötzliches und akutes Auftreten der Symptome**

Beschreibung

Influenza ist eine ansteckende Infektion mit Influenzaviren.

Ursachen

Grippe wird als Tröpfcheninfektion durch bestimmte Influenzaviren übertragen und tritt häufig als Epidemie mit oft verheerenden Folgen auf. Die Inkubationszeit, der Zeitraum zwischen Ansteckung und Ausbruch der Krankheit, beträgt mehrere Stunden bis einige Tage.

Die Erreger werden über die Atemluft oder über persönlichen Kontakt übertragen. Sie dringen zerstörend in die Schleimhäute der oberen Luftwege ein (Nase, Hals, Rachen, Bronchien usw.). Grippe mit ihren aggressiven Virustypen A, B und C kann zu schweren Komplikationen wie einer Mittelohrentzündung, Bronchitis oder einer Lungenentzündung führen, die sich für ältere und alte Menschen lebensbedrohlich auswirken kann.

Behandlung

Wärme, Ruhe, viel trinken (heiße Tees) hilft Grippekranken. Die Zimmerluft sollte nicht zu trocken sein, damit die Sekretbildung in Lunge, Rachen oder Nase nicht behindert wird. Milch kann – im Gegensatz zu Obstsäften, Tee oder Mineralwasser – bei manchen Patienten den Schleim verdicken, so daß er weniger leicht ausgehustet werden kann.

Heilen mit Obst und Gemüse

- Allizinhaltige Gemüse wie Zwiebeln, Knoblauch, Lauch stärken den körpereigenen Abwehrkampf gegen die Influenzaviren.
- Vitamin-C-haltige Obst- und Gemüsesorten kräftigen die weißen Blutkörperchen der Immunabwehr und aktivieren die Produktion von virentötenden Antikörpern.

Rassige Lauchcremesuppe

Zutaten für 2 Personen

200 g Lauch
20 g Butter
375 ml Wasser
1/8 l Milch
Gekörnte Gemüsebrühe
1 Prise Zucker
3 TL Weißwein
1/2 Knoblauchzehe
1 Scheibe Toastbrot

- Den Lauch putzen, gründlich waschen und in dünne Ringe schneiden.
- In 10 g zerlassener Butter in einem Topf andünsten. Einige Lauchringe fürs Garnieren herausnehmen und zurückbehalten.
- Wasser und Milch zum Lauch geben und erwärmen. Gemüsebrühe einrühren, zum Kochen bringen und auf kleiner Flamme 5 Minuten kochen.
- Die Suppe vom Feuer ziehen und mit dem Stab pürieren. Mit Zucker und Weißwein abschmecken. Die restlichen Lauchringe in die fertige Suppe geben.
- Das Toastbrot in kleine Stücke schneiden und die Knoblauchzehe zerdrücken. Die übrige Butter in einer Pfanne zerlassen. Brot und Knoblauch zusammen in der Butter rösten. Die Suppe auf Teller verteilen, die Croûtons in die Mitte setzen.
- Wer Zwiebelsuppe lieber mag, ersetzt einfach den Lauch durch Zwiebeln.

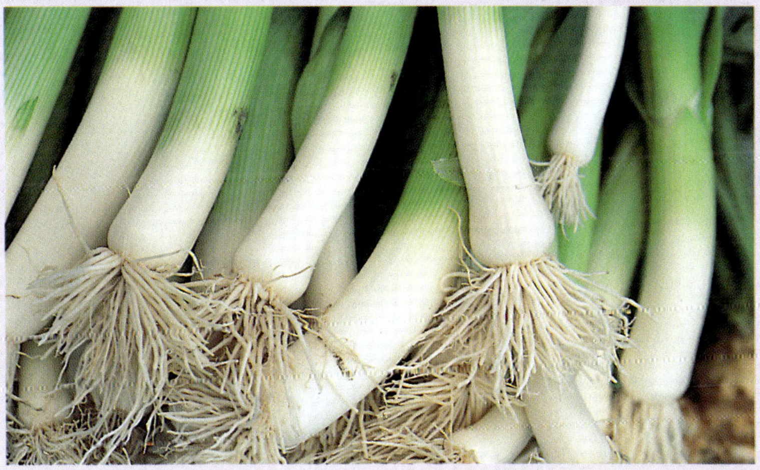

Impfen hilft nicht immer!

Grippeimpfstoffe sind auf eine Reihe schon bekannter Viren abgestimmt. Die Vorsorgeimpfung greift daher nicht immer, denn die jährlich aus Zentralasien nach Europa rollende Epidemiewelle bringt jedesmal ein leicht verändertes Virus zu uns. Wichtig ist daher eine rechtzeitige Kräftigung des Abwehrsystems. Die Pharmazie kann gegen Viren keine spezifisch wirkenden Medikamente aufbieten, beugen Sie also vor. Gesunde Ernährung und Lebensweise schützen Sie vor Virusinfektionen am besten.

Wann zum Arzt?

Rufen Sie den Arzt, wenn Säuglinge und Kleinkinder von den angezeigten Symptomen betroffen sind, wenn sich Blut im Auswurf findet, wenn das Fieber auffällig steigt oder tagelang anhält, wenn der Husten stark schmerzt oder sich Atemnot einstellt, wenn Ohrenschmerzen (bei Kindern auch Kopfschmerzen), Brustschmerzen und Kreislaufprobleme auftreten.

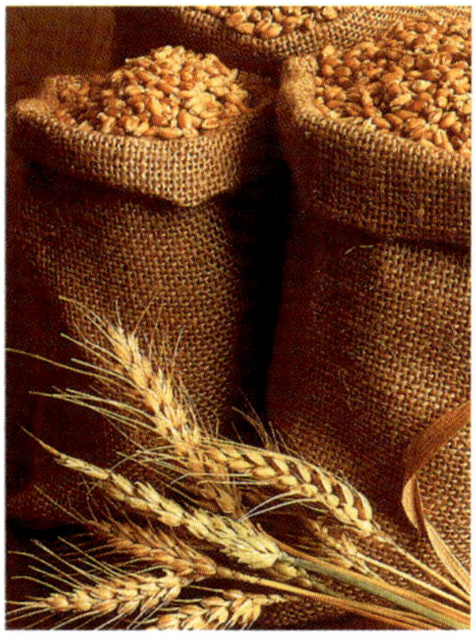

Ein Mangel an Ballaststoffen in der Ernährung, wie etwa durch zuwenig gesundes Getreide, kann zu den schmerzhaften Venenknötchen führen.

Hämorrhoiden

Symptome

- **Afterjucken**
- **Afterbluten**
- **Fühlbare Knötchen im Analbereich (bei äußeren Hämorrhoiden)**
- **Afterschmerzen**

Beschreibung

Erweiterte Venen am After oder im Mastdarm.

Ursachen

Übermäßiges Pressen beim Stuhlgang oder erhöhter Gewichtsdruck in der Schwangerschaft kann Hämorrhoiden verursachen. Ursache für geschwächte Venenwände, Darmträgheit und Verstopfung ist fast immer eine Fehlernährung.

Behandlung

Ernährung umstellen auf vollwertige Kost mit naturbelassenen Lebensmitteln. Vermeiden Sie angestrengtes Pressen beim Stuhlgang (der Verzehr bestimmter Obst- und Gemüsearten führt rasch zu einem breiigeren Stuhl). Gegen Hämorrhoidenschmerzen helfen mehrmals täglich Sitzbäder (z. B. mit Teebaumöl), aber auch Eispackungen.

Empfindliche Venen

Venenwände sind dünn und dehnbar, sie dienen nämlich als Blutreservoir bei eventuellen Verletzungen mit erhöhtem Blutverlust sowie in der Schwangerschaft für die Versorgung des heranwachsenden Kindes mit Blut. Deshalb brauchen Venen bzw. das sie umschließende Bindegewebe kräftigende, festigende Nährstoffe wie Vitamin C, Rutin und Zink.

Heilen mit Obst und Gemüse

- Ballaststoffreiches Obst und Gemüse sorgen für eine rasche Darmpassage des Nahrungsbreis, beseitigen Darmträgheit und Verstopfung – und somit die Hauptursachen von Hämorrhoiden. Ideales Obst sind Äpfel, Birnen, Avocados, alle Beeren, Ananas, Datteln und Feigen, Kiwis, Pfirsiche, Pflaumen, Quitten, Rhabarber, Stachelbeeren und Weintrauben. Besonders ballaststoffreiches Gemüse: Auberginen, alle Kohlsorten, Chicorée, Brokkoli, Rüben, Karotten, Kohlrabi, Lauch, Rettich, Sellerie, Spargel und Spinat.
- Die wichtigsten Nährstoffe für die empfindlichen Venen: Vitamin C finden Sie in frischem, möglichst säuerlichem Obst; Rutin, ein Pflanzenschutzstoff, ist reichlich enthalten in Buchweizen; das Spurenelement Zink liefern Spargel, alle Kohlsorten, Rüben, Mais, Hülsenfrüchte wie Bohnen, Erbsen und Linsen, Zwiebeln, Kartoffeln, Sojabohnen und Spinat.

Gefüllte Auberginen

- Den Weizen über Nacht in kaltem Wasser einweichen.
- Die Zwiebeln schälen und würfeln. In der erhitzten Butter andünsten. Mit Sahne aufgießen und zugedeckt bei sehr schwacher Hitze ausquellen lassen.
- Die Auberginen inzwischen der Länge nach in 5 Scheiben schneiden. Salzen und 15 Minuten weinen lassen.
- Den Ofen auf 200 °C vorheizen.
- Den Weizen mit Zimt, Koriander, Salz und Pfeffer würzen. Die Auberginen trockentupfen und dünn mit Senf bestreichen.
- Die Lauchzwiebeln schräg in feine Ringe schneiden. Mit dem Weizen mischen.
- Den Weizen und die Auberginenscheiben abwechselnd dachziegelartig in eine Auflaufform schichten. Eventuell mit Käse abdecken. Etwa 45 Minuten backen.

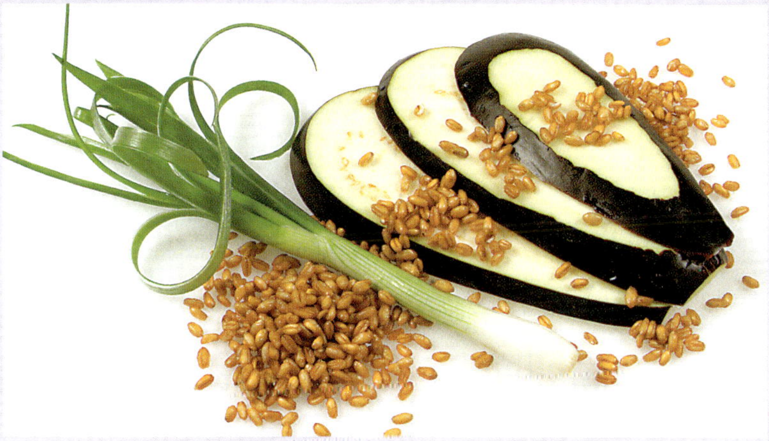

Zutaten für 3 Personen

150 g Weizenkörner
2 Zwiebeln
20 g Butter
200 g Schlagsahne
2 große Auberginen
Salz
Zimt
Gemahlener Koriander
Pfeffer aus der Mühle
2 EL Senf
1 Bund Lauchzwiebeln

Nur kein Streß!
Streß belastet das vegetative Nervensystem und löst Verdauungsstörungen aus – meiden Sie also Hektik und Aufregung! Das Erlernen einer Entspannungstechnik kann – wie so oft – auch hier nützlich sein.

Vorbeugen

Bei Verstopfung verhärtet sich der Stuhl im Enddarm und muß unter Anspannung ausgepreßt werden. Dadurch werden die empfindlichen Venenwände gedehnt und der venöse Blutfluß verlangsamt. Die Folge: Venen schwellen an und entzünden sich. Achten Sie also auf ballaststoffreiche Ernährung. Ein übriges können Sie tun, indem Sie mit Gymnastik oder geeigneten Sportarten die darmunterstützende Bauchmuskulatur kräftigen.
Besser als auf einem Bidet können sie sich nach dem Stuhlgang nicht säubern – aber drosseln Sie die Wassertemperatur: Warmes Wasser mag zwar angenehmer sein, aber nur kaltes Waschen hemmt den Juckreiz und fördert das Schließen der angerissenen Blutgefäße.

Auch ohne Hämorrhoiden
Den Analbereich immer sauberhalten, dazu nach dem Stuhlgang möglichst feuchtes Papier verwenden (verschiedene Sorten sind im Handel) oder ein Bidet benutzen.

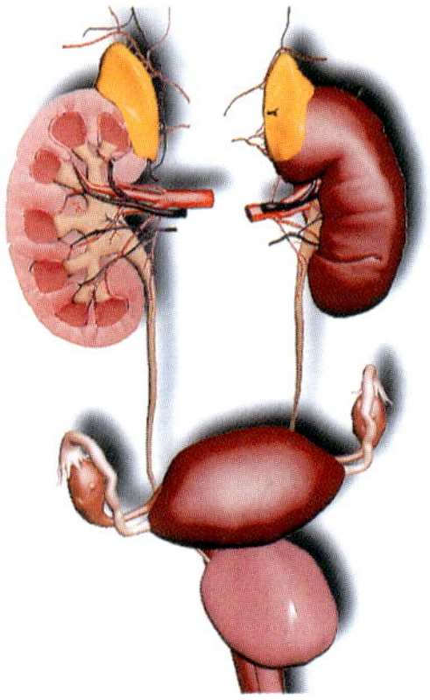

Der weibliche Urogenitaltrakt ist besonders empfindlich gegenüber den entzündlichen Kolibakterien.

Frauen trifft's öfter

Frauen sind häufiger von Harnwegsentzündungen betroffen als Männer, weil die weibliche Harnröhre nur drei bis fünf Zentimeter lang ist, die männliche hingegen zwischen 20 und 25 Zentimeter. Bakterien oder Pilze dringen deshalb bei Frauen leichter vom Scheidenvorhof in die Harnwege ein.

Wann zum Arzt?

Der Arzt muß zu Rate gezogen werden, wenn mit Harnwegsbeschwerden starke Schmerzen oder Fieber einhergehen, wenn sich Blut im Urin befindet oder wenn sich nach einigen Tagen keine Besserung einstellt.

Harnwegsentzündung

Symptome

- **Schmerzendes oder brennendes Wasserlassen**
- **Oft wolkige, gelbgrüne schleimhaltige Bestandteile im Harn**
- **Harndrang, auch bei entleerter Blase**
- **Tröpfeln beim Wasserlassen**

Beschreibung

Eine Entzündung oder Infektion der Harnröhre, häufig begleitet von einer Blaseninfektion bzw. -entzündung.

Ursachen

Viren, Bakterien, Pilze, auch Allergien oder Alkoholmißbrauch können Harnwegsentzündungen verursachen.

Behandlung

Angebracht sind Wärme, warme Unter- und Bettwäsche. Kaffee und Alkohol möglichst meiden; ansonsten viel trinken.

Heilen mit Obst und Gemüse

- Karotene bzw. das aus ihnen im Körper entstehende Retinol (Vitamin A) ist wichtigster Schutzfaktor für das Epithelgewebe der Schleimhäute im Bereich der ableitenden Harnwege. Nur Vitamin-A-geschützte Schleimhäute sekretieren ausreichend sogenannte Immunglobuline vom Typ A, Hauptfaktor gegen einen Befall durch Krankheitserreger. Vitamin A bezieht der Körper aus allen gelben, roten und dunkelgrünen Obst- und Gemüsearten.
- Ein zu hoher pH-Wert in Schleimhäuten (also zuwenig Säure, die Bakterien abtötet) begünstigt das Ausbreiten von Bakterien (z. B. Kolibakterien) sowie das Ansiedeln von Pilzen (z. B. Candida albicans), das zu Brennen und Jucken sowie gelbgrünem, schaumigem, übelriechendem Ausfluß führen kann. Dagegen helfen vitaminreiches Obst (ideal: Zitronen; die sollten Sie am besten samt Fruchtfleisch essen, auch wenn es sauer schmeckt) sowie Zwiebeln, Knoblauch, Meerrettich, Rettich, Radieschen mit ihrem jeweils hohen Gehalt an ätherischen Ölen und schwefelhaltigen Verbindungen, die antibakteriell und antimykotisch (d. h. gegen Pilze) wirken.

Scharfes Frühstück

Zutaten für 1 Person

1 Bund Radieschen
150 g Magerquark
2 EL Crème fraîche
Kräutersalz
1 TL gehackte Petersilie
1 EL Kresse
1 Mohnbrötchen
Butter

- Die Radieschen waschen und in hauchdünne Scheiben hobeln.
- Den Quark mit Crème fraîche glattrühren. Mit Kräutersalz würzen. Radieschenscheiben und gehackte Petersilie untermischen.
- Die Kresse waschen, abtropfen und darüberstreuen. Das Brötchen mit Butter bestreichen und dazu essen.

Gemüsedrink »Katerfrühstück«

Zutaten für 1 Person

1/2 Salatgurke
1 Apfel
Etwas geriebener Meerrettich
Zitronensaft

- Die Gurke putzen, den Apfel entkernen. Beides entsaften.
- Vorsichtig mit Meerrettich und Zitronensaft würzen.

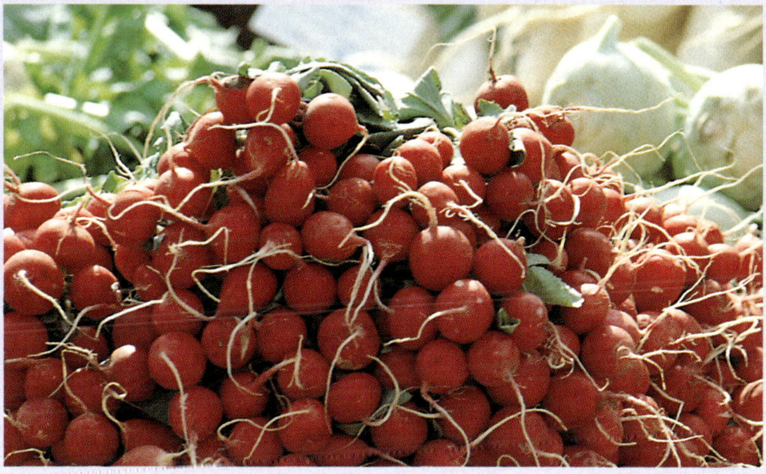

Trinken, trinken, trinken!

Verschleppen Sie die Entzündung nicht, sie kann üble Folgen haben, im schlimmsten Fall sogar chronische Nierenschäden. Je früher Sie einschreiten, desto sanftere Methoden wirken. Gönnen Sie sich Bettruhe, und nehmen Sie viel Flüssigkeit zu sich, drei Liter Wasser, Tee und Fruchtsäfte pro Tag sollen es schon sein. Säfte der Preisel- und der Johannisbeere senken den pH-Wert des Urins und schaffen den Bakterien eine unfreundliche Umgebung.
Harnwege sind ein klassisches Einsatzfeld von Tees, hauptsächlich durch ihre Spülwirkung. Blasen- und Nierentees enthalten Wirkstoffe aus Birkenblättern, Goldrutenkraut, Brennesselkraut und weiteren Pflanzen. Der Apotheker berät Sie gern. Antibiotika sollten Sie sich erst bei schweren Entzündungen verschreiben lassen.

Beugen Sie vor!
Zur Vorbeugung gehört Hygiene. Für Frauen empfiehlt es sich, nach dem Stuhlgang die Analregion von vorne nach hinten zu reinigen und anschließend mit Seife und Wasser zu waschen, um Keime vom Scheidenbereich fernzuhalten. Der Handel bietet feuchtes Toilettenpapier an, auch mit pflegender Kamille. Aus hygienischen Gründen eignen sich Duschbäder besser als Sitzbäder. Verwenden Sie möglichst keine Intimsprays.

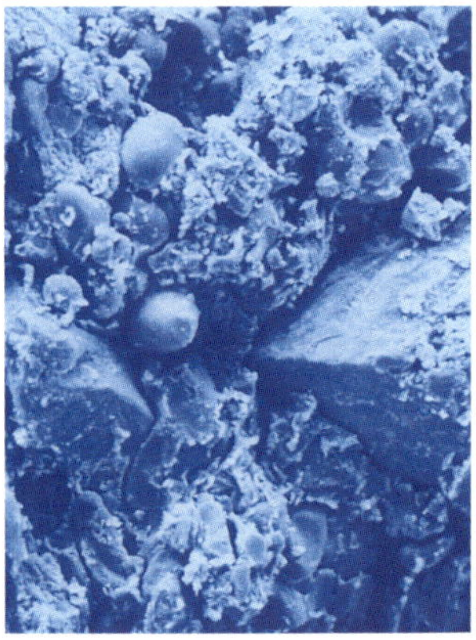

Hautallergien werden oft durch Stoffe verursacht, die nur unter dem Mikroskop erkennbar sind, wie etwa der Hausstaub.

Allergien bei Kindern

Säuglinge leiden mitunter unter Hautallergien, die sich zum erstenmal im Alter von etwa einem halben Jahr an den Wangen abzeichnen. Oft verschwinden diese Symptome im Alter von zwei Jahren. Wenn kleine oder größere Kinder eine sehr weiche Haut haben, halten sich allergische Hautausschläge meist nur über einen bestimmten Zeitraum. Kinder mit sehr trockener Haut hingegen werden die Beschwerden oft ein Leben lang nicht los.

Hautallergie

Symptome

- **Juckender, auch schmerzhafter Hautausschlag, meistens in feuchten, warmen Hautnischen wie Ellbogen, Kniekehlen, an Füßen, im Anal- und Genitalbereich**
- **Bei bestimmten Arten (z. B. Sonnenallergie) auch im Gesicht, auf Brust, Armen, Beinen**
- **Verdickung der Haut, die sich schält, mit Pickeln und Pusteln übersät ist**

Beschreibung

Hautausschlag, Hautentzündung oder eine andere allergisch bedingte Hautreaktion. Hautempfindlichkeit gegen Seife, Sonne usw.

Ursachen

Reaktion auf unterschiedliche Allergene wie bestimmte Nahrungsmittel (Milch, Eier, Weizen, Meeresfrüchte), wollene Kleidung, Kosmetika, Sonnenlicht u. v. a. m.

Behandlung

Entscheidend ist es, die Ursache der Allergie aufzuspüren – und das ist keine leichte Aufgabe, weil es eine nahezu unbegrenzte Zahl möglicher Faktoren gibt. Auslöser können Haselnußblüten ebenso sein wie der Genuß von Äpfeln, Kummer und Konflikte ebenso wie intensive Sonnenbestrahlung. Auch die Belastung der Umwelt mit immer neuen Chemikalien spielt eine Rolle. In jedem dieser Fälle ist das Immunsystem nicht in der Lage, die allergieerregenden Stoffe bzw. deren Bestandteile erfolgreich zu bekämpfen. Auslöser von Hautallergien können auch Staub, Hunde- und Katzenhaare, bestimmte Lebensmittel, Schadstoffe, Streß, Nährstoffmangel usw. sein.

Heilen mit Obst und Gemüse

- Vitamin-C-reiches Obst und Gemüse hemmen und blockieren den Entzündungszyklus allergischer Hauterscheinungen.
- Vitamin E und hochwertige Pflanzenfette (in Soja, Bohnen, Mais, Avocados, Samen, Kernen) schützen Hautzellen und beugen Hautallergien vor.

Bohnenburritos

- Den Ofen auf 220 °C vorheizen.
- Die Bohnen anpürieren. Die Zwiebel schälen und fein hacken.
- In eine beschichtete Kasserolle das Öl geben. Wenn es bei mittlerer Hitze heiß geworden ist, die Zwiebel, den Knoblauch und den Paprika dazugeben. Das Ganze 5 Minuten dünsten, bis die Zwiebel weich ist.
- Kumin, Koriander und weißen Pfeffer unterrühren.
- Nach einer Minute vom Feuer ziehen.
- In einer großen Schüssel Mais, Bohnen und Zwiebelmischung zusammenschütten und gut vermengen.
- Die Mischung auf die Tortillas verteilen. Käse daraufstreuen und aufrollen. Mit dem Rollenende nach unten auf ein Backblech legen und im Ofen 5 Minuten backen.
- Mit Mexikanischer Sauce beträufeln und noch warm servieren.

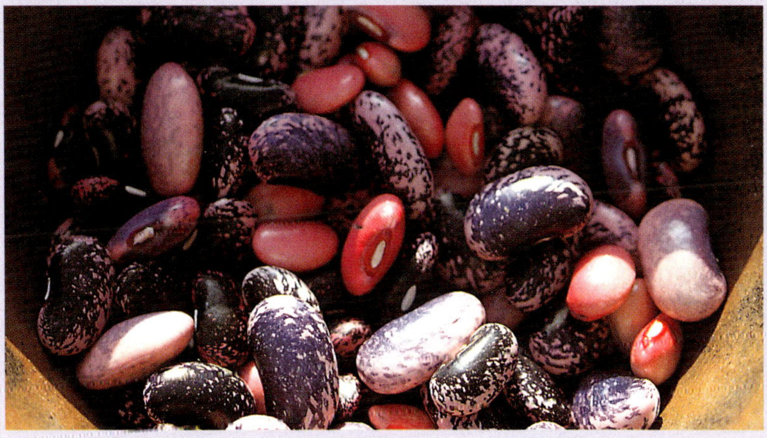

Zutaten für 4 Personen

2 Tassen Kidneybohnen (aus der Dose)
1 TL Olivenöl
1 kleine Zwiebel
50 g roten Paprika
1 Knoblauchzehe
3/4 TL gemahlenen Kumin
1/2 TL gemahlenen Koriander
1 Prise weißer Pfeffer
75 g Mais
4 Tortillas (aus der Packung)
100 g geriebener Emmentaler
150 ml Mexikanische Sauce

Das Immunsystem stärken

Weil die eigentliche Ursache einer Allergie in einem geschwächten Immunsystem besteht, muß es Hauptaufgabe sein, dieses körpereigene Abwehrsystem zu kräftigen. Insbesondere muß ein gestörtes Zusammenspiel von Verdauungstrakt, Nahrungsmittelantigenen, Mastzellen (bestimmte weiße Blutkörperchen in Gefäßwänden), im Blut zirkulierende Basophile (Art der weißen Butkörperchen) und sogenannten Immunglobulinen vom Typ E (Immunantikörper) normalisiert werden. Verursacht wird eine allergieauslösende Entgleisung unseres körpereigenen Schutzapparats häufig durch Eier, Milch, Fisch, Geflügel sowie Gluten, ein Getreideprotein in Weizen, Graupen, Hafer und Roggen.

Immunsystem außer Kontrolle

Vom medizinischen Standpunkt aus reagiert der Organismus bei einer Allergie viel zu stark auf den Kontakt mit bestimmten Stoffen, wie Nahrungsmitteln, Medikamenten oder auch Umweltreizen, die prinzipiell ungiftig sind. Das Immunsystem des Allergikers »schlägt dabei aus«. Problematisch ist hierbei allerdings, daß die Reaktionen des Immunsystems oft krank machender Natur sind, wie an Haut- oder Atemwegserkrankungen zu beobachten ist.

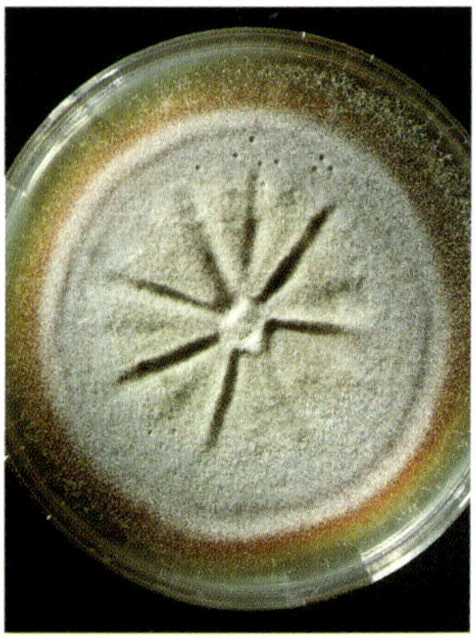

Fadenpilze gedeihen besonders gut in feuchtwarmen Hautzonen und in der Nähe der Schweißdrüsen.

Achtung, Meldepflicht!
Manche Arten von Pilzerkrankungen sind meldepflichtig, da sie hochgradig ansteckend sind. Da nur der Arzt – durch eine mikroskopische Untersuchung – feststellen kann, um welche Pilzart es sich handelt, sollten Sie solche Erkrankungen keinesfalls selbst behandeln.

Was Sie selbst tun können
Zweckmäßig sind gründliche Hygiene, häufiges Waschen mit Seife und Wasser, austrocknende Maßnahmen durch Sonne und Luft. Wichtig ist der Verzicht auf schleim- und säurebildende Lebensmittel wie helle Mehlprodukte oder Süßes.

Hautpilz

Symptome

- **Kleinpilzflechte: kleine bräunliche Flecken (meist am Oberkörper), die sich auch großflächig ansiedeln**
- **Zwergpilzflechte: bräunlich-braunrote, juckende, schuppende Herde, bevorzugt in Leisten- und Achselgegend**
- **Hautpilzflechte: juckende Bläschen an schweißfeuchten Körperstellen (Achseln, Leisten, Zehen)**
- **Kleinsporenflechte: ansteckende (meldepflichtige) Kopfhaarerkrankung mit Schuppen und Haarausfall**
- **Haarpilzflechte: befällt vorwiegend behaarte Körperteile und Nägel; meist schuppende, mit Pusteln bedeckte Herde; häufig eiternd**

Beschreibung

Eine Pilzerkrankung der Haut, hervorgerufen durch verschiedenste Pilzarten.

Ursachen

Übertragung von Mensch zu Mensch oder vom Tier auf den Menschen; häufig sind Haustiere oder sogenannte Kulturfolger wie Tauben infiziert. Pilze können auch von verunreinigten Gegenständen auf den Menschen übertragen werden. Die Pilze dringen in die Haut ein, so daß es zu Immunreaktionen und Entzündungen kommt.

Heilen mit Obst und Gemüse

- Antimykotisch (pilztötend) wirkt das im Knoblauch, Lauch oder Bär- und Schnittlauch enthaltene Lauchöl mit seinem Hauptbestandteil Allizin. Knoblauch ist speziell geeignet für eine Kur gegen Vaginalpilze.
- Pilzhemmende Nahrungsmittel sind Soja- bzw. andere Bohnen und Hülsenfrüchte. Dasselbe gilt für Pilze und Rettich.
- Alle stärkereichen Lebensmittel wie Karotten, Kartoffeln, Topinamburen, Rüben oder Pastinaken sollten regelmäßig auf den Speiseplan. Der Gemüseanteil an der Nahrung soll 40 bis 50 Prozent betragen. Alle Grüngemüse enthalten viel Chlorophyll (Pflanzenfarbstoff), der der Ausbreitung von Pilzen entgegenwirkt.

Lauch mit Pilzen

- Den Lauch gründlich waschen und in 2 cm breite Ringe schneiden.
- Ein wenig Wasser mit dem Instantpulver anrühren. Aufkochen und den Lauch darin 10 Minuten gar kochen.
- Die Tomaten überbrühen, häuten, entkernen, Stielansätze entfernen und würfeln.
- Die Champignons putzen und vierteln. Mit dem Lauch mischen. Mit Salz, Pfeffer und Oregano abschmecken.
- Den Käse in Würfel schneiden und darüber verteilen. Zudecken und bei schwacher Hitze 3 Minuten dünsten. Wenn der Käse geschmolzen ist, etwas Butter dazugeben und sofort servieren.
- Als Beilage könnten Sie Pellkartoffeln, Salzkartoffeln oder Bratkartoffeln reichen.

Zutaten für 1 Person

250 g Lauch
1 TL Gemüsebrühe-Instantpulver
2 Tomaten
Kräutersalz
Pfeffer aus der Mühle
1 TL Oregano
100 g Emmentaler
10 Champignons oder Egerlinge
Butter

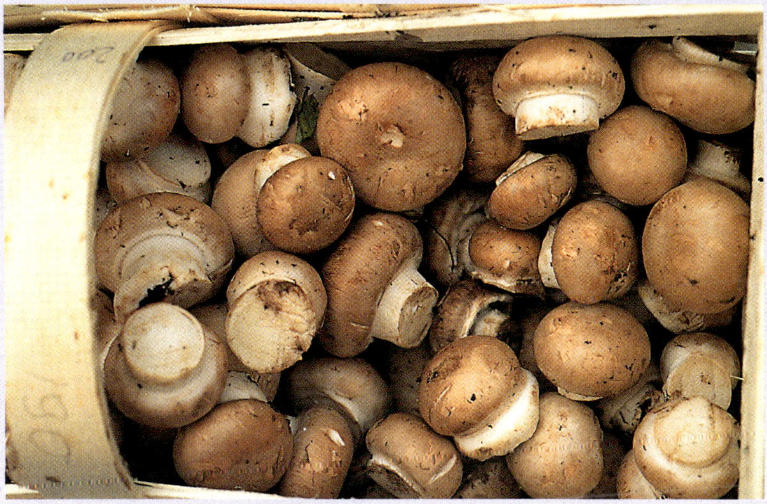

Den Nährboden entziehen

Pilze gedeihen in feuchtem und warmem Klima fast auf allen Hautpartien. Tragen Sie daher nur atmungsaktive Wäsche, die Sie bei Pilzbefall zusätzlich täglich wechseln. Der Schweiß muß verdunsten können, und das wird ihm in zu engen Schuhen oder Gummistiefeln, Unterwäsche mit Kunstfaseranteil, Latexhosen etc. nicht gelingen. Ungeeignete Kosmetika und Streß sind weitere äußere Faktoren, die dem Pilz ermöglichen, das körpereigene Abwehrsystem auszutricksen. Für den Streßabbau wird Ihnen der Hautarzt keine Ratschläge geben, dazu müssen Sie schon selbst Ihre beruflichen und privaten Lebensumstände kritisch betrachten. Überprüfen Sie auch, ob Sie nicht überzogene Ansprüche an sich selbst stellen und sich damit Streß bereiten!

Wann zum Arzt?

Gehen Sie zum Hautarzt, wenn sich Bläschen, Eiterbläschen usw. zu größeren Herden zusammenschließen oder wenn sich Flechten ausbreiten. Das gleiche gilt, wenn sich unter Jucken und Kratzen Furunkel, Karbunkel usw. bilden oder wenn Fieber als Begleitsymptom auftritt. Kinder mit Verdacht auf eine Hautpilzerkrankung gehören sofort in die Hände des Arztes.

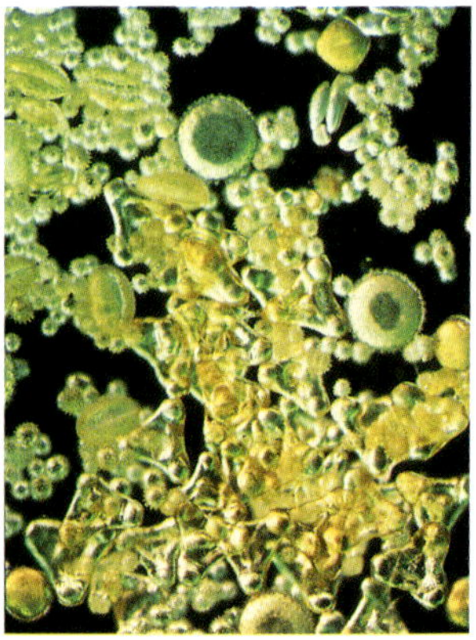

Eine unangenehme Zeit für Heuschnupfengeplagte ist die Zeit des Pollenflugs bis zum Frühsommer.

Heuschnupfen

Symptome

- **Tränende, juckende, brennende, gerötete Augen**
- **Nieszwang, wäßriges Nasensekret**
- **Asthmatische Erscheinungen**
- **Eventuell leichtes Fieber**
- **Nessel- oder Quaddelsucht**

Beschreibung

Heuschnupfen ist eine allergische Reaktion gegenüber Pollen (genauer: gegenüber Proteinbestandteilen pflanzlicher Pollen) von Gräsern, Sträuchern oder Bäumen, auch Heufieber genannt.

Ursachen

Ursache ist ein fehlgeleitetes Immunsystem und als Folge davon eine Überempfindlichkeit gegen bestimmte Substanzen wie Samen-, Blumen-, Gras- oder Baumblütenstaub. Bei allergischem Schnupfen können auch Schimmelpilze, Staub, Milben, Rauch usw. die Ursache sein.

Behandlung

Entfernen Sie so viele allergene Reizspender wie möglich aus Ihrer Umgebung. Heuschnupfen kann eindeutig pollenbezogen sein, muß es aber nicht. Versuchen Sie also den Verursacher herauszufinden. In der Regel bleibt dann nur, den als verantwortlich erkannten Auslösern möglichst aus dem Weg zu gehen.

Heilen mit Obst und Gemüse

- In einer wissenschaftlichen US-Studie wurden durch eine Vegandiät (kein Fleisch, Fisch, Geflügel, keine Eier, Milch) 92 Prozent der Versuchspersonen von ihren Beschwerden befreit.
- Ideale Lebensmittel mit entzündungs- und alllergiehemmenden Wirkstoffen sind Salat, Karotten, Rüben, Zwiebeln, Sellerie, Kohl, Blumenkohl, Brokkoli, Gurken, Rettich sowie alle Bohnen außer Sojabohnen.
- Kartoffeln sollen nur begrenzt gegessen werden, Äpfel und Zitrusfrüchte möglichst gar nicht.
- Hilfreich ist der Verzehr von Beeren aller Art sowie von Pflaumen und Pfirsichen.

Übereifrige Immunabwehr

Unsere Immunabwehr leistet ganz vortreffliche und umfassende Arbeit – solange sie im Lot ist. Ist sie überfordert oder bricht zusammen, so liegt Immunschwäche vor, das Gegenteil ist bei Heuschnupfen und anderen Allergien der Fall: Eine Überfunktion läßt das Immunsystem zu viele Histamine produzieren, die für die allergischen Symptome verantwortlich sind.

Löwenzahnsalat mit Bohnen

- Die Löwenzahnblätter mit den vorher gegarten grünen und weißen Bohnen, den Zwiebeln und den Walnüssen vermischen.
- Öl, Essig und Senf miteinander verrühren. Über den Löwenzahnsalat geben und gut vermengen.
- Etwas gekühlt servieren.

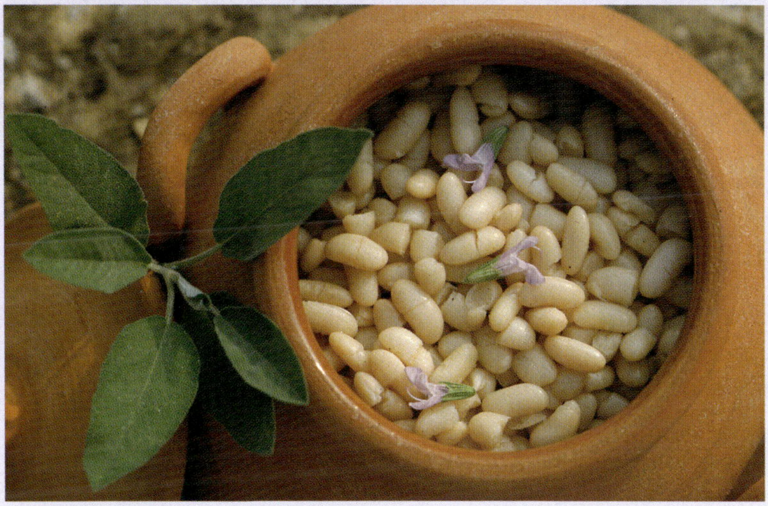

Zutaten für 2 Personen

4 Tassen kleingezupfte Löwenzahnblätter
1 Tasse gedämpfte grüne Bohnen
1 Tasse gekochte weiße Bohnen
2 EL gehackte rote Zwiebeln
1 EL gehackte Walnüsse
2 EL Olivenöl
1 EL Essig
Etwas Senf

Unser Tip

Gegen Heuschnupfen kann man sich auch desensibilisieren lassen. Sprechen Sie darüber mit Ihrem Arzt oder Homöopathen.

Auf Ursachensuche

- Baumblüte ist von Februar bis Mai, Gräserblüte von Mai bis August, Kräuterblüte von Juli bis Oktober. Stellen Sie fest, wann Sie am schlimmsten leiden.
- Wenn die Ursache rätselhaft bleibt, gehen die Beschwerden möglicherweise von Gegenständen Ihrer häuslichen Umgebung aus. Versuchen Sie es mit einem totalen Hausputz, reinigen Sie Wände, Holzvertäfelungen, Fußböden, Tapeten usw. Reinigen und klopfen Sie Matratzen im Freien, bedecken Sie versuchsweise Ihre Matratzen mit einem Plastiktuch, um herauszufinden, ob hier die Ursachen Ihres allergischen Schnupfens liegen. Verursacher können auch Polstermöbel, Stofftiere, Vorhänge oder Bettzeug sein.
- Wenn Sie Haustiere haben (Hund, Katze, Meerschweinchen, Vögel), können von ihnen die allergenen Reize ausgehen. Auch Lebensmittel wie Milch, Eier, Fisch oder Schokolade können Heuschnupfen auslösen, ebenso seelische Faktoren wie Kummer, Probleme, Konflikte (in jedem dieser Fälle über ein geschwächtes Immunsystem). Wer gegenüber Blütenstaub allergisch ist, wird dies eventuell irgendwann auch einmal gegenüber Tierhaaren und anderen Allergenen.

Nicht immer sind die Blüten schuld

Es müssen nicht immer nur Pollen sein: Ihr Haustier könnte der Wirt eines Pilzes sein, auf dessen Sporen sie mit Heuschnupfensymptomen reagieren. Das Tier haben sie zwar das ganze Jahr um sich, aber die saisonale Mehrbelastung durch Pollen kann dann das Faß zum Überlaufen bringen und die Allergie auslösen.

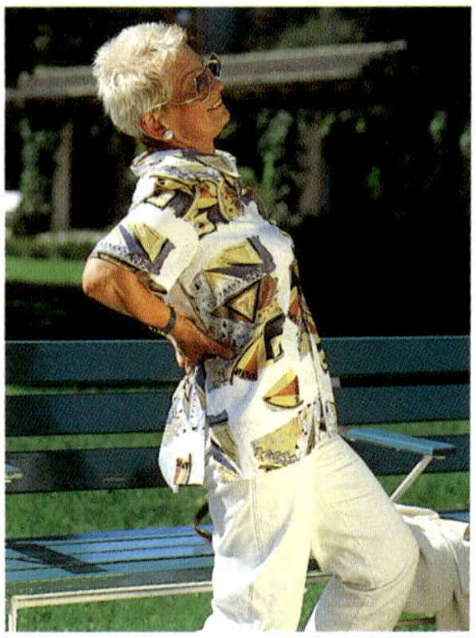

Viele kennen den stechenden Schmerz, der einem ins Kreuz fährt und bisweilen sogar unbeweglich macht.

Hexenschuß

Symptome

- **Heftiger Schmerz im betroffenen Wirbelbereich**
- **Verhärtung der Muskulatur: Aufrechtgehen oder Bücken ist oft nur unter schwersten Schmerzen möglich**
- **Kreuzschmerzen beim Gehen und Stehen**

Beschreibung

Eine akut auftretende Verspannung in der Lendenmuskulatur.

Ursachen

In den meisten Fällen ist die Wirbelsäule durch eine leichte Verschiebung bzw. Verrenkung der Wirbelkörper oder aber auch durch einen Bandscheibenvorfall vorgeschädigt. Hinzu kommt häufig eine mangelhaft ausgebildete Lendenwirbelsäulenmuskulatur.

Aus heiterem Himmel?

Ausgelöst wird der Hexenschuß (Lumbago) meist durch zwei gleichzeitig auftretende Faktoren: Die Lendenmuskulatur ist unterkühlt (durch Zugluft, Nässe, Kälte), dadurch verspannt und deshalb nicht elastisch genug sowie eine »falsche«, meist seitlich ausgeführte ruckartige Bewegung, z. B. durch das Anheben eines schweren Gegenstandes oder Verharren in gebückter Haltung.

Behandlung

Durchblutungsfördernde Maßnahmen wie Massagen, Wärmepackungen, warme oder heiße Bäder sind sinnvoll. Das Hochlegen der Beine lindert den Druck von Wirbelkörpern auf Nerven, wirkt lindernd und heilend. Eine entsprechende Kost aus bestimmten Obst- und Gemüsearten baut Schmerz- und Entzündungszustände ab. Zu meiden sind Kälte, Nässe, Zugluft, die Kleidung soll speziell im Lendenbereich warm sein. Sich zu bewegen ist oft hilfreicher als zu Liegen, weil dadurch Durchblutung und Wärmebildung im betroffenen Bereich verbessert werden. Wichtig ist das Tragen wärmeaktiver Unterwäsche oder von Bandagen (erhältlich z. B. im Sanitätshaus).

Heilen mit Obst und Gemüse

- Magnesium ist (gemeinsam mit Kalzium) unerläßlich für eine Entspannung der Rückenmuskulatur. Enthalten ist das Mineral vorwiegend in Spinat, Brokkoli und anderen dunkelgrünen Gemüsen bzw. Salaten, außerdem in Bananen, allen Hülsenfrüchten, dunklem Kohl, Sojabohnen, Kartoffeln und Tomaten.
- Entzündungshemmend und schmerzlindernd wirken mehrfach ungesättigte Fettsäuren in Oliven, Sojabohnen, Avocados, Bohnen, Mais, allen Samen, Kernen, Keimen, Nüssen sowie in allen kaltgepreßten Pflanzenölen.

Brokkoli-Buttermilch-Suppe

- Die Zwiebel schälen und in dünne Ringe hobeln.
- Mit den Brokkoliröschen und den Knoblauchzehen ca. 12 Minuten dämpfen. Der Brokkoli muß weich sein.
- Pürieren und dann die Buttermilch einrühren.
- Nach Belieben abschmecken: Geben Sie etwas Gemüsebrühe, Pfeffer und Zitronensaft zu.

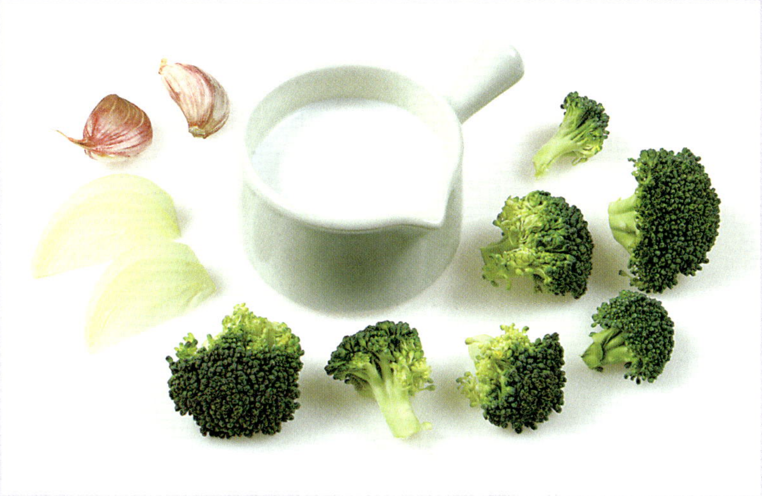

Zutaten für 4 Personen

500 g Brokkoliröschen
1 Zwiebel
4 Knoblauchzehen
300 ml Buttermilch
Gemüsebrühe
Pfeffer
Zitronensaft

Richtig vorbeugen
Unter Hexenschuß leiden vor allem Menschen unter 40 Jahren. Vorbeugen kann man den unangenehmen Kreuzschmerzen beispielsweise durch Gewichtsabnahme, nicht zu langes Sitzen und Sportarten wie Rückenschwimmen und Radfahren.

Erinnern Sie sich!
Der falsche Griff, die ungünstige Bewegung, die zum Hexenschuß führte, kann bis zu zwölf Stunden zurückliegen! Überlegen Sie also, was Sie zuletzt alles angestellt haben: Fünf Kilogramm Erdbeeren gepflückt? Zwei Stunden lang Balkonblumen in der Badewanne umgetopft? Sport getrieben ohne Aufwärmtraining? Radmuttern mit ungeeignetem Werkzeug gelöst? Rasenkanten mit der Schere gestutzt?

Entlasten und bewegen

Auch wenn Sie es kräftemäßig packen: Verzichten Sie auf das Heben schwerer Lasten, wenn Helfer oder technische Hilfsmittel verfügbar sind.

Wenn Sie schon erste Schmerzen verspüren: Tun Sie etwas für Ihren Rücken. Dazu müssen Sie nicht extra Zeit aufwenden oder Sport treiben, der Ihnen keinen Spaß macht. Oft genügen schon Kleinigkeiten. Verändern Sie von Zeit zu Zeit Ihre Sitzposition – wenn es der Schalensitz im Auto nicht zuläßt, raus damit. Machen Sie sich mit den Einstellmöglichkeiten Ihres Bürostuhls vertraut. Die Sitzfläche soll leicht nach vorne geneigt sein – wenn das nicht einzustellen geht, verlangen Sie einen anderen, oder besorgen Sie sich selbst einen; so teuer sind die gar nicht. Lassen Sie sich nicht von der Lehne aufrecht halten, tun Sie es selbst, sonst verkümmert ihre Lendenmuskulatur. Mit leicht pendelnden Bewegungen des Beckens im Sitzen spüren sie die stützenden Rückenmuskeln; versuchen Sie, sie fast ohne Bewegung spielerisch abwechselnd anzuspannen, und bauen Sie diese Übung fest in irgend einen passenden Arbeitsablauf ein.

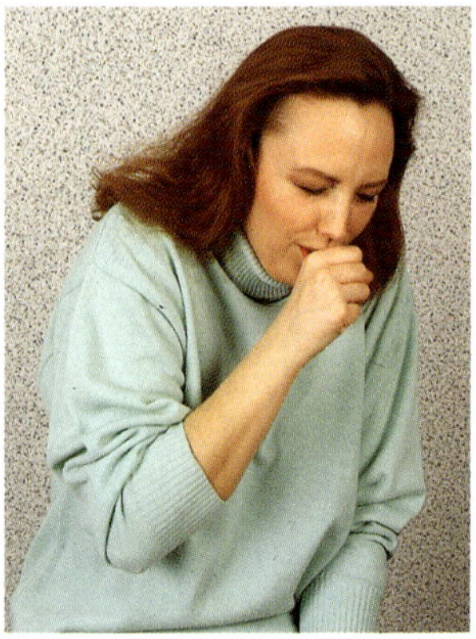

Husten ist meist eine lästige Begleiterscheinung von Erkältungskrankheiten oder die Folge schwerwiegender Atemwegserkrankungen.

Husten

Symptome

- **Je nach Ursachen trockener, keuchender, bellender, rasselnder Husten oder Husten mit Auswurf**
- **Kribbeln im Hals bzw. in der Lunge**
- **Kurzatmigkeit, besonders nach Hustenanfällen**
- **Häufig von Halsschmerzen begleitet**
- **Brustschmerzen beim Husten**

Beschreibung

Krampfhaftes Ausatmen zum Zwecke des Abhustens von Schleim und Fremdkörpern aus dem Atmungstrakt.

Ursachen

Ursache ist meistens Schleim, der als Reaktion auf Infektionen bzw. Entzündungen in den Atemwegen gebildet wird. Dieser Schleim kann in der Brust, aber auch in Nase und Rachen entstehen. Rauchen reizt die Lungen und verstärkt die Symptome. Husten kann auch Anzeichen einer schwereren Lungenerkrankung sein.

Behandlung

Husten kann ein Selbstheilungsvorgang des Körpers sein und muß nicht in jedem Fall behandelt werden. Er reinigt die Atemwege mit gewaltigen Luftstößen. Dabei werden Kolonien aggressiver Fremdkörper ausgeschleudert (Viren, Bakterien). Es gibt unterschiedliche Arten von Husten, die jeweils gesondert behandelt werden müssen. Eine gezielte Therapie kann deshalb manchmal nur der Arzt einleiten.

Wann zum Arzt?

Der Arzt muß zu Rate gezogen werden, wenn der Hustenschleim grüngelbe Bestandteile aufweist, wenn er Blut enthält, wenn mit dem Husten Brustschmerzen oder hohes Fieber auftreten, wenn der Husten von Keuchen oder Kurzatmigkeit begleitet wird oder länger als zehn Tage anhält. Husten kann durch eine Nasenverschleimung ausgelöst werden, durch Schleimproduktion in der Brust oder durch Asthma, aber auch durch eine Herzschwäche.

Heilen mit Obst und Gemüse

- Je massiver die Abwehrreaktionen des Immunsystems durch Nährstoffe unterstützt werden, desto rascher klingt ein Husten ab. Ideal sind frisches Saisonobst, Salate, Rohkostteller, kurz gegarte Gemüse. Schleimlösend sowie antibakteriell wirken Zwiebeln, Knoblauch, Fenchel sowie ätherische Öle wie Kampfer, Eukalyptus, Menthol, Pfefferminze, Thymian.
- Den besten Schleimhautschutz liefern die Vitamine A (in dunkelgrünen Blattgemüsen und -salaten, Karotten, Aprikosen, Melonen, Mangos, Papayas) und C (besonders in frischem Obst).

Einfacher Rohkostteller

- Die Karotte waschen, schälen und fein reiben. Die Fenchelknolle waschen, putzen, halbieren und in feine Streifen schneiden.
- Den Feldsalat verlesen, gut waschen, abtrocknen. Die Tomate überbrühen, häuten und in Scheiben schneiden.
- Das Gemüse auf einem Teller schön anrichten.
- Mit einer Sauce aus 1 TL Distelöl, 1/2 TL Zitronensaft, 2 EL Wasser, Salz, Honig und gehackter Petersilie übergießen.
- 2 Scheiben Stangenweißbrot dazu essen.

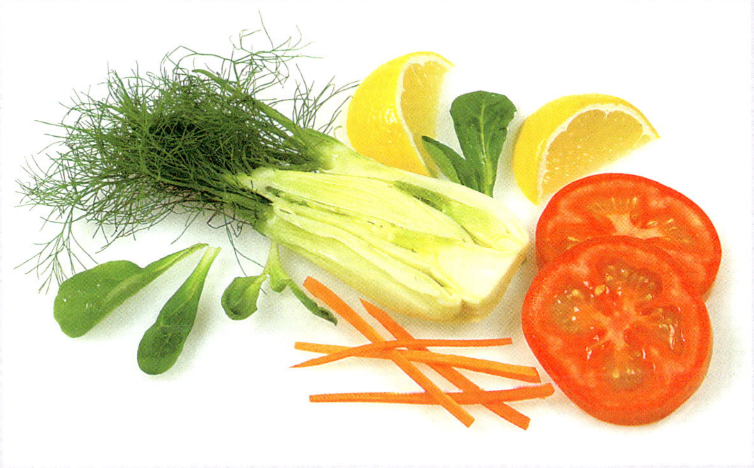

Zutaten für 1 Person

1 Karotte
1 kleine Fenchelknolle
1 Portion Feldsalat
1 Tomate
1 TL Distelöl
1/2 TL Zitronensaft
Salz
Etwas Honig
1 EL gehackte Petersilie
2 Scheiben Baguette

Inhalationen helfen

Der Griff zur Medikamentenschachtel ist auch beim Husten nicht die erste Maßnahme. Wenn sich Ihre Anfälle freilich bis zur Atemnot auswachsen, Ihnen (und Ihrem Partner) nächtelang den Schlaf rauben oder den Hals über Gebühr reizen, weiß der Apotheker Rat. Vielleicht schaffen auch Inhalationen Linderung: Kamillenblüten, Thymiankräuter oder Fenchelsamen eignen sich zur Herstellung eines Sudes, über den Sie das Gesicht halten, um unter einem Handtuch eine Viertelstunde abwechselnd durch Mund und Nase den Dampf einzuatmen.

Der Husten und die Psyche

»Dem werde ich was husten!« sagen wir oft, und dann trauen wir uns doch nicht. Solche blockierten Vorsätze können sich als situationsbedingter Husten entladen. Er ist dann eine Äußerung, wenn auch nicht im Klartext. Hören Sie auf solche Körpersignale, und lösen Sie die Konflikte, die dahinterstecken.

Lungenkrankheit

Wird der Husten von Gewichtsabnahme, nächtlichen Schweißausbrüchen, Fieber und allgemeinem Unwohlsein begleitet, kann eine Infektion der Lunge (z.B. eine Tuberkulose) vorliegen. Diese gehört umgehend in die Behandlung eines Arztes.

Lieber kein Konzertbesuch!

Musik wächst aus der Stille – knisterndes Papier beim Auswickeln des Hustenbonbons, Husten bei leisen Stellen und in den Pausen nervt den ganzen Konzertsaal.

Husten ohne Grund?

Manchmal kann Husten auf eine Infektion der Atemwege folgen und dann mehrere Wochen lang anhalten, ohne daß irgendwelche anderen Krankheitszeichen beteiligt sind.

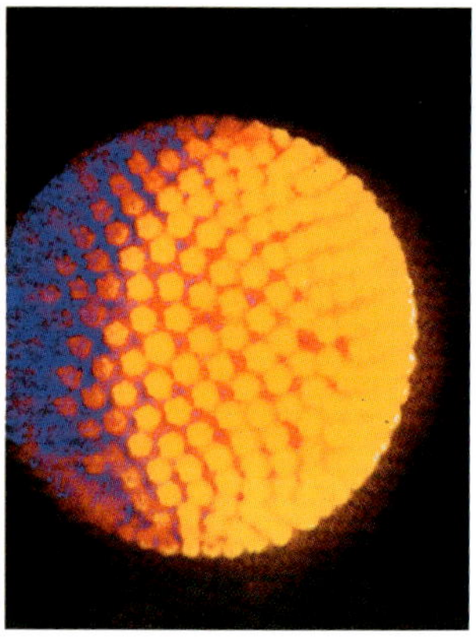

Die Abwehrzellen des Immunsystems werden aktiviert, wenn gegen eindringende Erreger ein Schutzwall gebaut werden soll.

Immunschwäche

Symptome

- **Krankheitsbilder im ganzen Körper möglich, beispielsweise in Form von Magen-Darm-Störungen, Hautentzündungen, häufigen Erkältungen, Pilzerkrankungen, Atembeschwerden, Schlafstörungen usw.**

Beschreibung

Eine Schwächung, Störung oder Entgleisung der körpereigenen Infektionsabwehr.

Ursachen

Mangelfunktion des gesamten Immunsystems, das im wesentlichen aus Darmschleimhaut, Thymusdrüse, Lymphsystem, Milz und verschiedenen Arten von weißen Blutkörperchen besteht. Bei allen Säugetieren ist dieses Abwehrsystem gegen Krankheitserreger (wie Pilze, Bakterien, Viren) und freie Radikale genauso wichtig wie die Ernährung selbst. Ist das Immunsystem geschwächt, vermehren sich die ohnehin stets präsenten Mikroben oft explosionsartig. Immunschwäche ist praktisch für alle körperlichen und mentalen Krankheiten verantwortlich, die nicht durch Gewalteinwirkung entstehen.

Behandlung

Eine Stoßbehandlung mit Echinacea (Sonnenhut) wirkt um so sicherer, je früher Sie damit auf Anzeichen von Infektanfälligkeit reagieren.

Heilen mit Obst und Gemüse

- Warmes, leicht gegartes Gemüse wie Kohl, Kohlrabi, Sellerie, Karotten, Lauch, Spinat, Mangold, Brokkoli, Schwarzwurzeln, Rüben, Fenchel oder Spargel bildet im Darm die Nahrungsmasse, die geschwächte Schleimhäute wieder üppig aufblühen läßt.
- Wichtigste Nährstoffe für eine gesunde Thymusdrüse sind Zink (in Kohl, Spargel, Mais, Rüben, Hülsenfrüchten, Zwiebeln, Soja, Kartoffeln, Spinat), Vitamin B6 (in Soja, Bananen, Spinat, Avocados) und Vitamin C (in frischem Obst).
- Für eine bessere Durchblutung der Milz sowie auch für einen gesteigerten Lymphfluß sorgen Zwiebeln, Fenchel, Knoblauch, Rettich, Radieschen.

Aids – die schlimmste Immunschwäche

Durch Aids ist die Immunschwäche heutzutage jedem ein Begriff. Aids ist eine bislang unumkehrbare und tödliche Infektion. Der Verlauf ist grundsätzlich derselbe wie beim hier besprochenen Konstitutionsmangel. Auch ohne Aids können Sie nach mehreren Abwehrgefechten so erschöpft und geschwächt sein, daß Sie in Lebensgefahr schweben.

Schwarzwurzeln im Pfannkuchenteig

- Aus dem Ei, 1 EL Öl, dem Mehl, Salz und Milch einen Pfannkuchenteig rühren.
- Die Schwarzwurzeln schälen, in 5 cm lange Stücke schneiden und sofort in Essigwasser legen. In 20 Minuten gar kochen.
- Gut abtropfen lassen und mit dem Pfannkuchenteig mischen.
- Das Öl in einer Pfanne erhitzen und die Schwarzwurzeln von beiden Seiten goldgelb backen. Als Beilage paßt frischer Salat.

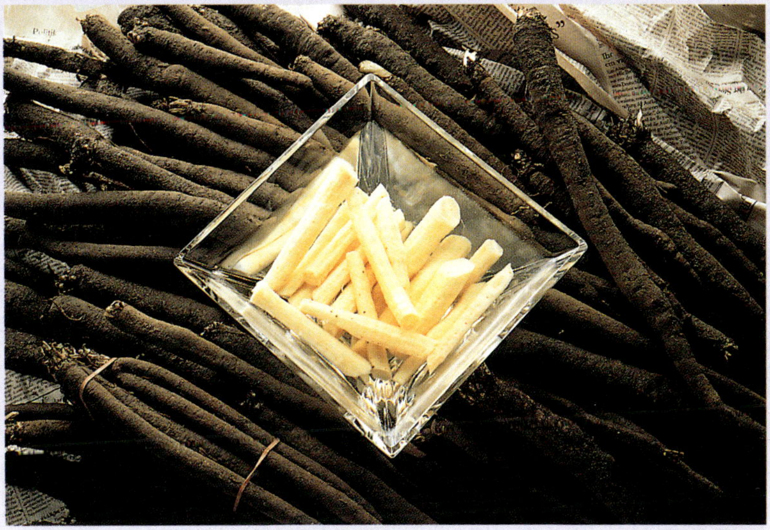

Zutaten für 2 Personen

500 g Schwarzwurzeln
4 EL Essig
Salz
120 g Mehl
1 Ei
Milch, Öl

Infekte ausheilen

Eine Abwehrschwäche besteht, wenn ein Kind oder Erwachsener häufiger als der Durchschnitt zu Infekten neigt oder wenn diese chronisch werden. Jeder Infekt sollte vollständig ausgeheilt und das Immunsystem durch natürliche Mittel, wie Ernährung oder homöopathische Medikamente, gestärkt werden. So kann einem Rückfall vorgebeugt und der Teufelskreis aus sich wiederholenden Krankheiten und einem immer schwächer werdenden Abwehrsystem durchbrochen werden.

Die wichtigsten Immunzentren

- In einer gesunden Darmschleimhaut sitzen bestimmte Lymphfollikel (sogenannte Peyer-Plaques), die die erste Immunfront gegen Mikroorganismen bilden, wie sie in der Nahrung ja stets vorhanden sind. Also: Darmschleimhäute kräftigen.
- Die Thymusdrüse, Hauptquartier des Immunsystems, wird nach dem 30. Lebensjahr anfällig gegen freie Radikale, sie beginnt zu schrumpfen und leitet damit Alterungsprozesse ein. Daher muß sie jetzt selbst durch bestimmte Biostoffe geschützt werden.
- Die Milz ist das größte Organ im lymphatischen Gewebe. Sie produziert u. a. Lymphozyten (vernichten Bakterien) und muß deswegen stets gut durchblutet sein.
- Weiße Blutkörperchen (Leukozyten) bekämpfen Krankheitserreger im ganzen Körper. Sie werden hauptsächlich im Knochenmark produziert, für ihr Funktionieren sind praktisch alle Vitamine notwendig.

Keine Zeit, keine Zeit!

Viele Selbständige nehmen sich nie die Zeit, Krankheiten auszukurieren, weil sie sich für unabkömmlich halten. So nehmen sie ihrem Körper die Chance, Kräfte für die nächste Abwehrschlacht zu sammeln, und treiben Raubbau an ihrem Immunsystem. Gehören auch Sie zu solchen Workaholics? Lernen Sie zu delegieren – Unersetzlichkeit ist keine Auszeichnung, sondern ein Organisationsfehler!

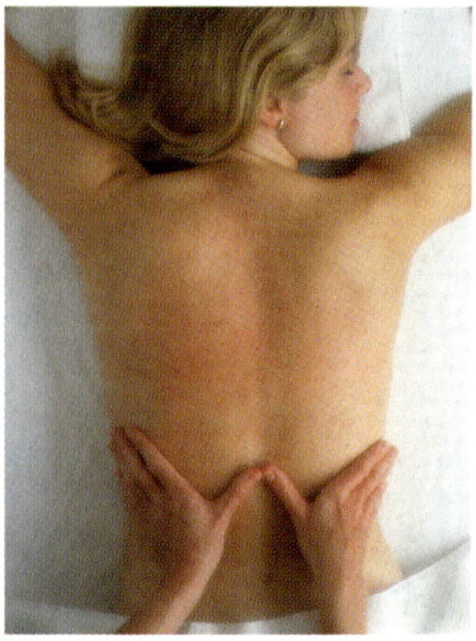

Eine Verkühlung der Lendenwirbel oder Abnutzungserscheinungen der Bandscheiben sind häufige Ursachen für eine Entzündung des Ischiasnervs.

Ischiasleiden

Symptome

- **Plötzlich auftretende heftige Kreuzschmerzen, die auf der Oberschenkelrückseite bis zu Wade und Fuß verlaufen können**

Beschreibung

Eine schmerzhafte Erkrankung eines oder beider Hüftnerven.

Ursachen

Meist liegt die Verrenkung eines Lendenwirbelkörpers oder ein Bandscheibenvorfall zugrunde. Begünstigt wird das Auftreten durch Unterkühlung des Lendenwirbelbereichs durch Nässe, Zugluft oder Kälte. Ischiasschmerzen können aber auch rheumatisch oder entzündungsbedingt auftreten.

Behandlung

Vorbeugend wirkt eine Kost, die Muskeln gleichzeitig kräftigt und entspannt. Hilfreich bei Ischiasbeschwerden sind durchblutungsfördernde Maßnahmen wie Wärme, Heilbäder, Massagen, Fangopackungen und entsprechende Salben, aber auch Ruhigstellung. Besonders wichtig ist auch eine Ernährung mit durchblutungsfördernden Lebensmitteln.

Heilen mit Obst und Gemüse

- Der oft quälende Entzündungsschmerz, der durch Dauerreizung von Nerven bzw. deren Wurzeln entsteht, klingt bei entsprechender Kost oft ab oder wird gelindert. Verantwortlich sind sogenannte Prostaglandine und Leukotriene (Gewebshormone). Ideale Kost: Sojaprodukte, Bohnen, Oliven, Mais sowie alle Keime, Samen, Kerne, Sprößlinge oder Schößlinge.
- Capsaicin (in Paprika, Pepperoni, Pfeffer) entzieht dem Gewebe den Schmerzreizstoff Substanz P, wirkt somit lindernd.
- Durchblutungsfördernd und damit wärmespendend und schmerzlindernd wirken Knoblauch, Zwiebeln, Lauch, Schnittlauch, Bärlauch und Schalotten (Eschlauch). Diese Pflanzen wirken zudem antiphlogistisch (also entzündungslindernd), indem sie die Prostaglandinsynthese, die Erzeugung des Entzündungsstoffes, hemmen.
- Vitamin C (in frischem, möglichst säuerlichem Obst) ist ein natürliches Antihistaminikum, unterbindet einen entzündungsfördernden Histaminausstoß im betroffenen Gewebe.

Wann zum Arzt?

Bei länger andauernden Schmerzen sollte der Arzt konsultiert und gegebenenfalls eine krankengymnastische Behandlung eingeleitet werden.

Sichere Diagnose

Ischias und Hexenschuß lassen sich sicher unterscheiden: Nur bei der Ischialgie (Ischias ist der Name des betroffenen Nervs) strahlt der Schmerz in ein Bein aus – je nachdem, von welchen Wirbeln die Nervenwurzeln gequetscht werden, sogar bis in die Zehenspitzen.

Polenta Puttanesca

- Die Paprikaschoten in Streifen schneiden. Die Tomaten überbrühen, häuten und die Kerne entfernen. Die Oliven halbieren.
- Das Öl in einer Kasserolle erhitzen. Knoblauch und Cayennepfeffer hinzufügen und 3 Minuten braten.
- Die Paprikastreifen zugeben und 10 Minuten mit anbraten. Tomaten, Tomatenmark, Oliven, Kapern, Salz und Pfeffer unterrühren. Weiterkochen, bis der Paprika weich und die Sauce sämig ist.
- In einem Topf das Wasser zum Kochen bringen. Unter ständigem Rühren mit dem Schneebesen langsam das Maismehl einrieseln lassen. Salzen und weiterrühren, bis sich die Polenta vom Topfrand löst.
- Die Polenta auf Teller verteilen, mit der Sauce begießen und mit dem Käse bestreuen. Sofort servieren.

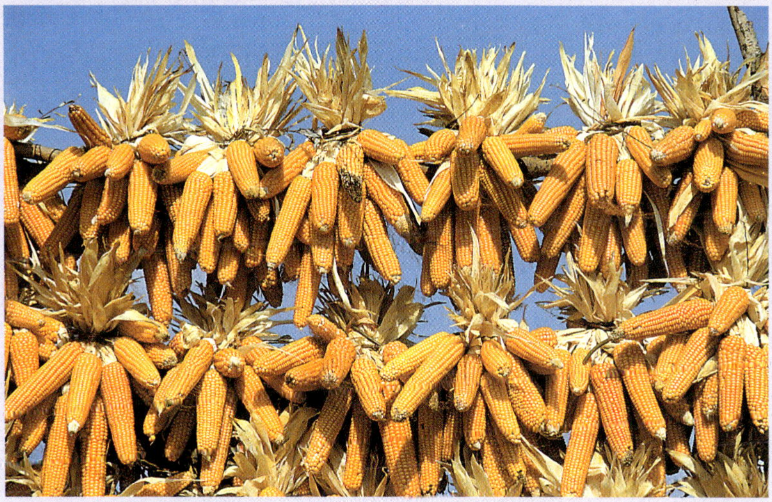

Zutaten für 4 Personen

Für die Sauce
1 EL Olivenöl
7 Knoblauchzehen
1/4 TL Cayennepfeffer
2 grüne Paprikaschoten
1 kg Tomaten
2 EL Tomatenmark
6 schwarze Oliven
2 TL Kapern
Salz
Pfeffer aus der Mühle

Für die Polenta
600 ml Wasser
1 1/4 Tassen Maismehl
Salz
50 g Emmentalerkäse

Butter oder Margarine?

Ein entzündungsfördernder Stoff ist Prostaglandin E2 (PGE2), das von Gefäßwandzellen, Leukozyten (weißen Blutkörperchen) oder Blutplättchen aus der in tierischen Fetten enthaltenen Fettsäure Arachidonsäure produziert wird. PGE2 verursacht Gefäßerweiterungen und vor allem eine bedeutend erhöhte Empfindlichkeit gegenüber Schmerzreizen. Alle pflanzlichen essentiellen Fettsäuren produzieren hingegen einen anderen Prostaglandintyp, wirken somit schmerz- und entzündungshemmend. Deshalb kann schon die Umstellung auf Oliven-, Soja- und andere pflanzliche Öle lindernd wirken.

Testen Sie sich!

Kribbeln, Ziehen, Schmerzen oder schwer zu beschreibende Mißempfindungen in den Ober- oder Unterschenkeln dürfen Sie nicht ignorieren. Gehen Sie ein paar Schritte auf den Zehenspitzen, dann auf den Fersen. Das sind zwar Fähigkeiten, auf die Sie im Alltag gut verzichten könnten, aber wenn das nicht mehr möglich ist, konsultieren Sie umgehend einen Orthopäden!

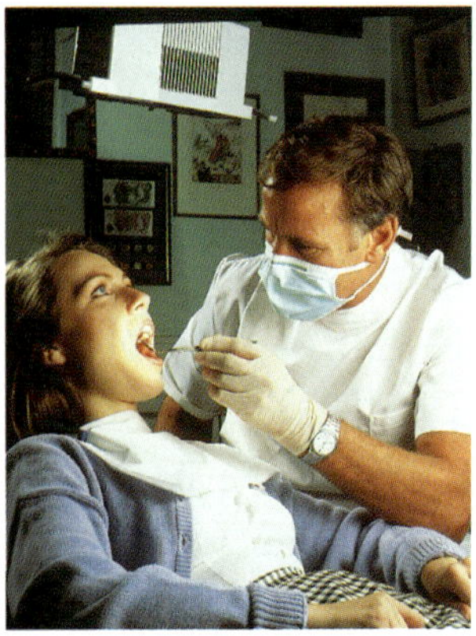

Zahnschmerzen, verursacht durch Karies, sind einer der Hauptgründe für den Besuch beim Zahnarzt.

Karies

Symptome

- **Dunkle Stellen auf oder zwischen den Zähnen**
- **Empfindlichkeit der Zähne gegenüber Hitze und Kälte**
- **Zahnschmerz nach dem Genuß von Zucker bzw. Süßem**
- **Unangenehmer Geschmack im Mund**
- **Mundgeruch als Folge gärender Speisereste und von Bakterien in den von Karies angefressenen Zahnhöhlen**

Beschreibung

Erweichung und Zerfall des Zahnschmelzes; Zahnfäule.

Ursachen

Einwirkung von Säure auf Zähne und Zahnschmelz, die von Bakterien produziert wird. Diese Bakterien und auch Hefen ernähren sich vorwiegend von Zuckerresten auf dem Zahnbelag. Ihre Ausscheidungsprodukte oder Gärungssäuren fressen den Zahnschmelz an.

Behandlung

Vorbeugend durch das Vermeiden von Zucker oder zuckerhaltigen Lebensmitteln. Mit Fluoriden angereicherte Zahnpasten können zur Neuverkalkung beitragen und geschädigte Zähne mit Mineralien versorgen. Fluoride sind Mineralsubstanzen, die den Zähnen eine Art kristallinen Schutz verleihen und Bakterien das Anhaften erschweren. Nach dem Essen immer Zähne putzen oder Zahnkaugummi kauen.

Teetrinker im Vorteil
Ausgedehnte Untersuchungen unter japanischen Schülern haben gezeigt, daß der regelmäßige Genuß von grünem Tee die Zähne sogar besser vor Kariesbefall schützt als regelmäßiges Zähneputzen. Entscheidend dafür ist wohl der Gehalt des grünen Tees an Gerbsäure.

Heilen mit Obst und Gemüse

- Erste Voraussetzung ist ein Verzicht auf plaquebildende Lebensmittel wie Süßes, süße Getränke, helle Mehlprodukte (Nudeln, Pizza, Weißbrot usw.). Auch die Fruktose (Fruchtzucker in sehr süßem Obst) kann eine Kariesentwicklung begünstigen.
- Zu einem gesunden Speichelmilieu tragen komplexe Kohlenhydrate bei, wie sie z. B. in Kohl, Karotten, Sellerie, Kartoffeln, Mais oder Hülsenfrüchten enthalten sind.
- Wäßrige Obstsorten wie Orangen, Grapefruits, Zitronen, Kiwis, Beeren, Kirschen oder Weintrauben stimulieren den Speichelfluß und tragen damit wirksam zum Ausschwemmen von Bakterien aus dem Mundbereich bei.

Gemüsesuppe mit Julienne

- Die Gemüse waschen, gegebenenfalls schälen und in sehr feine Streifen und Stücke schneiden.
- In siedendem Salzwasser ganz kurz blanchieren.
- Die Gemüsebrühe aufkochen, Gemüsestifte, Erbsen und Butterflöckchen zur Brühe geben.
- Aufkochen lassen, mit Salz und Pfeffer abschmecken, mit Kerbel bestreuen.
- Tip für Bequeme: Sie können die Gemüsestreifen auch direkt in der Gemüsebrühe erhitzen. Wenn sie aber wie beschrieben blanchiert werden, behalten sie ihre schöne Farbe.

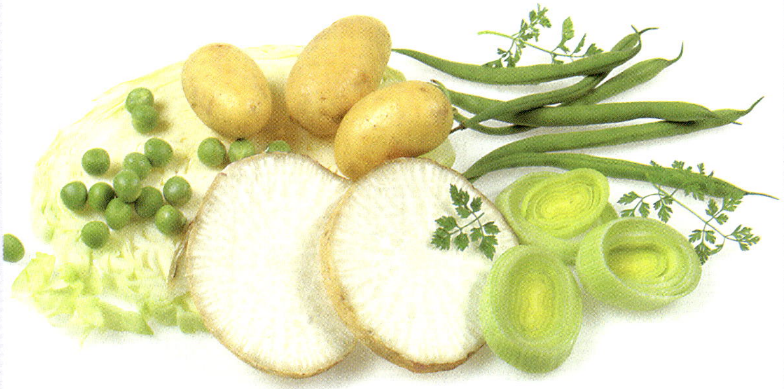

Zutaten für 6 Personen

2 l Gemüsebrühe
1 große Möhre
2 weiße Rüben
100 g Sellerie
100 g Kohl
2 Stangen Lauch
100 g Erbsen
2 große Kartoffeln
100 g grüne Bohnen
Kerbel
50 g Tapioka, 30 g Butter, Salz, Pfeffer aus der Mühle

Zahnbewußt essen!

Was tun gegen den kleinen Hunger zwischendurch? Raucher stillen ihn mit dem Griff zur Schachtel, aber der ist aus vielerlei Gründen nicht zu empfehlen. Wie wäre es mit etwas Geduld? Die Hersteller der allenthalben angebotenen süßen Snacks spekulieren darauf, daß wir, die mündigen Konsumenten, selbst kleinste Widrigkeiten nicht aushalten wollen und zugreifen. Ihre Produkte tarnen sich mit wohlklingenden Bezeichnungen, die mit Elementen wie »Müsli«, »Milch«, »Vitamin C« gesunde Kost vorgaukeln; in die gleiche Kerbe schlägt die begleitende Werbung, die Mütter oder Großeltern, die dem Nachwuchs mit diesen »altbewährten« Erzeugnissen das Gebiß ruinieren, als verantwortungsbewußt handelnd ins Bild rückt. Lernen wir lieber, die nächste reguläre Mahlzeit abzuwarten, das ist gesünder und obendrein kostenlos!

Mindestens zweimal täglich!

Die Zähne müssen regelmäßig geputzt werden, ganz besonders wichtig ist dies nach dem Genuß von Süßem oder süßen Getränken. Die Kombination von Zucker (aus Speiseresten), Bakterien und chemischen Substanzen im Speichel kann Plaque bilden, eine zähe Substanz, die sich am Zahnhals verhärtet und von Zeit zu Zeit vom Zahnarzt entfernt werden muß. Idealerweise reinigt man seine Zähne mit einer elektrischen Zahnbürste. Sie putzt am gründlichsten und beugt so Karies und auch Parodontose vor.

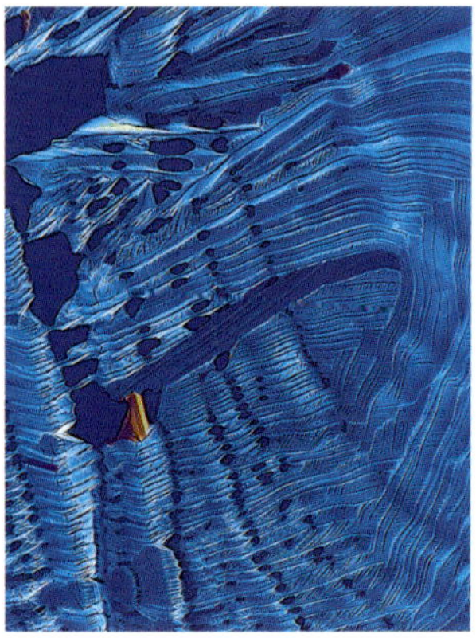

Das Mineral Kalzium ist der wichtigste Baustoff für stabile Knochen und der beste Schutz vor Skeletterkrankungen.

Knochenbeschwerden

Symptome

- **Ziehen, Reißen in den Knochen**
- **Knochenverformung**
- **Neigung zu Knochenbrüchen**
- **Knochenschmerzen, zum Teil spontane Brüche**
- **Knochenabbau**

Beschreibung

Befindlichkeitsstörungen, Beschwerden und Schmerzzustände, die ihren Ausgang im Knochengefüge haben.

Ursachen

Traumatische Einwirkungen (durch Schläge, Stöße), entzündungs- oder durch Abnutzung bedingte Beschwerden (rheumatische oder berufsbedingte Knochenbeschwerden), sehr häufig Mineralienmangel, insbesondere von Kalzium und Phosphor, aber auch von Mineralien und Vitaminen, die zu diesen in stoffwechselbedingter Wechselbeziehung stehen.

Behandlung

Wichtig ist (vor allem für Frauen nach der Menopause, die jährlich bis zu eineinhalb Prozent ihrer Knochenmasse verlieren) Bewegung bzw. eine aktive Belastung des Knochenskeletts. Dies wirkt (stimuliert über Gene im Zellkern) aktivierend auf den Knochenneuaufbau. Unverzichtbar ist kalziumreiche Kost – neben Milch und Käse sowie anderen Milchprodukten insbesondere Grüngemüse und Hülsenfrüchte.

Was Knochen brauchen

In Knochen gehen unablässig Veränderungen vor sich, ihr physiologischer Zustand ändert sich von Minute zu Minute. Unter einem Mangel an Belastung sowie an Kalzium und anderen Nährstoffen werden sie weicher, nach entsprechender Belastung und Nährstoffzufuhr kräftigen sie sich. Ein Mangel an Tages- bzw. Sonnenlicht führt (über ein Defizit an Vitamin D) zu ungenügendem Kalziumeinbau in den Osteoblasten, den knochenbildenden Zellen.

Heilen mit Obst und Gemüse

- Kalzium ist wichtigster Knochenstoff. Aber: Wenn Kalzium fehlt, wird das Mineral unerbittlich aus den Knochen abgezogen, weil es im Körper auch für andere lebensnotwendige Aufgaben gebraucht wird (z. B. für die Nervenreizübertragung). Kalzium muß deshalb täglich nachgeliefert werden, z. B. durch den Verzehr von Kohl, Brokkoli, Mangold, Spinat, Fenchel, Linsen, Bohnen, Feigen und Nüssen.
- Ältere und alte Menschen, die oft weit weniger als junge Menschen ans helle Tageslicht kommen, sollten öfter Pilze essen, die sehr Vitamin-D-reich sind.

Linsensuppe mit Curry

- Die Linsen unter fließendem kaltem Wasser gut abspülen. Zusammen mit Wasser, Öl und Salz in einen Topf geben. Aufkochen lassen und ohne Deckel 20 Minuten bei mittlerer Hitze kochen. Gelegentlich umrühren und gegebenenfalls abschäumen.
- Die Kartoffeln schälen und in Würfel schneiden. In die Suppe geben.
- Die Zwiebel schälen und kleinhacken. Den Knoblauch schälen und durch eine Presse geben. In einer Kasserolle beides mit den Gewürzen in Olivenöl anbraten.
- Wenn die Zwiebeln weich werden, die Zwiebelmischung zur Suppe geben. Nach ca. 20 Minuten sollten die Kartoffeln weich und damit die Suppe fertig sein.

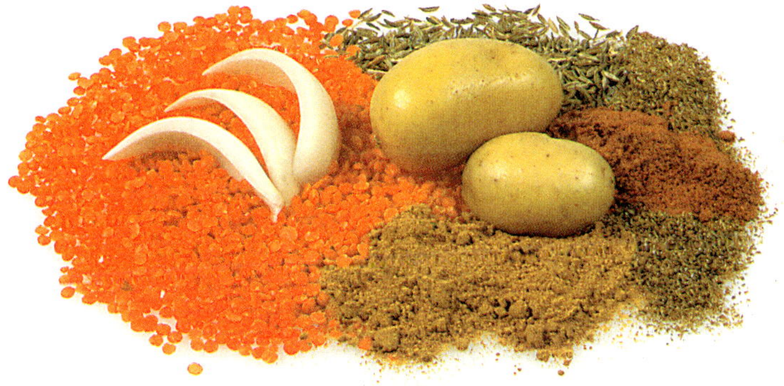

Zutaten für 4 Personen

1 1/2 Tassen rote Linsen
600 ml Wasser
1 EL Olivenöl
Salz
2 Kartoffeln
1 Zwiebel
2 Knoblauchzehen
1 TL Kurkuma
1 TL gemahlener Kumin,
1 TL gemahlener Koriander
1 Prise Cayennepfeffer

Bewegungsapparat nicht vernachlässigen

Zwei Drittel unseres Gesamtgewichtes macht allein unser Bewegungsapparat aus. Er besteht aus Skelett, Muskeln, Sehnen und Bändern. Sie alle sorgen dafür, daß wir uns aufrecht halten und uns bewegen können. Oft kümmert man sich allerdings erst um das eigene Grundgerüst, wenn es mit der Beweglichkeit hapert oder sich Erkrankungen einstellen. Vermeiden Sie daher Fehl- und Überbelastungen der Knochen durch falsches Sitzen oder einseitiges Arbeiten. Versuchen Sie gegebenenfalls Ihr Gewicht zu reduzieren und damit den Druck auf Ihr Skelett zu vermindern. Und sorgen Sie für ein stabiles Immunsystem, das Ihnen dabei hilft, z. B. mit einer plötzlichen Verkühlung fertig zu werden, da sonst auch Ihre Knochen betroffen sein können.

So heilt die Sonne

Voraussetzung ist ein täglicher Aufenthalt von mindestens 20 Minuten in der Sonne oder im hellen Tageslicht. Dann aktivieren die UV-Strahlen in den Hautzellen das knochenbildende Vitamin D. Dieses Vitamin ist gleichzeitig sogenannter Transkriptionsfaktor in Genen, als solcher Impulsgeber für alle knochen- und gewebevitalisierenden Prozesse. Denn ohne Vitamin D kann der Darm kein Kalzium aufnehmen und dieses nicht in Knochen und Zähne einbauen.

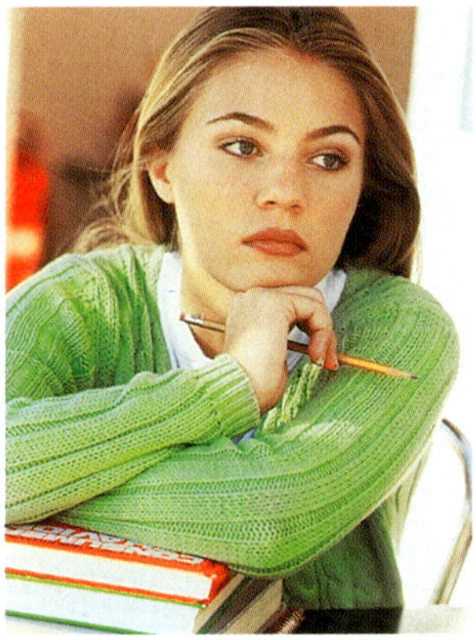

Gerade Heranwachsende benötigen eine besonders ausgewogene Ernährung zur optimalen Versorgung ihres Gehirns.

Konzentrationsschwäche

Symptome

- **Vergeßlichkeit, gedankliches Abschweifen**
- **Formulieren unvollständiger Sätze**
- **Unfähigkeit, Begriffe, Zahlen, Namen, Daten gedanklich zu verknüpfen**

Beschreibung

Die Unfähigkeit, beim Thema zu bleiben, Gedanken auf bestimmte Dinge, z. B. abstrakte Begriffe, zu fixieren, gedanklich erfaßte Vorgänge zu assoziieren, im erweiterten Sinn Lern- oder Gedächtnisschwäche.

Ursachen

Fast immer liegt ein gestörter Hirnstoffwechsel bzw. eine Mangelversorgung im Gehirn vor.

Behandlung

Mentaltraining wie Schachspielen, Lösen von Kreuzworträtseln, Auswendiglernen usw. stimuliert den Neuaufbau des Gehirnnetzwerks, sorgt auch für eine erhöhte Cholinzufuhr aus Körperreserven (z. B. aus der Leber). Unterstützt wird diese Therapie durch cholinreiche Kost sowie durch Lebensmittel, die für die Bioverwertung von Cholin wichtig sind. Cholinerge Neuronen und ihre Verästelungen bauen sich dann neu auf, die Schutzmembranhäutchen der Gehirnzellen gesunden. Schon nach wenigen Tagen kann man einen mentalen Frischeschub verspüren.

Wie fängt's an?

Der wichtigste Biostoff für unser Konzentrationsvermögen ist Phosphatidylcholin, ein B-Vitamin, Rohstoff für den Neurotransmitter (Nervenbotenstoff) Azetylcholin. Außerdem ist Cholin Bestandteil der ölig-feuchten Schutzmembran aller Gehirnzellen. Bei einer Unterversorgung mit Cholin kommt es zu einem Absterben sogenannter cholinerger Neuronen im Gehirn; diese Gehirnzellen verlieren ihre Leistungsfähigkeit oder sterben ganz ab.

Heilen mit Obst und Gemüse

- Bester Lieferant von Cholin bzw. Phosphatidylcholin ist Lezithin, das vor allem in Sojabohnen und allen Sojaprodukten (wie Tofu) reich enthalten ist.
- Cholin wird allerdings auch in unserem Darm selbst synthetisiert. Dafür werden Folsäure (in Spinat, grünem Salat, Brokkoli, allen grünen Kohlsorten, Linsen) und Vitamin B12 benötigt, das unser Darm ebenfalls aus fermentiertem Sauerkraut absorbiert.
- Fertiges Lezithin als Cholinersatz ist über Monate hinweg sehr sinnvoll, soll aber nicht das ganze Jahr hindurch als Nahrungsmittelergänzung eingenommen werden. Risiken: Übelkeit, Durchfall, Mundgeruch, Vitamin-B6-Mangel.

Pilz-Stroganoff mit Tofu

- Die Zwiebel schälen und in kleine Würfel schneiden. Die Pilze in dünne Scheiben hobeln.
- Die Mandeln in einer Pfanne leicht anrösten. Die Petersilie fein wiegen. Den Tofu in etwa 3 cm große Würfel schneiden.
- Mit der Zubereitung der Sauce beginnen. Dazu alle Zutaten fein pürieren. Bis zum Essen in den Kühlschrank stellen.
- Zwiebel und Knoblauch im Öl anbraten, bis die Zwiebelwürfel glasig sind.
- Die Pilze hinzufügen und braten, bis sie beginnen zusammenzufallen. Von allen Seiten leicht bräunen.
- Die Sauce über die Pilze geben. Alles unter Rühren nochmals gut durcherhitzen. Den Oregano hinzufügen.
- Mit Naturreis servieren, Petersilie und Mandelstifte darüberstreuen.

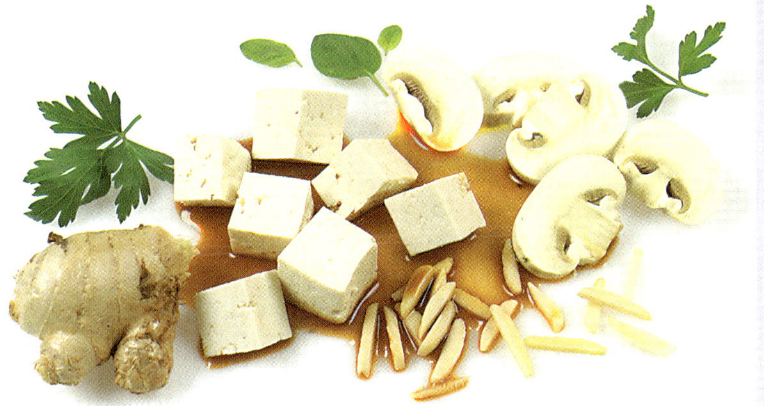

Zutaten für 4 Personen

Für die Sauce
250 g Tofu
50 ml Wasser
2 EL Sojasauce
2 EL Apfelessig
1 Knoblauchzehe
1 TL gehackte Ingwerwurzel

Für das Stroganoff
1/2 Zwiebel
1 Knoblauchzehe
1 TL Olivenöl
1 Pfund Pilze
125 g Tofu
1 TL Oregano
1 EL Mandelstifte
1 EL Petersilie
2 Tassen gekochter Naturreis

Erste Maßnahmen

Treten Konzentrationsmängel auf, verringern Sie erst einmal die Zahl der auf Sie einwirkenden Sinnesreize: kein Radio, Fenster zu, Telefon zum Schweigen bringen. Stellen Sie eine Art Dienstplan auf, nach dem Sie Ihre Vorhaben nacheinander und nicht gleichzeitig erledigen. Übungen zur Konzentrationsstärkung können Sie in speziellen Ratgebern nachlesen. Wenn Sie aus den Reaktionen Ihrer Umgebung schließen müssen, daß Sie sich an Geschehnisse der letzten Stunden nicht mehr erinnern, Sätze nicht mehr sinnvoll zu Ende bringen und Sie allmählich an Ihrem Geisteszustand zweifeln, scheuen Sie sich nicht, einen Neurologen aufzusuchen. Störungen des Kurzzeitgedächtnisses können z. B. auf einer Virusinfektion beruhen und sind behandelbar.

Alzheimer als letztes Stadium

Konzentrationsmangel führt im Laufe der Zeit zum Absterben sogenannter Dendriten und Neuriten, das sind feine Querverbindungen zwischen Gehirnzellen. Ein massiver Zellabbau ist dann Ausgangspunkt der Alzheimerschen Krankheit, einer Hirnleistungsstörung, die mit Vergeßlichkeit beginnt und in den allmählichen Gehirnverfall übergeht.

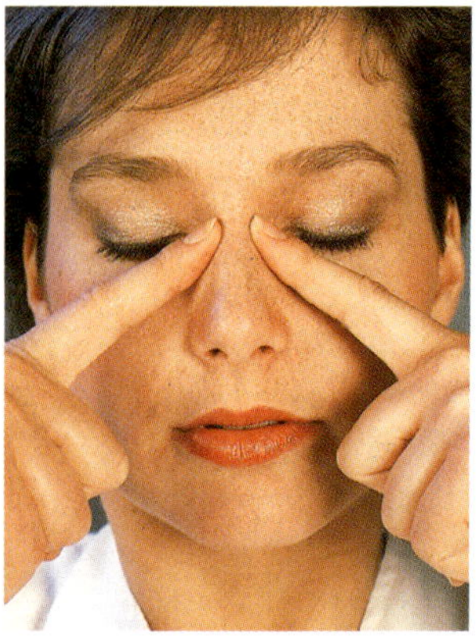

Akupressur an bestimmten neuralgischen Punkten im Gesicht kann stechenden Kopfschmerz kurzfristig lindern oder ableiten helfen.

Verschiedene Kopfschmerztypen

Kopfschmerzen treten häufig als Folge einer bestimmten Erkrankung auf, wie etwa eines Infekts, eines Schleudertraumas, eines Tumors im Gehirn, einer Erkrankung der oberen Atemwege oder der Ohren. Um die Kopfschmerzen zu heilen, müssen also die zugrundeliegenden Beschwerden behandelt werden. Spannungskopfschmerzen, Migräneanfälle oder der eher selten (bei Männern) auftretende Cluster-Kopfschmerz hingegen stehen für sich und werden primäre Kopfschmerzen genannt. Welcher Kopfschmerztyp genau vorliegt, kann nur der Arzt klären.

Kopfschmerzen

Symptome

- **Dumpfe, bohrende, hämmernde, stechende oder reißende Schmerzen ein- oder beidseitig, in Stirn- oder Hinterkopfgegend**
- **Oft strahlen die Schmerzen in andere Körperteile, vor allem in Nacken und Schulter aus**
- **Begleitsymptome können Lichtempfindlichkeit, Übelkeit, Erbrechen oder (bei Migräne) Sehstörungen sein**
- **Schmerzen treten oft anfallsartig auf**

Beschreibung

Schmerzen im Kopfbereich (Stirn, Schläfen, Hinterkopf usw.).

Ursachen

Dumpf-schmerzhafter Kopfdruck mit Klopfempfindungen ist oft Folge mangelnder Durchblutung der Hirngefäße. Kopfschmerzen folgen oft auf eine Infektion oder begleiten sie.
Bei Frauen häufen sich Kopfschmerzattacken oft während der Menstruation. Wetterfühligkeit, Streß, Überlastung, Hunger, übermäßige Müdigkeit, Sauerstoffmangel oder Genußmittelmißbrauch (Katerkopfschmerz nach zu viel Alkohol) können genauso Ursache sein wie psychische Probleme.

Behandlung

Schmerzmittel wie Azetylsalizylsäure können als Notbremse dienen.

Heilen mit Obst und Gemüse

- Gebräuchliche Kopfschmerzmittel wirken als sogenannte Prostaglandinsynthesehemmer, sie unterbinden die körpereigene Produktion bestimmter Mediatoren oder Gewebshormone, die für Schmerzempfindungen verantwortlich sind. Hemmend auf diese Schmerzauslöser wirken aber auch pflanzliche, mehrfach ungesättigte Fettsäuren in Sojabohnen und Sojaprodukten, Oliven, Avocados sowie allen Pflanzenölen. Wichtig: Verzichten Sie auf tierische Fette!
- Vitamin C (in frischem Obst) ist wichtigster natürlicher Histaminhemmer, das Vitamin blockiert den Ausstoß entzündungsverursachender Eiweißstoffe aus sogenannten Mastzellen in Gefäßwänden.

Orangensalat

- Die Orangen schälen, quer in dünne Scheiben schneiden und auf Portionsteller verteilen.
- Die Äpfel grob hacken und auf die Orangenscheiben häufen.
- Den Honig mit der sauren Sahne vermengen und über das Obst träufeln. Die Kokosraspel im Öl leicht bräunen und darüberstreuen.
- Die Brötchen mit der Butter bestreichen und dazu essen.

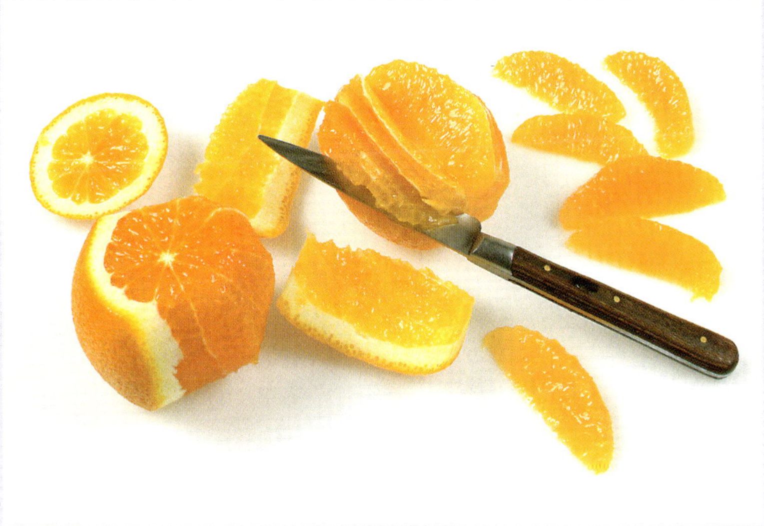

Zutaten für 4 Personen

6 Orangen
2 säuerliche Äpfel
3 EL Honig
1 Becher saure Sahne
4 EL Kokosraspel
1 EL Öl
4 Baguettebrötchen
8 TL Butter

Führen Sie Buch

Weil die Ursachen für Kopfschmerzen sehr vielfältig sein können, ist es ratsam, die näheren Umstände systematisch zu notieren, falls der Schmerz häufiger auftritt. Vermerken Sie:

- Wann und auf welche Weise der Schmerz jeweils auftritt
- Wann er seinen Höhepunkt erreicht
- Wie lange er anhält
- Auf welche Weise er abklingt.

So läßt sich am ehesten ermitteln, ob der Schmerz im Zusammenhang oder in zeitlicher Beziehung mit bestimmten Gewohnheiten steht (z. B. Eßgewohnheiten, Fernsehen, körperlichen Übungen, Autofahrten, Einkauf). Prüfen Sie, ob eine Allergie – auf Lebensmittel (Eier, Fisch, Milch) oder andere Substanzen (Hausstaub, Farbverdünner, Lacke, Blütenstaub) – der Ursache sein kann. Gestörte Schlafrhythmen können ebenso Ursache sein wie Dauerberieselung mit seichter Musik, sonstiger Lärm, Konflikte, Kummer oder Probleme.

Keine Migräne

Spannungskopfschmerzen haben mit Migräne nichts zu tun. Ihre Ursachen sind häufig seelischer Art, wie z. B. Depressionen, nicht abgebaute Aggressionen oder ein allgemeiner Erschöpfungszustand. Wärme oder eine sanfte Nackenmassage kann die Spannungskopfschmerzen lindern.

Nicht verwechseln

Die Migräne hat ihren Namen vom griechischen hemi cranion, »halber Kopf«, weil sie zumeist halbseitig auftritt. In schweren Fällen wird sie von Übelkeit begleitet. Normale Kopfwehtabletten helfen nicht!

Kopfschuppen

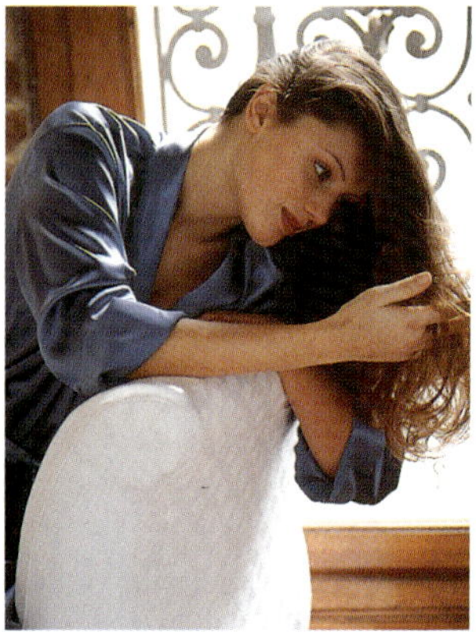

Kopfschuppen belasten wegen ihres wenig schönen Aussehens häufig das Selbstwertgefühl der Betroffenen.

Symptome

- **Juckende Kopfhaut**
- **Kleine Schuppen bis großflächige Schuppenkolonien**
- **Zum Teil strähniges, klebendes Kopfhaar**
- **Ekzemneigung, Haarausfall**

Beschreibung

Fettige (oder trockene) Schuppenbildung auf der Kopfhaut.

Ursachen

Mangelnder Immunschutz der Kopfhaut. Erbliche Veranlagung und Hormonstörungen können eine Rolle spielen (z. B. in den Wechseljahren). Streß, mangelnde Hygiene, zu seltenes oder zu häufiges Haarewaschen, Fettleibigkeit begünstigen die Schuppenbildung ebenso wie Mißbrauch von Haarkosmetika. Fehlernährung führt zum Abbau der Stoffwechselaktivität in den Haarzellen. Möglich ist auch ein Pilzbefall.

Behandlung

Die Kost muß reich an Wirkstoffen sein, die den Immunschutz für den Haarboden neu aufbauen und den Stoffwechsel ankurbeln. Empfehlenswert sind medizinische Shampoos mit einem pH-Wert (Säurewert), der dem der menschlichen Haut entspricht. Nehmen Sie sich Zeit zur Kopfwäsche, und dehnen Sie sie mit einer Kopfhautmassage aus.

Vorbeugen und schützen

Ein ganz natürliches Mittel zur Vorbeugung von Schuppen ist die Sonne. Wer seine Haare unbedeckt 30 bis 60 Minuten pro Tag der Sonne aussetzt, fördert damit die Durchblutung der Kopfhaut. Die Austrocknung wird beschleunigt und die Schuppen reduziert.

Heilen mit Obst und Gemüse

- Gemüse, das reich an komplexen Kohlenhydraten ist, baut Darmflora sowie Darmschleimhäute auf und sorgt auf diese Weise für eine erhöhte körpereigene Biotinproduktion. Dazu zählen Kartoffeln, alle Kohlsorten, alle Hülsenfrüchte, Kohlrabi, Sellerie, Rettich, Rüben, Zwiebeln, Spargel, Mais, Auberginen und Gurken.
- Das Spurenelement Selen ist zentraler Immunstoff für die Kopfhautzellen, es ist enthalten in Spargel, Knoblauch, Pilzen sowie in allen Knollengewächsen.
- Vitamin E schützt die talgproduzierenden Kopfhautzellen vor Oxidation (und damit verbundener Schuppenbildung). Dieses Vitamin ist in Sojaprodukten, Oliven, Mais, Bohnen, allen Samen und Kernen sowie in Pflanzenöl enthalten.

Wann zum Arzt?

Wenn Sie gelbe Verkrustungen, rote Flecken und Entzündungen bemerken, konsultieren Sie den Haus- bzw. Hautarzt! Es könnte sich um eine Infektion mit Bakterien oder Pilzen handeln.

Grüner Spargel, klassisch

- Die Kartoffeln in ca. 15 Minuten gar kochen. Während die Kartoffeln garen, den Spargel schälen und in viel Salzwasser mit einer Prise Zucker 10 Minuten kochen.
- Den Spargel herausnehmen, abtropfen lassen.
- Die Kartoffeln pellen, auf einem Teller anrichten und ein paar Butterflöckchen daraufsetzen.
- Den Spargel neben die Kartoffeln legen, mit Parmesan bestreuen und ebenfalls mit Butterflöckchen garnieren.
- Zu Spargel läßt sich eine Unzahl weiterer Beilagen reichen. Probieren Sie – wenn Sie den üblichen Schinken nicht mögen – ruhig mal saures Obst (Orangen- oder Limettenscheiben) oder geräucherten Tofu.

Zutaten für 1 Person

5 kleine Kartoffeln
250 g frischer, grüner Spargel,
Salz
1 Prise Zucker
30 g Butter
20 g Parmesan
Petersilie

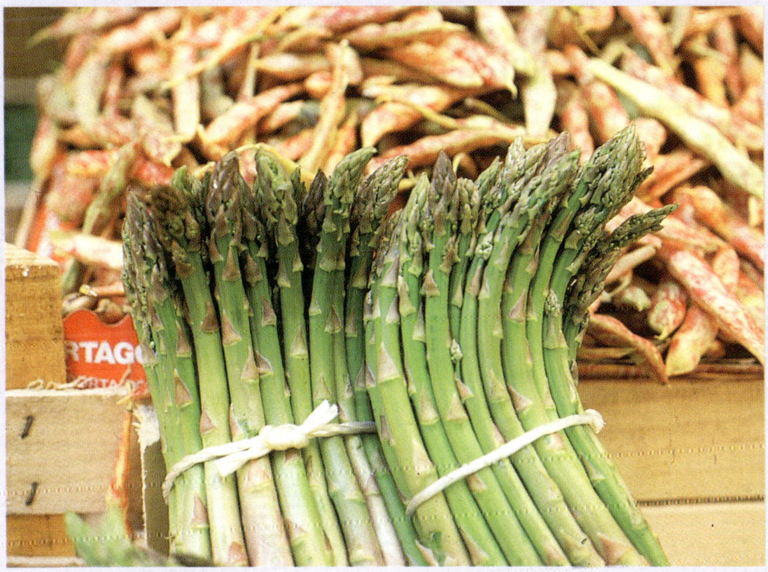

Achten Sie auf Ihre Ernährung!

Kopfhautzellen sind besonders anfällig gegenüber freien Radikalen, die Fettsäuren in den feuchten Schutzmembranen der Zellen oxidieren und zerstören. Die Folge: ranziges Cholesterin und totes Eiweiß, die zusammen in Schuppenform abschilfern. Wichtig für eine gesunde, reduzierte Talgdrüsenproduktion ist das B-Vitamin Biotin. Es wird zum großen Teil in unserer Darmflora gebildet – aber nur bei gesunder Ernährung und leistungsfähiger Darmschleimhaut. Bei Mangelkost (Kantinenessen, Fertiggerichten, Fast food usw.) wird die Darmflora abgebaut und nur noch begrenzt Biotin hergestellt.

Pilzbefall als Ursache?

Pityrosporum ist der Name eines Pilzes, der recht häufig den Schuppenbefall auslöst. Den müssen Sie gezielt bekämpfen, da helfen keine kosmetischen Bemühungen. Warten Sie nicht zu lange damit, sonst droht als nächstes Stadium die Hautentzündung. Weitere Folgen verspäteter Maßnahmen sind brüchige Haare und Haarausfall. Pilzbefall ist eine hartnäckige Angelegenheit, zwei Monate (oder mehr) müssen Sie für die Behandlung mit einem arzneimittelhaltigen Shampoo veranschlagen. Lassen Sie den Hautarzt die Diagnose absichern, er wird zu diesem Zweck eine Pilzkultur anlegen.

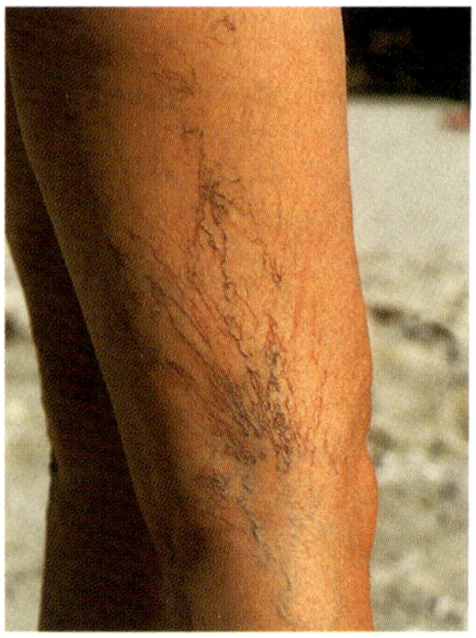

Besenreiser und Krampfadern können auch erblich veranlagt sein, weshalb man entsprechend vorbeugen sollte.

Krampfadern

Symptome

- **Vergrößerte, schlangen- oder wurmförmig verdickte bläuliche Venen, die sich kräftig unter der Haut abzeichnen**
- **Auftreten der Krampfadern meist an der Rückseite der Waden und an der Beininnenseite vom Knöchel bis zu den Leisten möglich**
- **Schmerzen speziell im Stehen**

Beschreibung

Erweiterte, geschlängelt verlaufende Venen, besonders in den Beinen.

Ursachen

Blutstau infolge mangelhafter Versorgung der Venenwände. Übergewicht oder eine Schwangerschaft sowie auch eine Beschäftigung im Stehen begünstigen die Bildung von Krampfadern.

Behandlung

Regelmäßige körperliche Übungen, Spaziergänge, Wandern, Schwimmen, Radfahren usw. fördern die Venendurchblutung. Zu langes Stehen sollte vermieden werden, wichtig ist die Reduzierung des Körpergewichts bei Übergewichtigen. Die Ernährung muß darauf abzielen, Venenwände zu kräftigen, Austritte von Blutwasser ins angrenzende Gewebe (Ödeme, Schwellungen) zu verhindern und die Durchblutung zu verbessern. Die kombinierten Maßnahmen beugen auch der Entstehung sogenannter Besenreiser vor.

Die Fünf-Minuten-Gymnastik gegen Krampfadern

Legen Sie sich auf den Rücken, und heben Sie die Beine an. »Winken« Sie zehnmal mit den Füßen, ruhen Sie eine Minute aus, und wiederholen Sie das Ganze – bis zu fünfmal.

Heilen mit Obst und Gemüse

- Während Arterien von feinen Muskelpaketen gestützt sind, sind Venen im wesentlichen lediglich von Bindegewebe umpackt. Diese Gefäßwände haben einen steten Bedarf an bestimmten Nährstoffen, nur so können sie fest, dicht und elastisch bleiben. Wichtig sind das Spurenelement Zink (in allen Hülsenfrüchten, allen Kohlarten, allen Knollengemüsen, in Zwiebeln, Kartoffeln, Mais, Sojaprodukten, Spinat), Vitamin C (im Fruchtfleisch von frischem, möglichst säuerlichem Obst) und das Bioflavonoid Rutin (in Buchweizen).
- Zwiebeln, Knoblauch, Lauch, Fenchel, Paprika wirken durchblutungsanregend, kurbeln den Blutfluß im manchmal »stehenden« Kreislauf im Krampfadernbereich an.

Unser Tip

Verschaffen Sie Ihren Beinen soviel Bewegung wie möglich: Vermeiden Sie Aufzüge und Rolltreppen, nutzen Sie alle Gelegenheiten, um Treppen hinaufzusteigen.

Rosenkohl rustikal

- Die Kartoffeln in der Schale garen.
- Den Rosenkohl putzen und am Strunk kreuzweise 3mm tief einschneiden. 10 bis 12 Minuten gar dämpfen. Gut abtropfen lassen.
- Die Zwiebel schälen und in Ringe schneiden. Die Paprikaschote entkernen (den Blütenansatz entfernen) und in kleine Stücke schneiden.
- In einer großen Kasserolle 75 ml Wasser erhitzen. Zwiebel und Paprika weich dünsten.
- Die Tomaten überbrühen, häuten und mit dem Rosenkohl und Basilikum in die Kasserolle geben. Erhitzen.
- Mit Pfeffer und Salz abschmecken. Die Kartoffeln pellen und mit dem Gemüse sofort servieren.

Zutaten für 4 Personen

500 g Kartoffeln
750 g Rosenkohl
75 ml Wasser
1 große Zwiebel
1 grüne Paprikaschote
500 g Tomaten
Basilikum
Pfeffer aus der Mühle
Salz

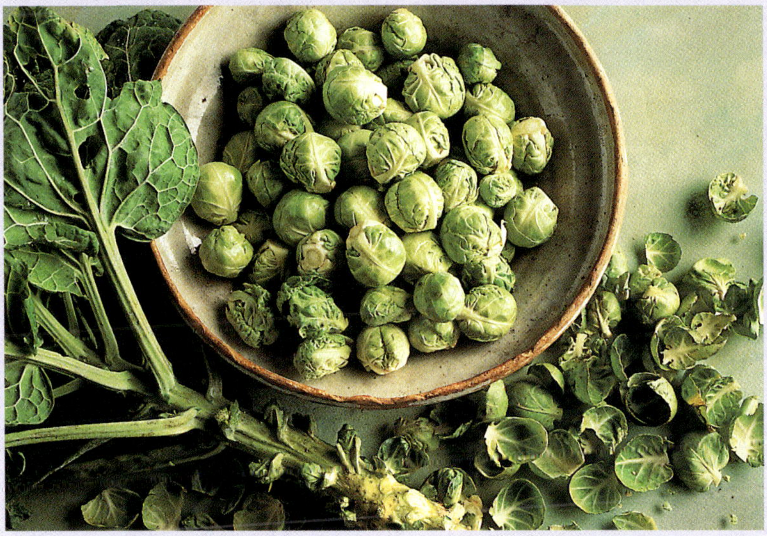

Kneipp-Güsse

Arbeiten Sie in der Gastronomie? Dann müssen Sie nicht nur viel stehen und Ihre Beine belasten, sondern Sie haben dort vielleicht auch eine Personaldusche zur Verfügung. So können Sie sogar während der Arbeitszeit etwas gegen Krampfadern unternehmen, ein paar Minuten lassen sich allemal abzwacken. Dreimal täglich kühlen Sie mit dem langsam wandernden Brausestrahl die Beine ab, wichtig ist dabei die Reihenfolge: von der Fußaußenkante hoch bis zum Hüftgelenk, dann an der Innenseite von der Leiste abwärts bis zum Fuß, danach das andere Bein, wieder außen beginnend. So stärken Sie die Venenwände – und erfrischt sind Sie außerdem.

Was können Sie tun?

Die Beinvenen enthalten ventilartige Venenklappen, die den Blutfluß steuern. Wenn die Klappen undicht sind, sackt das Blut nach unten und der Blutdruck in den Venen erhöht sich. In den ohnehin im Vergleich zu Arterien sehr schwachen Venenwänden bilden sich Taschen und Ausbuchtungen, in denen sich das Blut staut und versackt; es nimmt dann zum Teil gar nicht mehr am Kreislauf teil. Vermeiden Sie also zu langes Stehen, oder unterbrechen Sie es durch Hochlegen der Beine – oder noch besser mit fünf Minuten Gymnastik (siehe Randspalte gegenüber).

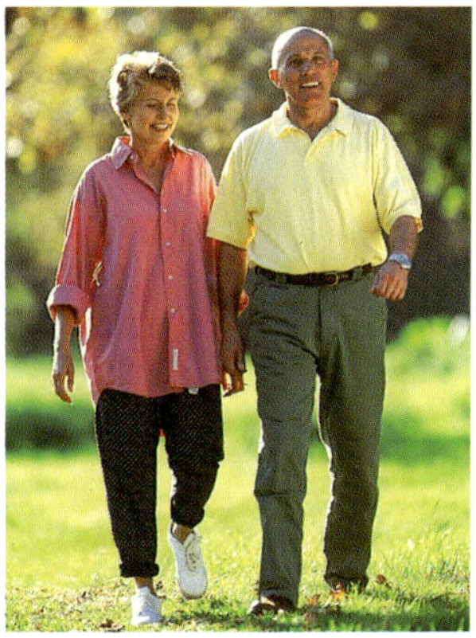

Regelmäßige sportliche Betätigung regt den Blutkreislauf an und hält ihn auf einem gesunden Niveau.

Durchblutung anregen
Durchblutungsstörungen an den äußeren Extremitäten sind häufig ein Zeichen für eine Kreislaufstörung. Gegen kalte Hände und Füße hilft oft schon etwas Bewegung, um die Durchblutung anzuregen, ebenso wie morgendliche Wechselduschen zwischen heiß und kalt und Kneipp-Anwendungen.

Zweierlei Beschwerden
Kreislaufbeschwerden können in zwei Klassen eingeteilt werden: in solche, die lediglich peripher (in Armen, Beinen) auftreten, und solche, die sich aus dem Zusammenwirken peripherer Gefäße und der Kreislaufzentren, also Herz und Lunge, ergeben.

Kreislaufbeschwerden

Symptome

Zirkulationsstörungen im Kreislauf können völlig unterschiedliche Beschwerden hervorrufen.

- **Kopfschmerzen, Müdigkeit, Appetitmangel**
- **Darmstörungen, Nierenbeschwerden, Beschwerden beim Wasserlassen**
- **Herzbeschwerden, Angina pectoris, Schwindel**
- **Taubheit oder Kältegefühl in Händen und Füßen**
- **Menstruationsbeschwerden**

Beschreibung

Beschwerden aufgrund von Störungen im Kreislaufsystem.

Ursachen

Die Gründe für Kreislaufbeschwerden sind sehr unterschiedlich: Infektionen, Blutverlust, Allergien, Fehlernährung, Streß. Auch Alkoholmißbrauch, organische Krankheiten oder Schlafstörungen können zu Kreislaufbeschwerden führen; ebenso Übergewicht, Bewegungsmangel, mentale Einflüsse wie Konflikte, Probleme, nervöse Unruhe und Streßfaktoren.

Behandlung

Herz und Gefäßsystem müssen unterstützt werden: durch Bewegung an frischer, sauerstoffreicher Luft, ausreichend Schlaf und gesunde Ernährung.

Heilen mit Obst und Gemüse

- Kalium ist das Mineral, das ganz allgemein beruhigend, lindernd und heilend auf die meisten Kreislaufbeschwerden einwirkt. Es ist im Stoffwechsel Gegenspieler von Natrium (im Kochsalz), balanciert damit Blutdruckunterschiede aus. Enthalten ist Kalium vor allem in Avocados, Spinat, Brokkoli, Bananen, Kartoffeln, Sellerie, allen Kohlsorten, Grüngemüse, Hülsenfrüchten und Spargel.
- Vitamin C ist das weitaus beste Heilmittel bei Kreislaufbeschwerden, die durch Gefäßschwäche hervorgerufen werden. Vitamin C ist enthalten in allen säuerlich-süßen Früchten wie Südfrüchten, Kiwis, Beeren, Weintrauben usw.

Schwimmende Eier

- Die Gemüsebrühe erhitzen. Das Gemüse putzen und waschen.
- Kartoffel und Lauch in grobe Stücke schneiden. In der Brühe 12 Minuten garen.
- Karotte und Spargel in fingergroße Stücke schneiden, größere Zuckerschoten halbieren. In kochendem Salzwasser wenige Minuten blanchieren, herausnehmen und abtropfen lassen.
- Die Brühe mit den Lauch- und Kartoffelstücken pürieren, mit Sahne und Eigelb legieren und mit den Gewürzen abschmecken. Nicht mehr kochen lassen!
- Zum Pochieren Wasser, Salz und Essig aufkochen. Gemüse in der Zwischenzeit in die Suppe geben.
- Die Eier in eine Suppenkelle schlagen und langsam ins heiße Essigwasser gleiten lassen. Sobald sich das Eiweiß fest um den Dotter gezogen hat, die Eier mit einer Schaumkelle herausheben und auf die Suppe setzen. Mit Petersilie garnieren.

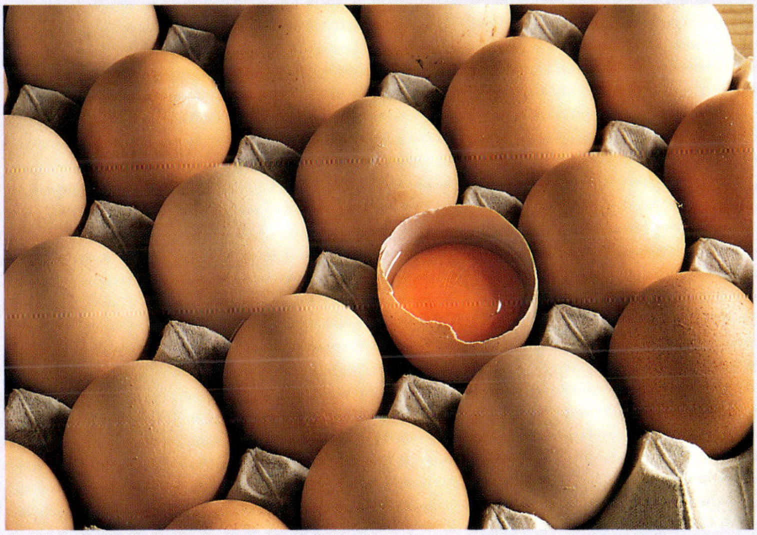

Zutaten für 1 Person

400 ml Gemüsebrühe
1 sehr kleine Stange Lauch
1 sehr kleine Kartoffel
1 kleine Karotte
Je 2 Stangen weißer und grüner Spargel
25 g Zuckerschoten
1 EL süße Sahne
1 kleines Eigelb
Weißer Pfeffer, Salz
1 Prise Zucker
2 Eier
1/2 l Wasser
1 EL Essig
Petersilie

Schadstoffe einschränken

Tabu bei Kreislaufproblemen sind der übermäßige Genuß von Schadstoffen wie Koffein, Nikotin und Alkohol. Achten Sie zudem auf eine ausgewogene Ernährung und regelmäßige, leichte Bewegung wie Spaziergänge, Schwimmen oder Radfahren.

Wetterfühligkeit

Menschen mit niedrigem Blutdruck (Hypotoniker) sind häufig wetterfühlig, Barorezeptoren in Gefäßwänden reagieren auf Luftdruckschwankungen und damit beispielsweise auf das Heranziehen von Regengebieten. Dadurch werden Gefäßwände geweitet, der Blutdruck sinkt, die Folge sind Müdigkeit, Nervosität.

Was Sie meiden sollten

Fettreiche Kost führt zu Ablagerungen an den Arterieninnenwänden und damit zu mangelhafter Durchblutung. Salzreiche Kost bindet Wasser, vergrößert auf diese Weise das Blutvolumen und erhöht zusätzlich die Gefäßwandspannung. Diese beiden Faktoren wirken gleichermaßen blutdruckerhöhend. Auch Nikotin verengt die Gefäße und verschlimmert so die Symptome von Kreislaufbeschwerden.

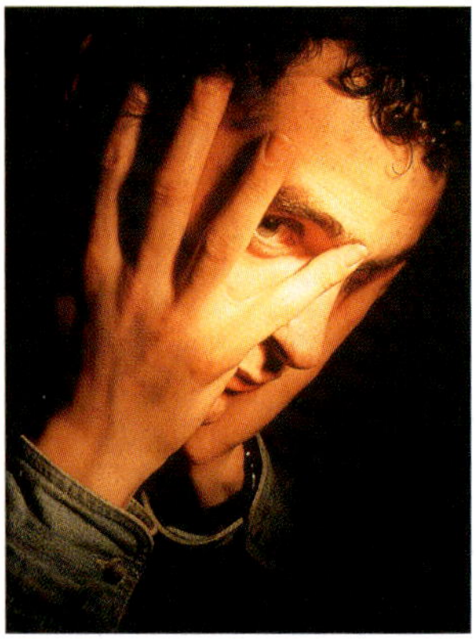

Depressionen sind häufig die Folge von dauernden Mißerfolgen, die durch Leistungsschwäche verursacht werden.

Leistungsschwäche

Symptome

- **Erschöpfung, Müdigkeit**
- **Antriebsarmut, mangelnde Motivation**
- **Lern-, Gedächtnis- und Konzentrationsschwäche**
- **Kreislaufschwäche**
- **Mißstimmung, Depressionen**

Beschreibung

Ein Zustand von Kraftlosigkeit und mangelnder Spann- und Antriebskraft, der deutlich unter dem sonstigen Leistungsstandard liegt.

Ursachen

Drosselung von Zelltätigkeit und Gesamtstoffwechsel bei Nährstoffmangel und zuviel Streß.

Behandlung

Ganz egal, ob die Symptome einer Leistungsschwäche Herz- oder Kreislaufschwäche, Vergeßlichkeit, Mißmut oder mangelnde sportliche Kondition sind – die Therapie ist stets dieselbe: Abbau von Streßfaktoren und eine nährstoffreichere Kost, bei der insbesondere sehr spezielle Leistungsbiostoffe zugeführt werden müssen. Dies führt dann gleichzeitig zu einer erhöhten Streßfähigkeit, Stressoren (wie Konflikte, Leistungsdruck) werden nicht mehr als so belastend empfunden.

Streß abbauen

Streßfaktoren, die zu Leistungsschwäche führen, können Ihr Partner, Ihre Hausgenossen, Berufskollegen sein, Überforderung im Beruf, Zumutungen aller Art, die Sie sich womöglich selbst eingebrockt haben – seien Sie also ehrlich zu sich selbst, und befreien Sie sich! Was die Suche besonders kompliziert macht: Stressoren können durchaus auch positive Ereignisse sein, etwa eine Hochzeit, die Vorbereitung auf die lang ersehnte Weltreise usw.

Heilen mit Obst und Gemüse

- Spontane Aktivimpulse für Gene und Zellstoffwechsel bringen Vitamin D (wird in der Haut durch Licht- oder Sonneneinwirkung synthetisiert), das Schilddrüsenhormon Thyroxin (dafür fehlt meist das Spurenelement Jod, beispielsweise im Meer- oder jodierten Salz enthalten) sowie Vitamin A (am meisten enthalten in Karotten, Spinat, Kürbis, Papayas, Grünkohl, Brokkoli, Melonen, Tomaten, Aprikosen, grünen Salaten, grünen Hülsenfrüchten wie Erbsen oder Bohnen, Pfirsichen, Mangos, Avocados).
- Wichtig für Zellatmung und Zellenergie ist das Spurenelement Eisen (in allen Kohlsorten, Karotten, Wurzelgemüse, Spinat, Brokkoli, Tomaten, Hülsenfrüchten).

Gemüselasagne

- Sauce: Die Knoblauchzehen abziehen und durch eine Presse geben. Die Tomaten überbrühen, häuten und pürieren.
- In einer Pfanne das Olivenöl erhitzen und den Knoblauch unter Rühren darin anbraten. Dann die anderen Zutaten einrühren.
- 20 Minuten köcheln lassen. 3 Tassen für die Lasagne abmessen. Den Rest einfrieren.
- Lasagne: Den Ofen auf 175 °C vorheizen. Die Zucchini waschen und raffeln. Den Spinat 5 Minuten in kochendem Wasser blanchieren, dann kleinhacken. Die Zucchini mit der Sauce vermischen.
- In eine rechteckige Auflaufform 1 Tasse Sauce schütten. 3 Nudelplatten nebeneinander darauflegen. Den Spinat darüber verteilen. Mit 200 g geriebenem Parmesan bestreuen, darüber den Oregano verteilen. 1 Tasse Sauce darüberschichten.
- Die restlichen Nudelplatten darauflegen, Sauce und Käse darübergeben. 45 Minuten unbedeckt überbacken. Vor dem Anschneiden 15 Minuten ruhen lassen.

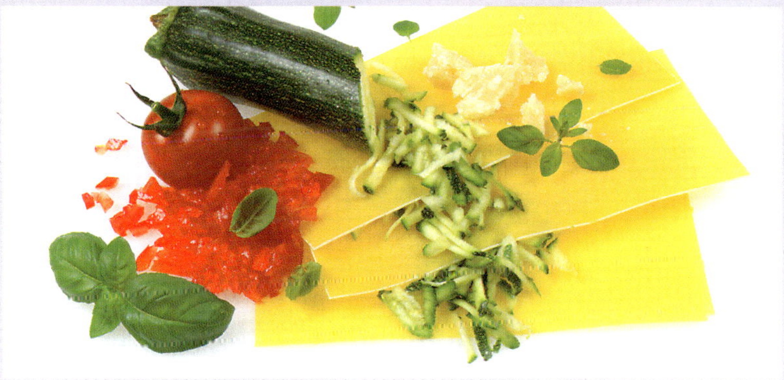

Zutaten für 4 Personen

Für die Marinarasauce
2 EL Olivenöl
4 Knoblauchzehen
900 g Tomaten
1 Zucchini
1 TL Oregano
1 TL Basilikum
Thymian
Salz, Pfeffer aus der Mühle

Für die Lasagne
6 Lasagnenudelplatten
500 g Spinat
300 g geriebener Parmesan
1 TL Oregano

Leistungsschwäche – der »innere Schweinehund«?

Nein, Leistungsschwäche ist vielmehr eine Schutzmaßnahme der Natur, die dazu dient, daß ihre Geschöpfe ohne ausreichende Zellversorgung sich auf keine zu großen Herausforderungen einlassen, keine unbeherrschbaren Risiken auf sich nehmen. Die Folge: körperliche und mentale Müdigkeit. Verantwortlich sind sogenannte stringent factors (Zwangsfaktoren) in allen Körperzellen. Die melden den Genen im Zellkern, daß bestimmte Biostoffe – wie z. B. Magnesium, Vitamin B6, wichtige Fettsäuren – fehlen. Die Gene drosseln dann den Zellstoffwechsel – die Leistungsschwäche ist da.

Grundursache feststellen

Wer feststellt, daß seine Leistungen auf allen möglichen Gebieten des Alltags nachlassen, fühlt sich oft schon seit längerem insgeheim überfordert. Meist gehen überempfindliche Reaktionen auf mangelnde Wärme in Umfeld und Familie oder fehlende Perspektiven für ein schöneres Leben mit einher und verstärken die niedergeschlagene Grundstimmung. Der Leistungsabfall tritt immer in besonders unangenehm empfundenen Situationen auf. Nötig ist hier eine genaue Selbstanalyse zur Behebung des Grundproblems.

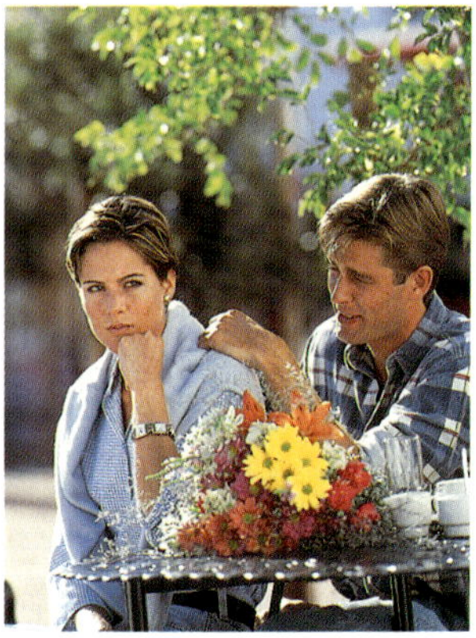

Beziehungsfrust läßt sich nicht von einem Tag auf den anderen lösen, sondern erfordert viel Geduld und Einfühlungsvermögen.

Libidomangel

Symptome

- **Orgasmusunfähigkeit**
- **Mangelndes Interesse an geschlechtlicher Vereinigung**
- **Verlust von sexuellen Trieb- und Wollustempfindungen**

Beschreibung

Mangelnde sexuelle Begierde und Erlebnisfähigkeit.

Ursachen

Erniedrigte Hormonproduktion im sogenannten gonadotropen Regelkreis.

Behandlung

Viele Frauen produzieren ab dem 30. Lebensjahr immer weniger Histamin. Dieses sogenannte biogene Amin entsteht aus der Aminosäure (Eiweißbaustein) Histidin. Libidomangel entwickelt sich dann häufig durch einen katastrophal schlechten Eiweißstatus im Körper bzw. durch eine ungenügende Eiweißverwertung. Die ist auch verantwortlich für die mangelnde LH- und FSH-Produktion (siehe rechte Seite) in der Hirnanhangsdrüse (Libido entsteht vorwiegend aus Eiweißneuromolekülen). Streß »frißt« zusätzlich Eiweiß aus Blut und Körper, fördert demnach Libidomangel und Orgasmusunfähigkeit.

Gewöhnung und die Folgen

Gerade bei längeren Beziehungen, in denen sich Gewohnheiten eingespielt haben und ein gewisser Schlendrian eingekehrt ist, was das äußere Erscheinungsbild betrifft, stellt sich häufig Unlust im Bett ein. Doch auch hier gilt wie bei einer jungen Beziehung: Mann und Frau sollten füreinander attraktiv bleiben, dann haben sie auch mehr Spaß miteinander.

Heilen mit Obst und Gemüse

- Cholinreiche Lebensmittel wie insbesondere alle Sojaprodukte sowie Thiamin (Vitamin B1, in Hülsenfrüchten, Kartoffeln, Buchweizen, allen Samen und Kernen), Niazin (Vitamin B3, in Trockenobst, Pilzen, grünen Erbsen, Soja) und Pyridoxin (Vitamin B6, in Soja, Bananen, Spinat, Avocados) kurbeln die Produktion von Magensäure an, verbessern somit die Eiweißverwertung und heben den Eiweißstatus in allen für ein erfülltes Sexualleben wichtigen Körperzellen an.
- Rohkost aus frischem Saisongemüse enthält proteolytische (eiweißzersetzende) Enzyme, die ebenfalls für einen Eiweißschub in Drüsen- und anderen Zellen sorgen.
- Den Libidostoff Histamin kann man auch essen. Er ist in allen überreifen Lebensmitteln enthalten, hauptsächlich in Bananen (auch in reifem Käse).

Rohkostteller mit Tofu-Sesam-Dip

Zutaten für 6 Personen

3 EL Obstessig
3 EL Wasser
1 EL Sojasauce
1 EL Sesamöl
2 Knoblauchzehen
1 EL Zitronensaft
100 g Tofu
50 g Sesampaste
1 Schalotte
2 EL Petersilie
Pfeffer aus der Mühle
Cayennepfeffer

- Den Knoblauch schälen und in kleine Stücke schneiden. Die Schalotte fein schneiden. Die Petersilie wiegen.
- Essig, Wasser, Sojasauce, Öl, Knoblauch, Zitronensaft und Tofu zusammen pürieren.
- Die Sesampaste allein aufschlagen und dann unter die Tofumischung ziehen. Die restlichen Zutaten ebenfalls unterziehen. Sehr kühl servieren!
- Dazu gibt es einen Rohkostteller mit Stangensellerie, Karottenstiften, Kohlrabistiften, Radieschen oder Gurkenscheiben.

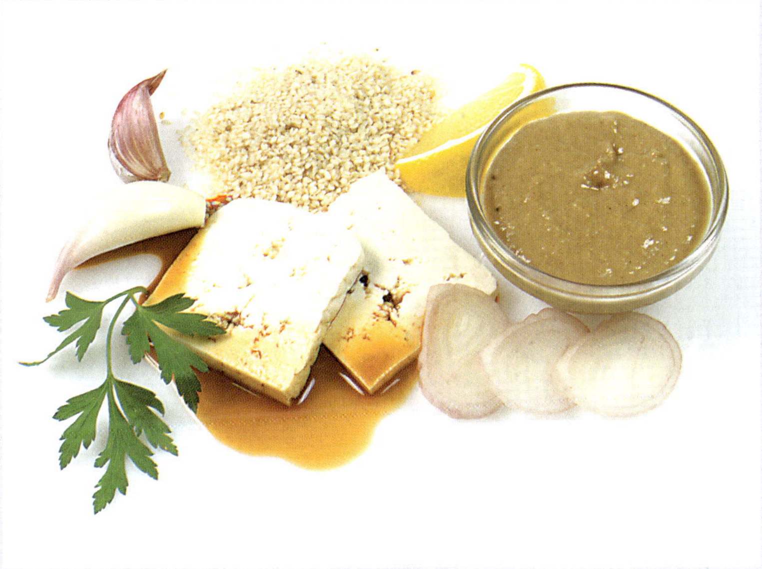

Einmal ganz unromantisch betrachtet

Bei einem erotischen Stimulus (Zärtlichkeiten, Blicken, Worten, einem Anblick) sekretiert der Hypothalamus im Zwischenhirn Hormone, die in der benachbarten Hirnanhangsdrüse die eigentlichen Libido- und Sexualhormone auslösen: luteinisierendes Hormon (LH) und follikelstimulierendes Hormon (FSH). Die wandern übers Blut zu den Eierstöcken und stimulieren dort die Abgabe der Geschlechtshormone (wie z. B. Östrogen). Libido und Orgasmusfähigkeit entstehen dann über einen Nervenpeptid-Reiz in sogenannten Pudendalarterien im Klitorisbereich. Aus sogenannten Mastzellen (weißen Blutkörperchen) wird der Eiweißstoff Histamin freigesetzt, der zu einem spontanen Bluteinstrom in die Blutgefäße im Schambereich führt und die Libidoimpulse auslöst.

Gespräche gegen die Langeweile

Daß es in einer Partnerschaft jahrzehntelang vor Erotik knistert, wird niemand erwarten dürfen. Leidenschaft kommt und verfliegt, darüber kann man keine Vereinbarungen treffen. Sexualität ist der Spiegel der Beziehung. Ändert sich z. B. das Selbstverständnis eines Partners, wird er auch im Bett eine andere Rolle spielen wollen. Stehen Sie zu Ihren Wünschen und Phantasien, bringen Sie sie ein, und lassen Sie Ihren Partner nicht vergeblich raten, was Sie wollen. Wagen Sie das Gespräch, geben Sie sich nicht für ein überholtes Standardritual her!

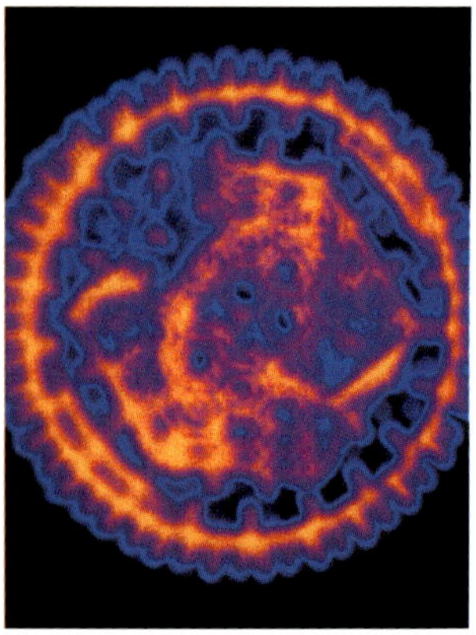

Eine Herpesvirusinfektion kommt erst zum Ausbruch, wenn das Immunsystem eines Menschen bereits geschwächt ist.

Lippenbläschen

Symptome

- **Winzige bis kleine, mit heller Flüssigkeit gefüllte Bläschen an den Lippen, insbesondere im Grenzbereich von Haut und Schleimhaut**
- **Plötzliches Auftreten mit oft störendem oder gar quälendem Brennen**
- **Ansammeln von Bläschen in Kolonien auf gerötetem Grund**
- **Häufig gleichzeitige Schwellung der Mandeln**

Beschreibung

Sogenannte Herpes-simplex-Infektionen der Haut und Schleimhaut. Gutartige Reizbläschen.

Ursachen

Herpes-simplex-Viren siedeln sich in Nerven an, nach etwa zwei Tagen kommt es dann zu ersten Infektionserscheinungen, die sich bis zum sechsten Tag in ihrer lästigen Symptomatik steigern. Da setzen aber schon die mobilisierten Abwehrkräfte des Immunsystems ein, die eine weitere Ausbreitung begrenzen. Etwa nach dem siebten oder achten Tag trocknen die Bläschen ein und heilen schließlich ganz ab.

Behandlung

Erfolgt über Immunstimulantien, also über eine massive Kräftigung des Immunsystems. Äußerliche Behandlung mit zinkhaltigen Salben.

Heilen mit Obst und Gemüse

- Eine bedeutende Rolle beim Aufbau des Immunsystems (von Thymusdrüse, Lymphsystem, Milz, weißen Blutkörperchen, Immunglobulinen usw.) spielen Vitamine und Spurenelemente. Von besonderer Bedeutung sind alle B-Vitamine (in Kartoffeln, Gemüse, Hülsenfrüchten, Getreide), Vitamin A (in Karotten, Spinat, Brokkoli, Grünkohl, Mangold, Kürbis, Melonen, Papayas, Aprikosen, Pfirsichen), Vitamin E (in Pflanzenölen, Sojaprodukten, Mais) und Selen (in Zwiebeln, Pilzen, Knoblauch, Spargel, Knollengemüse).
- Eine weitere Immunwaffe ist das Spurenelement Zink. Zinkmangel ist weit verbreitet, eine der Hauptursachen geschwächter Immunsysteme. Reich an Zink sind Hülsenfrüchte, Nüsse, Samen und Kerne.

Virenträger

Sehr häufig erleiden Kleinkinder eine erste Herpes-simplex-Infektion, jedoch noch ganz ohne bzw. nahezu ohne irgendwelche Symptome. Die Übertragung der Viren erfolgt durch eine Tröpfchen- oder Schmierinfektion. Rund 85 Prozent aller Erwachsenen entwickeln dann reichlich Antikörper gegen das Virus. Doch: Wer das Virus einmal in sich trägt, wird es nie wieder los. Nur die Häufigkeit und die Schwere der Ausbrüche lassen sich kontrollieren.

Kürbissuppe

- Die Zwiebel fein schneiden, die Kürbiskerne in der Pfanne kurz rösten.
- Die Zwiebelstücke in einem großen Topf in 2 EL Brühe weich dünsten.
- Die Gemüsebrühe, den pürierten Kürbis und die Gewürze hinzufügen und 15 Minuten köcheln lassen.
- Mit den Kürbiskernen garnieren.

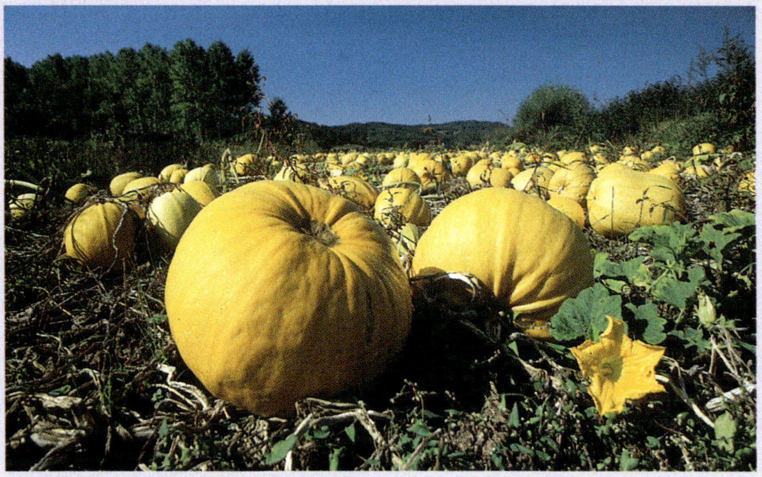

Zutaten für 2 Personen

1 große Zwiebel
2 Tassen Gemüsebrühe
1 1/2 Tassen gekochter, pürierter Kürbis
1/2 TL Oregano
1 Spritzer Tabascosauce
2 EL Kürbiskerne

Achtung, Ansteckungsgefahr!

Herpes ist ansteckend, auch wenn die Bläschen schon wieder abheilen. Ihren Mitmenschen sind Sie es daher schuldig, Vorsichtsmaßnahmen einzuhalten. Drängen Sie niemandem Küsse auf, und achten Sie innerhalb der Familie darauf, daß Ihre Handtücher und Waschlappen nicht mit denen anderer verwechselt werden können.

Zink kann helfen

Zink können Sie direkt um Einsatz bringen: mit Pasten aus der Apotheke, oder, wenn Ihnen das lästig ist, mit einer selbst hergestellten Lösung. Rühren Sie vier Gramm Zinksulfat in 100 Milliliter abgekochtes, kaltes Wasser, und tränken Sie damit ein Taschentuch, das Sie jede halbe Stunde für ein paar Minuten auf die Lippen drücken.

Herpes und die Psyche

Hegen Sie Abscheu gegen Personen Ihrer Umgebung? Auch das begünstigt den Ausbruch der Infektion. Der Therapeut kann Ihnen allenfalls beim Aufspüren dieser Ursache helfen, ändern müssen Sie diesen Umstand schon selbst.

Was Sie tun können

In erster Linie geht es darum, Streßfaktoren abzubauen, um das Immunsystem bei seinem Kampf gegen die Infektion zu unterstützen (hilfreich sind Ruhe, Wärme), sowie ihm genügend Nährstoffe zuzuführen. Genußgifte wie Alkohol, Kaffee, Nikotin sind möglichst zu meiden.

Wann zum Arzt?

Wenn sich die Herpesinfektion in den Augenbereich ausdehnt, die Lymphknoten am Hals geschwollen sind oder eine bakterielle Infektion hinzukommt, sollten Sie einen Hautarzt aufsuchen. Auch bei häufigen Rückfällen ist eine ärztliche Therapie angezeigt.

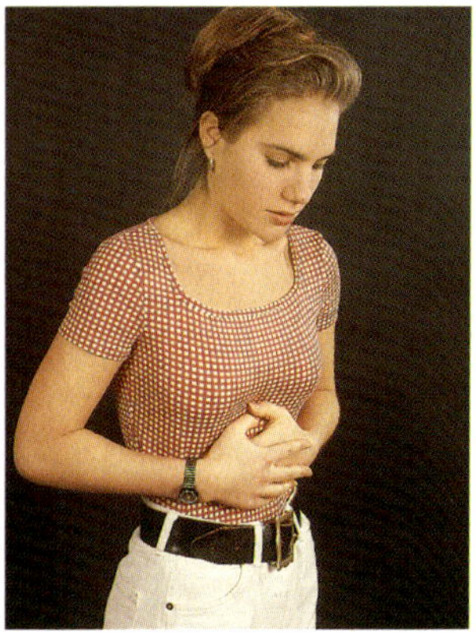

Oft sind schwerverdauliche Speisen an Magenbeschwerden schuld.

Streß macht sauer

Immer bei Streß beauftragt das vegetative Nervensystem den Vagusnerv (bedeutender Verdauungsnerv) mit der Stimulation von mehr Magensäure. Der Zweck: Eine höhere Azidität (Säurewert) im Magensaft fördert eine für die Streßbewältigung notwendige höhere Eiweißzufuhr zu allen Körperzellen – eine sinnvolle Funktion der Natur in uns Menschen und auch in allen Tieren (Eiweiß braucht ein saures Magensaftmilieu). Die Drüsen in den Magenschleimhäuten sondern pro Tag zwischen ein und zwei Liter Magensaft ab, mit einem Anteil von etwa einem halben Prozent Salzsäure.

Magenbeschwerden

Symptome

- **Übelkeit, Sodbrennen, saures Aufstoßen**
- **Druck- und Völlegefühl, aufgetriebener Bauch**
- **Schmerzen, Krämpfe**

Beschreibung

Schmerzen oder Befindlichkeitsstörungen im Magenbereich.

Ursachen

Meist Fehlernährung, Enzymmangel, Magensäuremangel, Über- oder Untersäuerung, Lebensmittelunverträglichkeit, Lebensmittelvergiftung, Unterkühlung, Schleimhautreizungen, Geschwüre. Alkohol oder andere Genußgifte können die Magensäureproduktion beeinflussen und zu Beschwerden führen.

Behandlung

Meiden Sie schwerverdauliche Speisen wie Kohl, feuchtes oder schlecht abgelagertes Brot, vor allem aber fettes Fleisch, fette Saucen oder Bratkartoffeln. Empfohlen werden leichte Lebensmittel wie leicht gegarte Gemüse, Rohkost, Salate. Mehrere kleine Mahlzeiten sind – über den Tag verteilt – besser als drei schwere. Sehr kalte oder sehr heiße Getränke können die Magenschleimhäute reizen. Wichtig für eine optimale Magentätigkeit ist gutes Kauen.

Heilen mit Obst und Gemüse

- Das Epithelgewebe der Magenschleimhäute ist kurzlebig, muß ständig geschützt und erneuert werden. Voraussetzung dafür ist Vitamin A in allen gelben, grünen und roten oder orangefarbenen Obst- und Gemüsesorten. Bei Vitamin-A-Mangel kommt es zur Metaplasie (Umwandlung) von Flimmerhaarzellen zu verhornten Zellen und damit zur Austrocknung und Verhornung von Teilen der Magenschleimhaut. Die Folge: mangelnde Schleimbildung, ungenügende Infektionsabwehr gegen Bakterien, Magenbeschwerden.
- Die Vitamine B1, B3, B6 (vorwiegend in Sojaprodukten, Hülsenfrüchten, Grüngemüse und allen Samen und Kernen enthalten) sorgen für eine gesunde Funktion der Magenschleimhäute und für ausreichend Magensäure.

Rohkostsalat »Champion«

- Die Salatblätter verlesen, waschen und in mundgerechte Stücke zupfen.
- Die Champignons trocken abreiben und in dünne Scheiben hobeln. Apfel und Sellerie waschen, in dünne Streifen schneiden.
- Radieschen waschen und in Scheiben schneiden. Sprossen säubern.
- Für die Marinade die Tomate kurz überbrühen, häuten und vierteln, Kerne entfernen und dann das Fruchtfleisch fein würfeln.
- Den Schnittlauch in Röllchen schneiden, die Schalotte fein würfeln.
- Honig, Essig, Salz und Pfeffer mit dem Öl zu einer Vinaigrette rühren. Die Schnittlauchröllchen und die Tomatenwürfel unterrühren.
- Alle Salatzutaten in einer Schüssel mischen und mit der Vinaigrette anmachen. Sofort servieren.

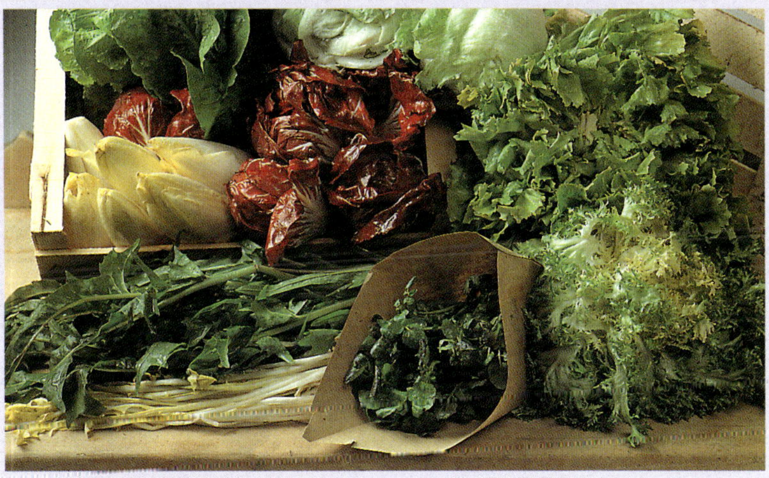

Zutaten für 1 Person

150 g verschiedene Blattsalate (z. B. Batavia, Eisberg, Radicchio, Eichblatt)
100 g Champignons
1 kleiner Apfel
2 Selleriestangen
1/2 Bund Radieschen
50 g Sprossen (z. B. Luzernen-, Weizensprossen)
1 Tomate
Etwas Schnittlauch
1 kleine Schalotte
1 TL Honig
2 EL Apfelessig
Salz, weißer Pfeffer
2 EL kaltgepreßtes Olivenöl

Wenn Probleme auf den Magen schlagen

»Das muß ich erst einmal verdauen!« sagen wir, wenn Probleme »auf den Magen schlagen«, die mit der Nahrungsaufnahme gar nichts zu tun haben. Ungelöste Konflikte und Dauerstreß gefährden den Magen-Darm-Trakt ernsthaft. Geschwüre, Darmverengung bis Darmverschluß und dergleichen Veränderungen können mit Ultraschall sichtbar gemacht werden. Sie müssen deswegen nicht gleich unters Messer: Geschwüre heilen auch spontan wieder ab – aber nur, wenn die Ursachen beseitigt sind. Versuchen Sie also herauszufinden, wer oder was Ihnen regelmäßig Magenschmerzen bereitet, und hören Sie auf, Ihren Ärger hinunterzuschlucken.

Sich entspannen

Magenbeschwerden sind häufig auf unterdrückte Aggressionen, Überforderung und einen Mangel an Nestwärme zurückzuführen. Hinzu kommt eine verkrampfte Haltung in Gefühlsdingen. Man kann nicht loslassen, abgeben oder sich einfach seine Schwäche eingestehen. So wird der Magen immer »saurer«, was zu ernsthaften chronischen Beschwerden führen kann. Regelmäßige Entspannungsübungen wie Yoga, Atemübungen oder autogenes Training können Magenbeschwerden vorbeugen.

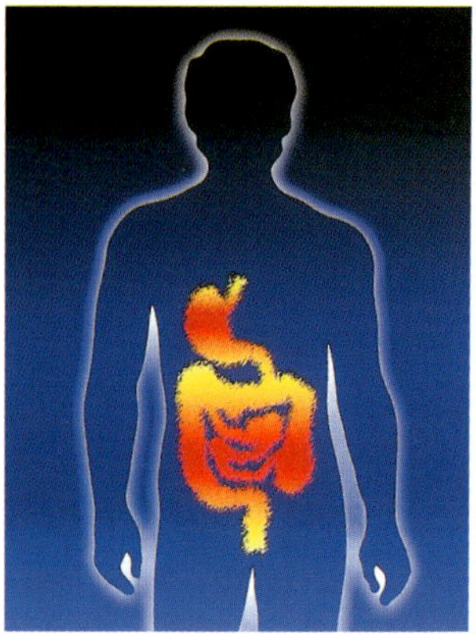

Das Magen-Darm-System sorgt für die Entschlackung und Reinigung des Körpers.

Magen-Darm-Störungen

Symptome

- **Schmerzen, Krämpfe im Magen-Darm-Bereich**
- **Blähungen, Verstopfung oder Durchfall**
- **Druck- und Völlegefühl**
- **Übelkeit, Erbrechen, Appetitmangel**
- **Sodbrennen, saures Aufstoßen, aufgeblähter Bauch**

Beschreibung

Beschwerden und Schmerzen, die ihren Ausgang im Magen-Darm-Trakt haben bzw. dort lokalisiert sind.

Ursachen

Die Ursachen für Magen-Darm-Störungen können sehr unterschiedlich sein: Infektion, Allergie, Lebensmittelvergiftung, Enzymmangel, Mangel an Magensäure, zu lange Verweildauer des Nahrungsbreis im Darm, Fäulnis- und Gärungsprozesse. Häufig haben Verdauungsstörungen ihren Ausgang im Magen, weil die in Lebensmitteln vorhandenen Bakterien oder Pilze nicht ausreichend durch Magensäure abgetötet werden. Sie gelangen dann in den Dünndarm, wo sie für Durchfall und Blähungen verantwortlich sind.

Hauptursache Fehlernährung

Abgesehen von akuten Vergiftungserscheinungen ist Fehlernährung meist die einzige Ursache aller Magen-Darm-Störungen. Sehr verbreitet (bei Erwachsenen bis zu 70 Prozent) ist eine sogenannte Laktose-(Milchzucker-)Unverträglichkeit. Dabei wird der in Milch, Sahne, Weichkäse usw. enthaltene Milchzucker nicht normal in einfache Zucker, sondern in kurzkettige Fettsäuren zerlegt, was einen massiven Wasserschub in den Dickdarm und damit spontan auftretende Durchfälle zur Folge hat.

Behandlung

Bewährt hat sich immer eine Umstellung der Ernährung. Eine gesunde Kost sorgt innerhalb weniger Tage für eine Mehrproduktion an Magensäure sowie für erhöhte Darmperistaltik (Darmmuskelbewegung) mit rascherer Darmpassage, wodurch u. a. Darmträgheit, Verstopfung und Darmschleimhautschäden vorgebeugt wird.

Heilen mit Obst und Gemüse

- Ballaststoffreiche Kost sorgt für eine raschere Darmpassage des Nahrungsbreis und befreit von Verstopfung: alle Gemüse, alle wäßrigen Obstsorten.
- Sojaprodukte (wie z. B. Tofu) versorgen den Vagusnerv mit dem wichtigen Zündstoff Azetylcholin, wodurch die Sekretion von Magensäure angeregt wird. Die Folge: Eiweiß wird besser verdaut, fault nicht mehr unter lästigen Begleitsymptomen im Darm, und durchfallverursachende Bakterien werden abgetötet.

Gebackene Auberginen, spanisch

- Den Ofen auf 175 °C vorheizen.
- Die Aubergine schälen und in Stücke schneiden, die Zwiebeln schälen und in kleine Würfel schneiden, den Knoblauch durch eine Knoblauchpresse drücken.
- Die Tomaten blanchieren, häuten (Blütenansätze entfernen) und grob hacken.
- Das Öl in einer großen Kasserolle erhitzen. Die Auberginenstücke hineingeben und anbraten, bis sie braun und zart sind. Dabei häufig die Pfanne rütteln.
- Auberginenstücke aus der Kasserolle nehmen. Die Zwiebeln hineingeben und sautieren. Die Tomaten dazugeben und 5 Minuten kochen lassen.
- Die Kichererbsen und die Auberginenstücke hinzufügen. Gut durchmischen und umrühren. Salzen, pfeffern und noch weitere 5 Minuten garen.
- In eine Auflaufform umfüllen und ca. 20 Minuten backen.
- Mit der Petersilie bestreuen und servieren.

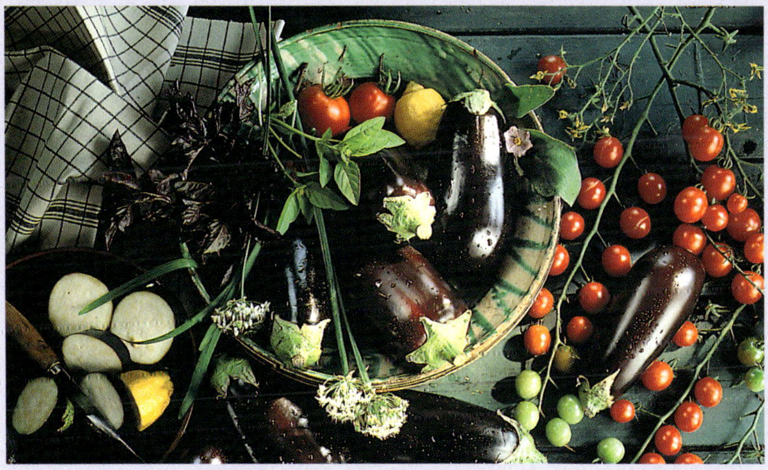

Zutaten für 4 Personen

1 große Aubergine
1 EL Olivenöl
2 große Zwiebeln
3 Knoblauchzehen
500 g Tomaten
2 Tassen gekochte Kichererbsen
2 EL Petersilie
Salz, Pfeffer aus der Mühle

Unser Tip

Essen Sie lieber mehrere kleine Zwischenmahlzeiten, über den Tag verteilt, als ein bis zwei große Portionen mittags und abends. Vermeiden Sie es, nach 22 Uhr zu essen. Ihr Verdauungsapparat hat jetzt auf Ruhe umgestellt und sollte nicht belastet werden. Und: Lassen Sie sich Zeit beim Essen und Genießen. Kauen Sie jeden Bissen sorgfältig, so wird er bereits im Mund vorverdaut.

Salmonellengefahr

Waren Sie gemeinsam beim Essen? Wenn Stunden später Durchfall mit Schüttelfrost oder Fieber auftritt, fragen Sie Ihre Begleiter, ob es ihnen ähnlich ergeht. Wenn ja, müssen Sie von einer Lebensmittelvergiftung (z. B. durch Salmonellen) ausgehen. Verdorbene Zutaten, unsachgemäß oder zu lange gelagerte Speisen stößt der Körper auf allen verfügbaren Wegen ab – eine wichtige und sinnvolle Selbstheilungsreaktion. Mit dem Wirt dürfen Sie ein ernstes Wort reden.

Was Sie meiden sollten

Zu meiden sind helle Mehlprodukte (wie Nudeln, Pizza, Weißbrot), Süßes und Süßigkeiten (auch süße Getränke) sowie fette Fleischgerichte.

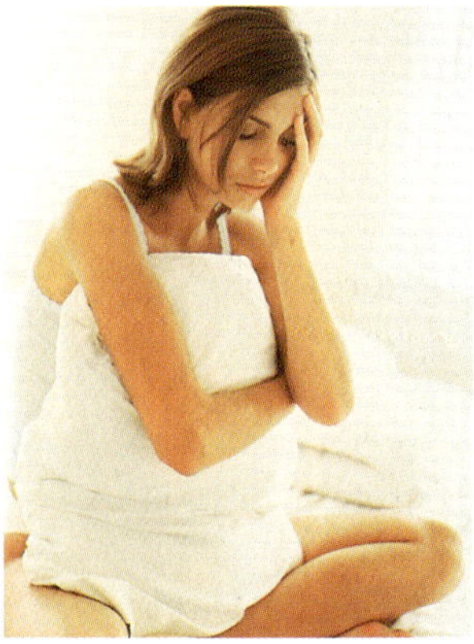

Wärme hilft dabei, krampfartige Schmerzen während der Menstruation etwas zu mildern.

Menstruationsstörungen

Symptome

- **Zu starke Regelblutung, zu schwache Regelblutung, Blutungen zwischen den Regelblutungen, Vor- oder Nachblutungen, zu seltene oder zu häufige Regelblutung, ausbleibende oder schmerzhafte Regelblutung**
- **Begleitsymptome: Kopfschmerzen, depressive Verstimmungen, Gereiztheit, Schwäche, Unterleibsschmerzen**

Beschreibung

Störungen der Regelblutung, zum Teil schmerzhaft.

Ursachen

Häufig liegen Störungen im Hormonsystem vor (siehe Randspalte). Eine zu starke Regelblutung wird zudem oft von Entzündungen, Stauungszuständen im Becken, Myomen (Geschwülste), aber auch von Bluthochdruck, Nieren- oder Herzschwäche ausgelöst. Eine Leistungsschwäche der Eierstöcke hat oft eine zu seltene oder aber auch zu häufige Regelblutung zur Folge.

Der Hormonkreislauf

Die Hirnanhangsdrüsenhormone FSH (follikelstimulierendes Hormon) und LH (luteinisierendes Hormon) bewirken den Eisprung und die Bildung von Östrogen. Wenn keine Befruchtung zustandekommt, sinkt die Produktion von Hormonen wieder ab, und die Schleimhaut des Gebärmutterkörpers wird mit der Menstruation abgestoßen. Veränderungen der Hormonstruktur oder -bildung können diesen Prozeß stören und zu Menstruationsbeschwerden führen.

Behandlung

Eine genaue Diagnose, die dann zu einer gezielten Therapie führt, kann nur der Arzt (Gynäkologe) stellen.

Heilen mit Obst und Gemüse

- Eine Entgleisung im Hormonhaushalt kann durch gezielte Nährstoffzufuhr beteiligter Drüsen korrigiert werden. Eine bedeutende Rolle spielt Vitamin B6, das in hohen Konzentrationen in Sojaprodukten, Bananen, Spinat, Avocados, Samen, Kernen und Nüssen enthalten ist. Die beteiligten Drüsen haben zudem die höchsten Körperkonzentrationen an Vitamin C (in frischem Obst, Rüben, Zwiebeln, Spinat, Brokkoli, Kohlrabi, Spargel, Kohl).
- Steroidhormone (wie alle Sexualhormone) bestehen aus Cholesterin. Um diesen wichtigen Fettstoff verwertbar zu machen, wird das B-Vitamin Cholin benötigt. Es ist in Sojaprodukten (z. B. Tofu) enthalten, wird im Körper aber auch selbst synthetisiert, wozu allerdings Folsäure benötigt wird (enthalten in Grüngemüse, Kohl, Hülsenfrüchten, Spargel, Salat).

Roquefortsalat

- Eisberg- und Pflücksalat waschen, abtrocknen, in mundgerechte Stücke zerteilen.
- Die Orange schälen, in Stücke schneiden. Den Apfel waschen, vierteln, in dünne Scheiben hobeln. Mit Zitronensaft beträufeln. Kiwi und Banane in feine Scheiben schneiden.
- Alles in einer großen Schüssel anrichten. Crème fraîche, Roquefort, Zitronensaft, Salz und Zucker verrühren und über den Salat verteilen.
- Die Sonnenblumenkerne in einer Pfanne ohne Fett kurz rösten und mit der Petersilie über den Salat streuen. Das Brötchen dazu essen.

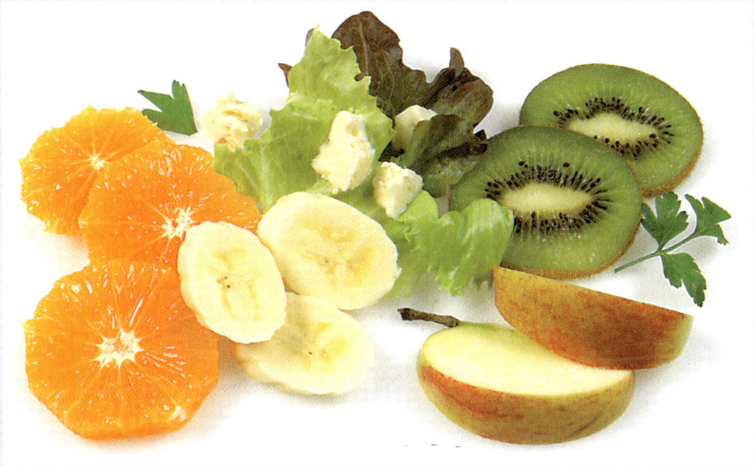

Zutaten für 12 Personen

1 Portion Eisbergsalat
1 Portion roter Pflücksalat
1 kleine Orange
1 kleiner Apfel
1 Kiwi
1/2 Banane
1 EL Crème fraîche
1 EL Roquefort
Zitronensaft
Je 1 Prise Salz und Zucker
1 EL Sonnenblumenkerne
Frische Petersilie
1/2 Vollkornbrötchen

Wann zum Arzt?

Die erwähnten Symptome können bisweilen Folgen bösartiger Erkrankungen sein, dies ganz besonders bei unzyklisch auftretenden Blutungen. Daher: Bei länger anhaltenden oder öfter auftretenden Beschwerden immer zum Frauenarzt!

Selbstheilung anregen

Menstruationsstörungen können sich auf verschiedene Arten ausprägen. Ein unregelmäßiger Zyklus läßt sich häufig schon durch eine Änderung der Lebens- und Ernährungsgewohnheiten ins Gleichgewicht bringen. Hilfreich ist auch ein Gespräch mit einem psychologisch geschulten Gynäkologen oder einem Psychiater, wenn man Probleme damit hat, sein Frausein anzunehmen.
Ein heißes zehnminütiges Bad mit Rosmarin- oder Thymianzusätzen kann ebenfalls blutungsanregend wirken. Bei schmerzhaft verlaufenden Blutungen können Sie bereits in den Tagen vor den Tagen gezielt vorbeugen. Vermeiden Sie salzreiche Kost, um die Blutfülle zu reduzieren, und entwässern Sie Ihren Körper durch eine zweitägige Diät aus Obst, Reis und Fruchtsäften. Sorgen Sie außerdem vor und während Ihrer Periode für eine ausreichende Aufnahme von Kalzium und Magnesium, welches entkrampfend wirkt.

Hygiene ist wichtig!

Das Öffnen des Gebärmutterhalskanals während der Menstruation begünstigt das Aufsteigen von Krankheitserregern. Deshalb sollte der äußere Geschlechtsbereich mehrmals täglich gründlich gereinigt werden. Körperliche Überanstrengung ist zu meiden, dasselbe gilt für sportliche Belastungen.

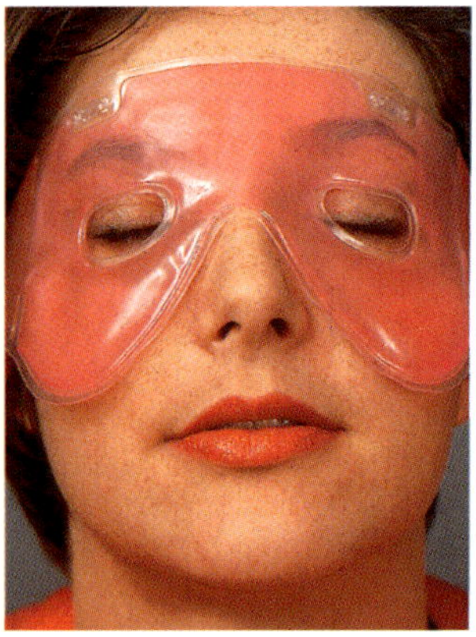

Eine kühlende Maske kann die Überreizung durch den Migräneanfall etwas abschwächen.

Migräne

Symptome

- **Hämmernde, wiederkehrende Schmerzen, meistens an einer Kopfseite im Augen- bzw. Stirnbereich**
- **Begleitsymptome: Sehstörungen (vor dem Anfall), Reizbarkeit, Hautblässe, Benommenheit, Schwindel, Schweißausbrüche**
- **Häufiges Auftreten bei Frauen in der Zeit der Monatsregel, hält mehrere Stunden oder auch Tage lang an**

Beschreibung

Eine bestimmte Art von (meist einseitigen) Kopfschmerzen.

Ursachen

Häufig erbliche Veranlagung. Migräneanfälle treten vergleichsweise häufig in Konflikt- und Streßsituationen auf, auch bei plötzlich wegfallendem Streß (Wochenende) und Alkohol- bzw. Nikotinmißbrauch.

Behandlung

Wenn dem Migräneanfall Reizbarkeit, Müdigkeit, Augenflimmern oder andere bereits vertraute Warnsymptome vorausgehen, hilft es mitunter, sich in einem abgedunkelten Raum hinzulegen. Auch das Trinken von etwas Flüssigkeit kann helfen (Saft, Tee, Kaffee mit Zitrone). Ist der Anfall da, ist Ruhe wichtig, außerdem frische Luft in einem möglichst dunklen Raum.

Nach neuen Erkenntnissen wirkt das biogene Amin Tyramin (entsteht aus dem Eiweißbaustein Tyrosin) migränestimulierend. Enthalten ist es in Schokolade, Käse, Zitrusfrüchten sowie alkoholischen Getränken. Ähnliches gilt für den Verzehr von nitrat- bzw. nitritreichen Lebensmitteln wie Bratwürsten, Hamburgern oder anderen Fleischprodukten.

Erschreckende Begleiterscheinungen

Migräne tritt meistens plötzlich auf und manchmal von eigenartigen Hör-, Seh- und Tastempfindungen angekündigt. Auch Übelkeit, Erbrechen, Sprach- und Koordinationsschwierigkeiten sowie erhöhte Lichtempfindlichkeit begleiten oft einen Migräneanfall. Dazu können Sehstörungen unterschiedlicher Art kommen. All diese Erscheinungen verschwinden mit dem Abklingen des Migräneanfalls wieder.

Heilen mit Obst und Gemüse

- Salzarmes und kaliumreiches Gemüse und Obst wie Kohl, Brokkoli, Sellerie, Kartoffeln, Spargel, Hülsenfrüchte, Bananen oder Avocados wirken gefäßentspannend, können von dem gefäßverengenden Druck befreien, der häufig Ursache von Migräne ist.
- Vitamin C (in frischem, möglichst säuerlichem Obst) ist ein natürlicher Schmerzhemmer, das Vitamin wirkt hemmend auf die Bildung von Schmerzprostaglandinen (Gewebshormonen).

Gedünsteter Wirsing

- Die Kartoffeln in der Schale mit dem Kümmel garen – am bequemsten im Schnellkochtopf.
- Vom Kohl die äußeren Blätter und den Strunk entfernen, den Kohl achteln, waschen und abtropfen lassen.
- Die Zwiebeln schälen und fein hacken. Die Butter erhitzen und die Zwiebeln glasig dünsten. Den Kohl hinzufügen und von allen Seiten je 2 Minuten anbraten.
- Etwas Brühe dazugeben und mit Salz, Pfeffer und Muskat abschmecken.
- Zudecken und 15 Minuten schmoren lassen. Die Crème fraîche einrühren.
- Die Kartoffeln pellen und mit dem Wirsing anrichten.

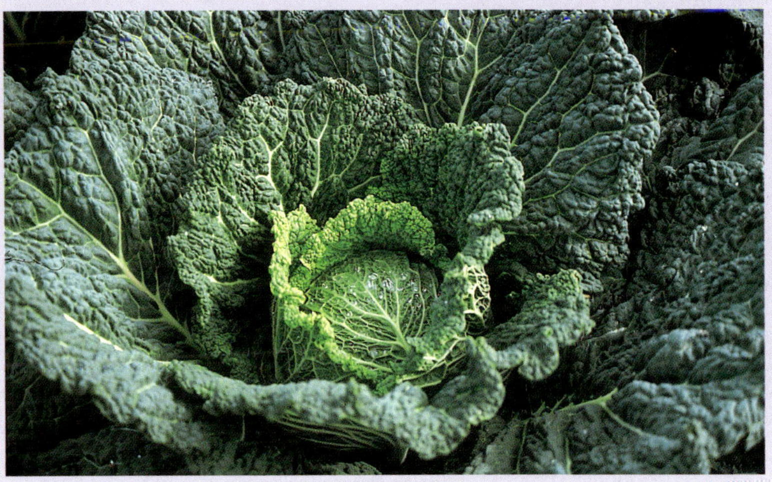

Zutaten für 4 Personen

6 große Kartoffeln
1/2 TL Kümmel
1 Wirsingkohl
2 Zwiebeln
2 EL Butter
1/4 l Gemüsebrühe
Salz, Pfeffer aus der Mühle
Muskatnuß
1 Becher Crème fraîche

Wettereinflüsse mindern

Schützen Sie sich vorbeugend, auch wenn es auf andere übertrieben wirkt, vor stechendem Licht (auch bei bedecktem Himmel!). Die beste Filterwirkung haben nicht braune, sondern grüne Sonnengläser. Beobachten Sie, bei welchen Wetterlagen Ihre Anfälle auftreten, und halten Sie sich an solchen Tagen nicht unnötig im Freien auf. Schwankungen der Luftelektrizität, wie sie speziell bei Wind meßbar sind, können Migräne auslösen. Mansardenräume unter Blechdächern und Bauten aus Stahlbeton können dann eventuell Schutz durch ihre isolierende Käfigwirkung bieten.

Ein altes Vorurteil

Lassen Sie sich nicht einreden, Migräne sei ein Leiden hysterischer älterer Damen, sie kann Männer und Frauen jeden Alters treffen.

So entsteht Migräne

Migräne ist eine Gefäßfunktionsstörung: Gefäße verkrampfen oder erweitern sich, was zu Druckunterschieden im Schädel führt. Ausgelöst werden solche Störungen durch fehlgesteuerte Gefäßnerven, die genauen Mechanismen sind zum Teil noch unerforscht. Frauen haben häufiger Migräne als Männer, das Leiden setzt oft schon bei jungen Frauen ein, bessert sich aber häufig nach den Wechseljahren wieder.

Was Sie noch tun können

Reizfaktoren wie Streß, Ärger, zuviel Arbeit, Geselligkeit und die Genußgifte Alkohol und Nikotin sind zu meiden.

Mundschleimhautentzündung

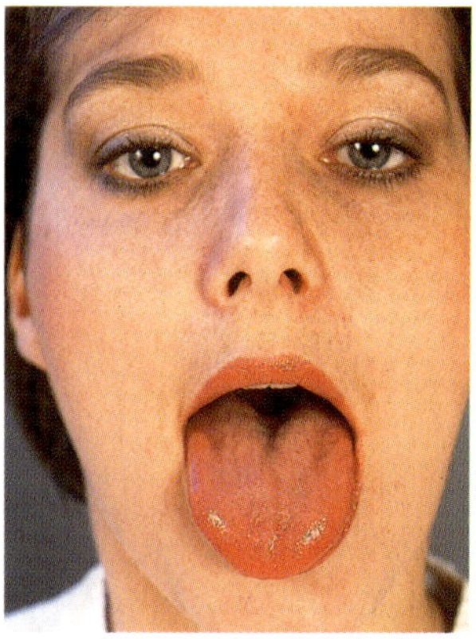

Eine gut durchblutete Zunge ohne Beläge ist ein wichtiges Indiz für die körperliche Gesundheit.

Herpes und Zahnfleischentzündung

Eine Zahnfleischentzündung kann auf die Mundschleimhaut übergreifen. Oft kommt es im Verlauf von fieberhaften Erkrankungen zu Fieberbläschen und einer Entzündung der Mundschleimhaut. Auch Aphthen sind eine Erscheinung der Mundschleimhautentzündung, hervorgerufen z. B. durch Nahrungsmittel oder das Herpes-simplex-Virus (besonders häufig bei Kindern). Aphthen mit bis zu linsengroßen Mundgeschwüren können durch Spülungen behandelt werden (Kamille, Salbeitee). Sie treten mitunter bei Säuglingen als Sauggeschwüre im harten Gaumenbereich auf.

Symptome

- **Rötung, Schwellung, Blutungsneigung der Mundschleimhaut**
- **Starker oder aber mangelnder Speichelfluß**
- **Schmerzhafte Bläschenbildung im Mund**
- **Geschwüre mit weißlich-gelbem Belag auf Lippen, Zunge, Zahnfleisch, Wangenschleimhaut, die sich flechtenartig ausdehnen können**

Beschreibung

Mundkatarrh, Entzündung oder Geschwür der Mundschleimhaut.

Ursachen

Meistens eine Infektion, hervorgerufen durch Bakterien, Pilze oder Viren. Fehlernährung mit Mangelfunktion des Immunsystems begünstigt die Entwicklung einer Entzündung, ebenso eine allergische Reaktion im Mundbereich (z. B. auf bestimmte Lebensmittel wie Eier, Milch, schadstoffbelastetes Obst).

Behandlung

Ausreichende Mund- und Zahnhygiene erschwert Bakterien, Pilzen und Viren das Ansiedeln im Mundraum. Wichtig ist der Aufbau eines kräftigen Immunsystems durch eine nährstoffreiche Kost. Krankheitserreger befinden sich ständig in den Schleimhäuten des Mundes, sie werden eingeatmet oder befinden sich in Lebensmitteln. Sie können sich aber nur dann explosiv vermehren und eine Entzündung hervorrufen, wenn das Immunsystem geschwächt ist.

Heilen mit Obst und Gemüse

- Viel frisches Saisonobst, Rohkost und kurz gegartes Gemüse stärkt das Immunsystem. Besonders wichtig: Vitamin C (in säuerlichem Obst), Vitamin A (in gelbem, grünem und rotem Obst und Gemüse), Vitamin E (in Soja, Oliven, Mais, Pflanzenölen) und Selen (in Knollengewächsen, Kohl).
- Knoblauch, Zwiebeln und Porree wirken desinfizierend und damit antibakteriell und antimykotisch (pilztötend) auf Schleimhäute. Dasselbe gilt für Schnittlauch und Bärlauch.

Schmorkartoffeln mit Knoblauch und Zwiebeln

- Kartoffeln, Zwiebeln und Knoblauch schälen; die Kartoffeln vierteln, Zwiebeln achteln, Knoblauchzehen ganz lassen.
- Tontopf (Römertopf) 10 Minuten in kaltes Wasser legen, abtropfen lassen und leicht einölen (oder normalen Schmortopf leicht einölen).
- Die Gemüse vermischen und in den Topf füllen, etwas Öl, den Wein, Thymian und Lorbeer darübergeben, salzen und pfeffern.
- Im Tontopf wird das Gericht 30 Minuten bei 160 °C, dann 50 Minuten bei 180 °C gegart; im Schmortopf muß erst 100 ml Brühe zugegeben und dann alles 40 Minuten gegart werden.
- Nach Wunsch kann das Gericht mit einem Klecks Créme fraîche verfeinert werden. Dazu paßt Rohkostsalat.

Zutaten für 4 Personen

800 g festkochende Kartoffeln
300 g Zwiebeln
1 kleine Knolle junger Knoblauch
1 EL Pflanzenöl
1/2 Glas trockenen Weißwein
Thymian
1 Lorbeerblatt
Salz, Pfeffer

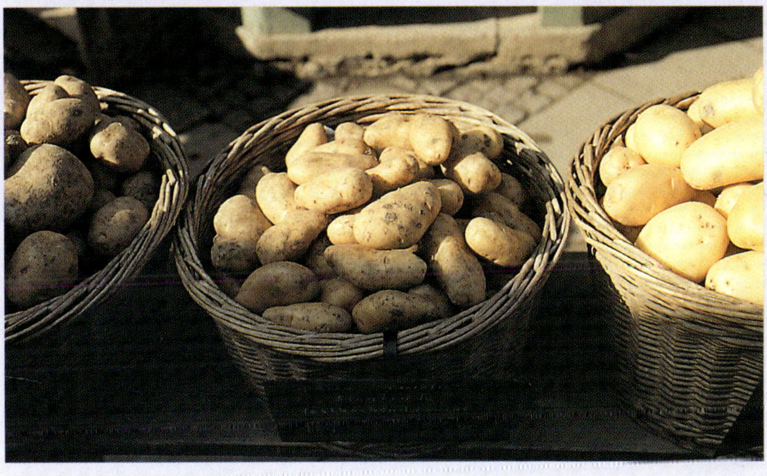

Auch die Psyche spielt mit

Dauerstreß, Aggressionen und vor allem Ängste bewirken oft eine trockene Mundschleimhaut und machen sie dadurch anfällig für Entzündungen und Infektionen!

Praktische Hilfsmittel

Haben Sie schon eine Munddusche? Mit diesem Gerät verbessern Sie Ihre Mundhygiene ganz entscheidend. Betreiben Sie sie mit warmem Wasser ohne irgendwelche Zusätze, und stellen Sie die Pumpkraft so ein, daß der Strahl nicht schmerzt, aber deutlich zu spüren ist. Spülen Sie jeden Zwischenraum und jede Zahnfleischtasche sorgfältig aus, auch unter Brücken verbergen sich hartnäckig Speisereste. Die nächste Routineuntersuchung Ihres Gebisses lassen Sie jetzt vornehmen, damit in dieser Hinsicht mögliche Ursachen schon mal beseitigt werden.
Für bereits vorhandene Entzündungen hat der Apotheker Myrrhetinktur im Sortiment. Die pinseln Sie sich nach jeder Zahnpflege auf die befallenen Stellen.

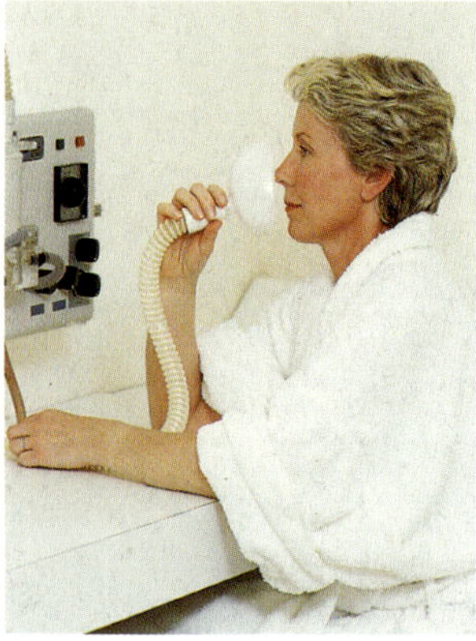

Die wohldosierte Wärme eines Inhalators unterstützt die Nasenschleimhäute beim Abschwellen.

Nasenkatarrh

Symptome

- **Niesreiz, Schnupfen**
- **Geschwollene Nasenschleimhaut, die dünnflüssigen bis zähen oder gar eitrigen Schleim absondert**
- **Folge einer zunächst meist trockenen Form des Katarrhs mit Juckreiz und Brennen in der Nase sowie Niesreiz: schleimig-eitriger Schnupfen**

Beschreibung

Eine mit Schleimabsonderung verbundene Entzündung der Nasenschleimhaut.

Ursachen

Erkältung, Tröpfcheninfektion durch verschiedene Virusarten wie z. B. Rhinoviren, die sich im feuchtwarmen Milieu der Nasenschleimhaut ausbreiten. Mangelnder Immunschutz aufgrund vitaminarmer Kost oder zu leichter Kleidung bei Kälte.

Behandlung

Wärme (Schwitzbäder, heiße Tees, warme Bekleidung). Auch Kopfdampfbäder, Inhalationen oder Sprays können helfen. Bei Wärme- oder Hitzeeinwirkung werden Viren abgetötet. Das Trinken großer Flüssigkeitsmengen (am besten: Kräutertee) löst Verschleimungen und beugt auch der Entwicklung einer Bronchitis, Ohren- oder Racheninfektion vor.

Wann zum Arzt?

Der Arzt muß zu Rate gezogen werden, wenn Fieber lange Zeit anhält oder wenn Brustschmerzen oder blutiger Auswurf auftreten. Bei einem leichteren, normalen Verlauf ebben die Beschwerden von allein ab.

Heilen mit Obst und Gemüse

- Vitamin C allein kann einen bereits ausgebrochenen Nasenkatarrh nicht mehr heilen. Aber das Vitamin wirkt als natürliches sogenanntes Antihistaminikum, d. h., es unterdrückt einen übermäßigen, für Schwellungen und Entzündungen verantwortlichen Ausstoß von Histamin (einem Eiweißstoff, der Immunreaktionen auslöst) aus Gefäßwänden. Vitamin C ist in Orangen, Grapefruits, Zitronen, Kiwis, sauren Beeren, Äpfeln und anderen säuerlichen Obstarten enthalten.
- Ideal für den Schutz der Schleimhäute sind gelbes, grünes und rotes Obst oder Gemüse wie Karotten, Tomaten, grünes Blattgemüse, Melonen, Kürbis, Aprikosen oder Pfirsiche.

Sich gesund niesen

Sorgen Sie bei einem Nasenkatarrh immer für genügend Taschentücher, und niesen Sie ohne falsche Scham. Der Schleim sollte sich keinesfalls in den Nebenhöhlen oder Stirnhöhlen stauen. Hier kann er sonst zu schmerzhaften Entzündungen führen.

Bunter Salat

Zutaten für 1 Person

125 g Zuckerschoten
1 Karotte
1 Bund Radieschen
1 kleiner Kohlrabi
2 EL Crème fraîche
1 TL Zitronensaft
1/2 TL Senf
Kräutersalz, Pfeffer
1 EL gehackte Petersilie
1 Scheibe Vollkornbaguette

- Die Zuckerschoten in Salzwasser 5 Minuten bißfest garen.
- In der Zwischenzeit die Karotte waschen, schälen, in Stifte schneiden. Die Radieschen waschen und in dünne Scheiben hobeln.
- Den Kohlrabi waschen, schälen, grob raffeln.
- Das Gemüse mit einer Sauce aus Crème fraîche, Zitronensaft, Senf, Kräutersalz und Pfeffer mischen. Mit Petersilie bestreuen. Dazu das Baguette essen.

Rote Grütze

Zutaten für 1 Person

150 g Himbeeren
150 g Johannisbeeren
150 g Kirschen
Saft von 1 Orange
2 EL Honig
1 EL Speisestärke
8 EL Schlagsahne

- Die Früchte waschen, abtropfen und putzen.
- Den Orangensaft, die Früchte und den Honig langsam kochen lassen.
- Die Hälfte der Früchte beiseite stellen, die andere Hälfte durch ein Sieb streichen.
- Das Mus mit Speisestärke kurz aufkochen. Die ganzen Früchte zugeben. Eventuell noch ein paar ungekochte Früchte dazurühren.
- Die Grütze kaltstellen. Vor dem Essen die Schlagsahne darübergeben.

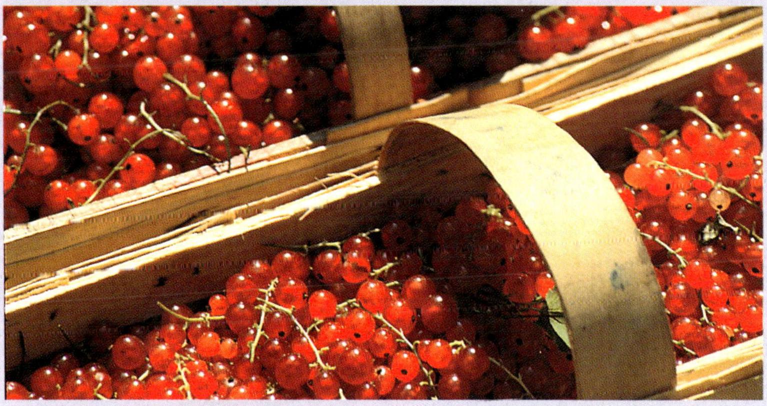

Jetzt kommt die Wärmflasche wieder zu Ehren!

Kriechen Sie nicht in kalte Federn, und atmen Sie keine trockene und kalte Raumluft. Einen Luftbefeuchter brauchen Sie sich nicht anzuschaffen, der steht ohnehin im Verdacht, als Keimschleuder zu wirken. Feuchte Handtücher vor dem Heizkörper tun es auch. Mit einer Wärmflasche im Bett und schweißtreibenden Tees aus der Apotheke regen Sie die Stoffwechselaktivität an.

Viel Flüssigkeit

Bei Krankheiten, die die Schleimhäute mit einbeziehen, sollte immer viel getrunken werden. Deshalb immer eine Tasse Kräutertee, ein Glas Wasser oder Saft in Reichweite haben.

Für den Speisezettel

Zuviel tierische Fette (in Wurst, Fleisch), helle Mehlprodukte und Süßes schwächen das Immunsystem. Gestärkt wird es hingegen durch Salate, Rohkost und vitaminreiches, kurz gegartes Gemüse – hier kommt Ihr Mikrowellengerät zum optimalen Einsatz.

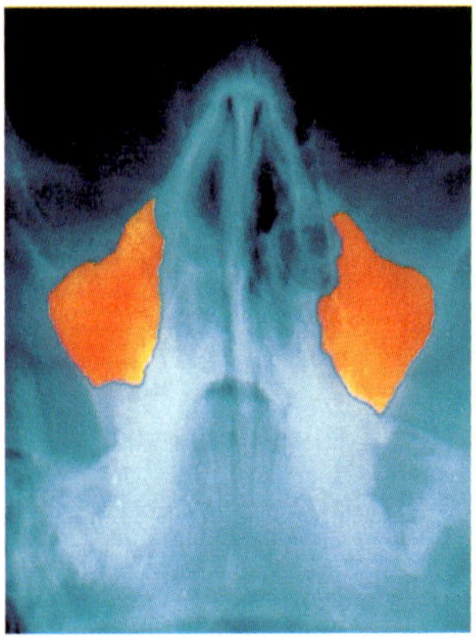

Eine Röntgenaufnahme zeigt genau, wo der Entzündungsherd sich eingenistet hat.

Nebenhöhlenentzündung

Symptome

- **Verschleimte Nase mit grünlich-gelbem, mitunter blutigem Schleim**
- **Druckgefühl in Kopf und Stirn, Augenschmerzen**
- **Kopfschmerz, der besonders morgens oder bei gesenktem Kopf auftritt**
- **Zahn- bzw. Wangenschmerzen**
- **Husten, Schlafstörungen, Fieber**

Beschreibung

Eine Erkrankung der Nebenhöhlen, die an die Nase angrenzen.

Ursachen

Eine Virusinfektion, die entweder durch Erkältung, Durchnässung, Zugluft, Durchkühlung ausgelöst wird oder aber auf eine bereits bestehende Infektion im Hals-, Nasen-, Rachenraum folgt. Die verursachenden Erreger siedeln meist ständig in den Schleimhäuten, breiten sich aber bei nachlassender Immunkraft rasch aus. Eine Nebenhöhlenentzündung kann auch durch direkte Reize auf die Nasengänge entstehen (z. B. durch Rauchen, Wassereintritt in die Nase, Allergien).

Wann zum Arzt?

Wenn Nebenhöhlenentzündungen chronisch verlaufen, muß der Arzt helfen. Es besteht dann die Gefahr, daß die Eiterherde in den restlichen Körper streuen (z. B. in die Nieren).

Behandlung

Nebenhöhlen sind Lufträume in der Nachbarschaft der Nase, sie erstrecken sich bis hinter die Wangenknochen und die Augenbrauen. Sie sind mit Schleimhäuten ausgekleidet und stehen mit der Nase über stricknadeldünne Kanälchen in Verbindung. Wenn diese dünnen Röhrchen verstopft sind und der Luft- und Sekretaustausch nicht mehr möglich ist, kommt es zu Entzündungen und Schmerzen. Bei entsprechenden Beschwerden kann feuchte Raumluft helfen.

Nicht nur der Hals-Nasen-Ohren-Arzt

Auch Ihr Zahnarzt kann eventuell helfen. Bei manchen Menschen reichen einzelne Zahnwurzeln bis ganz an die Nebenhöhlen. Eine Zahnwurzel könnte entzündet sein und so die Sinusitis (Nebenhöhlenentzündung) ausgelöst haben.

Heilen mit Obst und Gemüse

- Ätherische Öle bzw. scharf riechende Aromastoffe in Rettich, Zwiebeln, Knoblauch, Porree, Radieschen, Meerrettich wirken antibakteriell und pilztötend. Auch Inhalationen mit Menthol, Kampfer oder Eukalyptus wirken lindernd.
- Obst, Salat, Rohkost und kurz gegartes Gemüse kräftigen das Immunsystem und beschleunigen den Heilungsvorgang.

Rohkostsalat mit Meerrettich

- Den Essig mit Salz, Apfelsaft und Kümmel verrühren. Den Meerrettich schälen, reiben und 1 EL davon zur Marinade geben. Zuletzt das Öl unterrühren.
- Die Birnen schälen, vom Kerngehäuse befreien und in dünne Scheiben schneiden. Sofort mit der Salatsauce verrühren.
- Den Kohl von den äußeren Blättern befreien und den Strunk herausschneiden. Kohl in feine Streifen hobeln und mit der Sauce vermengen.
- Salat etwa 30 Minuten ziehen lassen, dabei öfters umrühren. Nochmals abschmecken und den restlichen Meerrettich darüberstreuen.

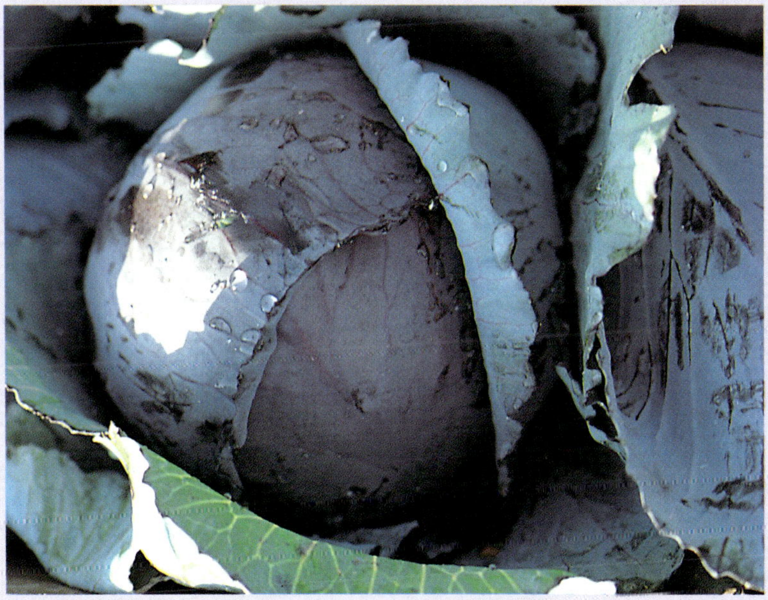

Zutaten für 4 Personen

500 g Rotkohl
2 reife Birnen
1 Stück frischer Meerrettich (ca. 5 cm)
3 EL Obstessig
3 EL naturtrüber Apfelsaft
6 EL Sonnenblumenöl
gemahlener Kümmel
Salz

Rechtzeitig behandeln!

Wenn Sie den Kopf ganz zur Seite neigen und dann in den Kieferhöhlen einen Druck verspüren, sind sie angefüllt. Genaueres zeigt sich dem Hals-Nasen-Ohren-Arzt auf dem Röntgen- oder Ultraschallbild. Jetzt gilt es, die Ausweitung der Entzündung auf die anderen Nebenhöhlen und ihren Durchbruch ins Gehirn abzuwenden. Zunächst wird der Arzt es mit Rotlichtbestrahlung versuchen. Inhalationen und begleitende Medikation reichen dann hoffentlich aus, wenn nicht, muß gespült werden. Das ist keine angenehme Behandlung, also lassen Sie sich rechtzeitig in der Praxis sehen.

Inhalieren

Eine Inhalation über einem Kamillendampfbad (1 EL Kamillenblüten aus der Apotheke auf 1/2 l Wasser aufkochen) regt den Stoffwechsel in den Schleimhäuten, und die Verstopfung löst sich. Achten Sie darauf, daß Ihr Kopf über dem Wasserbad mit einem Handtuch völlig abgedeckt ist.

Das Rauchen einstellen!

Zigaretten sind tabu, weil Nikotin die sehr feinen Haargefäße in den Nasengängen lähmt, über die Abfallstoffe ausgeschieden und in denen eindringende Mikroben bekämpft werden. Hilfreich sind Inhalationen oder feuchte Kompressen im Bereich der Nebenhöhlen oder auf den Nasenlöchern. Auch abwechselnd heiße und kalte Gesichtspackungen können lindernd wirken.

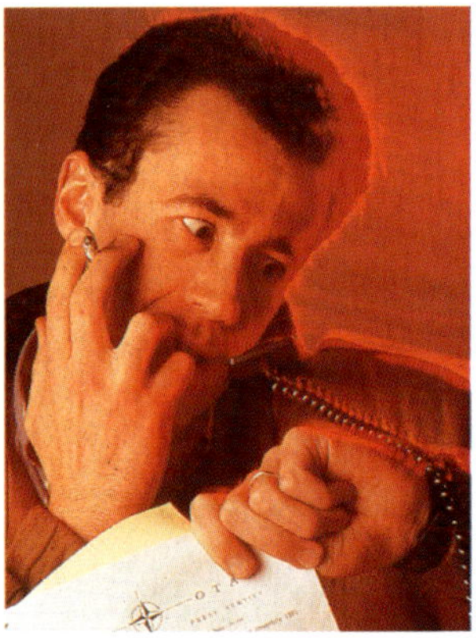

Ständige Reizüberflutung im Beruf kann langfristig zu Störungen des Nervensystems und zu psychischen Beschwerden führen.

Nervenschwäche

Symptome

- **Neurasthenie: unerklärliche Stimmungswechsel zwischen Müdigkeit und Übererregtheit, Gereiztheit, Aggressivität**
- **Vegetative Dystonie: Stimmungslabilität, Depressionen, Widerstandslosigkeit, Antriebsschwäche**
- **Neurosen: Angst, Unsicherheit, Hemmungen, Leiden an lediglich fiktiven körperlichen Beschwerden, übertriebener Drang nach Geselligkeit, Verfolgungswahn**

Beschreibung

Nervliche Labilität, nervöse Erschöpfung.

Ursachen

Fast immer zu niedriger Blutzuckerspiegel infolge einer »Schere« von zuviel Streß und zu nährstoffarmer Kost.

Behandlung

Neurobiologen empfehlen einfache Meditations- oder Entspannungstechniken: z. B. eine Stunde lang den Zug der Wolken beobachten oder zusehen, wie Baumwipfel sich im Wind wiegen.
Die Nährstoffzufuhr muß verbessert werden. Dies gilt insbesondere für psychoaktive Aminosäuren (Eiweißbausteine) sowie für Biostoffe, die zu deren Verwertung im Nervensystem gebraucht werden.

Weniger Streß!
Streß frißt Glukose, Eiweiß und andere Nervenstoffe. Deshalb ist Streßabbau die erste Voraussetzung für eine Kräftigung der Nerven. Wenn die Nervenzellen zu wenig von ihrem Energiebrennstoff Glukose (Blutzucker) erhalten, bilden sich auf ihnen zu dünne oder verklebte Myelinschutzhäutchen, wodurch positive Nervenreize nicht ausreichend weitervermittelt werden können. Eiweißmangel drosselt die Proteinsynthese in den Nervenzellen.

Heilen mit Obst und Gemüse

- Für mehr Glukose (Blutzucker) und damit für Nervenfrische sorgen vor allem komplexe Kohlenhydrate in Biokartoffeln (mit Schale) sowie in allen Kohlsorten, in Sellerie, Kohlrabi, Karotten, Hülsenfrüchten. Tip von Stoffwechselexperten: Avocados, die eine spezielle Art von Kohlenhydraten enthalten, die Mannoheptulose. Diese Zuckerart stimuliert nicht die Ausschüttung des Bauchspeicheldrüsenhormons Insulin, sondern hemmt sie eher. Dadurch wird der Blutzuckerspiegel nicht so sehr abgesenkt – den Nerven bleiben mehr Energierohstoffe.
- Phosphatidylcholin (in Sojabohnen) erhöht die Leitfähigkeit der Nervenzellmembranen, Vitamin E (in Sojaprodukten, Oliven, Mais, Pflanzenölen) schützt diese Häutchen vor der Oxidation (Zerstörung) durch freie Radikale.

Pellkartoffeln mit Avocadocrème

Zutaten für 1 Person

5 kleine neue Kartoffeln
1 reife Avocado
Zitronensaft
3 EL Sahne
1 TL mittelscharfer Senf
Salz, Pfeffer aus der Mühle
Knoblauchpulver

- Die Kartoffeln gar dämpfen.
- Die Avocado längs durchschneiden, den Kern entfernen und das Fruchtfleisch mit einem Löffel herausnehmen. Pürieren und mit etwas Zitronensaft beträufeln.
- Die Sahne steif schlagen und darunterheben. Mit Salz, Pfeffer, Senf und Knoblauchpulver abschmecken.
- Die Kartoffeln pellen und mit der Avocadocrème anrichten.

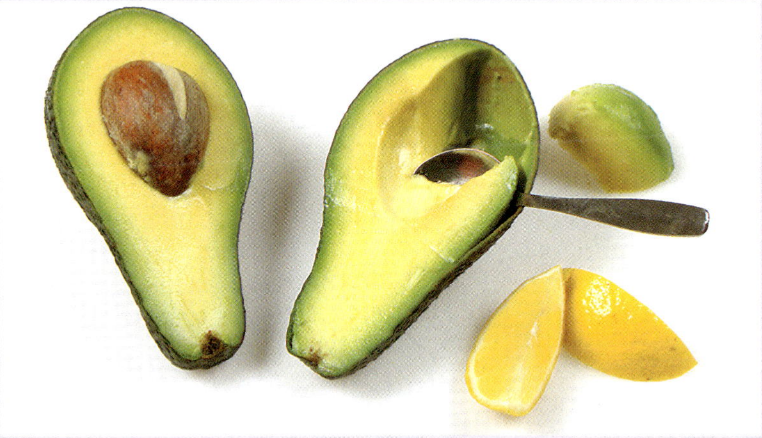

Nerven wie Drahtseile?

Während der eine wie ein Fels in der Brandung steht und überlegt das Richtige inmitten aufgeregter und panischer Mitmenschen unternimmt, verwandelt sich ein anderer aus nichtigem Anlaß zum kopfschüttelnden Erstaunen seiner Umgebung in ein Nervenbündel. Das ist primär eine Frage der charakterlichen Grundkonstitution, an der man nur wenig herumtrainieren kann. Besonnene Menschen müssen sich oft als kaltblütig bezeichnen lassen, leben aber in dieser Hinsicht gesünder.

Wenn das Nervenkostüm lange genug durch Fehlernährung und Streß angegriffen wird, zeigt es mannigfache Ausfallerscheinungen. Es gibt aber noch andere Auslöser: Virusinfektionen und Vergiftungen. Letztere kann man sich – schleichend – im Beruf zuziehen, oder auch durch sogenannte Wohngifte. Das sind Konservierungsmittel für Hölzer, Lösungsmittel in Lacken und Teppichklebern, PCB-Ausdünstungen aus veralteten Leuchtstofflampen u. v. a. m. Scheuen Sie sich nicht, einen Nervenarzt aufzusuchen, wenn die in diesem Kapitel beschriebenen Symptome nicht abklingen wollen. Auch Gemütsstörungen fallen in sein Fachgebiet, ihre Auslöser sind oft dieselben.

An sich arbeiten

Schwache Nerven lassen sich nicht von einem Tag zum anderen kurieren. Sie selbst müssen dazu beitragen, daß Ihr Nervenkostüm über einen langen Zeitraum hinweg stärker wird. Versuchen Sie, wieder an sich und Ihre Stärken zu glauben – und daran, daß das Leben lebenswert ist.

Mehr Bescheidenheit!

Wenn Sie Ihren neuen Wagen mit der tollen Sonderausstattung nur bezahlen können, wenn Sie am Essen sparen, blenden Sie vielleicht Ihre Nachbarn, aber Ihren Stoffwechsel überlisten Sie nicht! Also ruhig etwas kürzertreten. Verzicht streßt weniger als eine hohe Kreditbelastung.

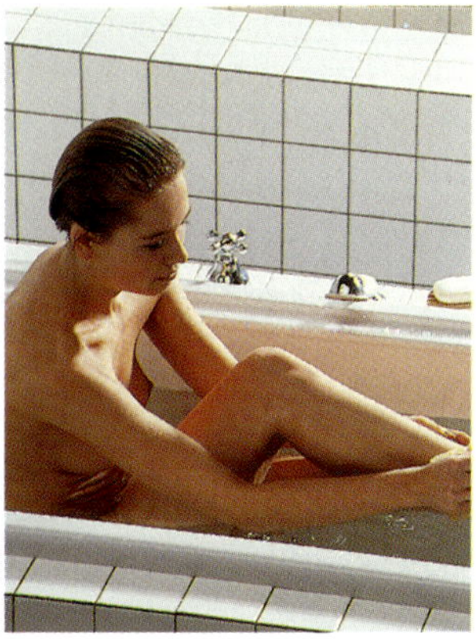

Ein warmes Bad mit einem abschließenden kalten Wasserguß ist ideal, um den Blutdruck hochzutreiben.

Niederer Blutdruck

Symptome

- **Müdigkeit, Abgespanntheit, Schlafbedürfnis**
- **Wetterfühligkeit, Konzentrationsmangel**
- **Kalte Gliedmaßen, Schwindelanfälle**
- **Hautblässe, Kopfschmerzen**

Beschreibung

Unterdruck in den Arterien, den Gefäßen, die das Blut vom Herzen wegführen.

Ursachen

Ursache ist häufig eine erbanlagebedingte Fehlsteuerung in der Blutdruckregulation, mangelnde Bewegung oder Mangel an bestimmten blutdruckaktivierenden Nährstoffen. Meist liegt eine Gefäßschwäche bzw. mangelnde Gefäßwandspannung vor.

Behandlung

Hilfreich sind Sport, Gymnastik, Fitneßübungen, die den Kreislauf anregen. Dasselbe gilt für Bäder oder Heiß-kalt-Wechselbäder, Wechselduschen und Massagen. Hypotonikern (Menschen mit zu niedrigem Blutdruck) hilft oft etwas salzreichere Kost. Das Natrium im Kochsalz bindet Wasser, erhöht damit das Blutvolumen und somit den Blutdruck. Außerdem erhöht Natrium die Gefäßwandspannung, es verengt die Gefäße geringfügig, aktiviert auf diese Weise den Blutdruck.

Was sind Barorezeptoren?

Barorezeptoren sitzen in den Gefäßwänden und reagieren in erster Linie auf Luftdruckunterschiede durch Weitung der Gefäße, so daß der Blutdruck geringfügig abfällt. Dies ist eine sinnvolle Einrichtung der Natur (auch bei allen Tieren): Bei Tiefdruck, Regenwetter, heranziehenden Wetterfronten usw. wird so die Aktivität etwas reduziert, ansteigender Luftdruck, aufziehende Sonne wiederum wirken belebend, stimulierend.

Heilen mit Obst und Gemüse

- Die Kombination von bioaktivem Eiweiß (in Sojaprodukten, Hülsenfrüchten) und Vitamin C (in frischen Früchten) wirkt stimulierend auf die Drüsentätigkeit sowie sympathoadrenerg (anregend auf das sympathische vegetative Nervensystem, verengt Gefäße, aktiviert Herz und Kreislauf).
- Idealer Snack gegen den kleinen Hunger sind Samen, Kerne, Keime, Nüsse.
- Sonne, Jod und Obst kurbeln Vitalgene in Zellkernen an, die ihrerseits den Kreislauf aktivieren. Empfehlenswert: jodiertes Salz in der Küche verwenden. Das darin enthaltene Spurenelement Jod brauchen wir für die Produktion der belebenden Schilddrüsenhormone.

Sojabohnensprossen, süßsauer

- Den Sellerie gut abtropfen lassen und in kleine Stücke schneiden.
- Die Sprossen abbrausen, die Pilze putzen und vierteln. Das Öl in der Pfanne erhitzen und den Sellerie 2 Minuten anbraten. Dann die Pilze dazugeben.
- Die Sprossen daruntermischen und mit der Sojasauce würzen. 5 Minuten dünsten.
- Nach Belieben mit etwas Sherry, frischen Ananasstückchen oder Zitronensaft würzen.
- Mit Ketchup abschmecken. Den Reis untermischen.

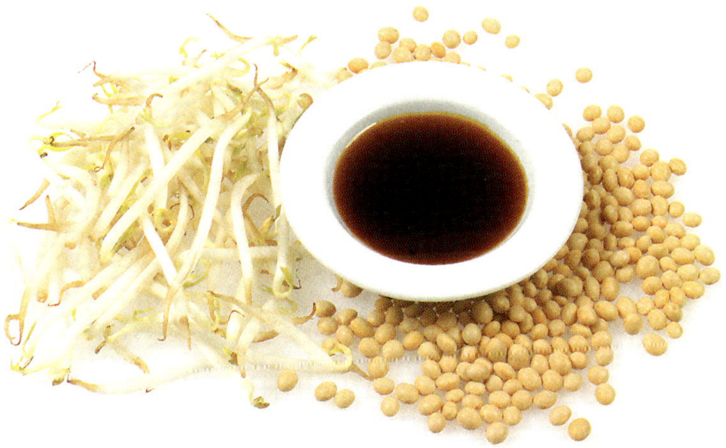

Zutaten für 1 Person

1 Tasse gekochter Reis
200 g frische Sojabohnensprossen
2 Scheiben Sellerie aus dem Glas
200 g frische Champignons
3 EL Sonnenblumenöl
Sojasauce
1 TL Ketchup
Sherry
Ananas
Zitronensaft

Nur keine Panik

Versuchen Sie nicht um jeden Preis, einen »normalen« Blutdruck zu erreichen. Ein Durchschnittswert gilt nicht strikt für jedes Individuum. Wenn Sie nicht drei Stufen auf einmal nehmend in den vierten Stock hasten können, trösten Sie sich damit, daß Sie bei niederem Blutdruck die Chance haben, steinalt zu werden. Außerdem muß es nicht unbedingt Ziel der Durchschnittsbevölkerung sein, morgens mit einem Satz aus dem Bett und unter die kalte Dusche springen zu können. Stellen Sie einfach Ihr Leben auf Ihre körperlichen Bedingungen ein. Erst wenn Ihre Alltagstauglichkeit ernsthaft leidet, Ihnen häufig schwarz vor den Augen wird, Antriebsschwäche und Konzentrationsstörungen zu schaffen machen, sollten Sie sich auf Vordermann bringen. Bewegung und gesunde Kost sind der erste Schritt.

Schwarz vor den Augen

Bei einem Wert unter 110/80 Millimeter Quecksilber (bei Männern) und 100/80 Millimeter Quecksilber (bei Frauen) spricht man von zu niedrigem Blutdruck. Sehr schlanke Menschen sind häufiger von niedrigem Blutdruck betroffen als normalgewichtige. Eines der deutlichsten Anzeichen ist das Gefühl der Benommenheit beim raschen Aufstehen. Vorbeugend helfen regelmäßige Bewegung, Wasseranwendungen, eine ausgewogene Ernährung.

Stets harmlos?

Niederer Blutdruck kann auch schwerer wiegende Ursachen haben, die nur ein Arzt aufklären kann (z. B. Infektion, Blutmangel, organische Krankheiten).

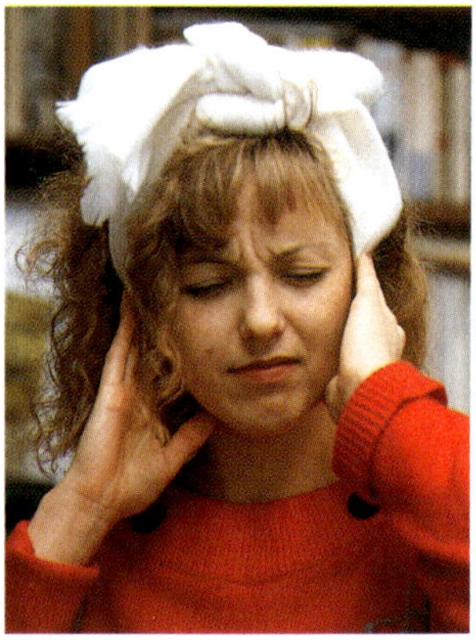

Ohrenentzündungen treten oft infolge eines Bakterienbefalls der oberen Atemwege auf.

Ohrenschmerzen

Symptome

- **Druckartige Ohrenschmerzen, Schmerzen beim Kauen oder Schlucken**
- **Je nach Ursache bei Druckwechsel (z. B. im Flugzeug oder bei Berg- und Talfahrten mit Seilbahn oder Auto)**
- **Begleitsymptome: Kopfschmerzen, Übelkeit, Fieber**

Beschreibung

Schmerzhaftes Krankheitsbild im Ohr und Ohrbereich.

Ursachen

Häufig gehen Ohrenschmerzen nicht vom Ohr selbst aus, sondern von einem Furunkel, einer vereiterten Zahnwurzel oder einer Mandelentzündung. Ähnliches gilt für neuralgische (also nervlich bedingte) Ohrenschmerzen oder für solche, die durch eine Gefäßerkrankung bedingt sind. Schmerzhaft sind auch Ohrenentzündungen, wie sie in verschiedenen Teilen des Ohrs auftreten können, so im äußeren Gehörgang oder im Mittelohr, und die nicht selten auf eine Infektion im Nasen- und Rachenraum folgen. In diesen Fällen dringen Bakterien vom Rachen aus über die sogenannte Ohrtrompete in das Innenohr ein.

Behandlung

Bestimmte Entzündungen können durch Wärme, Schwitzkuren, feuchtwarme Umschläge oder Spülungen gelindert werden.

Wann zum Arzt?

Konsultieren Sie den Arzt, wenn Fieber oder Kopfschmerzen auftreten oder wenn die Ohrenschmerzen trotz Behandlung länger als zwei Tage anhalten. Auch wenn Schwellungen im Ohrbereich sichtbar oder fühlbar sind, wenn Zuckungen oder Einwirkungen auf Gesichtsmuskeln festzustellen sind, oder wenn sich ein Gefühl der Benommenheit einstellt.

Heilen mit Obst und Gemüse

- Die Umstellung von tierischen Fetten auf pflanzliche Fettsäuren (in Sojaprodukten, Bohnen, Mais, Oliven, Avocados, Samen, Kernen) kann spezielle Gewebshormone aktivieren, die entzündungshemmend wirken. Auch alle chlorophyllreichen Grüngemüse enthalten diese hochwirksamen Omega-3-Fettsäuren.
- B-Vitamine (in Gemüse, Hülsenfrüchten, Kartoffeln, Getreideprodukten) sowie Cholin (in Sojaprodukten) wirken kräftigend auf die Myelinschutzschicht der Ohrnervenzellen, beugen auf diese Weise neuralgischen (nervenbedingten) Ohrenschmerzen vor.
- Früchte, alle Laucharten (Knoblauch, Porree, Bär- und Schnittlauch) und Zwiebeln wirken antibakteriell auf den Gehörbereich.

Maispastete

- Die Bohnen abtropfen lassen und die Sojasauce darüber gießen.
- Die Zwiebel schälen und fein hacken.
- Mehl, Öl und 1/2 Tasse Gemüsebrühe zu einem Teig verarbeiten. Eine tiefe, feuerfeste Pastetenform leicht ölen und mit dem Teig auskleiden.
- Zwiebel, Karotten und Sellerie in der restlichen Brühe kurz kochen.
- Das Gemüse mit den Bohnen und den Gewürzen vermischen, alles in den Maismehlmantel geben. Bei 175 °C ca. 25 Minuten backen.
- Herausnehmen und mit dem Käse bestreuen. Noch einmal 5 Minuten backen.

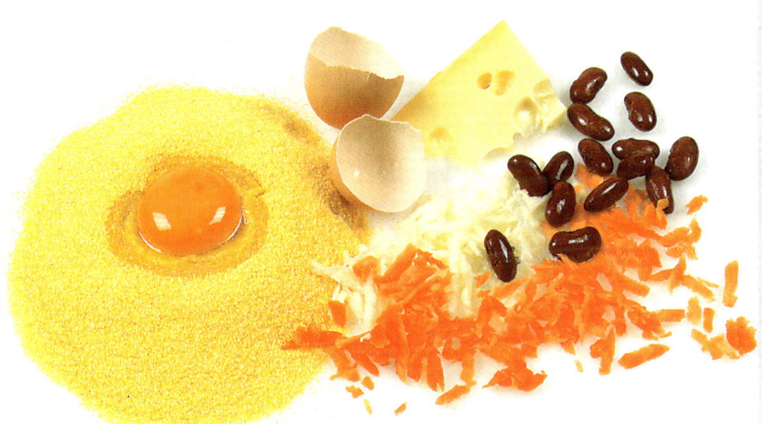

Zutaten für 6 Personen

2 Tassen Maismehl
2 EL Distelöl
1/8 l Gemüsebrühe
1 Zwiebel
1/2 Tasse geraspelte Karotten
1/2 Tasse geraspelten Sellerie
1/2 Tasse Wasser
500 g Kidneybohnen (aus der Dose)
Cayennepfeffer
1 TL gemahlener Kumin
2 EL Sojasauce
50 g geriebener Emmentaler

Vorsicht beim Autofahren!

Im Ohr sind gleich zwei Sinne angesiedelt. Durch den »Stereoempfang« erfahren Sie etwas über die Weite des umgebenden Raums und über die sich darin bewegenden Objekte. Der Gleichgewichtssinn im Innenohr vervollständigt die Orientierung und ermöglicht eine sichere Bewegung. Die Wahrnehmung beider Sinne ist also eng miteinander verzahnt. Bei Erkrankungen werden sie häufig beide gestört. Dann sollten Sie kein Auto mehr lenken, denn an der Wahrnehmung von Beschleunigung und Verzögerung, also auch dem Gefühl für Kurvenfahrten, ist das Gleichgewichtsorgan wesentlich beteiligt.

Sofortmaßnahme

Akut einsetzende Ohrenschmerzen können auch durch Tauchen in gechlorten Schwimmbädern oder einen kalten Luftzug entstehen. Kinder sind dagegen besonders empfindlich. Ein Ohrwickel mit gehackten Zwiebeln, den man mit einem Tuch fixiert, kann als Sofortmaßnahme den Schmerz lindern.

Nicht mit dem Schraubenzieher!

Auch durch unsachgemäßes Reinigen des Ohrs mit scharfen Gegenständen (Haarnadeln, Streichhölzern) können Ohrenschmerzen hervorgerufen werden.

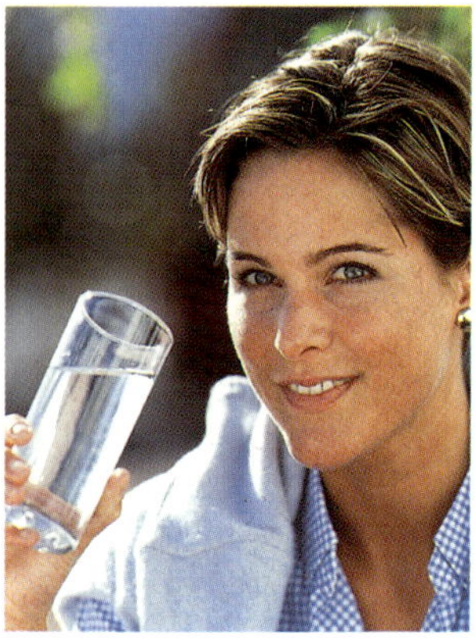

Auf Wein und säurehaltige Getränke sollte man bei einer Veranlagung zur Reizblase verzichten.

Reizblase

Symptome

- **Anhaltender Harndrang (besonders nachts oder bei Kälte)**
- **Beschwerden beim Wasserlassen, z. B. Brennen**
- **Manchmal mangelnde Harnkontrolle und Blut im Urin**

Beschreibung

Überempfindlichkeit und gesteigerte Reizempfindlichkeit der Blase.

Ursachen

Meist ausgelöst durch psychische Faktoren, aber auch durch Bakterien oder Pilze.

Behandlung

Halten Sie bei einer Blasenreizung den Blasenbereich warm. Empfehlenswert ist Bettruhe. Vermeiden Sie kalte Füße, Nässe, zu dünne Unterwäsche, Alkohol, Zigaretten und zu starken Kaffee. Das Essen sollte nicht zu salzreich sein. Viel trinken, um die Blase ausreichend durchzuspülen! Bestimmte Lebensmittel wirken antibakteriell auf die Blasenschleimhäute (z. B. gegen Kolibakterien), indem sie den pH-Wert (Säurewert) senken, andere Nahrungsmittel hemmen die Pilzbildung bzw. die Ausbreitung von Viren in der Blasenschleimhaut.

Wie verläuft die Infektion?

Die Erreger erreichen die Blase aus anderen Körperteilen oder steigen unmittelbar aus dem Genital- und Analbereich über die Harnröhre in die Blase auf. Auch eine geschrumpfte Blase mit zu geringem Volumen und verstärktem Dehnungsreiz kann Ursache der Beschwerden sein, ebenso wie eine Krampfblase mit nervös-vegetativer Ursache, wie sie häufig in den Wechseljahren auftritt. Oft ist zunächst nur die Blasenschleimhaut betroffen, im chronischen Verlauf mitunter die ganze Blasenwand.

Heilen mit Obst und Gemüse

- Sogenannte Flavone, gelbe, blaue oder rote Pflanzenfarbstoffe, wirken entzündungshemmend, außerdem schmerzlindernd – und sie haben (wie schon in allen Beeren oder bunten Blumen) ein erhebliches Abwehrpotential gegen Bakterien, Pilze und Viren. Empfehlenswert ist eine 14tägige Kur, z. B. mit dunklen Beeren, Kirschen, Pflaumen, blauen Weintrauben.
- Unterstützt werden kann die Kur durch Gemüse aus der Gattung der Liliazeen, zu denen Knoblauch, Zwiebeln, Porree, Bärlauch oder Schnittlauch gehören. Die darin enthaltenen ätherischen Öle und schwefelhaltigen Verbindungen wirken schon in der Gemüsepflanze antibakteriell sowie gegen Pilze und Viren.
- Vitamin A schützt die empfindlichen Zellen in der Epithelschicht (äußeren Flimmerschicht) der Blasenschleimhaut. Auch dieses Vitamin (bzw. seine Provitamine) ist in allen dunklen Obst- und Gemüsesorten enthalten.

Beerenstarke Flocken

- Die Beeren auftauen. Die Haferflocken mit Wasser verrühren, 1/2 Stunde quellen lassen.
- Inzwischen die Beeren eventuell etwas zerkleinern.
- Die Haferflocken mit Weizenkeimen, Leinsamen und Honig verrühren.
- Die Beeren untermischen und die Buttermilch darübergießen.

Zutaten für 2 Personen

6 EL kernige Haferflocken
100 g tiefgekühlte Beerenmischung
2 EL Weizenkeime
1 EL gemahlener Leinsamen
2 TL Honig
1/4 l Buttermilch

Powerdrink »Versuchung«

- Die Trauben zusammen mit dem Blaukraut entsaften.
- Mit etwas Zimt abschmecken.

Zutaten

100 g Blaukraut
100 g blaue Trauben
Zimt

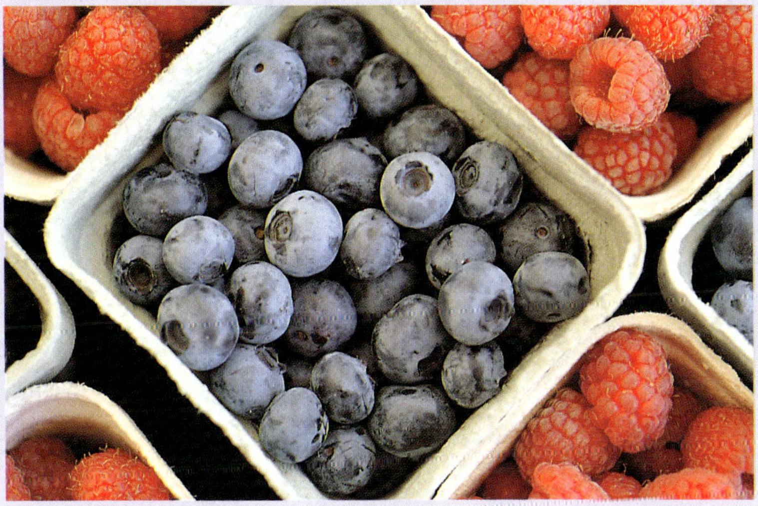

Häufiger bei Frauen

Da die Harnröhre bei Frauen kürzer ist als bei Männern, sind Frauen besonders gefährdet, an Entzündungen der Harnwege zu erkranken. Vor allem 30- bis 50jährige leiden an Beschwerden durch eine Reizblase. Die Ursachen sind häufig hormoneller oder seelischer Natur. Ein Infekt liegt seltener zugrunde und gehört in die Behandlung eines Arztes. Unterstützen Sie zunächst Ihre Selbstheilungskräfte durch regelmäßige Saunabesuche. Kühlen Sie Ihren Unterbauch und Ihre Beine zunächst jedoch immer nur mit lauwarmem Wasser ab, und sorgen Sie hinterher dafür, daß Ihr Unterleib warm eingepackt ist. Auch Entspannungsübungen helfen dabei, die Reizblasenbeschwerden zum Abklingen zu bringen.

Antibiotika vermeiden

Nehmen Sie sich Zeit, um Ihre Blasenbeschwerden auszukurieren. Eine Antibiotikakur nimmt zwar schnell den Schmerz, doch sind die Nebenwirkungen auf den Magen-Darm-Trakt oft von langwieriger Natur. Sie benötigen Wochen, um wieder eine gesunde Darmflora herzustellen. Diskutieren Sie mit Ihrem Arzt die Notwendigkeit einer Antibiotikabehandlung. Beugen Sie weiteren Blasenentzündungen vor: durch Saunabesuche, Massagen und abhärtende Maßnahmen.

Wann zum Arzt?

Wenn die Beschwerden mit Fieber einhergehen, sollten Sie nicht zögern, einen Urologen aufzusuchen.

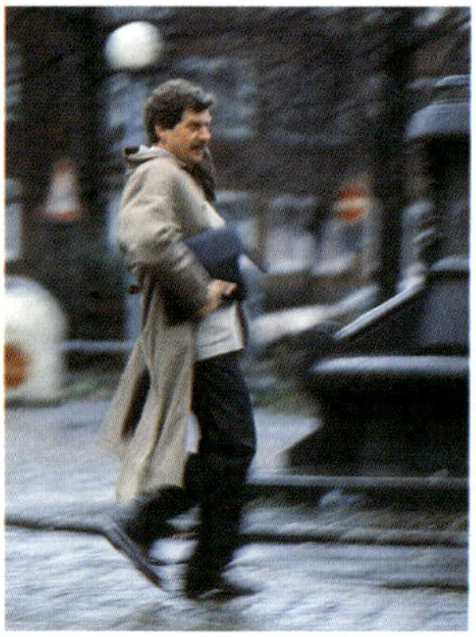

Auf Durchnässung und Kälte können Bänder und Gelenke sehr empfindlich reagieren und sich sogar entzünden.

Rheumabeschwerden

Symptome

- **Schmerzen an allen Körperstellen, bevorzugt in Gelenken und Weichteilen**
- **Je nach Art der rheumatischen Erkrankung tritt der Schmerz ziehend oder auch reißend auf, insbesondere nach Kälteeinwirkung (Durchnässung, Zugluft, Auskühlung)**

Beschreibung

Schmerzhafte Erkrankung von Muskeln, Gelenken, Sehnen, Schleimbeutelnerven oder Bindegewebe.

Ursachen

Rheuma hat so viele Erscheinungsformen, daß eine Bewertung als eigenständige Krankheit eigentlich gar nicht möglich ist. Man unterscheidet zwischen entzündlich-rheumatischen Erkrankungen (verursacht vorwiegend durch Infektionen), degenerativen Erkrankungen (hauptsächlich verursacht durch Abnutzung) und dem Weichteilrheumatismus von Muskeln, Sehnen, Schleimbeuteln, Fettgewebe oder Nerven.

Behandlung

Unterschiedlich, je nach Art der Symptome. Kälte, Nässe, einseitige Dauerbelastungen sind zu meiden, ebenso Nikotin. Alkohol und Kaffee sollten nur in Maßen getrunken werden. Wichtig sind warme Bett- und Unterwäsche, helfen können leichtere körperliche Übungen, Schwimmen in warmem Wasser sowie eine gesunde Kost. Meiden sollte man tierische Fette (in Fleisch, Wurst), die über körpereigene Mediatoren Entzündungen auslösen können.

Weitere Ursachen

Auslöser von rheumatischen Erkrankungen können auch Erreger sein (Bakterien, Viren). Daneben kommen allergieauslösende Substanzen, einseitige Dauerbelastung (z. B. berufsbedingt oder beim Tennisspielen) sowie eine Unterfunktion von Hirnanhangsdrüse oder Nebennierenrinde bei der Produktion des körpereigenen entzündungshemmenden Hormons Kortisol in Frage.

Heilen mit Obst und Gemüse

- Zum Schutz der empfindlichen sogenannten Glykosaminoglykane (bilden die gallertartige Gleitmasse in Gelenken) sind die Schutzfaktoren Selen (in Knollengemüse, Kohl), Vitamin C (in frischem Obst) und Vitamin E (in Soja, Oliven, Pflanzenölen) unerläßlich.
- Entzündungs- und schmerzhemmend bei Weichteilrheuma wirken pflanzliche, mehrfach ungesättigte Fettsäuren (in Avocados, Oliven, Sojabohnen, Samen, Kernen und Nüssen).

Pfannengerührte Nudeln mit Tofu

- Die Glasnudeln in reichlich Wasser garen. Abschütten, abschrecken und abkühlen lassen.
- Den Ingwer kleinschneiden. Den Tofu in 2 cm große Würfel schneiden.
- Die Zwiebeln schälen, vierteln und in dünne Scheiben hobeln. Den Knoblauch gut schälen und sehr fein schneiden.
- Im Wok oder in einer großen Kasserolle den Brokkoli mit wenig Wasser vorgaren. Vom Feuer nehmen. Das Wasser abschütten.
- Jetzt das Öl erhitzen, den Ingwer zugeben und goldgelb werden lassen.
- Den Tofu hinzufügen und ebenfalls goldgelb braten. Zwiebeln und Knoblauch dazugeben, bis sie weich werden. Den Brokkoli zur Tofumischung geben.
- Noch etwa 1 Minute lang garen. Die Nudeln und die Sojasauce hinzufügen und weitere 2 Minuten unter Rühren braten.
- Sesamsamen darüberstreuen und mit Sesamöl beträufeln. Sofort servieren.

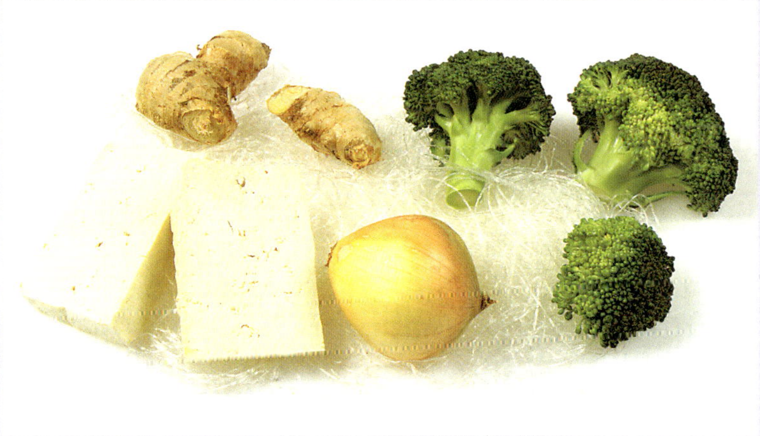

Zutaten für 4 Personen

250 g Glasnudeln
2 Tassen Brokkoliröschen
40 g Ingwerwurzel
200 g fester Tofu
2 große Zwiebeln
2 Knoblauchzehen
1 EL Sojasauce
2 EL Sesamsamen
1 TL Sesamöl

Verdauungssystem entgiften

Bei Rheumatikern liegt häufig eine Verschlackung des Verdauungsapparates vor. Eiweiß- und Fettstoffwechsel laufen meist nur noch mit halber Kraft, Proteine und Fette lagern sich unverarbeitet ab und werden zu einer schweren Belastung für den Körper. Ein Fasten- und Entschlackungsprogramm kann rheumatische Beschwerden lindern. Sprechen Sie mit Ihrem Arzt über die genaue Gestaltung einer mehrtätigen Fastenkur, und stellen Sie nach den Aufbautagen Ihre Ernährung auf die momentanen Bedürfnisse Ihres Körpers um.

Weitere Ursachen

Sehr häufige Ursache rheumatischer Beschwerden ist die körpereigene Synthese des Gewebshormons Prostaglandin E2, das entzündliche Reaktionen im Gewebe auslöst. Auch zu schwache Abwehrkräfte gegen freie Radikale, die die empfindliche Gleitschmiere in den Gelenken angreifen, kann der Grund sein. Häufig sind auch Autoimmunkrankheiten, bei denen weiße Blutkörperchen (Lymphozyten) das eigene Gewebe angreifen und für rheumatische Dauerentzündung sorgen.

Schlafstörungen

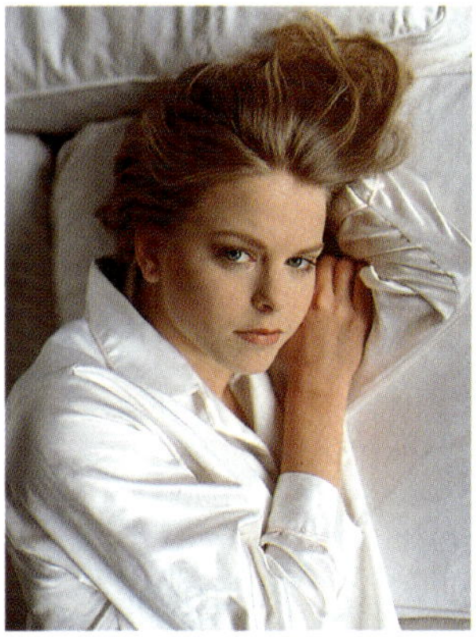

Unregelmäßiger Schlaf ist ein gefährlicher Energieräuber, der sich spätestens am Tag danach bemerkbar macht.

Symptome

- **Aufgeregtheit bzw. Übererregtheit**
- **Wache, hektische Gedankentätigkeit bei oft völliger körperlicher Übermüdung**
- **Herzklopfen, Herzjagen**
- **Nervöse Empfindungen in Armen und Beinen (Kribbeln, Unruhegefühle)**

Beschreibung

Mangelnde Fähigkeit einzuschlafen bzw. durchzuschlafen.

Ursachen

Streß, Mißbrauch von Genußmitteln wie Alkohol, Nikotin, Kaffee. Zu schwere Abendmahlzeiten, Überproduktion von wach machenden Tageshormonen wie Adrenalin, Kortisol oder ACTH (adrenokortikotropes Hormon), depressive oder euphorische Stimmungszustände, Schichtarbeit, sogar magnetische Felder des Mondes.

Behandlung

Sich entspannen, möglichst an etwas denken, was nicht aufregt, sich von Problemen befreien. Abends möglichst nichts Schweres essen (wenig Fett). Außerdem sollte man individuelle Gewohnheiten strikt durchhalten, also z. B. jeden Abend zur gleichen Zeit zu Bett gehen.

Haben Sie Streß?
Geistige oder körperliche Überanstrengung, Konfliktsituationen in Partnerschaft oder Beruf, Sorgen, Probleme, Existenzängste, Leistungs- und Termindruck bedeuten Streß. Aber vergessen Sie nicht, daß auch positive Ereignisse stressen können. Die Geburt des Kindes, die Weltreise – das alles kann auf die Nerven und damit auf die Schlafbereitschaft schlagen.

Heilen mit Obst und Gemüse

- Eine sehr wichtige Voraussetzung für einen gesunden Schlaf ist eine ausreichende Tryptophanzufuhr ins Gehirn. Diese Aminosäure ist in Gemüse und Hülsenfrüchten enthalten, allerdings weniger konzentriert als andere Eiweißbausteine. Süßes Obst wie süße Weintrauben, Kirschen, reife Pflaumen usw. helfen Tryptophan beim Transfer durch die Blut-Hirn-Schranke. Bestimmte Gehirnzellen synthetisieren dann aus Tryptophan den Nervenreizstoff Serotonin. Aus dem entsteht wiederum in der Zirbeldrüse das Schlafhormon Melatonin.
- Für diese Stoffwechselschritte sind Vitamin C (in frischem Obst), Vitamin B6 (in Sojaprodukten, Bananen, Spinat, Avocados) sowie das Spurenelement Mangan (in Spinat, Hülsenfrüchten, Biokartoffeln mit Schale, Samen, Kernen) unerläßlich.

Bunter Milchreis

- Aprikose, Nektarine und Pfirsich waschen, entsteinen, kleinschneiden und mischen.
- Die Erdbeeren waschen (Blütenansätze entfernen) und vierteln.
- Von der Melone Schale und Kerne entfernen. Melone in Würfel schneiden.
- Die Früchte locker unter den Milchreis mischen. In einem Schälchen anrichten und mit den Pistazien und den Süßkirschen garnieren.

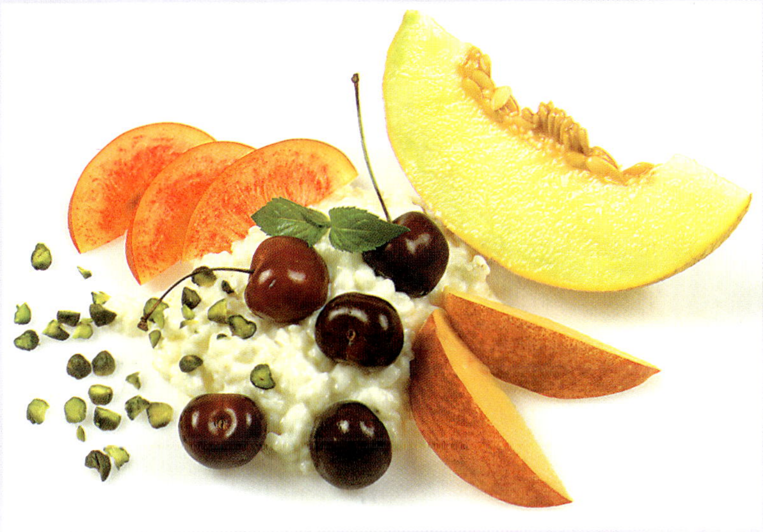

Zutaten für 1 Person

1 Aprikose
1 Nektarine
1 kleiner Pfirsich
50 g Erdbeeren
1 Stück Honigmelone
1 Becher Milchreis, natur
1 TL gehackte Pistazien
Dunkle Süßkirschen zum Garnieren

Regeneration für Leib und Seele

Eine ungetrübte Nachtruhe ist die beste und natürlichste Erholung für Körper und Geist. Im Schlaf regenerieren sich die Körperzellen, und unser Unterbewußtsein verarbeitet im Traum schöne wie belastende Erlebnisse. Das alles ist selbstverständlich nicht der Fall, wenn unser natürliches Regenerationssystem gestört ist. Kinder, Erwachsene und ältere Menschen sind von Schlafstörungen beim Ein-, Durchschlafen oder von zu frühem Aufwachen unterschiedlich stark betroffen. Generell kann man die meisten Ursachen von Schlafstörungen durch einige einfache Maßnahmen beheben. Dazu gehören die Berücksichtigung des persönlichen Schlafbedürfnisses, das bei jedem Menschen anders ist, ein fester Lebensrhythmus mit bestimmten Weck- und Einschlafzeiten, ein gutes Bett, Vermeidung von Licht und Lärm beim Einschlafen, keine schweren Mahlzeiten zum Abendessen und eine positive Stimmung beim Zubettgehen. Denken Sie an etwas Angenehmes. Dies fließt auch in Ihre Traumwelt ein und beruhigt Ihre Nerven.

Sanfte Einschlafhilfen

Bevor man zu Medikamenten greift, sollte man versuchen, seinen Körper und seinen Geist auf die Nachtruhe einzustimmen. Vielleicht macht Sie ein kurzer Abendspaziergang müde, ein (nicht zu spannendes) Buch oder auch entspannende Meditationsmusik.

Wie man sich bettet …

Das Schlafzimmer sollte nicht zu stark beheizt, aber auch nicht durch extremes Lüften unterkühlt sein. Entscheidend und besonders heilsam ist der Anfangsschlaf in den ersten beiden Stunden. Dabei kommt es nur in zweiter Linie darauf an, um welche Uhrzeit man zu Bett geht. Das Ungesundeste an einer Schichtarbeit ist nicht das Schlafen bei Tage, sondern eine fortwährende Umstellung des Schlaf-Wach-Rhythmus.

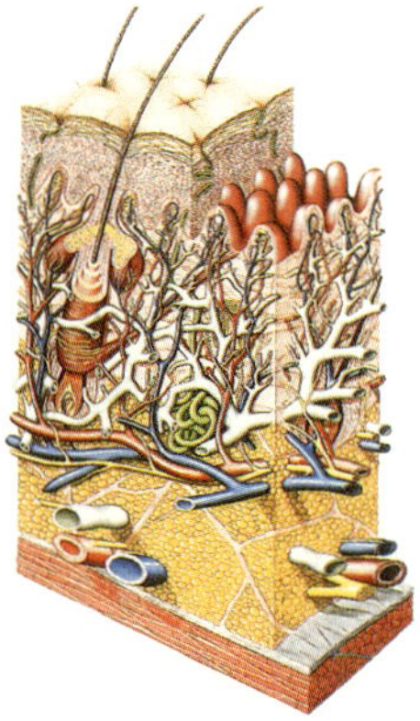

Übermäßige Verhornung der äußeren Hautschicht ist das Kennzeichen der Schuppenflechte.

Schuppenflechte

Symptome

- **Juckende Hautbereiche, leicht erhaben, rot umgrenzt, von silberweißen oder weißen Schuppen bedeckt**
- **Vorwiegend betroffen sind Ellbogen, Knie und Haarboden, aber auch Brust, Kreuzbein, Rücken, Finger- und Zehennägel**
- **Beim Kratzen Lösen von Schuppen, Auftreten von punktförmigen Blutungen**

Beschreibung

Chronische Schuppenkrankheit der Haut (wissenschaftlich: Psoriasis).

Ursachen

Gründe sind meist (bei genetischer Veranlagung) eine streß- und ernährungsbedingte Entgleisung im Zellstoffwechsel der Haut, unverwertetes, faulendes Eiweiß im Darm, ungenügende Leberfunktion, Alkoholmißbrauch sowie – sehr häufig – übermäßiger Verzehr tierischer Fette in Fleisch und Wurst, zuwenig Sonnenlicht.

Aus dem Takt geraten

Bei der Schuppenflechte (Psoriasis) bewirkt eine krankhaft gesteigerte Proliferation (Zellenneubildung) in der Epidermis (äußersten Hautschicht), daß sich Keratinozyten (Epidermiszellen) statt im Laufe von vier Wochen in nur vier Tagen zu einer hornartigen Oberfläche ausbilden. Insgesamt teilen sich Psoriasiszellen rund 1000mal schneller als normale Hautzellen – zu schnell, um normal abzuschilfern. So häufen sich die Hautzellen, bilden Kolonien und den typischen silbrigen Glanz.

Behandlung

Hilfreich kann ein Erweichen der Schuppenpartien mit anschließender Ablösung der Schuppen sein. Wichtig ist Hauthygiene mit täglichem Baden oder Duschen. Kratzen, zu hartes Reiben der betroffenen Hautteile sollte man meiden. Zu trockene Haut begünstigt die Schuppenflechte ebenso wie möglicherweise kaltes Wetter. Vitamin D (entsteht unter dem Einfluß von Sonnen- oder hellem Tageslicht auf die Haut) hemmt die für Psoriasis verantwortliche übermäßige Zellteilung.

Heilen mit Obst und Gemüse

- Sojaprodukte sorgen mit ihrem hohen Anteil an Cholin für eine erhöhte Aktivität des Vagusverdauungsnervs, für mehr Magensäure und somit für eine bessere Eiweißzersetzung. Täglich ein Rohkostteller (aus frischem Saisongemüse) enthält proteolytische (eiweißspaltende) Enzyme und unterstützt diese wichtige Voraussetzung ebenso wie die Enzyme Bromelain (in Ananas) und Papain (in Papayas).
- Zink (in Spargel, Kohl, Rüben, Mais, Hülsenfrüchten, Zwiebeln, Soja) hat als Gegenspieler des Spurenelements Kupfer einen bedeutenden lindernden Einfluß auf Psoriasis.

Rohkostteller mit Bohnendip

Zutaten für 6 Personen

Für den Dip
2 Tassen Kidneybohnen aus der Dose
4 große Knoblauchzehen
1 EL Olivenöl
2 TL Zitronensaft
1 Spritzer Tabascosauce
1 kleine Pfefferschote

- Die Bohnen abschütten und abspülen. Den Knoblauch 5 Minuten blanchieren, dann schälen und in Scheiben schneiden. Die Chilischote kleinschneiden. Alle Zutaten zusammen pürieren.
- Dazu gibt es einen Rohkostteller mit Stangensellerie, Karottenstiften, Kohlrabistiften, Radieschen und Gurkenscheiben. Wenn Sie etwas anderes bevorzugen – bitte: Hier haben Sie freie Wahl.

Ananascrème

Zutaten für 6 Personen

6 Eigelb
1/8 l süße Sahne
6 EL Ahornsirup
1/2 Zitrone
6 Blatt Gelatine
1/4 l Ananassaft
6 dicke Scheiben frische Ananas

- Die 6 Eigelb mit dem Ahornsirup und 1/8 l Sahne im Wasserbad heiß schlagen, aber nicht kochen lassen.
- Die Schüssel vom Herd nehmen und die vorbereitete Gelatine einrühren. Dann den Saft der halben Zitrone und den Ananassaft dazugeben.
- Weiterrühren, bis sich die Crème verdickt.
- Die Ananasscheiben in Portionsschälchen legen und die Crème einfüllen.
- Nach Belieben mit Schlagsahne garnieren.

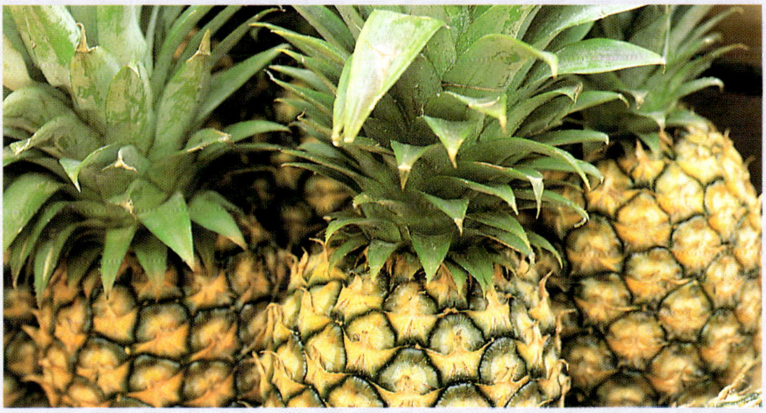

Vererbung als Ursache

Zur Schuppenflechte sind Menschen veranlagt, die diese Information in ihrem Erbgut tragen. Das bedeutet jedoch nicht zwangsläufig, daß Sie im Laufe Ihres Lebens auch erkranken. Oft ist ein äußerer Anlaß wie seelische Belastung oder eine Überforderung des Immunsystems durch einen Infekt, Übergewicht oder bestimmte Medikamente der Grund für den Ausbruch der Krankheit. Wer also weiß, daß eine familiäre Veranlagung besteht, sollte diese Faktoren möglichst vermeiden.

Seelische Narben

Schuppenflechte ist in erster Linie für die Betroffenen unangenehm, deren Leidensdruck sich durch unsensible Zeitgenossen nur erhöht. Die Erkrankung ist nicht ansteckend und kann durch verschiedene Maßnahmen behandelt werden, die von dem Patienten viel Geduld erfordern. Generell gilt, sich gegen das Unverständnis anderer zu wappnen und sie über die Krankheit aufzuklären. So fällt es vielleicht leichter, an der eigenen Heilung aktiv mitzuwirken.

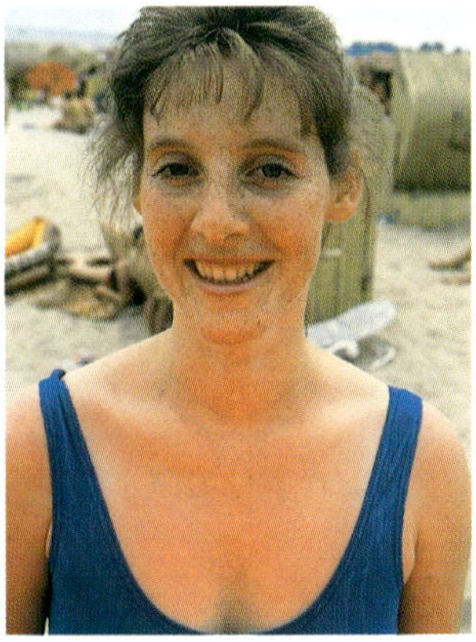

Häufiger Sonnenbrand kann krebserregend wirken, deshalb ist beim Sonnenbad Vorsicht angesagt.

Wann zum Arzt?

Eine Selbstbehandlung zu Hause sollte nur bei kleinflächigen Hautveränderungen und nur durch kalte Güsse erfolgen. Der Arzt muß konsultiert werden, wenn starkes Fieber auftritt, wenn das Fieber länger als zwei Tage anhält und wenn Übelkeit oder Erbrechen mit dem Sonnenbrand einhergehen. Säuglinge gehören schon bei einem leichten Sonnenbrand in ärztliche Behandlung.

Sonnenbrand

Symptome

- **Gerötete, geschwollene, schmerzende Haut**
- **Eventuell Bildung kleiner Pickel**
- **Hautpusteln, Quaddeln**
- **In schweren Fällen Fieber, Benommenheit**
- **Eventuell Übelkeit, Erbrechen**

Beschreibung

Sonnenbrand ist eine Hautentzündung bzw. eine allergische Hautreaktion auf intensive Sonnenbestrahlung oder auf eine UV-Bestrahlung im Solarium.

Ursachen

Häufigste Ursachen sind die kürzeren UVB-Strahlen, die zwischen zehn Uhr vormittags und zwei Uhr nachmittags besonders intensiv sind. Die längeren UVA-Strahlen am Morgen oder am Nachmittag führen weniger zu Sonnenbrand, eignen sich dadurch weit besser für die Hautbräunung. Hellhäutige Menschen sind wegen mangelnder Hautpigmentbildung eher von Sonnenbrand betroffen als Südländer oder gar Afrikaner.

Behandlung

Meiden Sie die Sonne, halten Sie sich in sonnengeschützten Räumen auf. Kühlende Umschläge wirken lindernd. Hilfreich ist ein mit kühlem Wasser getränktes Handtuch auf den betroffenen Hautstellen. Die Kleidung sollte leicht und luftig sein, nachts sollten brennende Partien möglichst unbedeckt bleiben.

Heilen mit Obst und Gemüse

- Niazin (Vitamin B3, in Sojaprodukten, grünen Erbsen und Bohnen, Pilzen, Kohl, Kartoffeln, Pfirsichen) und Folsäure (in Spargel, Rosen- und Blumenkohl, Sojabohnen, Spinat, Brokkoli, Erbsen, Bananen, Orangen) beugen einem Sonnenbrand vor und unterstützen den Heilungsprozeß.
- Vitamin C (in frischem Obst) und mehrfach ungesättigte Fettsäuren (in Sojaprodukten, Mais, Oliven, Bohnen, Samen, Kernen) unterstützen die Produktion des entzündungshemmenden Hormons Kortisol in den Nebennieren.

Karotten-Pilz-Curry

- Die Zwiebel schälen und hacken. Die Knoblauchzehe abziehen und zerdrücken.
- Den Apfel schälen, entkernen. Die Karotten schälen. Die Pilze säubern und in Scheiben schneiden, die Karotten würfeln.
- Die Nüsse hacken und trocken anrösten.
- In einer großen Pfanne die Zwiebel, den Knoblauch, den Apfel und den Curry 5 Minuten in Öl anbraten.
- Karotten, Pilze und Reis hinzufügen. Weitere 5 Minuten kochen. Die Rosinen, Brühe, Wasser und Zitronensaft dazugeben. Zum Kochen bringen. Zudecken und 45 Minuten köcheln lassen.
- Die Erbsen unterrühren und durcherhitzen. Die Nüsse darüberstreuen.

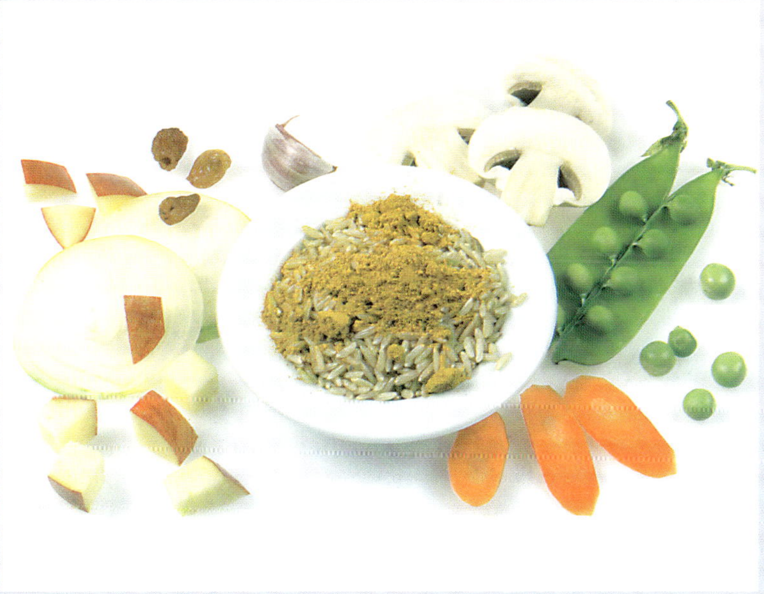

Zutaten für 3 Personen

1 kleine Zwiebel
1 Knoblauchzehe
1 mürber Apfel
2 TL Currypulver
2 TL Öl
2 Karotten
200 g Champignons
1 1/2 Tassen Naturreis
2 EL Rosinen
2 Würfel Gemüsebrühe
2 Tassen Wasser
1 EL Zitronensaft
100 g Erbsen
2 EL Nüsse

Allzuviel ist ungesund

Starke UV-Strahlung zerstört Desoxiribonukleinsäuren (Moleküle im Zellkern, die das genetische Material enthalten). Als Folge davon sterben Hautzellen ab, außerdem werden Elastinfasern zerstört, die die Haut fest, elastisch und jung erhalten. Begünstigt wird ein Sonnenbrand bzw. eine Sonnenallergie durch einen Mangel an körpereigenen Hautschutzfaktoren. Dazu zählt die Ausbildung einer »Lichtschwiele«, einer Verdickung der obersten Hautschichten, ebenso wie eine natürliche Hautpigmentbildung.

Von den Südländern lernen

Achten Sie mal beim Urlaub im Süden auf die Verhaltensweise der Einheimischen: Die rücken ihre Stühle in den Schatten, bedecken ihre Haut, tragen Sombreros und Sonnenbrillen, halten mittags im kühlen Inneren ihrer Häuser Siesta und reisen oft nachts. Wer in der Mittagshitze wie ohnmächtig am Strand liegt, oft ohne schattigen Schutz oder in kurzen Hosen und Sandalen die Fußgängerzonen bevölkert, ist in der Regel ein (leichtsinniger) Tourist.

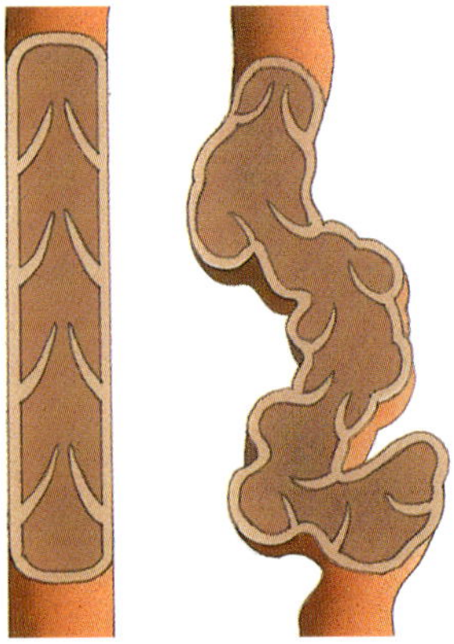

Blutstau in einer Beinvene führt zu schmerzhaften Schwellungen (rechts im Bild). Die Vene schlängelt sich und wird zu einer Krampfader.

Wen erwischt es?

Betroffen sind besonders Menschen mit Bindegewebsschwäche. Durch die Blutstauung in Krampfadern kommt es zu ungenügender Durchblutung des Gewebes und mangelnder Widerstandskraft der Haut. Die Blutstauung und äußere Reize, etwa durch bestimmte Kleidungsstücke, verursachen Hautjucken, Kratzen führt oft zu ersten Infektionen an offenen Hautstellen, später zu größeren Geschwüren, die beim Gehen und Laufen behindernd wirken.

Unterschenkelgeschwür

Symptome

- **Stauungen, Blutungen unter der Haut mit erhöhter Druckempfindlichkeit**
- **Beingeschwüre (auch als Folge von Krampfadern) meist über den Innenknöcheln**
- **Geschwüre mit Absonderung eines eitrigen Sekrets**
- **Schwellungen an Fußrücken und Knöchel**
- **Schmerzen, vor allem nachts und beim Gehen**

Beschreibung

Meist eine venöse Blutstauung, die zu einem offenen Bein (Ulkus) führt.

Ursachen

In den meisten Fällen Venenstauung (Blutrückfluß), seltener eine Folge arterieller Durchblutungsstörungen.

Behandlung

Hilfreich sind entstauende Lymphmassagen (durch einen Fachmann) und Gymnastik, feuchte Verbände bzw. Kompressen und Hochlegen der Beine. Wichtig ist die Umstellung der Ernährung, so daß den Hautzellen mehr Nähr- und Abwehrstoffe zugeführt werden. Gefäßwände, insbesondere die der Venen, müssen durch gezielte Biostoffe gekräftigt und gefestigt werden.

Heilen mit Obst und Gemüse

- Sonnen- bzw. helles Tageslicht in Kombination mit Vitamin A (in Karotten, dunkelgrünem Blattgemüse und -salat, Tomaten, Aprikosen, Pfirsichen, Kürbis, Melonen, Mangos) sind wichtige Heilfaktoren. Karotten müssen stets mit etwas Fett gekocht werden, weil die Pflanzenzellen sonst die in ihnen enthaltenen Karotene nicht freigeben.
- Rutin (ein Bioflavonoid, sehr reich in Buchweizen enthalten) dichtet Venenwände ab und festigt sie. Für diesen Heilvorgang sind außerdem das Spurenelement Zink (in Hülsenfrüchten, Kohl, Spargel, Knollengemüse) sowie Vitamin C (in frischem Obst) notwendig.
- Kartoffeln neutralisieren im Stoffwechsel Körpersäuren und wirken insbesondere bei Geschwüren entzündungshemmend. Äußerlich angewandt wirken sie lindernd und heilend auf Schwellungen und offene, nässende Entzündungen.

Pikante Karotten

- Die Kartoffeln schälen, in Würfel schneiden. In Salzwasser garen.
- Die Karotten schälen und in 4 Stücke, nach Belieben auch etwas kleiner schneiden. Bißfest dämpfen.
- Den Zitronensaft mit der geriebenen Muskatnuß mischen und die Karotten damit beträufeln. Gut vermengen.
- Mit den Kartoffelwürfeln servieren und mit Petersilie garnieren.

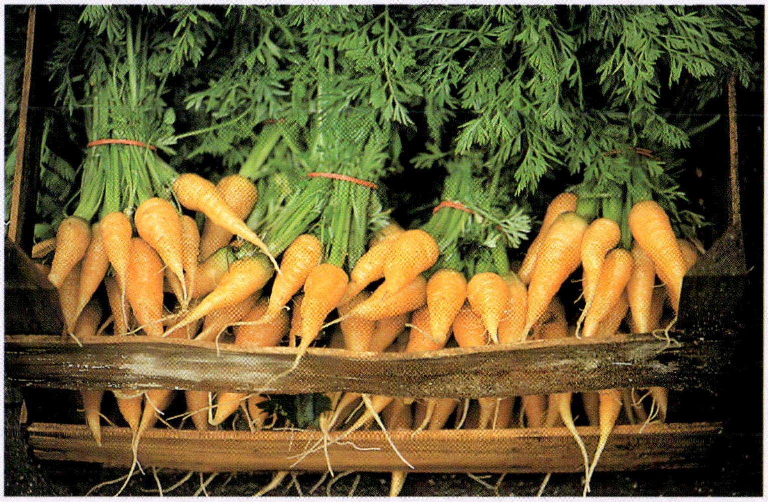

Zutaten für 2 Personen

500 g Kartoffeln
6 Karotten
1 EL Zitronensaft
Muskatnuß
Petersilie

Selbstheilung unterstützen

Da das offene Geschwür weder mit Bädern noch Salben behandelt werden kann, müssen Sie immer dafür sorgen, daß das gestaute Venenblut leichter zurückfließen kann. Legen Sie öfter mal die Beine hoch, tragen Sie auch im Haus feste Schuhe, und vermeiden Sie zu stramm sitzende Hosen und Strümpfe, die die Durchblutung behindern können.

Unser Tip

Kartoffeln roh reiben und als Packung auf betroffene Wundstellen auflegen. Das lindert Schwellungen und Entzündungen.

Zuviel Reserven angelegt?

Übergewicht führt vor allem bei stehender Tätigkeit zu einer erhöhten Belastung der unteren Gliedmaßen. In solchen Fällen muß das Körpergewicht reduziert werden, bevor es zu Unterschenkelgeschwüren kommt – und erst recht, wenn sie bereits aufgetreten sind.

Begleitende Maßnahmen

Venenerkrankungen gehören immer in die Hände eines Arztes. Sie können allerdings auch zu Hause verschiedene Maßnahmen ergreifen, um einer Thrombosenbildung oder weiteren Blutstauungen vorzubeugen. Diese sind aber immer nur begleitend zur medizinischen Therapie gedacht. Für Raucher gilt, den Nikotingenuß einzuschränken oder ihn ganz sein zu lassen. Übergewichtige sollten sich von einigen ihrer Pfunde trennen, um die Gefäße zu entlasten. Auch der Blutkreislauf und damit der Stoffwechsel funktionieren dann wieder reibungslos. Frauen, die die Antibabypille nehmen und aufgrund dessen zu Durchblutungsstörungen neigen, sollten in Absprache mit ihrem Frauenarzt die Pille absetzen und sich über alternative Verhütungsmethoden beraten lassen. Achten Sie zudem auf regelmäßige Bewegung durch Schwimmen, Radfahren, ausgedehnte Spaziergänge oder Wanderungen. Und sorgen Sie immer für ausgeglichene Temperaturbedingungen an Ihren Beinen, sprich: Tragen Sie immer der Jahreszeit angepaßte Beinbekleidung, um zu große Hitze oder Kälte zu vermeiden.

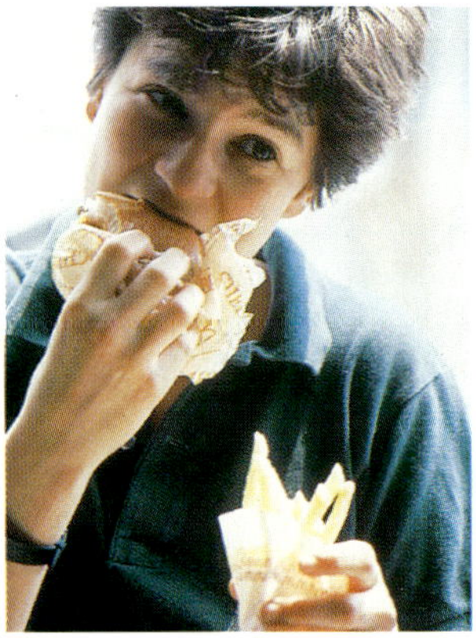

Auf nährstoffarme Lebensmittel reagiert unser Verdauungssystem äußerst sensibel oder verweigert sogar die Arbeit.

Kauen statt lesen

Zählen Sie mit: jeden Bissen dreißigmal kauen! Soviel Zeit sollten Sie sich nehmen, anstatt hastig zu schlingen oder das Essen hinunterzuspülen, womöglich noch mit kaltem Bier! Beim Kauen wird der Nahrungsbrei mit Speichelamylase durchsetzt, einem Enzym, das Kohlenhydrate bereits vorverdaut. So kommt es bei der weiteren Passage des Nahrungsbreis im Darm zu weniger Gärungsprozessen.

Verdauungsstörungen

Symptome

- **Übelkeit, Bauchschmerzen, Blähungen, Völlegefühl**
- **Saures Aufstoßen, Sodbrennen**
- **Durchfall, Verstopfung, Appetitmangel**

Beschreibung

Beschwerden in Oberbauch und Darmbereich, die häufig während oder nach dem Essen und Trinken auftreten.

Ursachen

Mangelhaftes Kauen, zuwenig Magensäure, unausgewogene Ernährung (zuviel Fettes, Süßes, zu wenige Ballaststoffe), Enzymmangel und Mißbrauch von Genußmitteln wie Alkohol, Nikotin oder Kaffee sind die Ursachen für Verdauungsstörungen. Eine Kost aus naturbelassenen Lebensmitteln wie Obst, Rohkost, Salat, Gemüse verursacht keinerlei Beschwerden. Unsere Bauchspeicheldrüse (Pankreas) liefert Enzyme für die Darmverdauung (Lipasen für Fett, Amylasen für Kohlenhydrate, Proteasen für Eiweiß), bei Fehlernährung ist sie dazu jedoch häufig nicht mehr in der Lage. Unverdautes belastet dann den Darm, wird dort von Bakterien in ungesunde Produkte aufgespalten, was zu massiven Störungen führt. Der Mißbrauch von Genußmitteln beeinträchtigt die Funktion der Magen- und Darmschleimhäute, die dann nicht mehr voll funktionsfähig sind.

Behandlung

Meiden Sie die erwähnten Risiken, stellen Sie die Ernährung auf gesunde, ballaststoffreiche Kost um.

Heilen mit Obst und Gemüse

- Ballaststoffreiches Obst und Gemüse wie Äpfel, Aprikosen, Birnen, alle Beeren, Pfirsiche, Pflaumen, Stachelbeeren, Weintrauben, alle Kohlsorten, Brokkoli, Chicorée, Auberginen, Karotten, Kartoffeln, Kohlrabi, Rettich, Sellerie und Spinat sorgen für eine gesunde Darmpassage und beseitigen oft ganz allein Magen- und Darmstörungen.
- Diese Früchte und Gemüse enthalten auch Enzyme, die die Bauchspeicheldrüse entlasten. Ideal sind Rohkostteller mit ihrem unversehrten Reichtum an Vitaminen.

Rohkostteller mit Auberginenkaviar

- Den Ofen auf 175 °C vorheizen. Ein Backblech ölen und mit Salz bestreuen.
- Die Auberginen der Länge nach halbieren und mit der Schnittfläche auf das Blech setzen.
- Ca. 45 Minuten backen, bis die Auberginen weich sind.
- In der Zwischenzeit Petersilie und Minze fein wiegen.
- Die Auberginen herausnehmen, etwas abkühlen lassen. Schälen und das Fruchtfleisch kleinhacken, abtropfen lassen.
- In einer großen Schüssel die Auberginenstücke mit den anderen Zutaten mischen.
- Zudecken und im Kühlschrank 24 Stunden ruhen lassen. Nochmals abschmecken.
- Dazu gibt es einen Rohkostteller mit Stangensellerie, Karottenstiften, Kohlrabistiften, Radieschen und Gurkenscheiben.

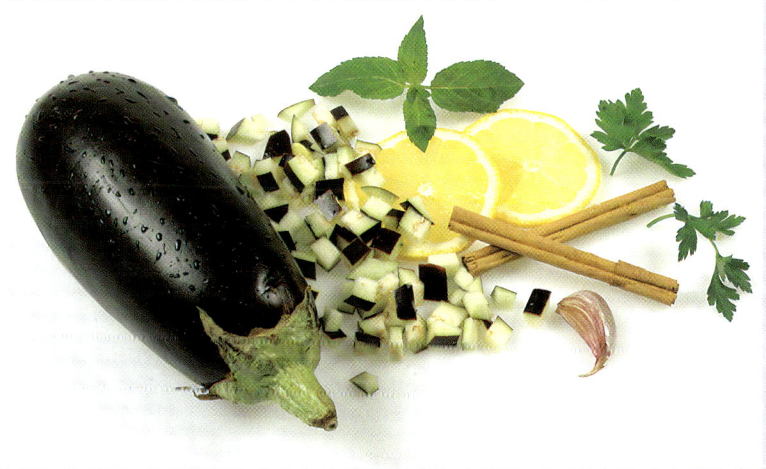

Zutaten für 12 Personen

1 TL Sonnenblumenöl,
2 Auberginen
4 EL Petersilie
5 EL Essig
2 1/2 EL Zitronensaft
2 1/2 EL Minzeblätter
2 1/2 TL Salz
1 1/2 TL Knoblauchgranulat
1 TL weißer Pfeffer aus der Mühle
3/4 TL gemahlener Zimt

Den Darm umstimmen

Beschwerden, die sich zunächst an den Darmfunktionen zeigen, können auch andere Organe in Mitleidenschaft ziehen. Vorausgesetzt, man behält die bisherige, nicht zuträgliche Lebens- oder Ernährungsweise bei. Gerade die Naturmedizin legt großen Wert auf ein harmonisch arbeitendes Verdauungssystem und damit auf eine optimale Verwertung der Nahrung sowie die Entgiftung des Körpers mit Hilfe von Ballaststoffen. Viele Leiden lassen sich häufig auf gestörte Darmfunktionen und damit auf einen mangelhaften Abtransport des körpereigenen »Mülls« zurückführen. Die Entschlackung des Darms durch eine Ernährungsumstellung hilft daher letztlich dem ganzen Körper.

Magensäure – zu Unrecht in Verruf

Magensäure ist wichtig für die Eiweißvorverdauung durch das Enzym Pepsin aus den Magenschleimhäuten. Ohne genügende Azidität (Säuregehalt) des Magensaftes gelangt unverdautes Eiweiß in tiefer liegende Darmabschnitte und verursacht dort Fäulnisprozesse, die wiederum zu Beschwerden führen.

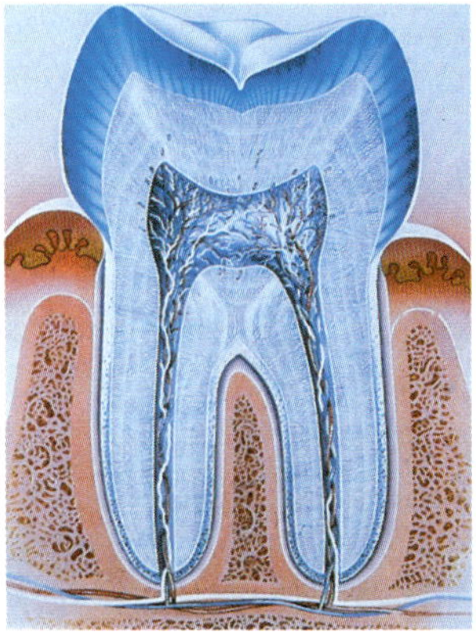

Gesunde Zähne gehen immer mit einem gesunden Zahnfleisch einher – beide sind ein Spiegel der Gesundheit des Körpers.

Zahnfleischentzündung

Symptome

- **Gerötetes oder geschwollenes Zahnfleisch**
- **Zahnfleischbluten, Zahnbettschwund**
- **Mundgeruch, fauliger Geschmack**
- **Erhöhte Speichelproduktion**
- **Schmerzen, Fieber**

Beschreibung

Eine akute oder chronische Entzündung des Zahnfleischrands und des Zahnfleisches.

Ursachen

Erkältungskrankheiten, Vitamin-C-Mangel, mangelnde Mundhygiene, Infektionen (Bakterien, Viren, Pilze), ungenügende Kautätigkeit.

Behandlung

Wichtig ist ausreichende Mundhygiene mit häufigem Zähneputzen und Mundspülen. Eine sogenannte katarrhalische, erkältungsbedingte Zahnfleischentzündung klingt im allgemeinen nach wenigen Tagen ab. Aktives Kauen fördert die Durchblutung des Zahnfleisches. Die Ernährung muß darauf abgestimmt sein, dem Zahnfleisch entzündungshemmende sowie heilende und immunkräftigende Wirkstoffe zuzuführen.

Rechtzeitig eingreifen

Einfache und harmlose Zahnfleischerkrankungen können in chronische Verlaufsformen ausarten, es kann dann wie bei der nichtentzündlichen Parodontose (einer Erkrankung des Zahnhalteapparats) zu einem Zurückgehen des Zahnfleisches, zu lockeren Zähnen und Zahnausfall kommen. Wenden Sie sich daher regelmäßig an den Zahnarzt, um den Zahnstein entfernen zu lassen.

Heilen mit Obst und Gemüse

- Bakteriellen Belägen muß durch Zähneputzen und eine Immunkost vorgebeugt werden: viel frisches Obst mit Vitamin C, karotenreiche Kost für Vitamin A (gelbes, grünes und rotes Obst und Gemüse), weil es sonst innerhalb weniger Tage zu einer chronischen Zahnfleischentzündung kommen kann.
- Mundgewebe wird extrem rasch abgebaut – aber zum Glück auch aufgebaut. Wichtig ist dafür allerdings eine wertvolle Ernährung, zu der praktisch alle Obst- und Gemüsesorten zählen, außerdem Kartoffeln, Naturreis und Vollkornprodukte. Dies ist besonders wichtig, weil im Zahnfleischbereich hartes und sehr weiches Gewebe aneinandergrenzen, die beide unterschiedliche Nährstoffbedürfnisse haben.
- Folsäure (in Soja, Spinat, Brokkoli, Blumen- und Rosenkohl, Salat, Spargel) ist wichtigster Aufbaustoff für das Zahnfleischgewebe.

Brokkoli Mandorla

- Die Kartoffeln in der Schale garen, pellen. Den Brokkoli putzen, waschen, die Röschen abtrennen, die Stiele in Streifen schneiden.
- Alles in gesalzenem Wasser gardünsten. Pfeffern.
- Die Butter zerlassen und die Mandeln darin vorsichtig anrösten. Über dem Brokkoli verteilen.
- Mit den Pellkartoffeln anrichten. Dazu paßt frischer Salat.

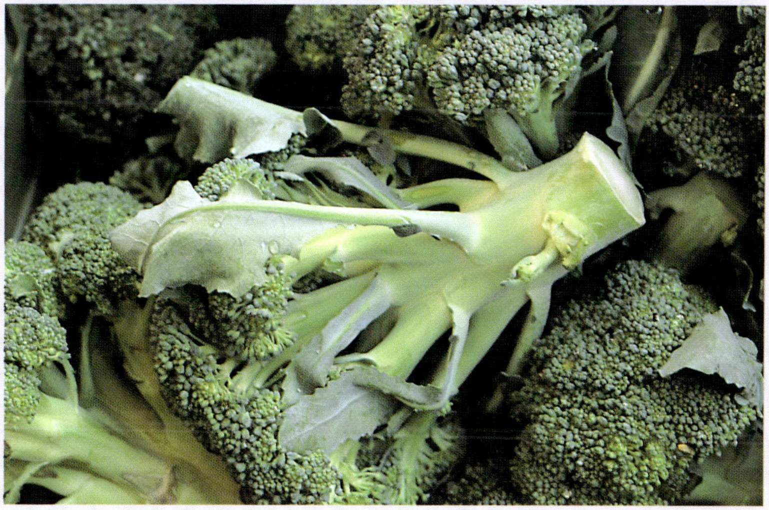

Zutaten für 1 Person

5 kleine Kartoffeln
300 g Brokkoli
100 ml Wasser
Salz, weißer Pfeffer
10 g gesalzene Butter
15 g gehobelte Mandeln

Schützender Speichel

Man mag es kaum glauben, doch auch bei einer Entzündung des Mundraums spielt häufig die Funktion des Verdauungssystems eine Rolle. Ist dieses aus dem Gleichgewicht geraten, zeigt sich dies an dickflüssigem Speichel sowie verstärktem Zahn- und Zungenbelag, dem idealen Milieu für Entzündungskrankheiten. Langfristig sollten Sie also die Ernährung umstellen und Gewohnheiten wie Rauchen oder den übermäßigen Genuß von schwarzem Tee bzw. Kaffee zur Ausnahmeerscheinung reduzieren. Denn auch sie können Zahnfleischentzündungen hervorrufen. Wichtig ist, daß der Speichel, eines der wichtigsten Schutzsysteme des Mundes, seine regenerativen Kräfte in der Mundflora wiedererlangen kann. Ein gesunder Speichel kann nämlich Zahn- und Zahnfleischerkrankungen hervorragend vorbeugen. Als Sofortmaßnahme bei einer akuten Zahnfleischentzündung sei ein naturmedizinisches Heilmittel empfohlen: Spülen Sie die Mundhöhle täglich zehn bis zwanzig Minuten mit einer Mischung zu gleichen Teilen aus Speisesenföl und gekochtem, abgekühlten Wasser.

Routineuntersuchung wahrnehmen

Zahnärzte empfehlen Parodontosepatienten jedes Vierteljahr eine Zahnsteinkontrolle. Patienten, die nicht gefährdet sind, sollten sich jedes halbe Jahr vorsorglich untersuchen lassen.

Für den Speisezettel

Zu meiden sind Süßigkeiten, süße Getränke sowie helle Mehlprodukte (Nudeln, Pizza, Weißbrot usw.), weil sie die Entstehung von entzündungsverursachenden Bakterienplaques begünstigen. In den Zahnfleischrillen sitzen diese Bakterienherde unmittelbar auf den Epithelzellen, der nicht durch Flimmerhaare geschützten Gewebeoberfläche.

Gesunde Küche

Es gibt immer noch Leute, die meinen, Gemüse und Salat wären lediglich Zutaten zum »richtigen Essen«, also z. B. zu einem Schnitzel oder zu einer schönen fetten Bratwurst. Und Obst wie Äpfel oder Beeren »muß« man halt essen, weil sie irgendwelche lebensnotwendigen Vitamine enthalten. Dieser vierte Buchteil erläutert anhand vieler Rezepte, daß Kohl oder Mangos, Bohnen oder Erdbeeren, Kartoffeln oder Aprikosen mehr sind als nur Beilagen und Nährstoffspender – nämlich Grundnahrungsmittel für eine enorm schmackhafte, würzige und vor allem kerngesunde Alltagskost während der ganzen Woche.
Von leckeren Frühstücksideen über ideale Snacks und Zwischenmahlzeiten bis hin zu tollen Suppen, Drinks und prächtig-bunten Salaten – der Rezeptteil für die gesündesten Gaumenfreuden, die es gibt.
Wer in diesen Rezepten Fleisch, Fisch oder Geflügel sucht, tut dies vergebens. Allerdings: Er wird sie auch nicht vermissen – höchstens als Beilage zu einem Gemüsegericht.

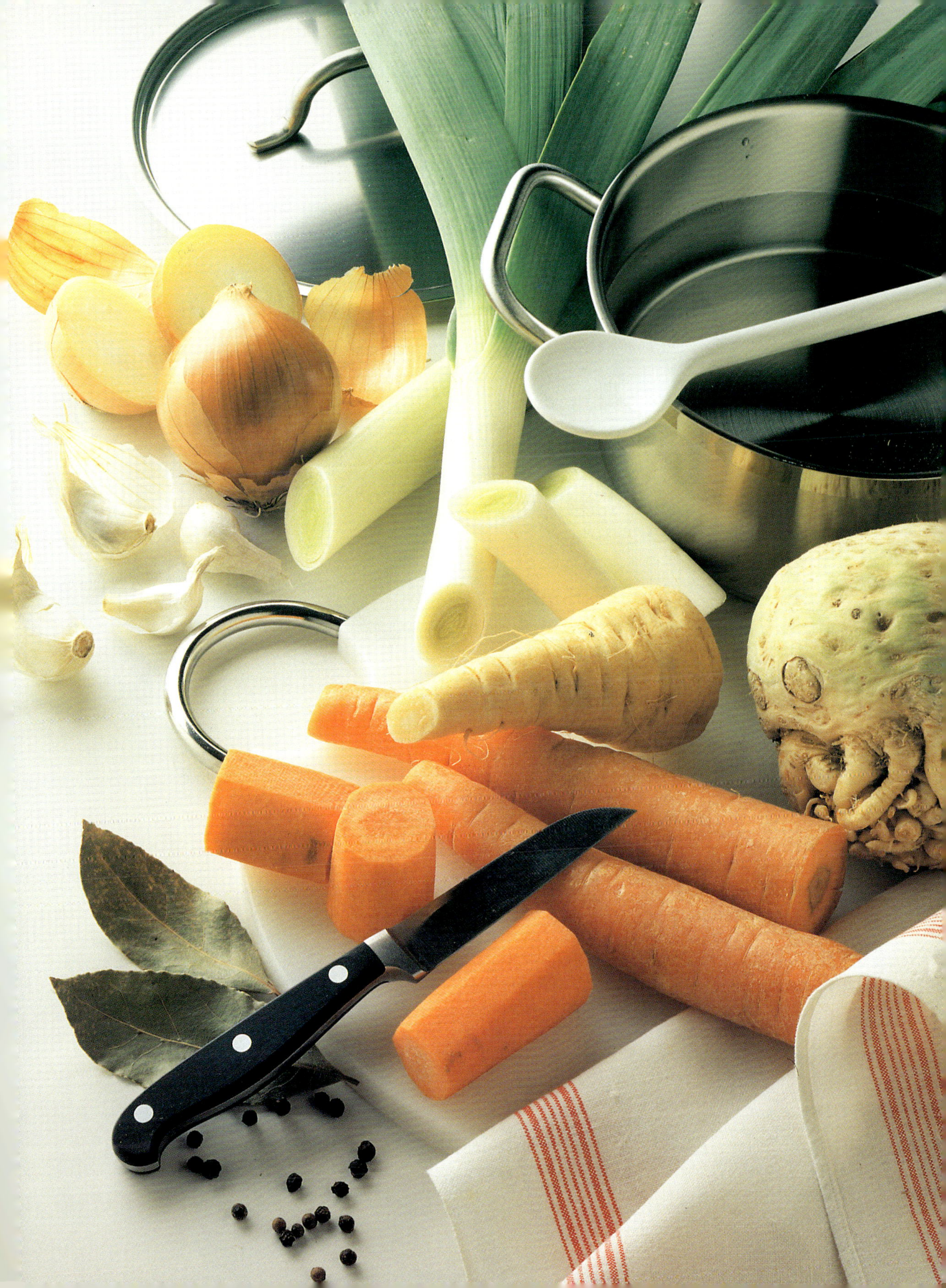

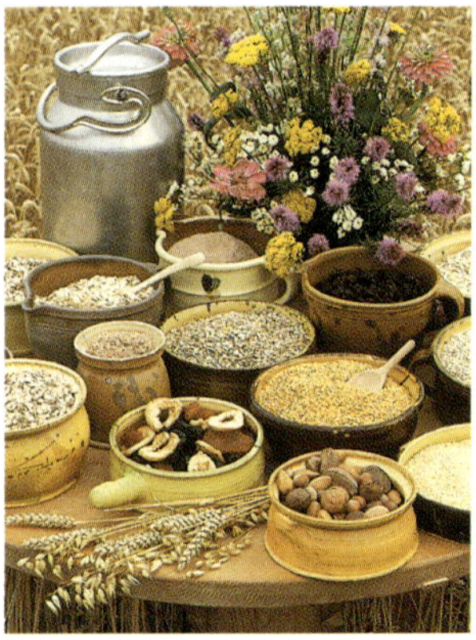

Vollkornbrot oder Müsli – Getreideprodukte zum Frühstück sind in jeder Form eine kräftespendende Angelegenheit.

Leckere Frühstücksideen

Vollkornbrot mit Tomatenquark »Aurora«

Zutaten für 2 Personen
200 g Magerquark, 2 EL Vollmilch, 1 große Fleischtomate, 1 kleine Zwiebel, 1 TL gehackte Petersilie, Salz, 2 Scheiben Vollkornbrot, 1 EL Butter

- Den Magerquark mit der Milch glattrühren. Die Tomate mit kochendem Wasser überbrühen, die Haut abziehen und die Tomate in kleine Würfel schneiden.
- Die Zwiebel auf der Gemüsereibe fein reiben. Mit dem Quark mischen. Petersilie und 1 Prise Salz unterrühren. Das Vollkornbrot mit Butter bestreichen, dazu essen.

Weitere Frühstücksrezepte finden Sie im Kapitel »Die häufigsten Krankheiten« auf der Seite 195.

Jodler-Knäckebrot

Zutaten für 1 Person
1 kleiner Apfel, 1/2 TL Zitronensaft, 100 g Hüttenkäse, 1/2 TL Honig, 2 Scheiben Vollkornknäckebrot

- Den Apfel mit kaltem und warmem Wasser waschen und mit der Schale grob raffeln. Mit Zitronensaft beträufeln, damit er weiß bleibt.
- Den Hüttenkäse gut mit dem Honig verrühren.
- Den Apfel dazugeben. Die 2 Scheiben Vollkornknäckebrot mit der Masse bestreichen.

Unser Tip
Verzichten Sie beim Frühstück auf die gewohnte Kanne Kaffee. Tee ist weitaus bekömmlicher und repariert nach neuesten Erkenntnissen angegriffenen Zahnschmelz. Seine belebende Wirkung stellt sich langsamer ein, hält dafür aber länger an. Für den kurzen Frischekick am Morgen ideal: eine Tasse Espresso, der magenfreundlicher ist als herkömmlich gerösteter Kaffee.

Vollkornbrötchen mit Emmentaler Käse

Zutaten für 2 Personen
2 Vollkornbrötchen, 1 EL Butter, 2 Scheiben Emmentaler Käse, 2 kleine Tomaten, Salz, Pfeffer aus der Mühle, 1 EL gehackter Schnittlauch

- Das Brötchen mit Butter bestreichen. Die Käsescheiben darauf verteilen.
- Die Tomaten in Scheiben schneiden und auf den Käse legen. Mit Salz und Pfeffer nach Belieben würzen.
- Das Ganze nach Geschmack mit dem gehackten Schnittlauch bestreuen.

Gurkenfrischkäse

Zutaten für 1 Person
2 Scheiben Vollkornknäckebrot, 1 TL Butter, 100 g körniger Frischkäse, Paprika (edelsüß), 100 g Salatgurke, 1/2 TL gehackter Dill

- Das Knäckebrot mit Butter bestreichen. Den Frischkäse darauf verteilen, etwas Paprika darüberstreuen.
- Die Gurke waschen, in nicht zu dünne Scheiben schneiden. Auf die Käsebrote legen und mit dem Dill garnieren.

Frühstück alla Calabrese

Zutaten für 2 Personen
1 Scheibe Sonnenblumenbrot, 2 TL Mascarpone, 1 kleine Fleischtomate, Salz, Pfeffer aus der Mühle, 5 Blatt Basilikum

- Das Brot mit Mascarpone bestreichen. Die Tomate mit kochendem Wasser überbrühen und häuten.
- In Scheiben schneiden und auf dem Brot verteilen. Mit Salz und Pfeffer würzen und mit dem Basilikum garnieren.

Griechisches Bauernfrühstück

Zutaten für 1 Person
1 Tomate, 100 g Gurke, 1 Ei, 30 g Schafskäse, 4 Oliven, Pfeffer aus der Mühle, 2 Scheiben Stangenweißbrot

- Die Tomate überbrühen, häuten und vierteln.
- Die Gurke waschen, schälen, in Scheiben schneiden.
- Das Ei hart kochen, schälen und halbieren.
- Den Schafskäse zerbröckeln.
- Alles mit den Oliven auf einem Teller schön anrichten.
- Nach Geschmack pfeffern.
- Dazu am besten ein frisches Weißbrot essen.

Pflaumenfrühstück

Zutaten für 2 Personen
1 Mohnbrötchen, 50 g Frischkäse, 5 süße Pflaumen

- Das Brötchen mit dem Frischkäse bestreichen. Die Pflaumen pürieren und auf den Frischkäse schichten.

Getränke

Als Frühstücksgetränke sind Kräuter-, Früchte-, schwarzer Tee und Kaffee erlaubt, eventuell mit 1 TL Zucker gesüßt.

OBSTFLAMMERI

Zutaten für 1 Person

160 g Erdbeeren
1/4 l Milch
5 TL Weizengrieß
1 TL Butter
1 TL Honig

Zubereitung

Die Milch in einem hohen Topf aufkochen lassen. Den Grieß einstreuen. Noch eine Minute kochen lassen, dann zum Quellen von der Platte nehmen und den Deckel schließen. Die Erdbeeren waschen, die Blütenansätze entfernen. In einer Schale anrichten, dabei die großen Früchte halbieren. Den Flammeri mit Butter und Honig abschmecken und über die Früchte geben.

Gurke-Ei-Brot

Zutaten für 1 Person
1 Scheibe Sonnenblumenbrot, 1 TL Butter, 100 g Salatgurke, Pfeffer, 1/2 TL gehackter Dill, 1 Ei, Salz

- Das Sonnenblumenbrot mit Butter bestreichen. Die Gurke waschen, schälen, in dünne Scheiben schneiden. Auf das Butterbrot legen, mit etwas Pfeffer und Dill bestreuen.
- Das Ei hart kochen, pellen, in Scheiben schneiden.
- Auf die Gurkenscheiben legen und salzen.

Käse-Birne-Brot

Zutaten für 1 Person
1 Scheibe Leinsamenbrot, 30 g Edelpilzkäse, 1 reife Birne

- Das Brot mit dem Käse bestreichen. Die Birne waschen, das Kerngehäuse herausschneiden und in Spalten schneiden.
- Die Birnenspalten auf das Käsebrot legen.

Orientalischer Käse

Zutaten für 1 Person
1 Scheibe Sonnenblumenvollkornbrot, 50 g Frischkäse, 1 Prise Zimt, 2 Datteln, 1 frische Feige

- Den Frischkäse mit dem Zimt würzen. Die Datteln kleinschneiden und unter den Frischkäse mischen.
- Das Brot mit der Masse bestreichen. Die Feige in Scheiben schneiden und auf dem Brot ziegelartig anordnen.

Erdbeermüsli

Zutaten für 1 Person
100 g frische Erdbeeren, 1 TL Zitronensaft, 1/4 l Buttermilch, 1/2 TL Honig, 3 EL Haferflocken

- Die Erdbeeren waschen, in Viertel schneiden, mit Zitronensaft beträufeln, in eine Schale geben.
- Die Buttermilch mit Honig verquirlen, die Haferflocken unterrühren und über die Erdbeeren verteilen.

FRISCHKORNBREI MIT ERDBEEREN

Zutaten für 1 Person

3 EL Hafer, gemahlen
1/2 Apfel
1 TL Honig
1/2 TL Sesam
100 g Erdbeeren
6 EL Dickmilch

Zubereitung

Den Hafer mit Wasser zu einem Brei rühren, 1/2 Stunde quellen lassen. Den Apfel waschen, mit der Schale in den Brei raffeln und mit Honig abschmecken, dann Sesam darüberstreuen. Die Erdbeeren waschen, in kleine Stückchen schneiden und unter die Dickmilch rühren. Beides über den Haferbrei gießen.

Pikantes Müsli

Zutaten für 1 Person
60 g Weizenkörner, 75 g Magerquark, 2 EL saure Sahne, Salz, 1/2 Zwiebel, 100 g Karotten, frische Kräuter: Estragon, Dill, Kerbel, Basilikum, Petersilie (je 1/2 TL)

- Die Weizenkörner keimen lassen. Den Quark, die saure Sahne und das Salz zu einer Sauce verrühren.
- Die Zwiebel fein hacken, Karotten fein reiben. Beides mit den Kräutern mischen.
- Weizenkörner etwas zerkleinern und unterheben. Mit der Sauce begießen.

Dinkelflocken mit Birnen

Zutaten für 1 Person
1 Birne, 1 kleiner Apfel, 3 EL Dinkelflocken, 3 EL Sahne, 1 TL Honig, 1 EL gehackte Mandeln

- Die Birne waschen, in kleine Stücke schneiden. Den Apfel waschen, mit der Schale grob raffeln. Die Dinkelflocken darüberstreuen.
- Die Sahne leicht schlagen, mit Honig süßen, über das Müsli gießen. Alles ein wenig vermengen. Mit den gehackten Mandeln bestreuen.

Frischkornbrei »Nikolaus«

Zutaten für 2 Personen
6 EL Dinkel, 4 EL Zitronensaft, 1 EL Rosinen, 2 kleine Äpfel, 6 EL Sahne, 1 EL gehackte Haselnüsse

- Den Dinkel am Vorabend mittelgrob schroten. Mit kaltem Wasser anrühren, bis der Brei ganz durchfeuchtet ist. Es sollte alles Wasser aufgesogen werden. Am besten über Nacht stehenlassen.
- Am nächsten Morgen den Zitronensaft untermischen. Die Rosinen können Sie auch am Vorabend in wenig Wasser einweichen.
- Die Äpfel waschen und mit der Schale in den Brei raffeln. Die Rosinen und die leicht geschlagene Sahne untermischen.
- Den Brei in zwei Portionsschalen geben und gehackte Haselnüsse darüberstreuen.
- Noch appetitlicher wird der Frischkornbrei, wenn Sie ihn mit dünnen Apfelspalten garniert servieren.

BEERENMILCHREIS

Zutaten für 1 Person

100 g Milchreis (natur)
65 g Himbeeren
1 gehäufter TL Zucker (oder entsprechend viel Süßstoff)
6 Walnußhälften

Zubereitung

Den Milchreis in einer Dessertschale anrichten. Die Himbeeren waschen und verlesen.
Mit Zucker bzw. Süßstoff mischen. Beeren über den Milchreis geben und mit den Walnußhälften garnieren. Kühl servieren.

VOLLKORNBROT MIT NÜSSEN

Zutaten für 2 Personen

4 EL Haselnüsse, 2 Scheiben Roggenvollkornbrot, 4 EL Mascarpone

Zubereitung

Die Haselnüsse in einer kleinen Pfanne ohne Fett kurz rösten. Die braunen Häutchen abreiben. Mit dem Blitzhacker die Nüsse grob hacken. Das Brot dick mit Mascarpone bestreichen und die Nüsse darüberstreuen.

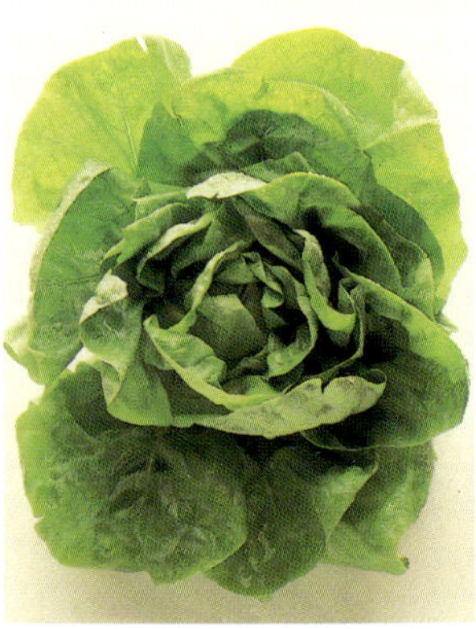

Quasi die Urform des Salates. Bei der Herstellung aller möglichen Variationen sind Ihrer Phantasie keine Grenzen gesetzt.

Weitere Salatrezepte
finden Sie im Kapitel »Die häufigsten Krankheiten« auf den Seiten 155, 159, 171, 175, 177, 183, 187, 201, 205, 217, 231, 235, 241, 243 und 263.

Unser Tip
Ein Salat mit Baguette oder Vollkornbrot ist eine leichte, wohlschmeckende Angelegenheit, die ohne weiteres ein schweres Hauptgericht ersetzen kann. Allerdings kommen Sie nicht um einen gewissen Zubereitungsaufwand herum: Salat sollte immer frisch zubereitet werden, allenfalls können Sie das Dressing auf Vorrat herstellen.

Salate aus Obst und Gemüse

Nudelsalat

Zutaten für 1 Person
80 g Vollkornnudeln, 1 kleine Zucchini, 1 EL Sonnenblumenöl, 1 EL Weinessig, Salz, Pfeffer aus der Mühle, 2 EL gehackte Petersilie, 1 Ei, 1 Fleischtomate

- Die Nudeln in viel Salzwasser bißfest kochen, abtropfen und abkühlen lassen (eventuell am Vorabend). Die Zucchini waschen und auf einer Gemüsereibe grob raffeln.
- Zu den Nudeln geben. Mit einer Sauce aus Sonnenblumenöl, Weinessig, Salz und Pfeffer übergießen.
- Gut mischen. In eine Glasschüssel füllen, die Petersilie darüberstreuen.
- Das hartgekochte, geschälte Ei und die Fleischtomate vierteln und den Salat damit garnieren.

Champignonsalat

Zutaten für 1 Person
2 Scheiben Vollkornbrot, 1 Ei, 1 EL Mineralwasser, Salz, Pfeffer aus der Mühle, 1 EL Butter, 1 Bund Radieschen, 100 g frische Champignons, 1 EL Zitronensaft, 1 Portion Kopfsalat, 100 g Magerquark, 2 EL Crème fraîche, 1 TL Ketchup, 1 EL Weißwein

- Das Vollkornbrot in kleine Würfel schneiden. Das Ei mit 1 EL Mineralwasser, Salz und Pfeffer verquirlen. Die Brotwürfel in dieser Eimischung wenden und in der Butter goldgelb braten.
- Die Radieschen waschen und in Scheiben schneiden.
- Die Champignons putzen, vierteln und mit Zitronensaft beträufeln.
- Den Kopfsalat waschen, trocknen, in mundgerechte Stücke zupfen und eine Schüssel damit auslegen.
- Die Champignons, die Radieschen und die Brotwürfel in der Schüssel anrichten.
- Den Quark mit der Crème fraîche, Ketchup und 1 EL Weißwein verrühren. Erst kurz vor dem Essen über den Salat gießen.

Fenchel-Birnen-Salat

Zutaten für 1 Person
1 Fenchelknolle, 1 nicht zu weiche Birne, 100 g Erdbeeren, 1 TL Honig, 1 TL Zitronensaft, 1 EL saure Sahne, 3 Blätter Zitronenmelisse, 2 Scheiben Dreikorntoast, 1 EL Frischkäse

- Den Fenchel waschen, putzen (das Grün wegschneiden) und grob raspeln. Die Birne waschen, entkernen, kleinschneiden. Die Erdbeeren waschen und achteln.
- Die Früchte mischen und mit Honig und Zitronensaft abschmecken. In einem Schälchen anrichten und mit der sauren Sahne und der Melisse garnieren.
- Das Dreikornbrot toasten und mit dem Frischkäse bestreichen und zum Fruchtsalat reichen.

Bohnensalat, rustikal

Zutaten für 1 Person
200 g grüne Bohnen, 1 Prise Bohnenkraut, 1 große Schalotte, 1 EL Weinessig, 1 EL Olivenöl, Kräutersalz, Pfeffer aus der Mühle, 60 g Schafskäse, 1 Scheibe Kürbiskernbrot

- Die Bohnen waschen, eventuell einmal durchbrechen.
- In wenig Salzwasser mit etwas Bohnenkraut bißfest garen.
- Inzwischen die Schalotte fein würfeln. Über die fertigen Bohnen streuen.
- Mit einer Sauce aus Essig, Öl, Kräutersalz und Pfeffer übergießen.
- Den Schafskäse fein schneiden, dazugeben, den Salat gut durchmischen und in einer großen Schüssel servieren.

Frischer Chicoréesalat

Zutaten für 1 Person
150 g Chicorée, 2 kleine Fleischtomaten, 1 TL Sonnenblumenöl, Salz, Pfeffer aus der Mühle, 1 EL gehackter Schnittlauch, 1 TL Butter

- Die Chicoréeblätter von der Staude zupfen, waschen, abtrocknen, in dünne Streifen schneiden.
- Die Tomaten überbrühen, häuten, achteln.
- Die Chicoréestreifen mit den Tomatenachteln und dem Öl mischen.
- Mit Salz und Pfeffer abschmecken. Mit dem gehackten Schnittlauch garnieren.

MAISSALAT MIT DILL

Zutaten für 4 Personen

3 Tassen Mais
1 Tasse gekochte Limabohnen
1 Tasse gewürfelte Tomaten
1 Stengel Sellerie, gewürfelt
1/2 Tasse rote Paprikaschote, gewürfelt
2 EL gehackte Frühlingszwiebeln
3 EL Zitronensaft
1 TL Dijon-Senf
Dill
Tabascosauce
1 Kopf Römischer Salat

Zubereitung

In einer großen Schüssel den Mais, die Bohnen, die Tomaten, den Sellerie, die Paprikaschote und die Frühlingszwiebeln mischen.
Zitronensaft, Senf, Dill und Tabasco verquirlen.
Über den Salat geben und gut vermengen. Kühl stellen.
Den Salatkopf in mundgerechte Stücke zupfen.
Portionsschalen damit auslegen und den Maissalat darauf anrichten.

FRÜHLINGSSALAT

Zutaten für 1 Person

125 g Spargel
100 g Salatgurke
1 EL Weinessig
1 EL Wasser
1 EL Öl
Salz
Pfeffer aus der Mühle
2 EL Sahnejoghurt
1 EL Crème fraîche
1 Prise Zucker
1/4 TL geriebener Meerrettich
2 EL Maiskörner (aus der Dose)
Kresse
Dill

Zubereitung

Den Spargel schälen und in kleine Stücke schneiden. Die Salatgurke sehr gründlich abspülen. Einen Teil in dünne Scheiben, den anderen Teil in Würfel schneiden. Essig, Wasser, Öl und Gewürze verrühren und unter die Zutaten mischen. Ca. 20 Minuten zugedeckt marinieren. Sahnejoghurt, Creme fraîche und Zucker mit dem Meerrettich verrühren. Die Salatzutaten auf einem großen Teller anrichten. Die abgetropften Maiskörner darüberstreuen. Die Joghurtsauce darauf verteilen. Mit Kresse und Dill garnieren.

Fränkischer Chicoréesalat

Zutaten für 2 Personen
3 Chicorées, 150 g kernlose Weintrauben, 200 g Joghurt, 2 TL Zitronensaft, 1/2 TL Honig, 2 Scheiben Vollkornbrot, 80 g Edelpilzkäse

- Chicoréeblätter vom Strunk zupfen, waschen und auf 3 cm Länge schneiden.
- Die gewaschenen (halbierten) Weintrauben darauflegen.
- Mit einer Sauce aus dem Joghurt, dem Zitronensaft und dem Honig übergießen.
- Dazu das Vollkornbrot mit dem Edelpilzkäse essen.

Zucchinisalat

Zutaten für 1 Person
1 kleine Zucchini, 1 TL Butter, 1 Knoblauchzehe, 2 EL Zitronensaft, Salz, Pfeffer aus der Mühle, 4 Blättchen frisches Basilikum, 1 Scheibe Stangenweißbrot

- Zucchini waschen und in dünne Scheiben hobeln. Den Knoblauch würfeln. Das Basilikum in Streifen schneiden.
- Die Butter in einer beschichteten Pfanne erhitzen, den Knoblauch darin andünsten. Die Zucchinischeiben zugeben. 5 Minuten dünsten.
- Mit Zitronensaft, Salz und Pfeffer würzen. Das Basilikum darübergeben. Dazu das Weißbrot essen. Dieser Salat schmeckt warm und kalt.

Linsensalat

Zutaten für 2 Personen
1 Tasse getrocknete Linsen, 2 l Wasser, 1 Lorbeerblatt, 1 Knoblauchzehe, 1 TL Salz, 1 Schalotte, frische Petersilie, 1 TL Senf, 1/2 TL schwarzer Pfeffer, 1 EL Olivenöl, 1 EL Zitronensaft, 1 kleine Karotte

- Die Linsen verlesen und in einem großen Topf mit dem Wasser, dem Lorbeerblatt, dem geschälten Knoblauch und dem Salz aufkochen lassen.
- Dann vom Feuer nehmen und 30 Minuten quellen lassen. Abschütten. In eine Salatschüssel geben.
- Die Zwiebel schälen und fein hacken, die Petersilie wiegen. Beides mit Senf, schwarzem Pfeffer, Öl und Zitronensaft zu den Linsen geben und gut vermengen.
- Die Karotte schälen und fein reiben. Den Salat damit garnieren.

Rohkostplatte

Zutaten für 4 Personen
1 Salatgurke, 3 Fleischtomaten, 1 Bund Radieschen, 1 Kohlrabi, 3 Karotten, 1 kleiner Apfel, 1/4 l Dickmilch, 2 EL Crème fraîche, 1 EL Zitronensaft, 1 TL Honig, Salz

- Das Gemüse waschen und nach Belieben zerkleinern. Auf einer großen Platte schön anrichten.
- Für die Sauce den Apfel waschen und fein reiben. Mit den übrigen Zutaten vermischen und über die Rohkost gießen.

Buttermilchrohkost

Zutaten für 2 Personen
1 Kohlrabi, 2 große Karotten, 1 mittelgroße rote Bete, 1/4 l Buttermilch, Salz, 1 EL Zitronensaft, 4 EL Kresse

- Das Gemüse waschen und putzen. Den Kohlrabi in dünne Stifte schneiden, die Karotten in Scheiben hobeln.
- Die rote Bete mit Gummihandschuhen schälen und auf einer Reibe raffeln.
- Das Gemüse auf einer Platte schön anrichten.
- Die Buttermilch mit Salz und Zitronensaft verquirlen. Diese Flüssigkeit langsam und vorsichtig über die Rohkost träufeln.

Herzhafter Gemüsesalat

Zutaten für 6 Personen
1 EL Olivenöl, 4 EL Rotweinessig, Petersilie, 2 EL Zitronensaft, 1 Knoblauchzehe, 2 TL Basilikum, Salz, Pfeffer aus der Mühle, 3 große festkochende Kartoffeln, 750 g Karotten, 750 g grüne Bohnen, 3 rote Beten

- Die Kartoffeln garen, schälen und in Scheiben hobeln. Karotten und Bohnen garen und kleinschneiden.
- Die roten Beten schälen, garen und in dünne Scheiben schneiden. Petersilie wiegen.
- Den Knoblauch schälen und pressen. Aus Öl, Essig, Zitronensaft, Petersilie, Knoblauch, Basilikum, Salz und Pfeffer eine Sauce rühren.
- Kartoffeln, Karotten und Bohnen in eine Schüssel geben, die roten Beten in eine kleinere.
- Die Sauce über das Gemüse verteilen und vorsichtig den Salat wenden. Zudecken und bei Zimmertemperatur 3 Stunden ziehen lassen.

FENCHELSALAT

Zutaten für 2 Personen

500 g Fenchel
3 Äpfel
70 g Rosinen
1 Becher Joghurt
3 EL Sahne
1 EL Honig
2 EL Zitronensaft

Zubereitung

Den Fenchel waschen, Stiel und Kraut abschneiden, halbieren, Strunk herausschneiden und beiseite legen. Die Fenchelhälften in schmale Streifen schneiden. Die Äpfel waschen und in feine Scheiben hobeln. Äpfel, Fenchel und Rosinen mischen. Joghurt mit Sahne, Zitronensaft und Honig verrühren und über den Salat geben.

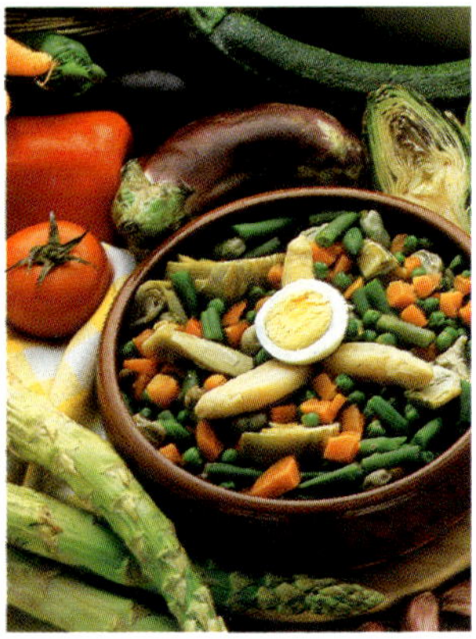

In einer Suppe schmeckt eigentlich alles, was auch für ein Hauptgericht zu verwenden ist.

Kerngesunde Suppen

Bunte Gemüsesuppe

Zutaten für 6 Personen
200 g Möhren, 250 g grüne Bohnen, 1 Stange Lauch, 250 g TK-Erbsen, 2 Zwiebeln, 2 EL Butter, 1 1/2 l Gemüsebrühe, 150 g kurze Nudeln, 300 g Zucchini, Salz, Pfeffer aus der Mühle, 40 g geriebener Parmesan

- Das Gemüse waschen, putzen und in Streifen oder Würfel, die Zucchini in Scheiben schneiden. Die Bohnen auf ca. 4 cm Länge zerbrechen.
- In einem großen Topf die Butter erhitzen. Darin die kleingehackten Zwiebeln, den Lauch, die Möhren, Bohnen und Erbsen andünsten.
- Die Gemüsebrühe zugießen und etwa 15 Minuten bei geschlossenem Topf köcheln lassen.
- Die Nudeln in Salzwasser bißfest garen. Zucchinischeiben zur Suppe geben und 5 Minuten mitkochen lassen.
- Zum Schluß die gedünsteten Gemüse hinzufügen. Vor dem Servieren mit Salz und Pfeffer abschmecken. Die Suppe verteilen und mit Parmesan bestreuen.

Weitere Suppenrezepte
finden Sie im Kapitel »Die häufigsten Krankheiten« auf den Seiten 171, 181, 191, 203, 211, 213 und 229.

Hafernockerlsuppe

Zutaten für 2 Personen
60 g weiche Butter, 80 g Nackthafer, 2 Eier, Meersalz, 2 TL Streuwürze (Frugola) aus dem Reformhaus oder Bioladen, Muskatnuß, 1/2 l Gemüsebrühe, Petersilie

- Den Hafer mahlen. Die Butter cremig rühren, den Hafer und die Eier mit einer Gabel untermengen.
- Mit den Gewürzen herzhaft abschmecken. (Wenn die Masse zu feucht ist, um Nockerln abzustechen, noch etwas Hafer dazumischen.) 30 Minuten quellen lassen.
- Inzwischen die Gemüsebrühe erhitzen. Mit einem Teelöffel kleine Nockerln abstechen und in die leicht kochende Brühe setzen. 10 bis 15 Minuten ziehen lassen.
- Die Brühe mit Streuwürze und frisch geriebener Muskatnuß abschmecken. Kleingehackte Petersilie darüberstreuen.

Unser Tip
Mit Sahne oder Crème fraîche gebundene Suppen sind eine Delikatesse, aber nicht gerade kalorienarm. Eine figurfreundliche Alternative ist fettarme Milch mit püriertem Gemüse versetzt.

Grüne Suppe

Zutaten für 1 Person
30 g Vollkornnudeln, 250 g frischer Blattspinat, 1 Schalotte, 1 Knoblauchzehe, 1 TL Butter, 1/4 l Gemüsebrühe, 2 EL Crème fraîche, Salz, Pfeffer aus der Mühle, Muskatnuß, 1 TL Sonnenblumenkerne

- Die Nudeln in Salzwasser bißfest garen.
- Inzwischen den Spinat waschen, putzen, tropfnaß in einen Topf geben. Dünsten, bis er ganz zusammengefallen ist, herausnehmen und kleinhacken.
- Zwiebel und Knoblauchzehe schälen und kleinhacken. In einer beschichteten Pfanne 1 TL Butter erhitzen, beides darin goldgelb dünsten und mit Gemüsebrühe aufgießen.
- Crème fraîche unterrühren. Mit Salz, Pfeffer und Muskatnuß würzen.
- Spinat und abgetropfte Nudeln zugeben, nochmals kurz erhitzen.
- In einen Teller geben, mit Sonnenblumenkernen überstreuen.

Kürbissuppe

Zutaten für 2 Personen
1 große Zwiebel, 2 Tassen Gemüsebrühe, 1 1/2 Tassen gekochter, pürierter Kürbis, 1/2 TL Oregano, 1 Spritzer Tabascosauce, 2 EL Kürbiskerne

- Die Zwiebel fein schneiden, die Kürbiskerne in einer Pfanne kurz rösten.
- Die Zwiebel in einem großen Topf in 2 EL Brühe dünsten.
- Die restlichen Zutaten ohne Kürbiskerne hinzufügen und 15 Minuten kocheln lassen. Mit den Kürbiskernen garnieren.

Karottensuppe

Zutaten für 2 Personen
1 große Zwiebel, 1 EL Olivenöl, 300 ml Gemüsebrühe, 1 große Karotte, 1 große Kartoffel, 1/2 TL Thymian, 100 ml Milch

- Die Zwiebel und die Karotte schälen und in Scheiben schneiden, die Kartoffel schälen und würfeln.
- Die Zwiebel im Öl anbraten. Brühe, Karotte, Kartoffel und Thymian hinzufügen und 25 Minuten köcheln lassen.
- Pürieren und zum Schluß die Milch einrühren.

RASSIGE BOHNENSUPPE

Zutaten für 4 Personen

250 g weiße Bohnen
1 1/2 l Wasser
Gekörnte Gemüsebrühe
Salz
1 EL Olivenöl
1 Zwiebel
3 EL Tomatenmark
1/2 TL Kümmel
1 Lorbeerblatt
Rosmarin
1 Knoblauchzehe
1 Prise Zucker
1/2 EL Essig
Schnittlauch

Zubereitung

Die Bohnen über Nacht in 1 1/2 l Wasser einweichen. Am nächsten Tag mit dem Einweichwasser 1 Stunde kochen. Gekörnte Gemüsebrühe zugeben. Mit dem Salz abschmecken. Die Zwiebel schälen und kleinschneiden und in dem Öl glasig dünsten. Das Tomatenmark zugeben. Die Mischung in die Suppe rühren. Mit Kümmel, Lorbeerblatt, Rosmarin und durchgepreßter Knoblauchzehe würzen. Weitere 80 Minuten kochen. Nochmals mit Salz, Zucker und Essig abschmecken. Schnittlauchröllchen darüberstreuen.

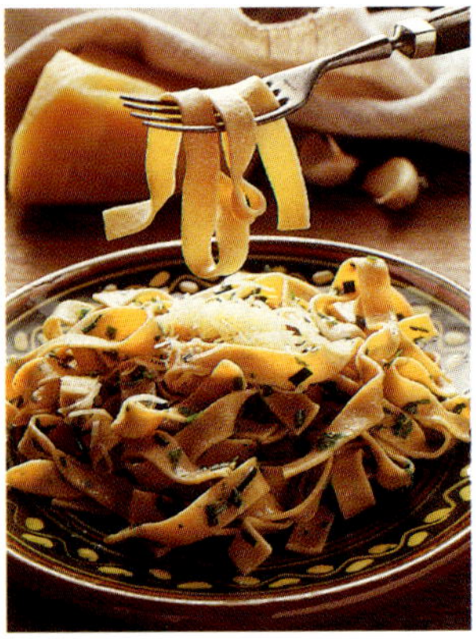

Ideal als Vor- oder Hauptspeise: Nudeln mit Gemüse oder Kräutern.

Weitere Rezepte für Hauptgerichte

finden Sie im Kapitel »Die häufigsten Krankheiten« auf den Seiten 153, 157, 163–169, 173, 179, 185, 193, 197, 207, 209, 221, 223, 237, 239, 247–253 und 265.

Unser Tip

Reduzieren Sie Ihren Fleischkonsum, und verwenden Sie dafür lieber hochwertige Produkte, am besten vom Biometzger. Sie werden sehen, daß Fleisch, als Geschmackszutat geschickt eingesetzt, schon bei einer Menge von 60 bis 80 Gramm pro Person ein wundervolles Aroma gibt.

Hauptgerichte – nahrhaft und gesund

Nudelauflauf mit Tomatensauce

Zutaten für 1 Person
100 g grüne Bandnudeln, 1 kleine Zwiebel, etwas Butter, 250 g Tomaten, 4 TL Tomatenmark, 1/2 TL Instantbrühe, 1 TL Oregano, Thymian, Rosmarin, Pfeffer, Salz, 20 g Parmesan, frisches Basilikum

- Die Nudeln in Salzwasser bißfest garen und auf einem Sieb abtropfen lassen. Den Ofen auf 180 Grad vorheizen.
- Inzwischen die Zwiebel in Würfel schneiden und in einer beschichteten Pfanne in der Butter goldbraun rösten.
- Die Tomaten überbrühen, häuten und in kleine Stücke schneiden. In die Pfanne geben.
- Die Sauce sämig einkochen lassen. Mit der Instantbrühe, dem Oregano, Thymian und Rosmarin sowie Pfeffer und Salz abschmecken.
- Die Nudeln in eine feuerfeste Form geben, die Sauce darübergießen. Mit Parmesan bestreuen und 20 Minuten bei 180 °C überbacken.
- Mit Basilikumstreifen bestreuen.

Italienische Nudelkasserolle

Zutaten für 4 Personen
500 g Vollkornnudeln, 1 Zwiebel, 50 ml Wasser, 150 g Mais (aus der Dose), 500 g Zucchini, 900 g kleine Tomaten, Oregano, schwarzer Pfeffer aus der Mühle

- Die Zwiebel schälen und sehr fein hacken. Mit dem Wasser in einer Kasserolle weich dünsten.
- Die Zucchini waschen, der Länge nach vierteln und in 2 cm lange Stücke schneiden. Die Tomaten waschen und halbieren, den Blütenansatz entfernen.
- Das Gemüse mit Oregano und Pfeffer in die Kasserolle geben und 15 Minuten bei mittlerer Hitze köcheln lassen.
- In der Zwischenzeit die Vollkornnudeln bißfest garen.
- In einem Topf die abgetropften Nudeln mit dem Gemüse vermischen und nach Geschmack mit Basilikum garnieren.

Zucchini mit Bohnen

Zutaten für 2 Personen
500 g Kartoffeln, 1/8 l Milch, 10 g Butter, 250 g grüne Bohnen, 2 kleine Zucchini, 1/2 grüne Paprikaschote, 1 Zwiebel, 1 Tomate, 75 ml Wasser, Thymian, Rosmarin, schwarzer Pfeffer aus der Mühle

- Die Kartoffeln in der Schale garen. Die grünen Bohnen schräg in 3 cm lange Stücke schneiden und 10 Minuten dämpfen.
- Die Zucchini waschen und in Scheiben schneiden. Zu den Bohnen geben und weich dämpfen.
- Die Tomate waschen und kleinschneiden. Die halbe Paprikaschote waschen, entkernen und kleinschneiden.
- Die Zwiebel schälen und kleinhacken. Paprika und Zwiebel im Wasser dünsten, bis das Gemüse weich ist.
- Die Kartoffeln pellen, zerstampfen und mit der heißen Milch und der Butter pürieren.
- Die Tomate unter die Paprika-Zwiebel-Mischung rühren. Mit Thymian, Rosmarin und Pfeffer würzen.
- Dazu das Kartoffelpüree servieren.

Blumenkohl, kreolisch

Zutaten für 4 Personen
500 g Kartoffeln, 1 großer Blumenkohl, 75 ml Wasser, 1 große Zwiebel, 1 Knoblauchzehe, 500 g Tomaten, 1 große grüne Paprikaschote, 1 TL Tabascosauce, schwarzer Pfeffer

- Vom Blumenkohl die Blätter und den Strunk entfernen. Den Kopf 30 Minuten in Salzwasser legen.
- Die Zwiebel schälen und fein würfeln. Die Knoblauchzehe abziehen und durch eine Presse geben.
- Die Tomaten überbrühen, häuten und in kleine Stücke schneiden. Die Paprikaschote entkernen und den Stielansatz entfernen. Die Kartoffeln mit der Schale garen.
- In einer großen Kasserolle das Wasser erhitzen. Zwiebel und Knoblauch hinzufügen. 2 bis 3 Minuten dünsten.
- Die Tomaten einrühren. Zudecken und bei schwacher Hitze etwa 10 Minuten köcheln lassen.
- Den ganzen Blumenkohl hineinsetzen und die Paprikaschote dazugeben. Weitere 20 Minuten köcheln lassen, bis der Blumenkohl gerade gar, aber noch bißfest ist.
- Mit Tabascosauce und Pfeffer abschmecken. Die Kartoffeln pellen und zum Blumenkohl servieren.

WILDER REIS MIT PILZEN

Zutaten für 4 Personen

2 Tassen wilder Reis
4 Tassen Wasser
3 EL Olivenöl
4 Frühlingszwiebeln
Petersilie
Schnittlauch
1 Pepperoni
500 g Pilze
Salz
Pfeffer aus der Mühle

Zubereitung

Den Reis in Salzwasser garen. Die Frühlingszwiebeln waschen und fein schneiden. Petersilie, Schnittlauch und Pepperoni fein hacken. Alle drei in erhitztem Olivenöl 3 Minuten anbraten. Die ganzen Pilze hinzufügen und weitere 5 Minuten kochen. Mit dem wilden Reis mischen und mit Salz und Pfeffer abschmecken.

GEMÜSETOPF »SOMMERTAGSTRAUM«

Zutaten für 2 Personen

2 Paprikaschoten (rot, gelb)
1 Zucchini
1 Kohlrabi
120 g junge Bohnen
120 g Champignons
2 Knoblauchzehen
1 EL Sonnenblumenkerne
1/4 l Tomatensaft
1/4 l Gemüsebrühe
200 g neue Kartoffeln
2 EL gehackte Kräuter
Jodsalz
Pfeffer aus der Mühle
1 TL Rosenpaprika
1/2 TL Curry

Zubereitung

Eine Auflaufform mit den Knoblauchzehen ausreiben. Die Paprikaschoten waschen, halbieren und die Kerne und Häute herausnehmen. Kohlrabi und Kartoffeln waschen und schälen, Bohnen und die Zucchini waschen, putzen und zerteilen. Die Auflaufform mit Tomatensaft und Gemüsebrühe auffüllen, das Gemüse dazugeben und mit Paprika und Curry würzen. Die gehackten Sonnenblumenkerne dazugeben. Mit Pfeffer aus der Mühle und etwas Jodsalz abschmecken. Im Backofen bei ca. 180 °C den Gemüsetopf ca. 50 Minuten garen. Kurz vor dem Servieren die Kräuter darüberstreuen.

Sellerieschnitzel mit Linsen

Zutaten für 4 Personen
1 große Sellerieknolle, 1 Tasse Basmatireis, 3 EL getrocknetes Suppengemüse, 1 Dose braune Linsen, 1 Tasse Cornflakes, 1 Bund Petersilie, 1 unbehandelte Zitrone, Salz, weißer Pfeffer, Semmelbrösel, Salat zum Garnieren

- Die Sellerieknolle putzen, schälen und ganz in Salzwasser garen; dann herausnehmen.
- Den Reis und das Suppengemüse im Selleriesud aufkochen und bei ausgeschaltetem Herd etwa 20 Minuten quellen lassen.
- Inzwischen die Linsen abseihen (Flüssigkeit auffangen) und mit einem Kartoffelstampfer zerdrücken.
- Falls Reis und Suppengemüse beim Quellen nicht alle Flüssigkeit aufgesaugt haben, die restliche Flüssigkeit abgießen.
- Die Cornflakes zerbröseln, die Petersilie waschen, trocknen und fein hacken; ebenso die Zitrone waschen, trocknen und ein wenig Zitronenschale abreiben. Alle Zutaten dem Reis untermischen und, falls die Masse zu feucht ist, Semmelbrösel zufügen; mit Salz und Pfeffer abschmecken.
- Aus der Reismasse Bratlinge formen, in Semmelbröseln wenden, in heißem Öl ausbraten und warm halten.
- Die Sellerieknolle in große Scheiben aufschneiden und diese kurz anbraten.
- Die Linsenflüssigkeit in einen Topf füllen, nach Geschmack mit etwas Mehl binden und erwärmen.
- Auf je eine Selleriescheibe einen Bratling legen und mit der Linsen-Sauce übergießen.

Tomaten-Brokkoli-Auflauf

Zutaten für 4 Personen
300 g Brokkoli, 200 g Tomaten, 1/2 TL Pfeffer, 2 EL Paprikamus aus dem Glas, 50 g geriebene Haselnüsse, 10 g Margarine, 1 Bund Basilikum

- Den Brokkoli waschen, in Salzwasser bißfest garen, abtropfen lassen und in eine Auflaufform geben.
- Die Tomaten in Scheiben schneiden und darüberschichten.
- Mit Pfeffer und Paprikamus würzen und mit den geriebenen Haselnüssen bestreuen.
- Über den Auflauf Margarineflöckchen verteilen (nach Geschmack etwas Käse zugeben) und bei 200 °C ca. 15 Minuten überbacken.
- Basilikum waschen, trocknen, in Streifen schneiden und über den fertigen Auflauf streuen. Heiß servieren.

Marinierte Artischocken

Zutaten für 2 Personen
1 Tasse Reis, Salz, 25 g Butter, 1 gestrichener TL Safranpulver, 2 Artischocken, Zitronensaft. Für die Marinade: 75 ml Orangensaft, 2 EL Estragonessig, 1 Schalotte, Petersilie, 1 1/2 TL abgeriebene Orangenschale, Salz, je 1 Prise Estragon, Basilikum und Kerbel, 1/4 TL Senfpulver, 1 Spritzer Worcestersauce

- Am Vortag von den Artischocken den Stiel abschneiden, die spitzen Blätter stutzen und stachelige Fasern oder Borsten entfernen.
- In einem flachen Topf mit Zitronenwasser die Früchte in 30 bis 45 Minuten weich kochen.
- Die Artischocken der Länge nach halbieren. Die kleinen inneren Blätter und den Boden entfernen.
- Die Schalotte schälen und kleinhacken. Alle Zutaten für die Marinade miteinander pürieren. In eine Schüssel gießen und die Artischocken darin wenden, bis sie vollständig von der Marinade überzogen sind.
- Bedecken und über Nacht kalt stellen.
- Den Reis nach Vorschrift garen und gut abtropfen lassen.
- Die Butter in einer Pfanne bei milder Hitze zerlassen und das Safranpulver hineinrühren. Den Reis dazugeben und in der Safranbutter schwenken. Zu den Artischocken servieren.

Mandelbohnen

Zutaten für 2 Personen
1 Tasse Naturreis, 750 g grüne Bohnen, 75 ml Gemüsebrühe, 1 TL Olivenöl, 2 Knoblauchzehen, 2 EL Mandelstifte, 1 kleine Zwiebel

- Den Reis mit zwei Tassen gesalzenem Wasser zum Kochen bringen. Die Hitze reduzieren und den Reis zugedeckt ca. 45 Minuten ausquellen lassen.
- Die Zwiebel schälen und fein hacken. Den Knoblauch abziehen und durch eine Presse geben.
- Die grünen Bohnen mit der Gemüsebrühe zum Kochen bringen. Zugedeckt bei schwacher Hitze köcheln lassen, bis sie gar sind. Die Bohnen abgießen und in eine Servierschüssel geben.
- Das Olivenöl erhitzen und den Knoblauch, die Mandeln und die Zwiebeln hineingeben. Anbraten, bis die Zwiebeln glasig und gelb sind (nicht überhitzen, sonst wird der Knoblauch bitter!).
- Unter die grünen Bohnen mischen. Den Reis getrennt dazu servieren.

LAUCHAUFLAUF

Zutaten für 4 Personen

2 Tassen Naturreis
2 EL Butter
2 große Stangen Lauch
2 große Zwiebeln
500 g geschälte Tomaten aus der Dose
Frische Petersilie
1 Lorbeerblatt
2 Knoblauchzehen
100 ml Gemüsebrühe
1 EL Zitronensaft
Thymian
Schwarzer Pfeffer aus der Mühle

Zubereitung

Den Lauch in 3 cm lange Streifen schneiden, waschen. Den Ofen auf 175 °C vorheizen.
Die Zwiebeln schälen und achteln. Die Petersilie fein wiegen. Die Knoblauchzehen abziehen und zerdrücken. Alle Zutaten in einer Schüssel vermischen. In eine Auflaufform füllen. Zugedeckt 2 Stunden überbacken. 50 Minuten vor Ende der Garzeit den Reis mit 4 Tassen Salzwasser aufkochen, bei reduzierter Hitze zugedeckt 45 Minuten ausquellen lassen. Die Butter unterrühren. Mit dem Auflauf servieren.

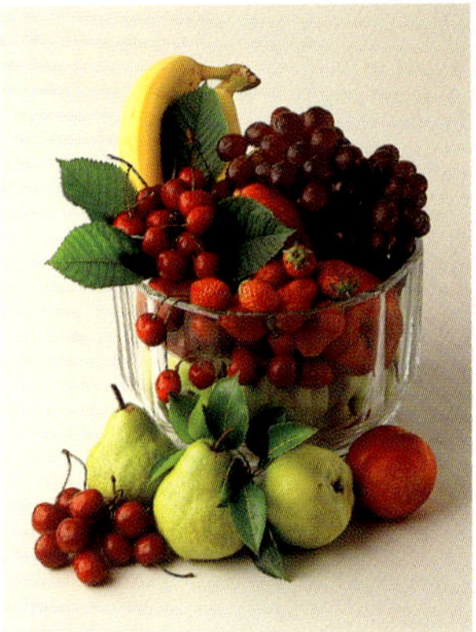

Rein in den Mixer, etwas Milch oder andere Flüssigkeit dazu, nach Belieben abschmecken – und schon haben Sie Gesundheit pur im Glas.

Süß und exotisch – Obst- und Gemüsedrinks

Laue Nacht

Zutaten
1 Banane, 1 Orange, 1/4 Ananas, 1/2 Grapefruit, 1/2 Zitrone

- Die Zitrusfrüchte mit einer Zitruspresse entsaften, dabei eine Zitronenscheibe beiseite legen.
- Die anderen Früchte schälen und in den Entsafter geben. Die Säfte vermischen und mit der Zitronenscheibe garnieren.

With a Swing

Zutaten
1/2 Banane, 2 Maracujas, 1 Orange

- Die Banane schälen und pürieren. Die Maracujas auslöffeln und durch ein Sieb geben.
- Ein Stück von der Orange schälen, dann die Frucht auspressen. Alles gut mischen.
- Die Orangenschale ans Glas hängen.

Weitere Rezepte für Gemüsedrinks
finden Sie im Kapitel »Die häufigsten Krankheiten« auf den Seiten 189 und 195.

Enzymdrink

Zutaten
1/2 Ananas, 1 Kiwi, 1 Mango

- Die Früchte schälen. Bei der Mango aufpassen, daß nichts Grünes auf dem Fruchtfleisch bleibt. Das Fruchtfleisch vom Stein schneiden.
- Das Mangofleisch pürieren. Ananas und Kiwi in den Entsafter geben. In ein hohes Glas erst das Mangopüree einfüllen, dann vorsichtig den Saft aufgießen. Wenn die beiden Bestandteile getrennt bleiben, sieht das Ganze sehr exotisch aus!
- Mit einem Stäbchen zum Umrühren servieren.

Unser Tip
Unverdünnt mögen Obst- und Gemüsedrinks geschmacksintensiver sein – mit Wasser verdünnt sind sie deutlich bekömmlicher.

Gods of Bali

Zutaten
2 Maracujas, 6 Aprikosen, 1 Zitrone, zum Garnieren: Zitronenmelisse

- Die Maracujas auslöffeln und durch ein Sieb geben, die Aprikosen entsteinen und pürieren.
- Die Zitrone auspressen. Alles gut mischen und mit der Zitronenmelisse garniert servieren.

Thailandtraum

Zutaten
1/2 Ananas, 1 Grapefruit, 1 Orange, ein paar Körnchen Salz

- Die Ananas schälen und in den Entsafter geben.
- Die Grapefruit und die Orange mit der Zitruspresse entsaften.
- Mit ein paar Körnchen Salz würzen.

Rote Zora

Zutaten
2 Karotten, 1 rote Bete, 1 Stengel krause Petersilie

- Karotten und Bete schälen und in den Entsafter geben.
- Mit 1 Stengel krauser Petersilie garnieren.

Dschungeldrink

Zutaten
2 Bananen, 1/4 l Milch, 50 ml Kokosnußcreme

- Die Bananen schälen und pürieren.
- Mit der Milch und der Kokosnußcreme verrühren.

Flotte Lotte

Zutaten
6 Aprikosen, 150 g Kirschen, Zitronenmelisse zum Garnieren

- Das Obst entsteinen und entsaften.
- Die Zitronenmelisse an den Glasrand hängen.

BARBARENBALSAM

Zutaten für 4 Personen

100 g Erdbeeren
4 Aprikosen
1 Pfirsich
1 Stange Rhabarber
1 Vanilleblüte

Zubereitung

Von den Erdbeeren die Blüten zupfen, die Aprikosen und den Pfirsich entsteinen, den Rhabarber schälen. Alles entsaften. Mit der Vanilleblüte verzieren.

Fiesta

Zutaten
100 g weiße, kernlose Trauben, 1 Banane, 1 Limette

- Die Trauben von den Stielen zupfen, die Banane schälen. Früchte in den Entsafter geben.
- Danach mit dem Saft der Limette je nach Belieben abschmecken.

Sommergarten

Zutaten
200 g Himbeeren, 100 g Kirschen, Vanillezucker

- Die Himbeeren verlesen, die Kirschen entsteinen. In den Entsafter geben.
- Anschließend den Saft mit dem Vanillezucker abschmecken.

Frische Brise

Zutaten
1 Fenchelknolle, 1 Apfel, 1 Orange

- Den Fenchel putzen, den Apfel entkernen, beides in den Entsafter geben. Die Orange auspressen. Mischen.

Mellow Morning

Zutaten
1/2 Gurke, 1/2 Honigmelone, etwas Zitronensaft, 1 Dillzweig

- Die Melone schälen und entkernen. Mit Gurke entsaften.
- Mit Zitronensaft abschmecken und dem Dillzweig garnieren.

Pikanterie

Zutaten
2 Karotten, 2 Selleriestangen, 1 Apfel

- Karotten und Sellerie putzen, den Apfel entkernen.
- Alles zusammen in den Entsafter geben.

ROTES FEST

Zutaten

2 rote Paprikaschoten
2 Fleischtomaten
1 Karotte
Schnittlauchröllchen
Worcestersauce
1 Spritzer Tabasco

Zubereitung

Von den Paprikaschoten den Stengel und die Kerne, von den Tomaten den Blütenansatz entfernen. Die Karotte schälen. Alles entsaften. Mit Worcestersauce und Tabasco abschmecken. Mit den Schnittlauchröllchen bestreuen.

Schnelle Snacks

Als Snacks eignen sich unzählige einfache Gerichte, die schnell zuzubereiten sind und den Verdauungsapparat nicht übermäßig belasten. Hier sind Sie selbst gefragt: Lassen Sie Ihrer Phantasie freien Lauf, wenn Sie in die Obstschale oder in das Gemüsefach des Kühlschranks schauen. Als Anregung hier einige schnelle Zwischenmahlzeiten, deren Zubereitung natürlich nicht genau erklärt werden muß.

Snacks mit Gemüse

- 1 mit Kräuterquark gefüllte Tomate, dazu: 1 Scheibe Knäckebrot
- 1/2 zerdrückte Avocado, mit Zitronensaft, Salz und Pfeffer gewürzt
- Kleiner Rohkostteller mit aufgeschnittenem Ei, dazu: Knäckebrot
- Kleiner Salat aus 1/2 Gurke und 1/2 Honigmelone, Zitronensaft, Salz, Pfeffer, dazu 1 Scheibe Leinsamenbrot
- 1 Scheibe Knäckebrot mit Tomatenscheiben
- 200 g Champignons, dünn gehobelt, mit Diät-Salatdressing
- 4 Stangen Staudensellerie mit 30 g Edelpilzkäse

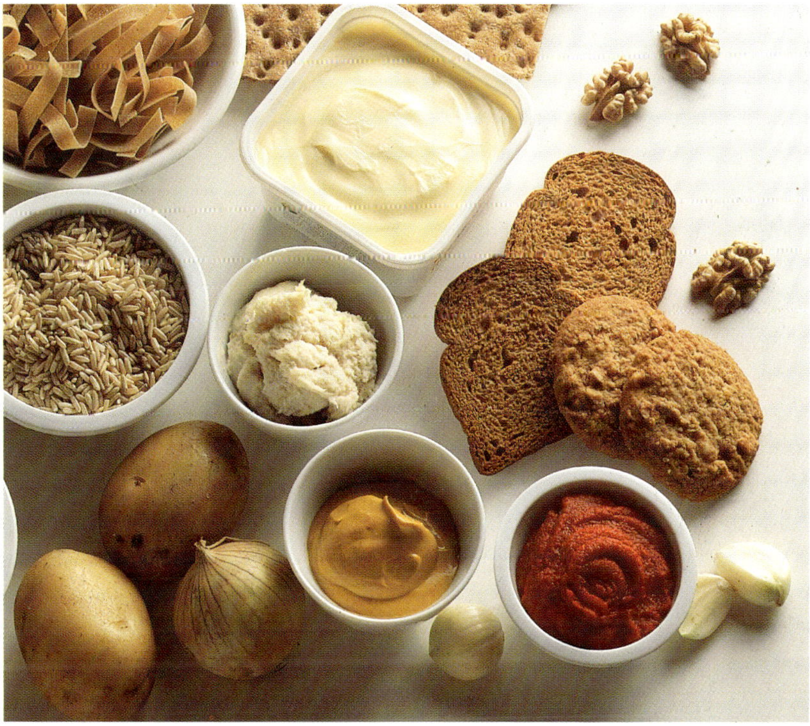

SNACKS MIT OBST

- 1/2 Honigmelone mit 1 Scheibe Knäckebrot
- 2 EL fertiges Müsli (ohne Kristallzucker) mit 50 ml Milch und einigen Kirschen
- 100 g Magerquark mit Orangenstücken und zerbröseltem Pumpernickel
- 1 Schale Milchreis mit Zimt und 100 g Apfelstücken
- 50 g Trockenobst
- 1 Scheibe Vollkornbrot mit 1 TL Frischkäse, Radieschenscheiben, Salz und Schnittlauch
- 1 Scheibe Sonnenblumenbrot mit Butter und Schnittlauch

Auch wenn Sie gar keine Zeit haben, brauchen Sie beim Essen Ihre Gesundheit nicht zu vernachlässigen. Obst, Käckebrot, Quark und Kräuter ersparen Ihnen den Griff zum Schokoriegel oder zum Hamburger.

Impressum
Das Werk ist im Südwest Verlag erschienen.
© 1996 Econ Ullstein List Verlag GmbH & Co. KG, Berlin und München
6., überarbeitete und erweiterte Auflage 2000
Alle Rechte vorbehalten. Nachdruck – auch auszugsweise – nur mit Genehmigung des Verlags.

Redaktion:
Dr. Alex Klubertanz,
Dr. Bertram J. Ganzfelder
Redaktionsleitung:
Dr. med. Christiane Lentz
Bildredaktion:
Bettina Huber
Produktion:
Manfred Metzger
Umschlaggestaltung:
Heinz Kraxenberger, München
Layout: Till Eiden
Satz/DTP:
Wolfgang Lehner

Printed in Italy

ISBN 3-517-06038-0

Über die Autoren
Klaus Oberbeil, Medizinjournalist und Fachautor für Gesundheits- und Ernährungsthemen, ist bekannt aus zahlreichen Fernseh- und Radiosendungen sowie Beiträgen in großen Publikumszeitschriften. Er ist Spezialist für Molekularbiologie und Genforschung. Seine Informationen sammelt er vorwiegend in für Laien unzugänglichen Archiven und Bibliotheken internationaler Hochschulen sowie auf wissenschaftlichen Kongressen.

Dr. med. Christiane Lentz ist Ärztin und Medizinjournalistin. Als Autorin und Redakteurin ist es ihr Interesse, medizinische Sachverhalte und »Fachchinesisch« einfach und verständlich darzustellen.

Hinweis
Das vorliegende Buch ist sorgfältig erarbeitet worden. Dennoch erfolgen alle Angaben ohne Gewähr. Weder Autoren noch Verlag können für eventuelle Nachteile oder Schäden, die aus den im Buch gemachten praktischen Hinweisen resultieren, eine Haftung übernehmen.

Literatur
Münzing, I.: Kursbuch für gesunde Ernährung. Heyne Verlag. München 1994
Oberbeil, K.: Fit durch gesunde Ernährung. Südwest Verlag. München 1999
Oberbeil, K.: Fit durch Vitamine. Südwest Verlag. 2. Auflage, München 1999
Pfannhauser, W.: Essentielle Spurenelemente in der Nahrung. Springer Verlag. Berlin, Heidelberg 1988
Zittlau, Dr. J./Kriegisch, Dr. N./Heinke, D.-P.: Hausmittel. Die bewährte Hausapotheke gegen alle Krankheiten. Südwest Verlag. München 1999

Bildnachweis
Archiv Kraxenberger, München: U1 u. (2); Diagentur Elke Stolt, Ahrensburg: 282 (Visuals); IFA-Bilderteam, Taufkirchen: 82, 108 (Tschanz), 106 (BCI), 122 (Rosenfeld), 124 (R. Maier), 152 (K. Welsh), 192 (Diaf); Kerth Ulrich, München: 9, 15, 16, 18, 20, 22, 24, 26, 28, 30, 32, 34, 40, 42, 44, 46, 50, 52, 54, 56, 58, 60, 62, 66, 68, 71, 72, 74, 76, 78, 80, 84, 86, 88, 92, 94, 96, 98, 100, 102, 104, 110, 112, 114, 116, 118, 120, 128, 130, 132, 134, 136, 138, 140, 142, 144, 146, 148, 151, 163, 171, 175, 177, 181, 187, 191, 195, 197, 199, 201, 209, 219, 223, 231, 237, 239, 241, 243, 251, 257, 261, 265, 267, 268, 272, 278, 285; Mainbild, Frankfurt a.M.: 160 (Orf), 172, 248 (Schindler), 216, 236, 238 (Kanicki); Mauritius, Mittenwald: 10, 276 (AGE), 207, 221 , 233 (Rosenfeld); Pasieka Alfred, Hilden: 164, 168, 184, 188, 194, 196, 198, 200, 206, 212, 228, 232, 242; Südwest Verlag, München: U1 o. (K. Newedel), 153, 155, 157, 159, 161, 165, 167, 169, 173, 179, 183, 185, 193, 203, 205, 211, 213, 215, 217, 225, 227, 235, 245, 247, 249, 253, 255, 259, 260, 263; Tony Stone, München: 189 (Christel Rosenfeld), 210 (Tim Brown); Transglobe, Hamburg: 36, 48, 126, 204 (N.N.), 38 (H. Tschanz-Hoffmann), 62 (G. Höfer), 154, 230 (Kanicki), 156, 176, 214 (Ken Bank), 158 (Index Stock), 162, 224 (E. Herchaft), 166 (T. H. Shelby), 170, 174 (Ewing Reeson), 178 (G. Deichmann), 180 (Studio Davino), 182 (B. Chederros), 186 (Greg Stott), 190, 222 (Labat), 202 (USMUC), 208 (M. Ventura), 218 (TWFS), 220 (Dr. I. Blume-Firla), 226, 250, 262 (Gable), 229 (Udo Siebig), 234 (Ken Kochey), 240 (Perlstein), 244 (Pascal Broze), 246 (Gibault), 252 (Andreas Laible), 254 (A. Proudon), 256 (R. Daroll), 258 (Stephan Wallocha), 264 (Ute Osterwalder)

Krankheiten- und Beschwerdenregister

Rezepteregister

Sachregister

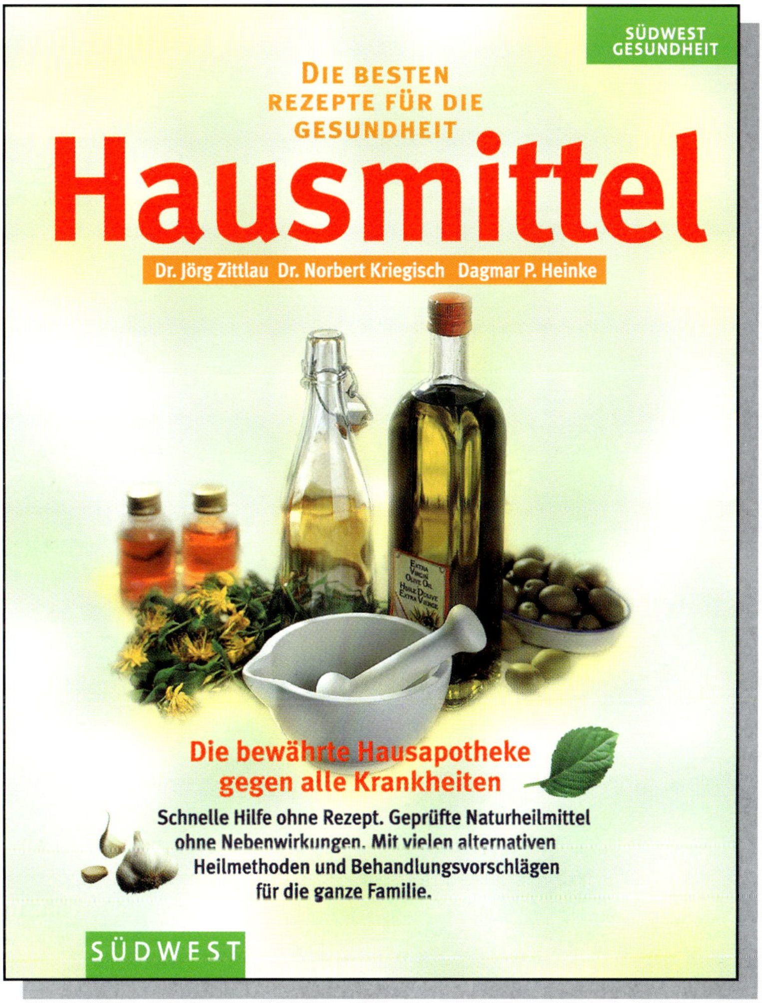

Südwest Verlag 1999

Völlig überarbeitete und
erweiterte Ausgabe
416 Seiten, durchgehend vierfarbig,
laminierter Pappband

ISBN 3-517-06039-9

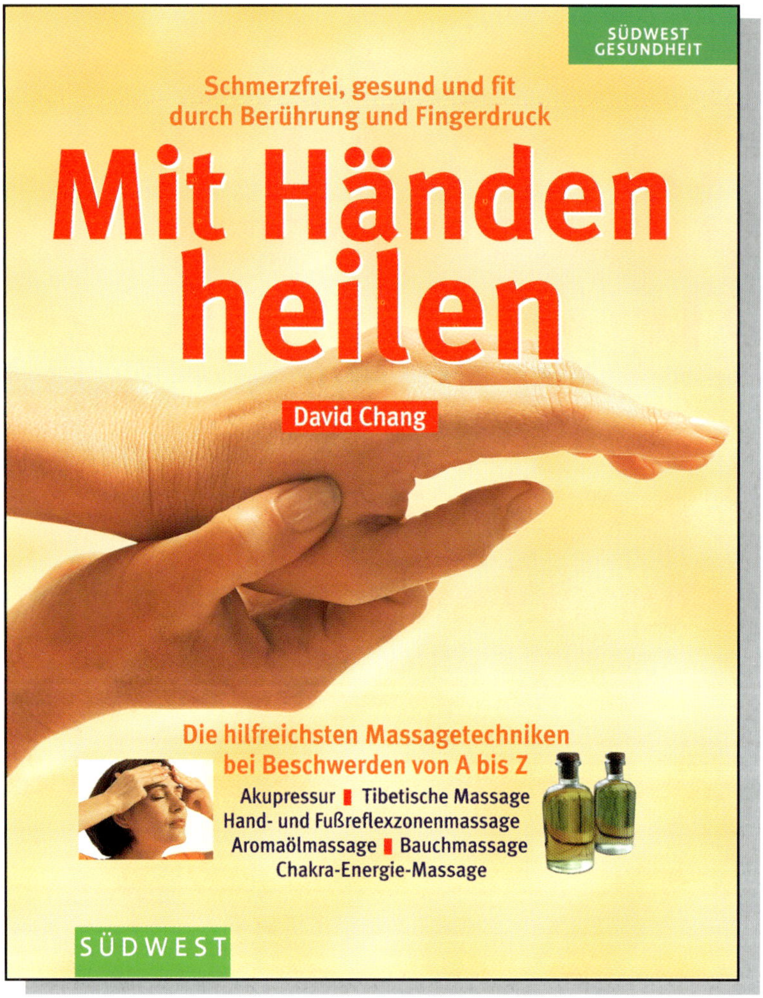

Südwest Verlag 1999

240 Seiten, durchgehend vierfarbig,
laminierter Pappband
Mit CD-ROM

ISBN 3-517-06080-1

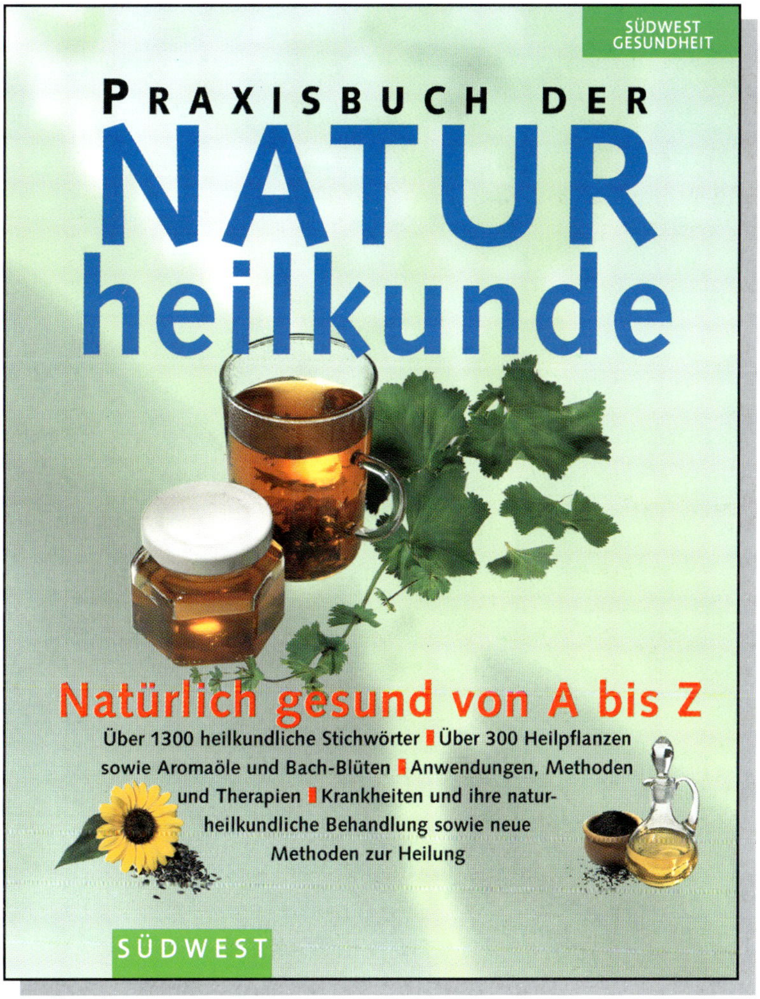

Südwest Verlag 1999

440 Seiten, durchgehend vierfarbig,
laminierter Pappband

ISBN 3-517-07786-0

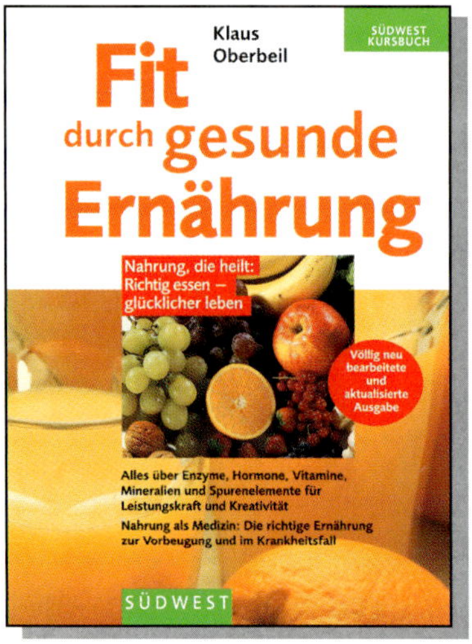

Südwest Verlag 1999
224 Seiten,
durchgehend vierfarbig,
Klappenbroschur

ISBN 3-517-07825-5

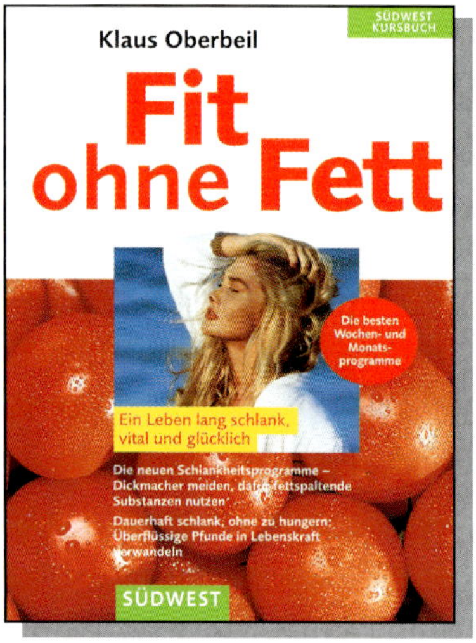

Südwest Verlag 1999
184 Seiten,
durchgehend vierfarbig,
Klappenbroschur

ISBN 3-517-07823-9

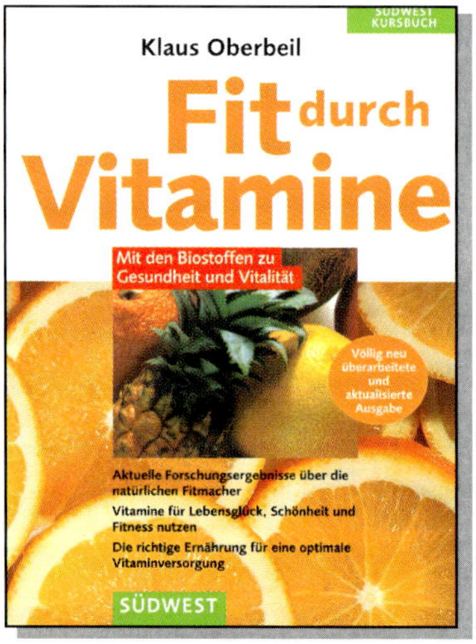

Südwest Verlag 1999
240 Seiten,
durchgehend vierfarbig,
Klappenbroschur

ISBN 3-517-07824-7